Loeweneck
Funktionelle Anatomie
für Krankengymnasten

FACHBUCHREIHE KRANKENGYMNASTIK
Physikalische Therapie – Prävention – Rehabilitation
Herausgeberin Anneliese tum Suden-Weickmann

H. Loeweneck
unter Mitarbeit von I. Liebenstund

Funktionelle Anatomie für Krankengymnasten

Ein Lehr-, Lern- und Arbeitsbuch

Mit Zeichnungen von
Siegfried Nüssel und Barbara Ruppel

2., überarbeitete und ergänzte Auflage

Pflaum Verlag München

Autoren:

Prof. Dr. med. Hans Loeweneck
Anatomische Anstalt der Universität München
Pettenkoferstr. 11, 80336 München

Ingeborg Liebenstund
Lehrkraft an der Staatlichen Schule für Krankengymnastik
an der Universität München Klinikum Großhadern
Marchioninistr. 15, 81377 München

Die Deutsche Bibliothek – CIP-Einheitsaufnahme

Loeweneck, Hans:
Funktionelle Anatomie für Krankengymnasten / H. Loeweneck.
Mit Zeichn. von Siegfried Nüssel und Barbara Ruppel. –
München ; Bad Kissingen ; Berlin ; Düsseldorf ; Heidelberg :
Pflaum
(Fachbuchreihe Krankengymnastik)

[Hauptbd.]. Ein Lehr-, Lern- und Arbeitsbuch / unter Mitarb.
von I. Liebenstund. – 2., überarb. und erg. Aufl. – 1994
ISBN 3-7905-0682-6 (Hauptbd. und Zeichenvorlagen)

ISBN 3-7905-0682-6

Titelbild in Anlehnung an eine Abbildung aus v. LANZ-WACHSMUTH: Praktische Anatomie. Springer, 1938
Satz und Binden: Pustet, Regensburg
Druck: Pflaum, München

INHALT

VORWORT

Die gängigen Lehrbücher der Anatomie des Menschen sind entweder für Medizinstudenten geschrieben oder werden sich summarisch an die so heterogen zusammengesetzte Gruppe der ärztlichen Hilfsberufe. Als Dozent für Anatomie steht man bei Beginn eines jeden neuen Kurses für angehende Krankengymnastinnen und Krankengymnasten vor der unbefriedigenden Aufgabe, Lehrbuchempfehlungen für das Fach Anatomie geben zu müssen. Und immer muß man einen unglücklichen Kompromiß schließen. Die Anatomielehrbücher für Medizinstudenten sind in vielen Kapiteln zu detailliert dargestellt, in anderen, besonders in bestimmten Kapiteln des Bewegungsapparates, sind funktionelle Gesichtspunkte zu wenig berücksichtigt. Die Anatomielehrbücher für ärztliche Hilfsberufe sind für Krankengymnasten in manchen Kapiteln zwar ausreichend dargestellt, in anderen, speziell im «Bewegungsapparat» oder in manchen Gebieten des Nervensystems sind sie oft nicht ausführlich genug.

Zu dieser Schwierigkeit kommt das bei jeder Lehrgangsgruppe gravierende Problem der sehr unterschiedlichen schulischen Vorbildung der Schülerinnen und Schüler hinzu. Manche Abiturienten haben den dornigen Weg der humanistischen Gymnasialausbildung durchlaufen, andere einen neusprachlichen oder mathematischen Gymnasialzweig besucht, andere Abiturienten wiederum haben den für sie leichtesten Weg über musische oder sozialgeschichtliche Leistungsfächer gewählt, die ihnen nun – bei der bevorstehenden Berufsausbildung zum Krankengymnasten – fehlende naturwissenschaftliche Grundkenntnisse und Unkenntnis der lateinischen Sprache nicht ersetzen können. Nach der Ausbildungsordnung für Krankengymnasten reicht als schulische Vorbildung die mittlere Reife. Oft sind auch deshalb mangelhafte Biologie, Physik- oder Chemiekenntnisse bei einzelnen Schülern vorhanden. Nicht selten haben Schülerinnen und Schüler auch noch nie vor der Notwendigkeit gestanden, sich ein sinnvolles Skriptum zum Unterricht erstellen zu müssen. Das führt dann während der Unterrichtsstunde zum «frustierenden Dauermitschreiben», wobei zwangsläufig Wichtiges verloren gehen muß. Wie auch in vielen anderen Studienrichtungen an der Universität, müssen die Dozenten durch ständiges Anpassen ihrer Ausbildungsweise oft schulpolitisch bedingte, mangelnde schulische Vorkenntnisse der Auszubildenden in Betracht ziehen und auszugleichen versuchen.

Die «Funktionelle Anatomie für Krankengymnasten» ist deshalb aus der Notwendigkeit heraus geschrieben, den angehenden Krankengymnastinnen und Krankengymasten ein für ihre beruflichen Anforderungen zugeschnittenes Anatomielehrbuch zu bieten. Es berücksichtigt dabei die sehr unterschiedliche Schulbildung der Schülerinnen und Schüler, soll und will aber auch die qualitativen Anforderungen an das Fachwissen nicht verwässern. Das Buch ist als Lehr-, rasches Nachschlage- und Lernbuch konzipiert. Bewußt soll es dem angehenden Krankengymnasten auch einen Lernweg vorgeben. Es richtet sich dabei auch nach dem für den Freistaat Bayern konzipierten «Lehrplan Anatomie für Krankengymnasten». Inhalt und Ausführlichkeit der Einzelkapitel richten sich nach den fachspezifischen Notwendigkeiten. Dabei wird, sofern notwendig, jedem Teilkapitel zu Beginn eine kurze Zusammenfassung vorangestellt. Am Kapitelende wird zu praxisbezogenen Gegebenheiten aus der Krankengymnastik Stellung genommen. Die textliche Gestaltung des vorliegenden Buches wurde bewußt auch so ausgerichtet, daß sich der Leser sein Wissen selbst abfragen kann. Die am Schluß des Buches befindlichen Zeichenvorlagen sollen es dem Leser ermöglichen, sich parallel zum Studium seinen eigenen Atlas mit wichtigen anatomischen Strukturen zu erstellen. Einen guten Atlas können und sollen sie aber auch nicht ersetzen. Die Zeichenvorlagen wurden großenteils in Anlehnung an die jahrzehntelang im Anatomieunterricht an der Anatomischen Anstalt der Universität München bewährten Vorlagen vereinfacht neugestaltet. Sie sollen die sonst textbezogen verteilten Zeichnungen und Fotos von Originalpräparaten ergänzen. Die Präparate zu den Abb. 28, 29 wurden von Herrn Präparator Buchheim angefertigt.

Wir hoffen, daß dieses «Lehr- und Lernbuch der funktionellen Anatomie für Krankengymnasten» zu einem individuellen und unterrichtsbegleitenden Arbeitsbuch werden möge und vielleicht auch im späteren Berufsleben manchmal zu Rate gezogen wird. Zum Schluß möchten wir Frau Uta Maaß danken für die mühevolle Arbeit der Reinschrift des Manuskriptes. Den Mitarbeitern des Pflaum Verlages danken wir für die vertrauensvolle Zusammenarbeit und die rasche Verwirklichung unseres Vorhabens.

München im Frühjahr 1985

Hans Loeweneck
Ingeborg Liebenstund

VORWORT ZUR ZWEITEN AUFLAGE

Aufbau und Didaktik der vorliegenden zweiten Auflage der «Funktionellen Anatomie für Krankengymnasten» wurden im Prinzip belassen. Der Text wurde überarbeitet und ergänzt. Eingefügt wurden: Informationen zur Biomechanik insbesondere an der Wirbelsäule und ausgewählten Gelenken, Wirbelkanalmeßwerte, Angaben zur Oberflächengliederung der Hirnrinde, Detailangaben zur Beeinflussung der Balancehaltung durch den Vestibularapparat, Informationen zu den vestibulooculären Reflexen, Angaben zur Morphologie des Kleinhirns und seinen Verbindungen, ergänzende Hinweise zur Morphologie von cerebralen und spinalen Läsionen sowie eine Verlaufsbeschreibung peripherer Nerven unter klinischen Gesichtspunkten. Das Bildmaterial wurde durch Originalpräparate und Schemata erweitert.

Wir danken Frau Anneliese tum Suden-Weickmann für die hilfreichen Hinweise bei der Bearbeitung der Neuauflage. Den Damen und Herren des Pflaum Verlags sind wir für die rasche und stete Hilfsbereitschaft bei der Verwirklichung der Neuauflage dankbar.

München, im Frühjahr 1994

Hans Loeweneck
Ingeborg Liebenstund

EINFÜHRUNG IN DIE FACHSPRACHE

BEGRIFFE AUS DER FACHNOMENKLATUR

abdomen, -inis n	= Bauch
abducens, -entis	= wegführend
abductor, -oris m	= Wegführer
accessorius, -a, -um	= hinzukommend
acetabulum, -i n	= Essigschälchen, Hüftgelenkpfanne
acidophil	= mit sauren Farbstoffen anfärbbar
acromion, -ii n	= Schulterhöhe
acusticus, -a, -um	= das Hören betreffend
adductor, -oris m	= Heranführer
adhaesio, -ionis f	= Verklebung, Anheftung
adiposus, -a, -um	= fettreich
afferens, -entis	= hinführend
affixus, -a, -um	= befestigt
ala, -ae f	= Flügel
albus, -a, -um	= weiß
alveolus, -i m	= Wabe, Bläschen
ambiguus, -a, -um	= nach zwei Seiten gebogen
amphiarthrosis, -is f	= straffes Gelenk
ampulla, -ae f	= blasenartige Erweiterung (bei Hohlorganen)
amygdaloideus, -a, -um	= mandelähnlich
analog	= entsprechend (analoge Organe = Organe gleicher Funktion, aber unterschiedlicher Herkunft)
anastomosis, -is f	= Querverbindung (unter Gefäßen oder Nerven)
anconaeus, -a, -um	= zum Ellenbogen gehörend
anisotrop	= im polarisierten Licht stark doppelt lichtbrechend (anisotrope Streifen: dunkle A-Bänder im histologischen Bild einer Skelettmuskelzelle)
ansa, -ae f	= Schlinge
ante	= vor, vorn
Antigen	= meist eiweißhaltiger Stoff, der parenteral Antikörperbildung auslöst
angulus, -i m	= Winkel
antebrachium, -ii n	= Unterarm
anterior, -ior, -ius	= vorderer
antrum, -i n	= Höhle
anulus, -i m	= kleiner Ring
anus, -i m	= Ring, Afteröffnung

aorta, -ae f	= Hauptkörperschlagader
apertura, -ae f	= Öffnung
Aphasie	= zentrale Störungen der sprachlichen Formulierungsvorgänge (expressive Sprachleistungen) und des Sprachverständnisses (receptive Sprachleistungen)
Aplasie	= angeborenes Fehlen eines Organs
aponeurosis, -is f	= Sehnenplatte
appendix, -icis f	= Anhängsel
Apnoe	= Atemstillstand
aquaeductus, -ūs m	= Wasserleitung
arachnoidea, -ae f	= Spinngewebshaut
arcuatus, -a, -um	= gebogen
arcus, -i m	= Bogen
area, -ae f	= Bezirk, Fläche
arteria, -ae f	= Schlagader
articulatio, -onis f	= Gelenk
arytaenoideus, -a, -um	= ähnlich einem Gießbecken
ascendens, -entis	= aufsteigend
asper, -a, -um	= rauh
Assoziationsfasern	= Nervenfasern, die Gebiete der gleichen Hirnhemisphärenhälfte untereinander verbinden
Ataxie	= Störungen der Bewegungs- und Haltungskoordination
Atelektase	= luftleere Lunge, Alveolenwände liegen einander an
atlas, -antis m	= 1. Halswirbel (Träger der Himmelssäulen)
Atresie	= Fehlen einer natürlichen Körperöffnung
atrium, -ii n	= Vorhof
auris, -is f	= Ohr
autochton	= bodenständig, ursächlich durch eigene Einflüsse entstanden
autonomicus, -a, -um	= selbständig, unabhängig
Autosome	= Chromosomen, die bei beiden Geschlechtern in Form und Größe übereinstimmen
axilla, -ae f	= Achsel
axis, -is f	= 2. Halswirbel; Achse
Axon	= erregungsleitender Teil des Neuriten, aus Neuroplasma und Neurofibrillen
azygos	= unpaar
basalis, -is, -e	= am Grund liegend
basilaris, -is, -e	= am Grund liegend
biceps, -itis	= zweiköpfig
bicuspidalis, -is, -e	= zweizipfelig, zweisegelig
bifurcatio, -onis f	= Gabelung
brachium, -ii n	= Arm, Stiel
brevis, -is, -e	= kurz, klein
bronchus, -i m	= Ast der Luftröhre
bucca, -ae f	= Wange
buccinator, -oris m	= Trompetenbläser(muskel)
bulbus, -i m	= zwiebelförmige Verdickung
bursa, -ae f	= Beutel

caecus, -a, -um	=	blind
caeruleus, -a, -um	=	bläulich
calcaneus, -i m	=	Fersenbein
calcar, -aris n	=	Sporn
calix, -icis f	=	Kelch
callosus, -a, -um	=	schwielig
callus, -i m	=	in der Osteologie: Knochenkeimgewebe, das bei Knochenbrüchen im Bereich der Bruchlücke gebildet wird
canalis, -is f	=	Röhre, Rinne
capitulum, -i n	=	Köpfchen
capsula, -ae f	=	kleine Hülle
caput, -itis n	=	Kopf
cardia, -ae f	=	Mageneingang
cardiacus, -a, -um	=	zum Herz gehörend
carina, -ae f	=	vorspringende Leiste; Kiel
carotis, -idis f	=	Kopfschlagader
carpus, -i m	=	Handwurzel
cartilago, -inis f	=	Knorpel
caruncula, -ae f	=	warzenförmige Erhabenheit
cauda, -ae f	=	Schwanz
caudalis, -is, -e	=	nach unten gerichtet, zum Ende hingehend
caverna, -ae f	=	Höhle
cavitas, -atis f	=	Aushöhlung
cavum, -i n	=	Hohlraum
centrum, -i n	=	Mitte
cephalicus, -a, -um	=	den Kopf betreffend
cerebellum, -i n	=	Kleinhirn
cerebrum, -i n	=	Großhirn
cervix, -icis f	=	Hals, Nacken
chiasma, -atis n	=	schiefe Kreuzung
choana, -ae f	=	Nasenöffnung zum Rachen hin
choledochus, -a, -um	=	galleführend; Subst.: großer Gallengang
chondralis, -is, -e	=	knorpelig
Chondroblast	=	Knorpelsubstanz aufbauende Zelle
Chondroklast	=	Knorpelsubstanz abbauende Zelle
chorda, -ae f	=	Strang
chorioidea, -ae f	=	Aderhaut am Auge
Chromosom	=	Eiweißstruktur im Zellkern, an der die Erbfaktoren (Gene) lokalisiert sind
chylus, -i m	=	Darmlymphe
cilium, -ii n	=	Wimper
cinereus, -ea, -eum	=	aschgrau
cingulum, -i n	=	Gürtel
circulus, -i m	=	Kreis
circum	=	um, herum
circumferentia, -ae f	=	Umkreis, Umfang
circumflexus, -a, -um	=	herumgebogen
cisterna, -ae f	=	mit Flüssigkeit gefüllter Hohlraum
claustrum, -i n	=	Schloß, Schranke

clavicula, -ae f	= Schlüsselchen
clinoideus, -ea, -eum	= lagerähnlich
clivus, -i m	= Hügel, Abhang
clunis, -is m	= Gesäßbacke
coccyx, -gis m	= (Kuckuck); Steißbein
coccygeus, -a, -um	= zum Steißbein gehörend
cochlea, -eae f	= Schnecke
coeliacus, -a, -um	= zur Bauchhöhle gehörig
collateralis, -is, -e	= zusammen seitlich
collis, -is m	= Hügel
collum, -i n	= Hals
colon, -i n	= Grimmdarm, Dickdarm
columna, -ae f	= Säule
comissura, -ae f	= Verbindung
communis, -is, -e	= gemeinsam
concha, -ae f	= Muschel
condylus, -i m	= Gelenkwalze
confluens, -entis f	= Zusammenfluß
conicus, -a, -um	= kegelförmig
conjugata, -ae f	= Verbindung
conjunctivus, -a, -um	= verbindend
connexus, -ūs m	= Verknüpfung
conoideus, -a, -um	= kegelförmig
constrictor, -oris m	= Zusammenschnürer
contortus, -a, -um	= gewunden
conus, -i m	= Kegel
cor, cordis n	= Herz
coracoideus, -ea, -eum	= rabenschnabelähnlich
corium, -ii n	= Lederhaut
cornea, -ae f	= Hornhaut am Auge
corona, -ae f	= Krone, Kranz
coronoideus, -ea, -eum	= kronenartig
corpus, -oris n	= Körper
cortex, -icis m	= Rinde
costa, -ae f	= Rippe
coxa, -ae f	= Hüfte
cranialis, -is, -e	= kopfwärts, zum Schädel gehörend
cranium, -ii n	= Schädel
cremaster, -eris m	= Aufhänger
cribrosus, -a, -um	= siebartig
cricoideus, -ea, -eum	= ringförmig
crista, -ae f	= Leiste, Kamm
cruciatus, -a, -um	= gekreuzt
cruciformis, -is, -e	= kreuzförmig
crus, -ris n	= Unterschenkel; Pfeiler
crux, crucis f	= Kreuz
cubitus, -i m	= Ellenbogen
cuboideus, -ea, -eum	= würfelförmig
cumulus, -i m	= Hügel, Masse

cuneiformis, -is, -e	= keilförmig
cuneus, -ei m	= Keil
curvatura, -ae f	= Krümmung
cuspis, -idis f	= Spitze, Segel
cutaneus, -ea, -eum	= häutern
cutis, -is f	= Haut, Oberfläche
cysticus, -a, -um	= zur Gallenblase gehörend
Cytoplasma	= zellulär gegliederte lebendige Substanz ohne den Zellkern
dartos	= geschunden, abgehäutet
Decidua (Membrana decidua)	= gut ausgebildete sezernierende Schleimhautschicht der Gebärmutter
deciduus, -a, -um	= hinfällig
decussatus, -a, -um	= in X-Form
deferens, -entis	= herabführend
deltoideus, -ea, -eum	= Delta-förmig
dens, -entis m	= Zahn
dentatus, -a, -um	= gezähnelt
dentinum, -i n	= Zahnbein
descendens, -entis	= herabsteigend
descensus, -ūs m	= Abstieg
desmalis, -is, -e	= bindegewebig
desquamatio, -ionis f	= Abstoßung der sekretorisch tätigen Schleimhautschicht der Gebärmutter
determinatio, -ionis f	= Vorherbestimmung des Zwecks und des Entwicklungsweges einer Zelle oder Zellgruppe
deviatio, -ionis f	= Abweichen vom Verlauf
dexter, -tra, -trum	= rechts
diagonalis, -is, -e	= schräg
diameter, -tri f	= Durchmesser
diaphragma, -atis f	= Zwerchfell, Scheidewand
diaphysis, -is f	= Mittelstück eines Röhrenknochens (Dazwischengewachsenes)
diarthrosis -is f	= Gelenk
diencephalon, -i n	= Zwischenhirn
digastricus, -a, -um	= zweibäuchig
digitus, -i m	= Finger; Zehe
dilatator, -oris m	= Erweiterer
diploe, -oes f	= die zwischen der Tabula interna und der Tabula externa liegende Spongiosa des Schädeldaches
diploid	= doppelter Chromosomensatz
discus, -i m	= Scheibe
distalis, -is, -e	= an den Extremitäten weiter vom Rumpf weg
distorsio, -ionis f	= Verstauchung
diverticulum, -i n	= Ausstülpung
dorsalis, -is, -e	= dem Rücken zu, zum Rücken gehörend
dorsum, -i n	= Rücken
duodenum, -i n	= Zwölffingerdarm
durus, -a, -um	= hart
dyspnoe, -oes f	= Atemnot

efferens, -entis	= abführend, herausführend
Ektoderm	= äußeres Keimblatt
emboliformis, -is, -e	= pfropfenförmig
embolus, -i m	= Pfropfen
eminentia, -ae f	= Erhabenheit
Emphysem	= Aufblähung der Lungenalveolen
endocardium, -ii n	= Herzinnenhaut
endokrin	= Sekretionsform, bei der das Substrat in das Blut abgegeben wird
endolympha, -ae f	= Flüssigkeit im häutigen Labyrinth
endometrium, -ii n	= Schleimhaut der Gebärmutter
endoneurium, -ii n	= lockeres, Gefäße enthaltendes Bindegewebe zwischen den Nervenfasern eines peripheren Nerven
Endothel	= alle Gefäße auskleidendes einschichtiges Epithel
Entoderm	= inneres Keimblatt
Enzym	= Biokatalysator, der den Ablauf chemischer Reaktionen beschleunigt oder verlangsamt
eosinophil	= den sauren, roten Farbstoff Eosin gut aufnehmend
ependyma, -atis n	= Auskleidung der Hohlräume im zentralen Nervensystem
epicardium, -ii n	= auf dem Myokard gelegenes, mit diesem verwachsenes inneres (viscerales) Blatt des Herzbeutels
epicondylus, -i m	= außerhalb der Gelenkkapsel an der Gelenkwalze (condylus) befindlicher Knochenfortsatz
epidermis, -idis f	= Oberhaut
epididymis, -idis f	= Nebenhoden
epiduralis, -is, -e	= auf der Dura gelegen
epigastricus, -a, -um	= auf dem Magen gelegen
epiglottis, -idis f	= Kehldeckel
epimysium, -ii n	= Bindegewebe zwischen Muskel und Fascie
epineurium, -ii n	= Bindegewebe, das die Nervenfasern untereinander und mit der Umgebung verbindet
epipharynx, -yngis f	= Nasenrachenraum
epiphysis, -eos f	= Endbereiche eines Röhrenknochens; Zirbeldrüse
epiploicus, -a, -um	= das daran Schwimmende; zum Netz gehörige
eponychium, -ii n	= Epithelumschlag am hinteren Nagelbettrand
erector, -oris m	= Aufrichter
Erythroblast	= Vorstufe eines roten Blutkörperchens
Erythrocyt	= rotes Blutkörperchen
ethmoidalis, -is, -e	= siebartig
excavatio, -onis f	= Ausbuchtung
excretio, -onis f	= Ausscheidung, Absonderung
exokrin	= Sekretionsform einer Drüse, bei der das Sekret über einen Ausführungsgang auf die innere oder äußere Körperoberfläche abgegeben wird
extensor, -oris m	= Strecker(muskel)
externus, -a, -um	= äußerer
extraperitonaealis, -is, -e	= außerhalb der Bauchhöhle
extremitas, -atis f	= äußerstes Ende
extremus, -a, -um	= äußerster

facialis, -is, -e	= zum Gesicht gehörend
facies, -ei f	= äußere Fläche, Aussehen, Gesicht
falciformis, -is, -e	= sichelförmig
falx, -cis f	= sichelartige Bindegewebsplatte
fascia, -ae f	= bindegewebige Muskelumhüllung
femoralis, -is, -e	= zum Bein gehörend
femur, -oris n	= Oberschenkelknochen
fenestra, -ae f	= Fenster
fetus, -ūs m	= Leibesfrucht (ab Beginn 3. Monat)
fibra, -ae f	= Faser
Fibrin	= Eiweißstoff, der sich bei der Blutgerinnung aus dem im Blutplasma befindlichen Fibrinogen bildet
fibrocartilago, -inis m	= Faserknorpel
Fibrocyt	= Bindegewebszelle
fibrosus, -a, -um	= faserig
fibula, -ae f	= Wadenbein
filamentum, -i n	= intrazelluläre fadenförmige Struktur
filum, -i n	= Faden
fissura, -ae f	= Spalte
flaccidus, -a, -um	= schlaff
flexor, -oris m	= Beuger(muskel)
flexura, -ae f	= Biegung, Krümmung
folliculus, -i m	= kleiner Knoten
fontanella, -ae f	= Knochenlücke am Schädeldach des Neugeborenen
foramen, -inis n	= Loch
formatio, -ionis f	= Gestaltung
fornix, -icis m	= Bogen
fossa, -ae f	= Graben
fovea, -eae f	= rundliche (Gelenk)pfanne
fractura, -ae f	= Knochenbruch
frons, -tis f	= Stirn, Vorderseite
functionalis, -is f	= Schleimhaut der Gebärmutter, die einem zyklusentsprechenden Auf- und Abbau unterliegt
fundus, -i m	= Boden, Grund
funiculus, -i m	= kleiner Strang
galea aponeurotica	= Sehnenhaube auf dem Schädeldach
gallus, -i m	= Hahn
ganglion, -ii n	= Anhäufung von Nervenzelleibern; Überbein
gaster, -tris f	= Magen
gastrocnemius, -a, -um	= zur Wade gehörend
Gel	= Ausflockung oder Ausfällung von Teilchen einer dispersen kolloidalen Lösung
gemellus, -i m	= Zwillingsbruder
Gen	= Erbträger
genu, -us n	= Knie
gingiva, -ae f	= Zahnfleisch
glandula, -ae f	= Drüse
Gleichgewicht labiles	= instabil, hat Maximum an potentieller Energie

Gleichgewicht stabiles	= ruht in sich, hat Minimum an potentieller Energie
glenoidalis, -is, -e	= dem glänzenden Augapfel ähnlich
glia, -ae f	= Hüll- und Stützgewebe des Nervengewebes, mit dem die Ganglienzellen «aneinandergekittet» sind
glomus, -eris n	= Knäuel
glomerulum, -i n	= kleines arterielles Kapillarknäuel in der Nierenrinde
glossa, -ae f	= Zunge
glutaeus, -a, -um	= zum Gesäß gehörend
gracilis, -is, -e	= schlank, zart
griseus, -a, -um	= grau
gyrus, -i m	= Windung
Häm	= roter Blutfarbstoff
haemorrhoides, -is f	= «blutfließendes» Gefäß unter der Schleimhaut des Mastdarmes
hallux, -cis m	= Großzehe
hamatus, -a, -um	= hakenförmig
hamulus, -i m	= kleiner Haken
haploid	= einfach(er Chromosomensatz)
haustrum, -i n	= Dickdarmausbuchtung
hemiazygos, -on	= halb unpaar
hepar, -atis n	= Leber
hernia, -ae f	= Bruch
hiatus, -ūs m	= offen gehaltene Durchtrittstraße
hilum, -i n	= Pforte
hippocampus, -i m	= gebogener Wulst im Unterhorn des Seitenventrikels
homolog	= übereinstimmend (homologe Organe: Organe gleicher Anlage, aber evtl. unterschiedlicher Funktion)
horicontalis, -is, -e	= waagerecht
humerus, -i m	= Oberarmknochen
hyalinos	= strukturlos, transparent, bläulich, gläsern
hyoideus, -ea, -eum	= zum Zungenbein gehörend
Hyperplasie	= Vergrößerung eines Organs durch Zellvermehrung
Hypertrophie	= Vergrößerung eines Organs durch Zellvergrößerung
hypochondrium, -ii n	= das unter den Rippenknorpeln des Rippenbogens Befindliche
hypogastricus, -a, -um	= unter dem Magen befindlich
hypoglossus, -a, -um	= unter der Zunge gelegen
Hypomochlion	= Drehpunkt eines Hebels
Hypoplasie	= Unterentwicklung
hypothenar, -aris m	= Kleinfingerballen
iliacus, -a, -um	= zum Darmbein gehörend
ileum, -ei n	= Krummdarm
ilium, -ii n	= Darmbein
impressio, -ionis f	= Eindellung
incisura, -ae f	= Einschnitt
inclinatio, -ionis f	= Neigung
incretio, -ionis f	= Abgabe von Stoffen aus Zellen in die Blutbahn
index, -icis m	= Zeigefinger

inductio, -ionis	= Auslösung des Differenzierungsvorganges durch meist gegenseitige Beeinflussung zweier Gewebe
inferior, -ior, -ius	= darunter gelegen
infra	= unter, unterhalb
inguinalis, -is, -e	= zur Leiste gehörend
insertio, -ionis f	= Ansatz
interosseus, -ea, -eum	= zwischen Knochen gelegen
internus, -a, -um	= innerer
intersectiones tendineae	= Zwischensehnen
intestinum, -i n	= Eingeweide
intima, -ae f	= die Innerste, innerste Gefäßwandschicht
intumescentia, -ae f	= Anschwellung
ischiadicus, -a, -um	= zum Sitzbein gehörend
ischium, -ii n	= Sitzbein
isometrisch	= gleichbleibende Länge
isoton	= gleichbleibender Spannungszustand
isotrop	= im polarisierten Licht kaum doppelt lichtbrechend (isotrope Streifen: helle i-Bänder im histologischen Bild einer Skelettmuskelzelle)
Kinesiologie	= gesamte Bewegungslehre
Kinematik	= Lehre von den Bewegungsabläufen
Kinetik	= Lehre von den bewegten Massen
Kollagene	= Proteingruppe, die zu den Gerüsteiweißen zählt
Kolloid	= homogene Verteilung von anorganischen und organischen Substanzen in Teilchengrößen zwischen 10^{-5} und 10^{-7} cm in einem flüssigen Medium
konkav	= nach innen gewölbt (vom Betrachter weg)
konvex	= nach außen gewölbt (zum Betrachter hin)
Kyphose	= Wirbelsäulenkrümmung, bei der der Krümmungsscheitelpunkt nach dorsal zu gerichtet ist
labium, -ii n	= Lippe (gebräuchlich als «Knochenlippe»)
labrum, -i n	= Lippe (gebräuchlich als «Faserknorpellippe»)
lacer, -era, -erum	= zerrissen
lacuna, -ae f	= Lücke
lamina, -ae f	= Schicht
larynx, -yngis f	= Kehlkopf
lateralis, -is, -e	= seitlich
latissimus, -a, -um	= der breiteste
latus, -a, -um	= breit
lemnicus, -i m	= schleifenförmig verlaufende Nervenbahnen
lentiformis, -is, -e	= linsenförmig
leptomeninx, -ingis f	= weiche Hirnhaut (Arachnoidea und Pia)
Leukozyten	= weiße Blutkörperchen
Leukozytose	= Vermehrung der weißen Blutkörperchen über die Norm
levator, -oris m	= Heber(muskel)
lien, -nis m	= Milz
ligamentum, -i m	= Band

limbus, -i m	= Saum
lingua, -ae f	= Zunge
Lipoide	= fettähnliche Stoffe (Wachse, Phosphatide, Cerebroside, Sterine, Lipochrome)
liquor, -oris m	= Flüssigkeit
lobulus, -i m	= Läppchen
lobus, -i m	= Lappen
locus, -i m	= Platz
longitudinalis, -is, -e	= der Länge nach
longus, -a, -um	= lang
Lordose	= Wirbelsäulenkrümmung, bei der der Krümmungsscheitel nach ventral zu gerichtet ist
lumbalis, -is, -e	= zur Lende gehörend
lunatus, -a, -um	= mondförmig
luxatio, -ionis f	= Verrenkung
Lymphe	= Interzellularflüssigkeit, die in den Lymphknoten mit Lymphocyten angereichert wird und im Venenwinkel in die Blutbahn abfließt
Lysosomen	= Zellorganellen, die mit sauren Hydrolasen angefüllt sind und das intrazelluläre Verdauungssystem darstellen

macula, -ae f	= Fleck
magnus, -a, -um	= groß
major, -jor, -jus	= größer
malleolus, -i m	= kleiner Hammer; Knöchel
mandibula, -ae f	= Unterkiefer
manubrium, -ii n	= Griff
manus, -ūs f	= Hand
margo, -inis m	= Rand
mastoideus, -ea, -eum	= einer Brust ähnlich
mater, -tris f	= Mutter
matrix, -icis f	= Mutterboden
maxilla, -ae f	= Oberkiefer
maximus, -a, -um	= größte
meatus, -ūs m	= Gang
mediastinum, -i n	= Mittelraum zwischen beiden Pleurahöhlen
medialis, -is, -e	= der Mitte zu
medianus, -a, -um	= in der Mitte befindlich
medius, -a, -um	= mittlerer von drei
medulla, -ae f	= Mark
meiosis, -is f	= Zellteilung bei den Reifeteilungen der Keimzellen
membrana, -ae f	= Häutchen
Meningocele	= Bei umschriebenem Defekt der Wirbelsäule oder des Schädels auftretende blasenartig nach außen gedrängte Rückenmark- oder Hirnhäute mit liquorgefülltem Subarachnoidealraum
meninx, -ingis f	= Hirnhaut
meniscus, -i m	= Halbmond(knorpel)
mentalis, -is, -e	= zum Kinn gehörend
Mesangium	= interstitielles Gewebe zwischen den Glomerulumkapillaren

Mesaxon	= Bindegewebsstraße zwischen den Gliazellrändern zum Axon hin
mesencephalon, -i n	= Mittelhirn
Mesenchym	= embryonales Bindegewebe
mesenterium, -ii n	= Gekröse
meso-	= mittel; Vorsilbe für gefäß- und nervenführende Bindegewebsschiene zu Organen; Peritonealduplikatur
Mesoderm	= mittleres Keimblatt
metacarpus, -i m	= Mittelhand
Metachromasie	= Farbwirkung in einer anderen Farbe als der Farbstoff selbst hat
Metaphase	= Phase der Kernteilung, in der sich die Chromosomen im Bereich der Äquatorialplatte anordnen
Metaplasie	= Ersatz eines differenzierten Gewebes durch ein anderes differenziertes Gewebe
metatarsus, -i m	= Mittelfuß
metencephalon, -i n	= Hinterhirn
minor, -or, -us	= kleiner
mitochondrium, -ii n	= Zellorganelle, die der Energieproduzent der Zelle ist
mitosis, -is f	= Zellteilung mit Ausbildung eines diploiden Chromosomensatzes
mitralis, -is, -e	= einer Mitra (Bischofshut) ähnlich
Monosomie	= Fehlen eines Partners eines Chromosomenpaares
mons, -ntis m	= Berg
mucosus, -a, -um	= schleimig
multifidus, -a, -um	= vielfach gespalten
musculus, -i m	= Mäuslein
Mutation	= Abänderung von Art- und Rassenmerkmalen
myelencephalon, -i n	= Nachhirn, verlängertes Mark
myentericus, -a, -um	= zur Muskulatur der Eingeweide gehörend
myocardium, -ii n	= Herzmuskulatur
Myofibrille	= kontraktile Proteinfäden in der Muskelzelle, die aus in Serie hintereinander verknüpften Aktomyosineinheiten aufgebaut sind
Myogelose	= Muskelhärte
Myometrium, -ii n	= Muskulatur der Gebärmutter
Myosin	= im Muskel wichtiger Eiweißbaustein, der in die Gruppe der Skleroproteine gehört
navicularis, -ris, -re	= kahnförmig
Nekrose	= Absterben eines Organs oder Organteils in lebender Umgebung
Nephron	= kleinste funktionelle Einheit der Niere
Neurolemm	= Hüllschicht von Cytoplasmaausläufern der äußeren Schicht der Schwann-Zellen einer peripheren Nervenfaser
Neurofibrille	= in Nervenzellen und deren Fortsätzen gelegene, feinste aus Neurofilamenten und Neurotubuli aufgebaute Bestandteile
niger, -gra, -grum	= schwarz
nodus, -i m	= Knoten, Gelenk

nucha, -ae f	= Nacken
nucleus, -ei m	= Kern
nutricius, -a, -um	= ernährend
obex, -icis m	= Riegel
obliquus, -a, -um	= schräg
oblongatus, -a, -um	= verlängert
obturatorius, -a, -um	= zum Verstopfen dienend
obturatus, -a, -um	= verstopft
obtusus, -a, -um	= stumpf
occipitalis, -is, -e	= zum Hinterhaupt gehörend
octavus, -a, -um	= der achte
oculus, -i m	= Auge
oesophagus, -i m	= Speiseröhre
olecranon, -i m	= Ellenbogen, proximales Ulnaende
olfactorius, -a, -um	= zum Riechen dienend
omentum, -i n	= Eingeweidenetz
omoclavicularis, -is, -e	= vom Schulterblatt zum Schlüsselbein gehend
omohyoideus, -a, -um	= vom Schulterblatt zum Zungenbein gehend
ophthalmicus, -a, -um	= zum Auge gehörend
opponens, -entis	= entgegenstellend
orbicularis, -is, -e	= kreisförmig
orbita, -ae f	= Augenhöhle
orificium, -ii n	= Öffnung
os, oris n	= Mund
os, ossis n	= Knochen
Osteoblasten	= Knochensubstanz aufbauende Zellen
Osteoid	= unfertiges, noch nicht verkalktes Knochengewebe aus glykoproteidhaltiger Grundsubstanz und kollagenen Fasern
Osteoklasten	= Knochensubstanz abbauende Zellen
Osteon	= Grundeinheit des Knochengewebes, bei der sich konzentrisch angeordnete Lamellen um einen zentralen Havers-Gefäßkanal finden
ostium, -ii n	= Mündung
oticus, -a, -um	= zum Ohr gehörend
ovarium, -ii n	= Eierstock
ovum, -i n	= Ei
pachymeninx, -ingis f	= harte Hirnhaut
palatum, -i n	= Gaumen
pallidus, -a, -um	= blaß
pallium, -ii n	= Mantel
palma, -ae f	= Handfläche
palpebra, -ae f	= Augenlid
pampiniformis, -is, -e	= rankenförmig
pancreas, -atis f	= Bauchspeicheldrüse
papilla, -ae f	= Warze der Brustdrüse; warzenartige Erhebung
Paraganglien	= kleine knötchenartige Epithelzellhaufen, die an Nerven liegen; parasympathische P. = Chemoreceptoren für die At-

mungssteuerung; sympathische P. = endokrine Drüsen, die Adrenalin bzw. Noradrenalin produzieren

parenchyma, -atis n	= spezifisches Gewebe eines Organs
paries, -etis m	= Wand
parietalis, -is, -e	= wandständig
parotis, -idis f	= Ohrspeicheldrüse
pars, partis f	= Teil
parvus, -a, -um	= klein
patella, -ae f	= Kniescheibe
pecten, -inis m	= Kamm
pectus, pectoris n	= Brust
pedunculus, -i m	= Füßchen, Stiel
pelvis, -is f	= Becken
perforans, -ntis	= durchbohrend
perforatus, -a, -um	= durchbohrt
pericardium, -ii n	= Herzbeutel
perichondrium, -ii n	= Knorpelhaut
periodontium, -ii n	= Zahnwurzelhaut
perikaryon, -you n	= Zelleib (um den Kern herum)
perimetrium, -ii n	= Peritonaealüberzug der Gebärmutter
perineum, -i n	= Damm
perineurium, -ii n	= straffe bindegewebige Umhüllung von Nervenfaserbündeln
periosteum, -ei n	= Knochenhaut
peritonaeum, -ei n	= Bauchfell
peronaeus, -a, -um	= zum Wadenbein gehörend (lat. fibularis)
pes, pedis m	= Fuß
petrosus, -a, -um	= felsig
Phagozytose	= Aufnahme von festen Teilchen, auch Bakterien und Viren durch eine Zelle
phalanx, -angis f	= (Finger-) oder (Zehen)glied
pharynx, -yngis m	= Schlund
phrenicus, -a, -um	= zum Zwerchfell gehörend
pilus, -i m	= Haar
pinealis, -is, -e	= pinienzapfenähnlich
piriformis, -is, -e	= birnenförmig
placenta, -ae f	= Mutterkuchen
planum, -i n	= Fläche
platysma, -ae f	= Platte; Hautmuskel am Hals
pleura, -ae f	= Rippenfell
plexus, -ūs m	= Geflecht
plica, -ae f	= Falte
pollex, -icis m	= Daumen
pons, -ntis m	= Brücke
popliteus, -a, -um	= zur Kniekehle gehörend
porta, -ae f	= Pforte
portio, -ionis f	= Portion, Teil
porus, -i m	= Gangöffnung
posterior, -ior, -ius	= hintere
princeps, -ipis m	= wichtigster

processus, -ūs m	= Fortsatz
profundus, -a, -um	= tief
proliferatio, -ionis f	= Wachstum. Im weiblichen «Zyklus» östrogene Wachstumsphase der Gebärmutterschleimhaut
prominentia, -ae f	= Vorsprung
promontorium, -i n	= Vorsprung; ventrale Oberkante des l. Sakralwirbelkörpers
pronator, -oris m	= Wender (Muskel, der z. B. den horizontal nach vorn gehaltenen Unterarm so wendet, daß der Handteller bodenwärts sieht)
Proprioceptor	= Sinnesorgane der Tiefensensibilität (Muskelspindeln, Sehnenspindeln, Lamellenkörperchen an Gelenkkapseln und Sehnenansatzstellen)
proprius, -a, -um	= eigenständig
prostata, -ae f	= Vorsteherdrüse
Protoplasma	= zellulär gegliederte lebendige Substanz
protuberantia, -ae f	= Erhabenheit, Vorsprung
proximalis, -is, -e	= an Extremitäten näher dem Rumpf zu gelegen
psoas, psoae m	= Lende
pterygoideus, -a, -um	= flügelförmig
pudendus, -a, -um	= zur Schamgegend gehörend
pulmo, -onis m	= Lunge
pulpa, -ae f	= Mark, Parenchym
pulposus, -a, -um	= aus weicher Substanz bestehend
pulvinar, -aris n	= Polster
putamen, -inis n	= äußerer schalenförmiger Teil des Nucleus lentiformis
pyelon, -i f	= Nierenbecken
pylorus, -i m	= Magenausgangspförtner
pyramis, -idis f	= Pyramide
quadriceps, -cipitis m	= der Vierköpfige
quadrigeminus, -a, -um	= vierfach
radiatio, -ionis f	= Ausstrahlung
radius, -ii m	= Speiche
radix, -icis f	= Wurzel
ramus, -i m	= Ast, Zweig
recessus, -ūs m	= Einbuchtung, Nische
rectum, -i n	= Mastdarm
rectus, -a, -um	= gerade
Rectusdiastase	= Verbreiterung des Zwischenraumes zwischen den beiden Mm. recti abdominis; fühlbarer Längsspalt zwischen den beiden geraden Bauchmuskeln
recurrens, -entis	= zurücklaufend
regio, -ionis f	= Gegend
ren, renis m	= Niere
renculus, -i m	= kleine Niere; territorial abgegrenzte Einheit in der Niere
resectio, -ionis f	= Ausschneiden eines Organs oder eines Organteils
rete, retis n	= Netz
reticulum, -i n	= kleines Netz

retina, -ae f = Netzhaut
retinaculum, -i n = bandartige Halteeinrichtung für Muskeln, Sehnen oder Knochen
retrograd = rückläufig
retroperitonaealis, -is, -e = dorsal des Bauchfells gelegen
rhombencephalon, -i n = Rautenhirn
rhomboideus, -a, -um = rautenförmig
rostrum, -i n = Schnabel, Rüssel
rotatio, -ionis f = Drehung
rotundus, -a, -um = rund
ruber, -bra, -brum = rot

sacer, -cra, -crum = heilig
sacralis, -is, -e = zum Kreuzbein gehörend
sagittalis, -is, -e = in Pfeilrichtung von ventral nach dorsal verlaufend
salivatorius, -a, -um = der den Speichel bildende
salpinx, -ingis f = Trompete (Eileiter, Ohrtrompete)
saphenus, -a, -um = verborgen
Sarkoplasma = Cytoplasma der Muskelzelle = zellulär gegliederte lebendige Substanz der Muskelzelle ohne deren Zellkern
sartorius, -a, -um = der zum Schneidern verwendete
scala, -ae f = Treppe, Leiter
scalenus, -a, -um = schief, treppenartig
scaphoideus, -a, -um = kahnförmig
scapula, -ae f = Schulterblatt
sclera, -ae f = derbe Augenhaut
scrotum, -i n = Hodensack
secretio, -ionis f = Abgabe von Stoffen aus Zellen
Segmentnerv = Gesamtheit aller dem Rückenmarksegment einer Seite zukommender oder abführender peripherer Nervenzellfortsätze
segmentum, -i n = (Kreis)Abschnitt
Selektion = Auslese (bei der Züchtung bestimmter Merkmale Auslese der Eltern nach den gewünschten Merkmalen der Nachkommen)
sella, -ae f = Sattel
semicircularis, -is, -e = halbkreisförmig
semilunaris, -is, -e = halbmondförmig
semimembranosus, -a, -um = halbaponeurotisch
semispinalis, -is, -e = mit einem Ende am Dornfortsatz befestigt
semitendinosus, -a, -um = halbsehnig
septum, -i n = Scheidewand
serosus, -a, -um = dünnflüssig
serratus, -a, -um = gezähnelt; gesägt
sinister, -tra, -trum = links
sinus, -ūs m = Biegung, Bucht
Sklerotom = Mesenchymaler Zellverband in der ventralen und medialen Wand des Somiten, der sich zu Fibroblasten, Chondroblasten oder zu Osteoblasten weiter differenziert. Aus dem Sklerotom stammende Mesenchymzellen wandern auf die Chorda dorsalis zu und bilden das Anlagematerial für die Wirbelsäule

Skoliose	= Seitwärtskrümmung der Wirbelsäule
Sol	= disperse Phase einer kolloidalen Lösung
soleus, -a, -um	= schollenähnlich
solitarius, -a, -um	= abgesondert
Spasmus	= tonisch krampfhafte Muskelkontraktion
spatium, -ii n	= Zwischenraum
sphenoidalis, -is, -e	= keilförmig
sphincter, -eris m	= Schnürmuskel
spina, -ae f	= Dorn
Spinalnerv	= Segmentnerv = Gesamtheit aller dem Rückenmarksegment einer Seite zukommender oder abführender peripherer Nervenzellfortsätze
splanchnicus, -a, -um	= zu den Eingeweiden gehörend
splen, -nis m	= Milz
splenium, -ii n	= Wulst
splenius, -a, -um	= pflasterförmig
spongiosus, -a, -um	= schwammig
squama, -ae f	= Schuppe
stapes, -edis m	= Steigbügel
statoacusticus, -a, -um	= zum Gleichgewichts- und Hörorgan gehörend
stellatus, -a, -um	= sternförmig
sternum, -i n	= Brustbein
stratum, -i n	= Schicht
styloideus, -a, -um	= griffelförmig
subcutaneus, -a, -um	= unter der Haut gelegen
sulcus, -i m	= Furche, Einkerbung
superficialis, -is, -e	= oberflächlich
superior, -ior, -ius	= höher
supinator, -oris m	= nach oben drehender Muskel (von supinari = beschwören, erflehen)
supremus, -a, -um	= der oberste
suralis, -is, -e	= zum Wadenbein gehörend
sustentaculum, -i n	= Unterstützung
sutura, -ae f	= (Knochen)naht
synarthrosis, -is f	= nicht frei bewegliche Knochenverbindung
synchondrosis, -is f	= Knorpelhaft, Verbindung zweier Knochen über eine Knorpelbrücke
syncytium, -ii n	= Zellverband, bei dem die einzelnen Zellen an ihren Berührungspunkten in direktem cytoplasmatischem Zusammenhang stehen, sodaß keine Zellgrenzen feststellbar sind
syndesmosis, -is f	= Bandhaft, Verbindung zweier Knochen über Bänder
synostosis, -is f	= Knochenhaft, Verbindung zweier Knochen über eine Knochenbrücke
synovia, -ae f	= von der Gelenkinnenhaut, der Sehnenscheideninnenhaut oder der Schleimbeutelinnenhaut sezernierte Flüssigkeit
taenia, -ae f	= bandartige Raffung der äußeren Längsmuskulatur am Dickdarm in einen der 3 längsverlaufenden Stränge
talus, -i m	= Sprungbein

tarsus, -i m	= Fußwurzel; Bindegewebsplatte des Augenoberlids
tectum, -i n	= Dach
tegmentum, -i n	= Decke, Haube
tela, -ae f	= Gewebeschicht
Telencephalon	= Endhirn
Telophase	= Endphase der mitotischen Zellteilung
temporalis, -is, -e	= an der Schläfe gelegen
tendineus, -a, -um	= sehnig
tendo, -inis m	= Sehne
tensor, -oris m	= Anspanner, Strecker
tentorium, -i n	= Zelt
teres, -etis	= rund
terminalis, -is, -e	= abgrenzend
Tetanus	= Spannung, Starrkrampf
thyr(e)oideus, -a, -um	= schildartig
tibia, -ae f	= Schienbein (lat. Flöte)
tonsilla, -ae f	= Mandel
trabecula, -ae f	= Bälkchen
trachea, -ae f	= Luftröhre
tractus, -ūs m	= Strang
Translation	= fortschreitende Bewegung
Transmitter	= spezifischer Überträgerstoff an Synapsen
transversus, -a, -um	= quer
triangularis, -is, -e	= dreieckig
triceps, -itis	= dreiköpfig
tricuspidalis, -is, -e	= dreizipfelig
trigeminus, -a, -um	= dreiteilig
tripus, -odis m	= Dreifuß
triquetrus, -a, -um	= mit dreieckigem Querschnitt
Trisomie	= anstelle eines Chromosomenpaares drei Chromosomenpartner vorhanden
trochanter, -eris m	= Rollhügel
trochlea, -eae f	= Rolle
truncus, -i m	= Stamm
tuba, -ae f	= Trompete
tuber, -eris n	= Höcker
tuberculum, -i n	= Höckerchen
tuberositas, -tatis f	= rauhe Erhabenheit am Knochen
tubulus, -i m	= kleines Rohr
tunica, -ae f	= Gewebeschicht
tympanum, -i n	= Trommel
ulna, -ae f	= Elle
umbilicus, -i m	= Nabel
umbo, -onis m	= Nabel
uncinatus, -a, -um	= hakenartig
uncus, -i m	= Haken
unguis, -is m	= Nagel
urachus, -i m	= Harngang zwischen Blasenscheitel und embryonalem Harnsack

ureter, -eris m	= Harnleiter
urethra, -ae f	= Harnröhre
uterus, -i m	= Gebärmutter
utriculus, -i m	= kleiner Schlauch
uvula, -ae f	= Zäpfchen
vagus, -a, -um	= umherschweifend, X. Hirnnerv = N. vagus
vallatus, -a, -um	= umwallt
valvula, -ae f	= kleine Klappe
Varice	= Krampfader
vas, vasis n	= Gefäß
vascularis, -is, -e	= zum Gefäß gehörend
vastus, -a, -um	= groß, weit
velum, -i n	= Segel
venter, -tris n	= Bauch; Magen
ventralis, -is, -e	= nach vorne zu (bauchwärts) gelegen
ventriculus, -i m	= Kammer, Aussackung
vermiformis, -is, -e	= wurmförmig
vermis, -is f	= Wurm
vertebra, -ae f	= Wirbel
verticalis, -is, -e	= in der Richtung eines Haarscheitels senkrecht in Längsrichtung durch den Menschen (auch bei Arm und Bein gebräuchlich)
vesica, -ae f	= Blase
vestibulum, -i n	= Vorhof
villus, -i m	= Zotte
vinculum, -i n	= Fessel
visceralis, -is, -e	= zu den Eingeweiden gehörend
viscera, -orum n	= Eingeweide
Viskoelastizität	= Materialeigenschaft, bei der sich nach Krafteinwirkung die Verformung des Materials erst verzögert einstellt und sich auch der Ausgangszustand verzögert rückbildet
vitreus, -ea, -eum	= gläsern
vocalis, -is, -e	= zur Stimme gehörend
vomer, -eris n	= Pflugscharbein
vulva, -ae f	= äußeres weibliches Genitale
xiphoideus, -a, -um	= schwertförmig
zygomaticus, -a, -um	= zum Jochbein gehörend

Bei der Nomenklatur haben wir uns erlaubt, entsprechend dem lateinischen Sprachgebrauch «Peritonaeum» und «glutaeus» wieder mit «ae» zu schreiben, da ansonsten eine Fehlaussprache induziert wird. Aus ähnlichen aber auch aus prinzipiellen Erwägungen konnten wir uns nicht entschließen, der Gl. thyreoidea ihr erstes «e» zu rauben. Das «Lig. annulare» blieb bei uns sinngemäß das Lig. anulare. Bei den lateinischen Substantiven ist jeweils der Genitiv und das Geschlecht mitangegeben, bei den Adjektiven sind die geschlechtsspezifischen Endungen beigefügt.

BEGRIFFSDEFINITIONEN ZUR ORIENTIERUNG UND RICHTUNGSBESTIMMUNG

ACHSEN UND EBENEN

Durch einen Körper lassen sich unendlich viele Achsen und Ebenen legen. Um diese Vielfalt zu vereinfachen, wurden die Begriffe «Hauptachse» und «Hauptebene» geprägt. Als Hauptachse bezeichnet man eine der 3 Gruppen von Körperachsen, die zu jeder der beiden anderen immer im rechten Winkel steht. Als Hauptebene wird eine der 3 Gruppen von Körperebenen bezeichnet, die sich aus jeweils 2 Gruppen von Hauptachsen bestimmen läßt. Die Hauptebenen stehen immer im rechten Winkel zueinander. Bei allen Bezugsangaben zu Achsen und Ebenen gehen wir in der medizinischen Nomenklatur vom stehenden Menschen aus.

DIE 3 GRUPPEN VON HAUPTACHSEN

Longitudinalachsen	=	Längsachsen, vom «Scheitel zur Sohle» verlaufend
Sagittalachsen	=	Achsen, die parallel zum Horizont den Körper in Pfeilrichtung von vorn nach hinten durchlaufen
Transversalachsen (Frontalachsen)	=	Querachsen, die parallel zum Horizont von rechts nach links verlaufen

DIE 3 GRUPPEN VON HAUPTEBENEN

Frontalebenen	=	Ebenen, die den stehenden Körper parallel zur senkrecht abfallenden Stirn schneiden
Sagittalebenen	=	Ebenen, die den stehenden Körper parallel zu einem Haarscheitel von oben nach unten schneiden
Transversalebenen	=	Ebenen, die den stehenden Körper parallel zum Horizont schneiden

LAGEBEZEICHNUNGEN UND RICHTUNGSANGABEN

superior	= cranialis	= nach oben zu
inferior	= caudalis	= nach unten zu
anterior	= ventralis	= nach vorn zu
posterior	= dorsalis	= nach hinten zu
dexter		= rechts (immer vom Patienten aus)
sinister		= links (immer vom Patienten aus)
lateralis		= der Seite zu
medialis		= der Mitte zu
medius		= mittlerer (von 3 Gebilden)
medianus		= mitten (in der Körpermittelebene)
centralis		= im Zentrum
internus		= innerer
externus		= äußerer
extremus		= äußerster
superficialis		= oberflächlich
profundus		= tief

am Arm:

ulnaris	= medialis	= auf der Ellenseite
radialis	= lateralis	= auf der Speichenseite
palmaris	= volaris	= auf der Handinnenseite
dorsalis		= am Ober- und Unterarm Streckerseite, an Hand Handrücken
proximalis		= rumpfwärts
distalis		= fingerwärts

am Bein:

tibialis	= medialis	= auf der Schienbeinseite
fibularis	= lateralis	= auf der Wadenbeinseite
plantaris		= auf der Fußsohlenseite
dorsalis		= am Ober- und Unterschenkel Rückseite, am Fuß Fußrücken
proximalis		= rumpfwärts
distalis		= zehenwärts

ABKÜRZUNGEN IN DER FACHSPRACHE

A.	= arteria
ant.	= anterior, -ius
Art.	= articulatio
comm.	= communis, -e
dext.	= dexter, -ra, -rum
dist.	= distalis, -e
dors.	= dorsalis, -e
ext.	= externus, -a, -um
Gangl.	= ganglion
Gl.	= glandula
inf.	= inferior, -ius
int.	= internus, -a, -um
lat.	= lateralis, -e
Lig.	= ligamentum
M.	= musculus
maj.	= major, -jus
med.	= medialis, -le
min.	= minor, -us
N.	= nervus
post.	= posterior, -ius
Proc.	= processus
prof.	= profundus, -a, -um
prox.	= proximalis, -e
R.	= ramus
sin.	= sinister, -tra, -trum
sup.	= superior, -ius
superfic.	= superficialis, -e
Tr.	= tractus, truncus
V.	= vena
ventr.	= ventralis, -e

ALLGEMEINE ANATOMIE

CYTOLOGIE UND HISTOLOGIE

Die Cytologie ist die Lehre von der Zelle.
Die Histologie umfaßt die Zellehre und die Lehre von den Geweben.

CYTOLOGIE

ZELLE

Die Zelle ist die kleinste lebendige Baueinheit eines Organismus. Sie erfüllt die Kriterien, die an Lebendiges gestellt werden: Sie hat einen Stoffwechsel und wächst, sie reagiert auf Reize, und sie ist in der Lage sich zu vermehren, d. h. durch Teilen zu zwei gleichwertigen Tochterzellen zu werden. Eine Zelle besteht aus Cytoplasma (Zelleib) und Nucleus (Zellkern).

Cytoplasma

Das Cytoplasma ist ein gelartiges Kolloid. Es besteht aus einer Grundsubstanz (= Hyaloplasma), in der sich Ausgangs- und Endprodukte des Stoffwechsels (z. B. Glykogen, Lipide) befinden. In ihm sind auch mögliche Fremdstoffe gespeichert. Im Hyaloplasma sind die Zellorganellen verteilt, die spezifische Aufgaben in der Zelle übernehmen. Aus der Vielzahl der Zellorganellen sind einige besonders wichtige mit ihren Aufgaben in der folgenden *Tabelle 1* zusammengestellt.

Tabelle 1

Zellorganellen	Aufgaben
Golgi-Apparat	Sammel- und Transportstelle von Zellsekreten
Lysosomen	membranumschlossene, mit sauren Hydrolasen angefüllte Körperchen
Mitochondrien	Enzymträger für die biologische Oxydation, Energieproduzent der Zelle
Ribosomen	Bedeutung bei der wesenstypischen Proteinbildung aus Aminosäuren
Zentrosom	Bedeutung beim Aufbau der Spindelfasern für die Zellteilung
Endoplasmatisches Reticulum	Membranlabyrinth des Cytoplasma, Membrangerüst, intrazellulärer Stofftransport, Oberflächenbildung für enzymatische Stoffwechselreaktionen

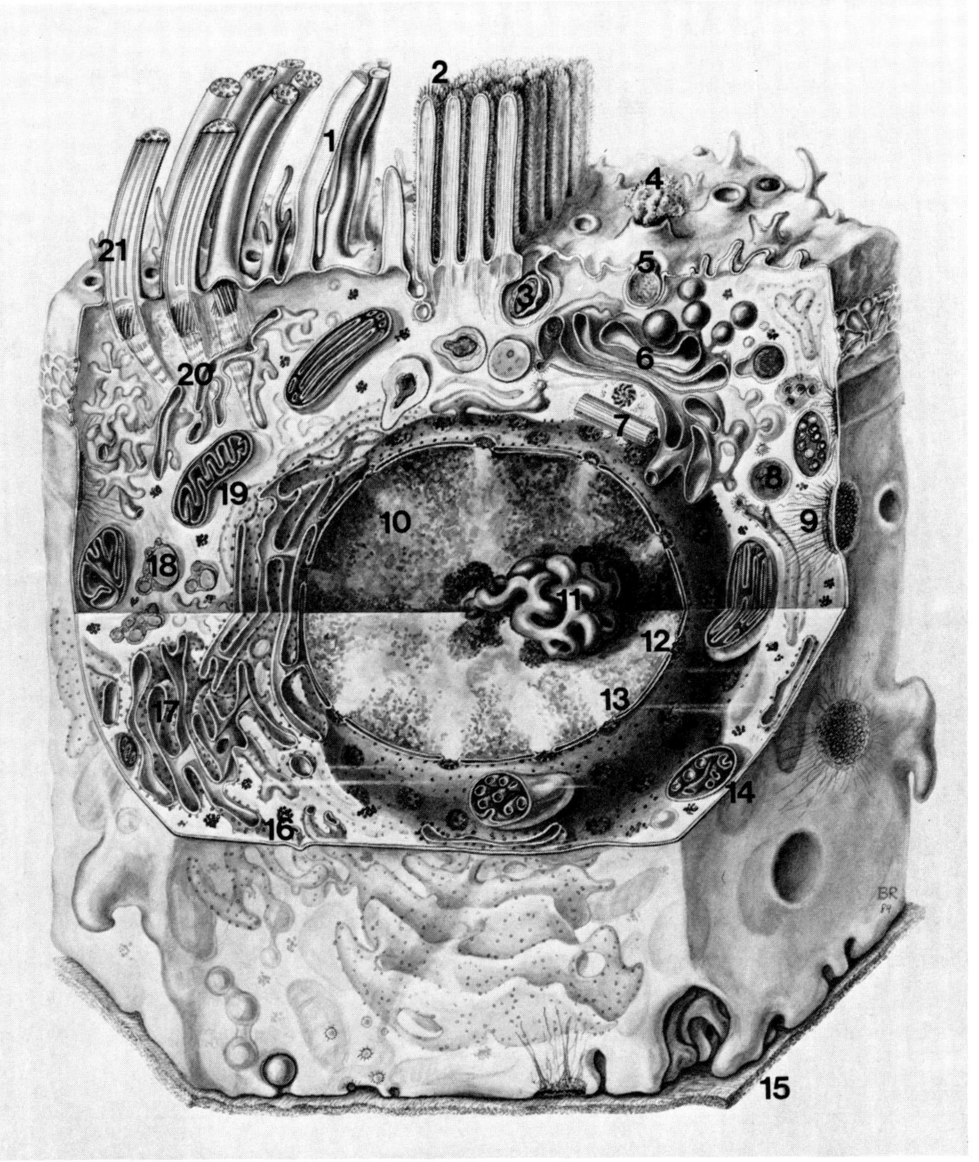

Abb. 1a Erklärung der Symbole aus Abb. 1a

1 = Stereozilien
2 = Mikrovilli
3 = Phagocytose
4 = Exocytose
5 = Sekretgranula
6 = Golgi-Apparat
7 = Centriol
8 = Lysosom
9 = Desmosom
10 = Nucleus
11 = Nucleolus
12 = Kernporen
13 = Kernmembran
14 = Mitochondrium (tubulärer Typ)
15 = Basalmembran
16 = Glykogengranula
17 = rauhes endoplasmatisches Reticulum mit Ribosomen
18 = Pigment
19 = Mitochondrium (Crista Typ)
20 = glattes endoplasmatisches Reticulum
21 = Kinozilie

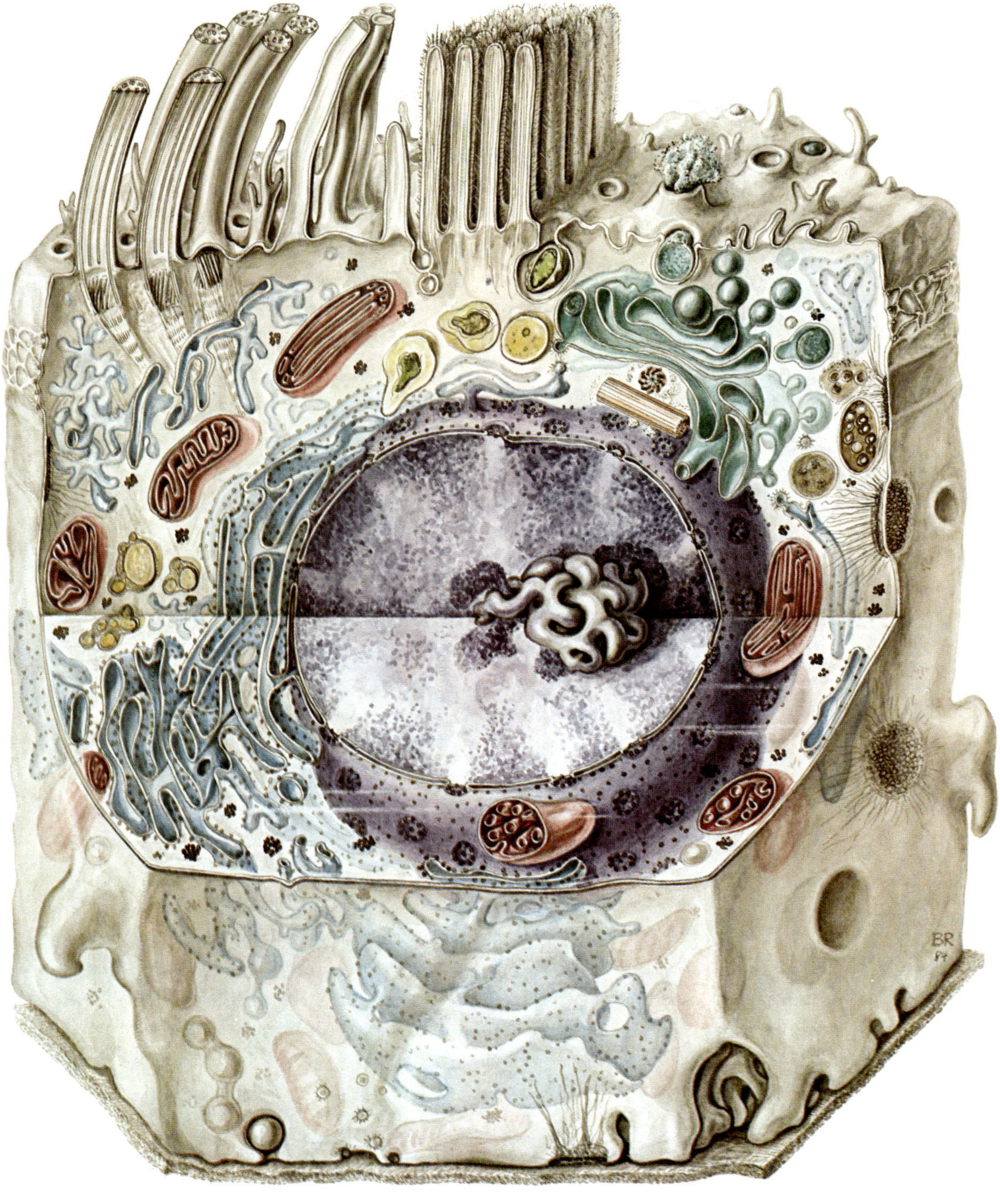

Abb. 1b Schematischer Aufbau einer idealisierten Epithelzelle.

Zellmembran

Die elektronenoptisch als mehrschichtig erkennbare Zellmembran grenzt die Zelle gegen den Interzellularraum ab. Sie regelt den Flüssigkeitshaushalt und den Elektrolytgehalt in der Zelle und im Extrazellularraum. Mit Hilfe von energiereichen Stoffen (ATP = Adenosintriphosphat) wird intrazellulär ein Kalium-Ionenpotential von 40-fach höherer Konzentration als im Extrazellularraum aufgebaut. Dafür findet sich im Extrazellularraum ein entsprechend höheres Natrium-Ionenpotential. Bei einer Zellerregung gleicht sich diese Spannungsdifferenz vorrübergehend fast aus, bis sie über eine «Ionenpumpe», die Natriumionen aus der Zelle hinaus und Kaliumionen in die Zelle hineinbefördert, wiederhergestellt wird. Durch die Zellmembran werden auch die für den Zellhaushalt wichtigen Ausgangsstoffe, z. B. Aminosäuren, Glucose, Vitamine eingeschleust und die Zellprodukte wie körpereigene Eiweiße, Hormone, Enzyme, Glykogen u. a. an die Extrazellularflüssigkeit abgegeben.

Nucleus

Der Zellkern, der bei allen Zellen mit Ausnahme der reifen roten Blutkörperchen vorkommt, ist netzartig strukturiert, paßt sich den Formveränderungen seiner Zelle an und beinhaltet einen oder mehrere Nucleoli. Im Zellkern sind die Erbanlagen (Gene) auf ihren Trägern, den Chromosomen lokalisiert.

CHROMOSOMEN

Chromosomen sind die Träger der Erbanlagen, der Gene. Als einfacher = haploider Chromosomensatz wird der von einem Elternteil mit der Eizelle oder der Samenzelle mitgebrachte Satz der 23 Chromosomen bezeichnet. Bei der Vereinigung von Ei- und Samenzelle werden die beiden haploiden Chromosomensätze zum diploiden Satz von 46 Chromosomen vereinigt. Bei allen folgenden mitotischen Zellteilungen wird grundsätzlich ein diploider Chromosomensatz gebildet.

Mit Ausnahme der reifen Geschlechtszellen und der roten Blutkörperchen hat jede Zelle des Menschen 46 Chromosomen. Davon sind 44 sogenannte «Autosomen» (= Chromosomen, die bei beiden Geschlechtern in Form und Größe übereinstimmen) und 2 sogenannte «Heterochromosomen» (= Geschlechtschromosomen, x-und y-Chromosom).

Chromosomenaberrationen

Während der ersten und zweiten Reifeteilung der Eizelle kann es zu Trennungsstörungen der beiden Glieder eines homologen Chromosomenpaares kommen. In der reifen weiblichen Geschlechtszelle sind dann 24 oder 22 Chromosomen anstelle der Normalzahl von 23 vorhanden. Nach der Befruchtung entstehen dann Zellen mit 47 Chromosomen (Trisomie = anstelle eines Chromosomenpaares ist ein Chromosom 3-fach vorhanden) oder Zellen mit 45 Chromosomen (Monosomie = anstelle eines Autosomenpaares ist nur ein einfaches Chromosom vorhanden). Solche chromosomale Zahlenveränderungen führen meist zu schweren Krankheitsbildern. Die *autosomale Trisomie* ist nicht selten. Neben den für Krankengymnasten unwichtigen Formen der Trisomie 13–15 und 18 kommt auch die für die Krankengymnasten wichtige Trisomie 21 vor. Die Trisomie 21, bei der das autosome Chromosomenpaar 21 durch ein drittes zusätzliches Chromosom vermehrt ist, zeichnet sich durch folgendes klinisches Bild aus: Mongolismus, Hautfalte am Innenrand des Oberlids (Epikanthus), meist Schwachsinn, breites Gesicht, große Zunge, wulstige Unterlippe, breite Hände mit einzelner Querfurche (Affenhand), Herzfehler häufig.

Die *heterochromosomale Trisomie* (Trisomie 23) ist nicht selten. Sie kann in folgenden Erscheinungsformen auftreten:

Tabelle 2

Formen	Klinisches Bild
1. XXX (Tripel-X-Syndrom)	infantil, manchmal geistig zurückgeblieben, schwache Regelblutung
2. XXY (KLINEFELTER-Syndrom)	Sterilität, Hodenatrophie, Gynäkomastie (Brustdrüse übermäßig entwickelt), häufig unproportioniert lange Beine
3. XYY	normales männliches Aussehen, vermehrt aggressiv, häufig sehr groß

Auf die sehr seltenen Fälle von vier- oder fünffach vorkommenden Chromosomen anstelle eines Chromosomenpaares soll hier nicht eingegangen werden.

Nicht selten (ein Fall auf 3900 Frauen) ist das Fehlen eines der beiden X-Chromosomen bei der Frau:

Tabelle 3

Form	Klinisches Bild
XO (TURNER-Syndrom)	Pterygium colli (= angeborene Hautfalte zwischen Warzenfortsatz und Schulterhöhe), Lymphoedem von Armen und Beinen, Mißbildungen am Skelettsystem, normale Intelligenz, bindegewebig degeneriertes Ovar

Nukleinsäuren

DNS: Ein wichtiger Bestandteil der Chromosomen ist die *D*esoxyribo*n*uklein*s*äure (DNS). Ihre Bausteine nennt man Nucleotide. Sie setzen sich aus drei verschiedenartigen Anteilen zusammen: 1. Phosphorsäure, 2. der Pentose «Desoxyribose» (einem Zucker) und 3. den basischen Anteilen Adenin, Cytosin, Guanin und Thymin. Die DNS ist der Träger der genetischen Information.

RNS: Die *R*ibo*n*uklein*s*äure (RNS) wird als Transfer-RNS in Nucleolusnähe gebildet, wandert dann aber ins Cytoplasma ab. Sie kettet hier enzymatisch aktivierte Aminosäuren zu spezifischen Verbindungen zusammen. Sie überträgt diese Verbindungen dann zur Oberfläche der Ribosomen, an der eine m-RNS (messenger-RNS) lokalisiert ist. Hier werden die aktivierten Aminosäuren zu Proteinmolekülen zusammengeschlossen. Die Transfer-RNS steuert somit die Proteinsynthese im Cytoplasma der Zelle. Auch die RNS ist wiederum aus Nukleotiden zusammengesetzt und unterscheidet sich von der DNS nur durch einen anderen basischen Anteil: Anstelle der bei der DNS vorhandenen Base Thymin ist bei der RNS Uracil vorhanden.

ZELLTEILUNG

Mitose: Verdopplung einer Zelle. Bei der Kernteilung wird eine identische Verdopplung des Chromosomensatzes bewirkt. Beide Tochterzellen erhalten dadurch einen der Ausgangszelle völlig gleichen diploiden Chromosomensatz. Die mitotische Zellteilung wird in ihrem Ablauf, der zellspezifisch zwischen einer halben und zwei Stunden dauern kann, in Phasen untergliedert: Prophase, Metaphase, Anaphase, Telophase und Rekonstruktionsphase.

Meiose: Reduktionsteilung der noch unreifen Geschlechtszellen mit doppeltem (diploidem) Chromosomensatz auf die nur mit einfachem (haploidem) Chromosomensatz versehenen, reifen Geschlechtszellen.

HISTOLOGIE

Die Histologie ist die Lehre von den Geweben und der Zelle.

Gewebe Ein Gewebe ist ein Verband gleichartig differenzierter Zellen und gleichartiger Zwischenzellsubstanz (Interzellularsubstanz).

Organ Ein Organ ist eine funktionelle Einheit, die aus mindestens zwei Geweben aufgebaut ist.

GEWEBEARTEN

Grundgewebe Wir unterscheiden 4 Grundgewebearten

1. Epithelgewebe
2. Binde- und Stützgewebe
3. Muskelgewebe
4. Nervengewebe

Die 4 Grundgewebearten können in **weiter differenzierte Erscheinungsformen** unterteilt werden:

I. **Epithelgewebe**
- a) Äußere und innere Oberflächen auskleidende Epithelzellverbände
- b) Drüsenepithelzellen
- c) Sinnesepithelzellen

II. **Binde- und Stützgewebe**

1. Ortsfestes Bindegewebe
   - a) Mesenchymales Bindegewebe
   - b) Gallertgewebe
   - c) Retikuläres Bindegewebe
   - d) Fettgewebe
   - e) Kollagenfaseriges lockeres oder straffes Bindegewebe
   - f) Elastisches Bindegewebe

2. Freie Bindegewebszellen
   - a) Blut
   - b) Blutbildende Zellen
   - c) Freie Zellen des Bindegewebes

3.Stützgewebe
   - a) Knorpel
     - α) Hyaliner Knorpel
     - β) Elastischer Knorpel
     - γ) Kollagener Faserknorpel
   - b) Knochen
   - c) Zahnbein

III. **Muskelgewebe**
- a) Glatte Muskulatur
- b) α) Quergestreifte Skelettmuskulatur
  - β) Quergestreifte Herzmuskulatur

IV. **Nervengewebe**
- a) Neuroglia
- b) Nervenzellen

Epithelgewebe

Nach der Zellform, der Schichtung und der Reihenbildung der Epithelzellen zueinander wird unterschieden:

Tabelle 4

Zellform	Schichtung und Reihenbildung	Lokalisation
Plattenepithel	einschichtig	Endothel (Gefäßauskleidung u. a.) Mesothel (Auskleidung der serösen Körperhöhlen) Alveolarepithel (Auskleidung der Lungenalveolen)
	mehrschichtig, unverhornt	Epithel der Mundhöhle, Speiseröhre, Scheide u. a.
	mehrschichtig, verhornt (ohne Zellkern)	Epithel der äußeren Haut
Übergangsepithel	mehrschichtig	Epithel von Harnblase und Harnleiter (Formveränderungen des auskleidenden Epithels bei unterschiedlicher Füllung der Hohlorgane
Prismatisches Epithel		
isoprismatisch (= kubisch)	einschichtig	Epithel der Sammelrohre in der Niere
hochprismatisch	einschichtig	Epithel des Darms u. a.
prismatisches Flimmerepithel	einschichtig und zweireihig	Epithel der Atemwege, des Eileiters u. a.
Drüsenepithel		
unterschiedliche Form, meist kubisch	Verband vieler Drüsenschläuche aus einschichtigem Epithel, durch Bindegewebe gerüstartig zusammengehalten	Epithel der parenchymatösen Organe (Leber, Pankreas u. a.)
Sinnesepithel		
prismatisch	ein- bis mehrschichtig	Epithel von Geschmacksknospen, Riechschleimhaut, Hör- und Gleichgewichtsapparat

Aufgaben der Epithelzellen

Epithelzellen haben unterschiedliche Aufgaben:

1. Schutz (gegen Austrocknung, physikalische und chemische Reize, Infektionen u. a.)
2. Resorption (von Nahrungsstoffen, Durchtritt von Sauerstoff und Kohlendioxyd)
3. Sekretion a) Epithelzellverbände können Flüssigkeit auf die äußere oder innere Oberfläche abgeben (= exokrine Sekretion, Substanz = Exkret)
   b) Epithelzellverbände können Substanzen in die Blutbahn abgeben (= endokrine Sekretion, Substanz = Inkret)
4. Reizaufnahme (Geschmack, Geruch, Gehör, Gleichgewicht)
5. Transportaufgabe (z. B. Transport der Eizelle)

Sekretion

Unter Sekretion versteht man die Bildung und die Abgabe von zellspezifischen Stoffen. Diese Stoffe werden von der Zelle nur deshalb aufgebaut, um zur Ausscheidung zu gelangen. Sie übernehmen eine dem Gesamtorganismus dienliche Aufgabe. Sekrete werden von vielen verschiedenen Zellarten abgegeben, so z. B. von Epithelzellen, Osteoblasten, Mastzellen, Nervenzellen, Plasmazellen.

Entsprechend der Abgabeform der zellspezifisch synthetisierten Stoffe unterscheiden wir:

Ekkrine Sekretion: = Sekretabgabe der Zelle ohne Verlust von Cytoplasma- oder Zellmembrananteilen (z. B. kleine Schweißdrüsen).

Apokrine Sekretion = Sekretabgabe der Zelle mit Verlust von Cytoplasma- und (oder) Zellmembrananteilen (z. B. Brustdrüse).

Holokrine Sekretion = Sekretabgabe mit dabei erfolgender Erschöpfung und Tod der Zelle (z. B. Talgdrüse).

Drüse

Verbände von Epithelzellen können sich zu einer Drüse zusammenlagern (Schilddrüse, Speicheldrüsen, Leber), die dann ein gemeinsames Sekret ausstößt. Dabei unterscheidet man zwei Grundformen der Sekretabgabe von Drüsen:

Exokrine Sekretion = Zellsubstrat wird auf die äußere und innere Körperoberfläche über einen Ausführungsgang abgegeben.

Endokrine Sekretion = Zellsubstrat wird ohne Ausführungsgang von den Zellen über den Extrazellularraum in das Gefäßsystem abgegeben.

Binde- und Stützgewebe

Bindegewebe

Das Bindegewebe ist das verbindende Gewebe zwischen benachbarten oder entfernt gelegenen Organen und Geweben. Für das Organ selbst stellt es dessen organspezifisches Gerüst und dessen Umhüllung. Bindegewebe ist damit verantwortlich für den Zusammenhalt und die territoriale Gliederung von Organen. Es stellt auch das Medium, über welches die Stoffwechselprodukte das Organ und letztlich die Zelle erreichen und verlassen.

Ortsfeste Bindegewebszellen

Mesenchymgewebe — Mesenchymzellen sind fortsatzreiche, untereinander netzartig verknüpfte, embryonale Bindegewebszellen. Sie sind noch in der Lage, sich zu differenzierteren Zellen des Binde- und Stützgewebes und des glatten Muskelgewebes weiter zu entwickeln. Mesenchymzellen kommen besonders in der Embryonal- und Fetalzeit vor.

Gallertgewebe — Gallertgewebe ist eine mit locker verteilten Bindegewebszellen und kollagenen Faserbündeln durchsetzte gallertige Substanz. Sie findet sich in der Nabelschnur und im Bindegewebe der Zahnhöhle junger Zähne.

Retikuläres Bindegewebe — Retikuläres Bindegewebe ist ein weitmaschiger, schwammartiger Zellverband von pluripotenten, mesenchymzellähnlichen Zellen und kollagenen Gitterfasern (Retikulinfasern). Retikulumzellen finden sich als bindegewebiges Grundgerüst im roten Knochenmark, in der Milz, im Thymus, in allen Lymphknoten und in anderen lymphatischen Organen. Die pluripotenten Retikulumzellen, die einen hohen Stoffwechselumsatz haben, können phagozytieren (Stoffe aufnehmen) und speichern. Sie sind auch in der Lage Blutzellen zu bilden. Im Maschenwerk des retikulären Bindegewebes finden sich freie Bindegewebszellen wie z. B. Lymphocyten, andere reife Blutzellen und auch deren Vorstufen.

Fettgewebe — Durch Einlagerung oder Bildung von fettgefüllten Vakuolen im Cytoplasma von Retikulinzellen werden diese zu Fettzellen.

Wir unterscheiden:

1. Baufett

Ein für die physiologischen Funktionen von Organen notwendiges Polstermaterial aus Fett, das auch im Hungerzustand erst spät zur Ernährung mobilisiert wird (z. B. Kniegelenkfettkörper, Schläfenfettkörper, Orbitafettkörper).

2. Speicherfett = Depotfett

Hormonell gesteuerte Einlagerung oder Ablagerung von Fett bei zu großem Nahrungsangebot. Das Fett wird als Nahrungsreserve gespeichert (z. B. als subcutanes Fettgewebspolster oder als Mesenterialfett).

Kollagenfaseriges Bindegewebe

Kollagenfaseriges Bindegewebe besteht aus einer Grundsubstanz, Fasern und Bindegewebszellen. Es kommt in folgenden Erscheinungsformen vor, zwischen denen fließende Übergangsformen existieren:

1. Lockeres, faserarmes Bindegewebe
2. Geflechtartiges, straffes, kollagenfaserreiches Bindegewebe
3. Parallelfaseriges, straffes, kollagenfaseriges Bindegewebe

Lockeres Bindegewebe

Lockeres Bindegewebe besteht aus kollagenen Fasern, wenigen elastischen sowie retikulären Fasern und den ortsfesten Bindegewebszellen (Fibrozyten). Mit ihren Fortsätzen bilden die Fibrozyten ein weitmaschiges Netz, in dem eine Grundsubstanz aus Wasser, neutralen und sauren Mucopolysacchariden eingelagert ist. Lockeres Bindegewebe beherbergt auch auf Abruf bereitliegende Abwehrzellen (Histiocyten). Es kann viel Gewebsflüssigkeiten speichern (Ödeme). Lockeres Bindegewebe findet sich z. B. als Verschiebeschicht zwischen benachbarten Organen oder im großen Netz.

Geflechtartiges, straffes Bindegewebe

Das geflechtartige kollagene Bindegewebe leistet auf Grund scherengitterartig angeordneter kollagener Fasern einen «zähelastischen» Widerstand auf mehrseitige Druck- und Zugbelastungen (z. B. in Lederhaut, Organkapseln).

Straffes, kollagenfaserreiches Bindegewebe

Straffes Bindegewebe besteht aus dreidimensional angeordneten kollagenen Faserbündeln, die sich geflecht- oder auch filzartig untereinander durchsetzen oder parallelfaserig ausgerichtet sind. Das zellarme Gewebe hat wenig Grundsubstanz, sein Stoffwechsel ist niedrig (bradytrophes Gewebe).

Parallelfaseriges straffes Bindegewebe — Beim parallelfaserigen straffen Bindegewebe sind die kollagenen Fasern in der Belastungsrichtung ausgerichtet. Es gibt damit eine Zugbeanspruchung (wie z. B. bei der Sehne) ideal weiter.

Elastisches Bindegewebe — Elastisches Bindegewebe besteht aus ortsfesten Bindegewebszellen und elastischem Fasermaterial, das als elastische Netze (z. B. in der Lungenalveolarwand), als elastische, gefensterte Membranen (z. B. in der Aortenwand) oder als elastisches Band (z. B. in den Ligg. flava) vorkommt.

Freie Bindegewebszellen

Freie Bindegewebszellen bilden keine Intercellularstubstanz. Zu den freien und damit beweglichen Bindegewebszellen gehören die *weißen Blutzellen*, die *Plasmazellen, Histiocyten* und *Mastzellen*. Die weißen Blutzellen und Vorstufen der Blutkörperchen werden im Kapitel «Blut» behandelt.

Histiocyten sind aus dem Blut ins umgehende Bindegewebe eingewanderte Zellen (Monocyten), die Stoffe (z. B. Zelltrümmer, Bakterien, Viren, aber auch anorganische Stoffe wie z. B. Asbestpartikel oder Kohlenstaubkörnchen) aufnehmen (phagozytieren) können. Als «ruhende Wanderzellen» liegen sie oft in Wandnähe kleiner Gefäße. Sie können sich auch zu mehreren vereinigen und bilden dann mehrkernige Riesenzellen. Von ihrer Ruhestellung aus können sie sich auf Wanderschaft begeben. Die Histiocyten sind Bestandteil des Reticuloendothelialen Systems (RES). Sie werden, ebenso wie die weißen Blutkörperchen in den entsprechenden Kapiteln (RES) behandelt (s. S. 253, 267).

Mastzellen sind im lockeren Bindegewebe häufig. Sie finden sich dort in der Nachbarschaft kleiner Gefäße. Mastzellen enthalten u. a. das blutgerinnungshemmende Heparin und das gefäßerweiternde Histamin.

Stützgewebe

Das Stützgewebe gibt dem Körper seinen Halt und bietet Organen Schutz. Zu dem Stützgewebe zählen Knorpelgewebe, das Knochengewebe und das Dentin (Zahnbein). Stützgewebe ist druck- und zugfester als die anderen Gewebe. Seine kollagenen Fasern bewirken die Zugfestigkeit, seine Grundsubstanz die Druckfestigkeit.

Knorpelgewebe

Knorpelgewebe besteht aus Knorpelzellen (Chondrocyten), die in Gruppen beieinander liegen (Knorpelzellterritorien) und von einem Knorpelzellhof umgeben sind, kollagenen Fasern und einer Knorpelgrundsubstanz (Chondroid). Bei elastischem

Knorpelgewebe sind zusätzlich elastische Fasern eingebaut. Die Knorpelgrundsubstanz setzt sich aus Wasser, Chondroitinsulfat, Glykoproteinen und einem geringen Gehalt an Mineralien zusammen. Sie wird von den Chondroblasten – den noch nicht enddifferenzierten Chondrocyten – gebildet. Der Knorpel wird von einer Knorpelhaut, dem *Perichondrium* umgeben. Knorpel ist in gewissem Umfang druckelastisch und kann sich deshalb, je nach Knorpelart unterschiedlich, bei Belastung reversibel verformen. Knorpel hat meist nur einen geringen Stoffwechsel (bradytropher Stoffwechsel) und gilt als gefäß- und nervenfrei. In den äußeren Randzonen der Menisci und der Bandscheiben, als auch in knochennahen Gelenkknorpelschichten des Jugendlichen sind aber Gefäße nachweisbar. Die Haupternährung des Knorpels erfolgt aber durch Diffusion aus benachbartem Gewebe oder beim hyalinen Gelenkknorpel aus umgebender Gelenkschmiere (Synovia).

Knorpelarten

Hyalines Knorpelgewebe

Hyalines Knorpelgewebe hat eine bläulich-glasige Farbe. Es ist der typische Gelenkknorpel. In seiner Grundsubstanz sind eine Vielzahl kollagener Fasern eingelagert. Sie haben oberflächennah einen tangentialen Verlauf, wodurch der Gelenkknorpel besonders fest wird. Die Kollagenfasern haben den gleichen Lichtbrechungsindex wie die sie umgebende Grundsubstanz. Sie sind daher normalerweise lichtoptisch nicht zu sehen. Im Alter nimmt der Wasser- und Chondroitinsulfatgehalt der Grundsubstanz ab. Die schlechtere Ernährung des Knorpels, eine veränderte hormonelle Ausgangslage und ein niederer Stoffwechsel sind die Gründe dafür. Die kollagenen Fasern werden deshalb schon bei Lupenbetrachtung des degenerativ veränderten Knorpels als «Asbestfasern» sichtbar.

Beim hyalinen Gelenkknorpel fehlt ein Perichondrium (Knorpelhaut). Hyaliner Knorpel mit Perichondrium kommt u. a. an den Knorpelanteilen der Rippen, an der Nase, in der Wand der Luftröhre und des Bronchialbaumes vor. Hyaliner Knorpel hat nur eine geringe Elastizität und kann brechen.

Elastisches Knorpelgewebe

Neben den Bestandteilen des hyalinen Knorpels kommen im elastischen Knorpelgewebe zusätzlich elastische Fasernnetze vor. Sie verankern sich im Perichondrium. Elastischer Knorpel findet sich u. a. in der Ohrmuschel und im Kehldeckel.

Kollagenes Faserknorpelgewebe

Im kollagenen Faserknorpel überwiegen die sichtbaren, nach Druck- und Zugbelastung ausgerichteten kollagenen

Fasermassen. Knorpelgrundsubstanz und die vereinzelten Knorpelzellen treten in den Hintergrund, Kollagener Faserknorpel kommt u. a. in den Bandscheiben vor.

Knochengewebe

Knochensubstanz entwickelt sich entweder als Ersatz für ein hyalinknorpelig vorgebildetes Stützelement (chondrale Ossifikation) oder ohne Knorpelvorstufe, indem sich Mesenchymzellen zu Osteoblasten differenzieren, die Knochengrundsubstanz ausscheiden (desmale Ossifikation).

Knochengewebe besteht aus anorganischen Substanzen, vor allem Calciumphosphat (als Hydroxylapatitkristalle) und organischen Substanzen, wie kollagenen Fasern (95 % der organischen Substanzen), Mucosubstanzen, Knochenzellen (Osteocyten) und Blutgefäßen. Die anorganischen Substanzen sind für die Härte des Knochens verantwortlich. Die kollagenen Fasern bestimmen das Formverhalten und die gewisse Elastizität auf Zug, Druck, Biegung und Torsion.

Knochengewebe ist in ständigem Auf- und Abbau begriffen. Es kann sich veränderten Krafteinwirkungen entsprechend umbauen. Für die Steuerung des Stoffwechsels im Knochen und für das Knochenwachstum sind u. a. folgende Hormone und Vitamine notwendig: Wachstumshormon (Somatotropin), Thyroxin, Parathormon und Calzitonin (für den Calciumhaushalt), Vitamine A, C, D_2 und D_3 (antirachitisch wirksam). Hormone der Nebennierenrinde und Geschlechtshormone bremsen das Knochenwachstum. Cortison, ein heute bei vielen Erkrankungen (wie Rheuma, Neurodermitis und Allergien) verwendetes Medikament, ist ein Nebennierenrindenhormon. Bei langdauernder und hochdosierter Einnahme tritt Osteoporose (Kalkabbau im Knochen) auf.

Osteoblast — Knochensubstanz bildende Zelle. Sie produziert Tropokollagen und neutrale und saure Mucosubstanzen für die Knochengrundsubstanz.

Osteocyt — Knochenzelle; ehemaliger Osteoblast, der sich selbst eingemauert hat.

Knochengrundsubstanz — Die Knochengrundsubstanz (Osteoid = Glykoproteine) wird von den Osteoblasten ausgeschieden. In das Osteoid wird dann von den Osteoblasten ein Tropokollagen (Vorstufe des Kollagens) abgegeben. In die mit Kollagenfasern durchsetzte Grundsubstanz werden Calciumphosphate eingelagert und zu Hydroxylapatitkristallen umgeformt.

Intercellularsubstanz — Osteoid, kollagene Fasern und Hydroxylapatitkristalle bilden zusammen die Intercellularsubstanz des Knochens. Die

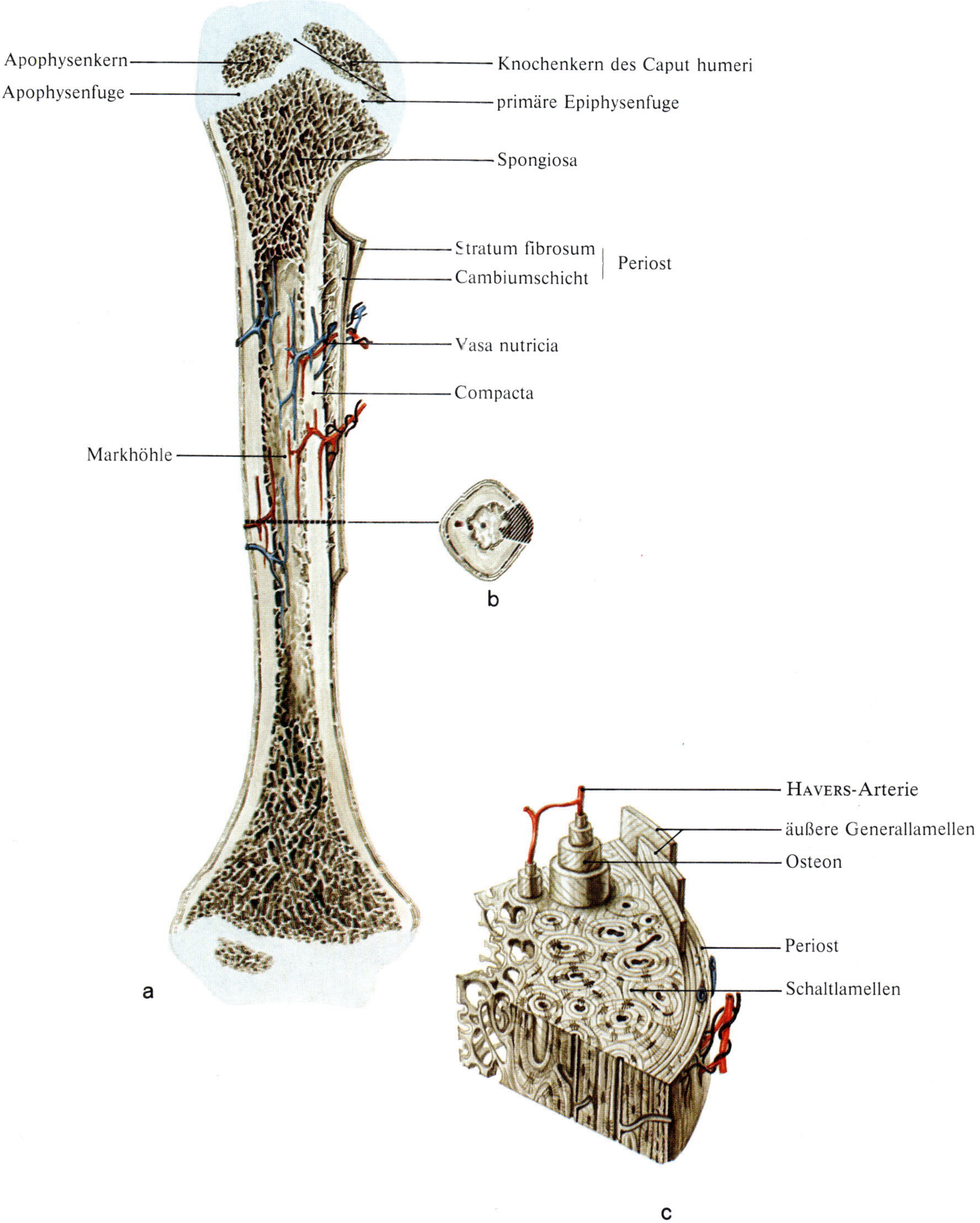

Abb. 2 Längsschnitt durch den Oberarmknochen eines 3½jährigen Kindes **(a)**, Diaphysenquerschnitt **(b)** und histologischer Grundaufbau eines Abschnittes aus der Diaphyse **(c)**.

Osteoblasten werden in der Intercellularsubstanz eingemauert. Sie verlieren die Möglichkeit, weiter Osteoid und Tropokollagen abzugeben und werden zu Osteocyten.

Osteoklast — Knochensubstanz abbauende Zelle. Lysosomenreiche Zelle, die in Buchten und Höhlen (HOWSHIP-Lakunen) der Knochensubstanz liegt und kollagene Fasern und Knochenkristalle resorbiert.

Tabelle 5: Knochenbildung (= Ossifikation)

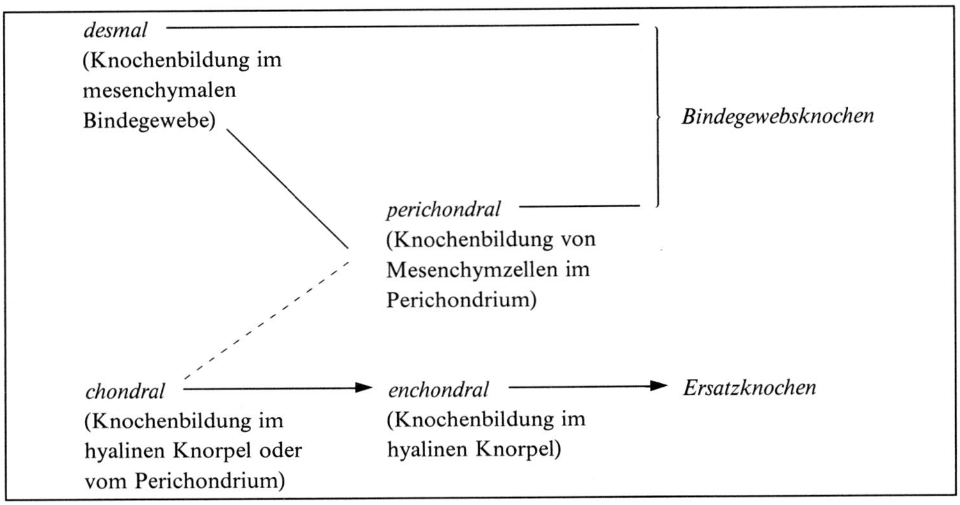

Desmale Ossifikation — An genetisch vorbestimmten Stellen verdichten sich im mesenchymalen Bindegewebe die Zellen und werden größer. Es sprossen verstärkt Blutkapillaren ein. Die großen Mesenchymzellen bekommen Fortsätze und werden zu Osteoblasten. Die Osteoblasten scheiden in den Intercellularraum Tropokollagen und Osteoid aus. Es bildet sich ein Kollagenfaserfilz. Durch Calciumphosphateinlagerung verhärtet sich der umschriebene Kollagenfaserfilz und wird zu einer Geflechtknocheninsel. Benachbarte Geflechtknocheninseln senden Knochenbälkchenstrukturen in die Umgebung aus und finden so Kontakt zueinander. Es bildet sich ein Knochenbälkchenschwamm – eine Spongiosa. Schließlich werden innere und äußere Randzone dieses Schwammes aus Knochenbälkchen zu einer kompakten Schale verdichtet. Der Geflechtknochen wird durch Lamellenknochen ersetzt.

Desmale Ossifikationen finden an den Knochen des Schädeldaches und bei der Ausbildung der diaphysären Knochenmanschette statt.

Chondrale Ossifikation

Chondrale Ossifikation nennt man eine Knochenbildung, bei der ein zunächst vorhandenes hyalines Knorpel-Stützelement durch Knochen ersetzt wird. Dabei kann die Ossifikation in dem Knorpel selbst beginnen oder von Gewebe ausgehen, das den Knorpel umgibt (Perichondrium).

Perichondrale Ossifikation

Die perichondrale Ossifikation läuft nach dem Verknöcherungsmuster der desmalen Ossifikation ab. Im Perichondrium der hyalinknorpeligen Anlage eines späteren Röhrenknochens differenzieren sich im diaphysären Bereich Mesenchymzellen zu Osteoblasten und bauen hier eine geflechtartige Knochenmanschette auf. Das Perichondrium wird dabei zum *Periost* (Knochenhaut). Die Osteoblasten mauern sich in dem von ihnen gebildeten Osteoid ein und werden zu Osteocyten. Nach Stabilisierung der in der Mitte eines Röhrenknochens gelegenen (diaphysären) Knochenmanschette breitet sich die perichondrale Ossifikation in Richtung auch auf die Enden des Röhrenknochens, die Epiphysen, aus. Die von der Knochenmanschette umschlossenen und eingezwängten Knorpelzellen werden größer und blasig. Sie richten sich als Säulenknorpel und diaphysenwärts größer werdend, als Blasenknorpel aus. In die umgebende Knorpelgrundsubstanz lagern sich Kalksalze ein.

Enchondrale Ossifikation

Von dem periostalen Bindegewebe sprossen Gefäße durch die Knochenmanschette in die Zone des blasigen hyalinen Knorpels ein. Mit ihnen dringen Mesenchymzellen ein, die sich zu Chondroklasten differenzieren und Knorpel abbauen, so daß Knorpelhöhlen (Lakunen) entstehen. Mesenchymzellen und Gefäße dringen auch in diese Knorpelhöhlen ein. Dabei werden die Mesenchymzellen zu Osteoblasten und kleistern die «Lakunen» mit Knochensubstanz aus. Das entstehende Schwammwerk von Knochenbälkchen findet an die Knochenmanschette Anschluß und dringt epiphysenwärts vor. Aus einigen in die Knorpellakunen eingewanderten Mesenchymzellen differenzieren sich Osteoklasten, die für den Knochenumbau verantwortlich sind. Das in den knöchern ausgekleisterten Knorpelhöhlen gelegene mesenchymale Bindegewebe mit den Blutgefäßen ist bis zum 5. Fetalmonat primäres Knochenmark. Erst danach wird es zum sekundären, Blutzellen bildenden Knochenmark.

Tabelle 6: Zeitliches Auftreten der Knochenkerne in Epiphysen und Apophysen des Extremitätenskeletts

(Aus «Benninghoff A. und Goerttler K.: Lehrbuch der Anatomie des Menschen» I, 12. Aufl., Urban & Schwarzenberg, München, 1978. Nach Schmidt und Halden, 1949 und Documenta Geigy, 1968).

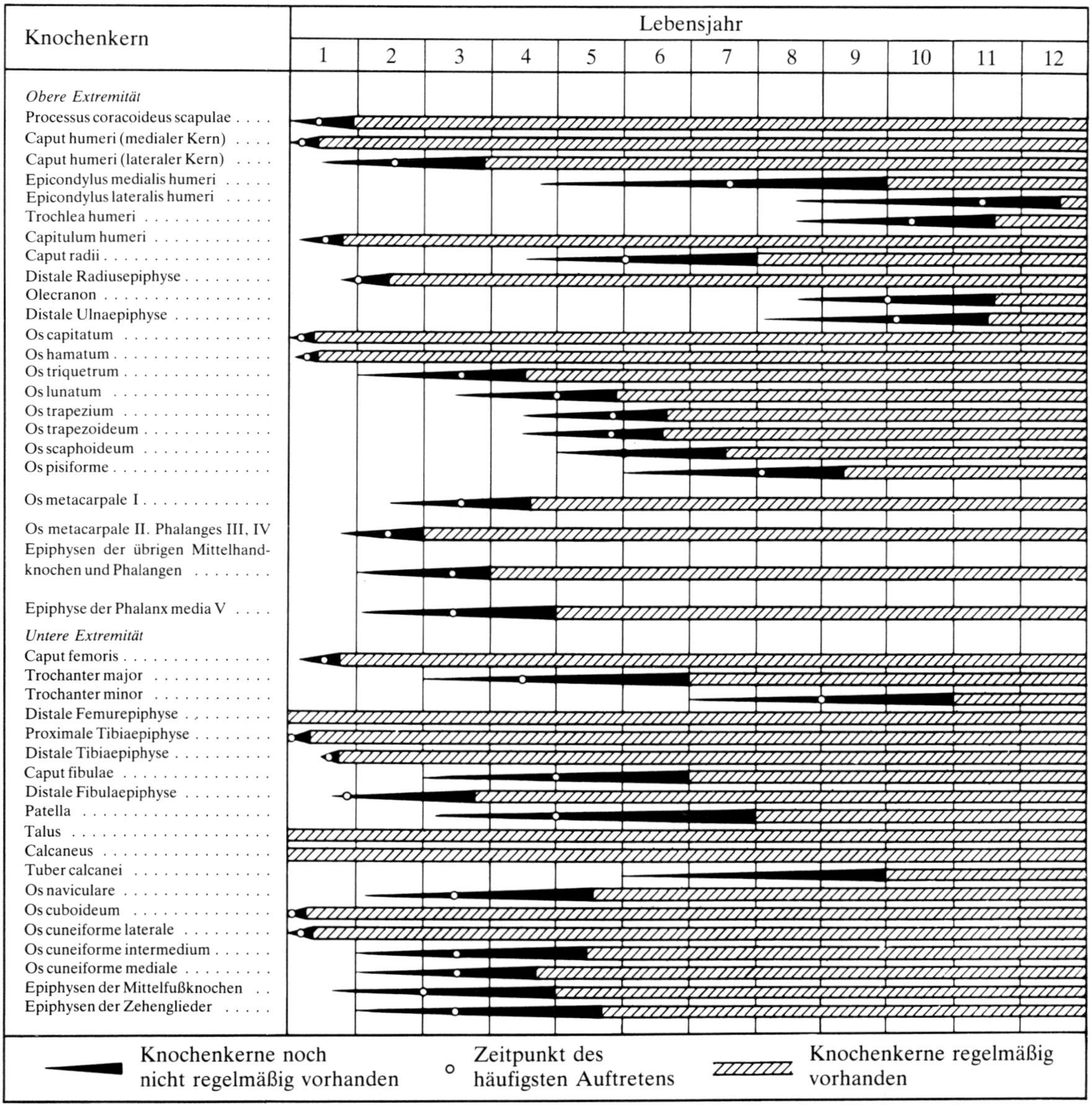

Knochenkerne

In den Epiphysenanlagen späterer Röhrenknochen und in den kurzen und platten Knochen treten die Knochenkerne zu unterschiedlicher Zeit auf (s. *Tab. 6*). Mit eingesproßten Epiphysenarterien werden hier Mesenchymzellen eingeschleust, die sich zu Osteoblasten differenzieren. Der Knochenanbau erfolgt von dem Knochenkern aus radiär in alle Richtungen. Von dem hyalinen Knorpel der Epiphyse bleibt schließlich nur mehr der hyaline Knorpelüberzug für den Gelenkanteil des Knochens und die Zone zwischen Epiphyse und Diaphyse übrig. Diese Knorpelzone wird als Epiphysenfuge bezeichnet.

Knochenkerne in Extremitäten (Reifezeichen des Neugeborenen)

Als Reifezeichen eines Neugeborenen gilt u. a. das Vorhandensein des distalen Femurepiphysenkerns, auch Calcaneus- und Talusknochenkerne sind zu dieser Zeit röntgenologisch nachweisbar. Die übrigen Knochenkerne der Extremitäten erscheinen erst später. Dabei ist jedoch zu berücksichtigen, daß zu Beginn und während der Pubertät Mädchen in der Ausreifung ihres Knochenskeletts gleichaltrigen Knaben etwa zwei Jahre voraus sind.

In der klinischen Diagnostik endokriner Erkrankungen spielt die Bestimmung der altersentsprechenden Knochenentwicklung eine wichtige Rolle. Bei einer Schilddrüsenunterfunktion treten die Knochenkerne deutlich später auf. Bei einer Unterfunktion der Hirnanhangsdrüse bleiben Knochenkern- und Knochenlängenentwicklung zurück. Dagegen ist beim hypophysären Riesenwuchs zwar die Knochenkernentwicklung normal, das Knochenlängenwachstum jedoch altersentsprechend viel zu weit fortgeschritten. Bei anderen endokrinen Erkrankungen (wie z. B. adrenogenitales Syndrom mit Pubertas praecox) ist die Ausreifung der Knochenkerne für das Lebensalter schon viel zu weit voraus, das Knochenlängenwachstum aber ist zurückgeblieben.

Längenwachstum von Röhrenknochen

In den proximalen und distalen Epiphysenfugen von Röhrenknochen findet deren Längenwachstum statt. In diesen Wachstumsfugen wird ständig hyaliner Knorpel nachgebildet. Er wird an der Übergangszone zur Diaphyse wieder abgebaut und durch Knochen ersetzt. Das auf diese Weise erzielte Längenwachstum der Röhrenknochen erreicht mit Abschluß etwa des 21. Lebensjahres sein Ende (s. *Tab. 7*).

Tabelle 7: Lebensalter (Jahre), in denen sich die Epiphysenfugen an Arm und Bein schließen

Knochen	proximale Epiphysenfuge	distale Epiphysenfuge
Arm		
Humerus	20–22	16–17
Ulna	18–21	16–18
Radius	16–18	21
Bein		
Femur	17–19	19–24
Trochanter major	17 (Apophysenfuge)	
Trochanter minor	16 (Apophysenfuge)	
Tibia	19–24	16–19
Fibula	19–24	19–22

Primäre Epiphysenfuge Als primäre Epiphysenfuge wird die hyaline Knorpelfuge zwischen Diaphyse und Epiphyse eines Röhrenknochens bezeichnet.

Sekundäre Epiphysenfuge Als sekundäre Epiphysenfuge bezeichnet man die hyaline Knorpelfuge zwischen der Diaphyse einerseits und andererseits der Epiphyse und eines oder zweier hier sekundär gebildeter Apophysenknochenkerne.

Dickenwachstum von Röhrenknochen

Das Dickenwachstum der Röhrenknochen erfolgt – ähnlich den Jahresringen bei einem Baum – über einen schichtweisen Knochenanbau, der von der inneren Schicht des Periostes (Cambiumschicht) schubweise gegen den Knochen hin erfolgt. Gleichzeitig wird vom Markraum her und aus den HOWSHIP-Lakunen über Osteoklasten Knochensubstanz abgebaut.

Lamellenknochen

Der bei allen Ossifikationsformen zunächst gebildete Geflechtknochen wird im Laufe der ersten Lebensjahre durch den höher belastbaren Lamellenknochen ersetzt. Weitere Gefäße müssen dafür in den Geflechtknochen eindringen. Osteoklasten in der Umgebung dieser Gefäße und ihrer Verästelung nagen zylinderförmige Hohlräume aus dem Knochen heraus. Diese werden von Osteoblasten wieder mit konzentrischen Knochenlamellen bis an das zentral im Zylinder gelegene Gefäß – das HAVERS-Gefäß – zugemauert.

An einem Lamellenknochen erkennt man im Längsschnitt die äußere *Substantia compacta* (= Compacta, Corticalis) und die innere *Substantia spongiosa* (= Spongiosa). Die Spongiosabälkchen sind auf die am Knochen einwirkenden Zug- und Druckkräfte hin ausgerichtet. Durch die Ausbildung der Spongiosabälkchen anstelle von kompakter Knochensubstanz wird Gewicht und zu ernährende und laufend umzubauende Knochensubstanz eingespart. Trotzdem verliert der Knochen dabei nicht an Stabilität. An den besonders beanspruchten Knochenbereichen – wie an den Diaphysen langer Röhrenknochen – ist die Compacta verdickt. Hier läßt sich am histologischen Knochenschliffpräparat der Aufbau der Compacta aus einer Vielzahl von Osteonen aufzeigen.

Osteon

Ein Osteon ist im Regelfall 0,5–1 cm lang, kann aber mehrere cm lang werden. Es ist zylinderförmig und in der Längsrichtung des Knochens orientiert. Osteone sind verzweigt und stehen untereinander in Verbindung. Ein Osteon besteht aus 4–20 konzentrisch um einen Zentralkanal (HAVERS-Kanal) herum angeordneten *Speziallamellen*. In jeder Speziallamelle sind neben Osteocyten und Knochengrundsubstanz eine Vielzahl parallel zueinander verlaufender kollagener Fasern vorhanden. Diese schrauben sich, von Lamelle zu Lamelle in ihrem Steigungswinkel wechselnd, um den Zentralkanal. Im bis zu $^1/_{10}$ mm großen Zentralkanal sind von lockerem Bindegewebe umhüllte Arterie und Vene (HAVERS-Gefäße) und Nerven vorhanden. Von den Zentralkanälchen aus erfolgt die Ernährung der Knochenzellen durch Diffusion über feine Knochenkanälchen durch die Knochenlamellen bis zu den Knochenhöhlen der Osteocyten.

Schaltlamellen

In den Grenzräumen zwischen benachbarten Osteonen befinden sich Lamellenreste zu Grunde gegangener Osteone: die Schaltlamellen. Aus tubulär oder lamellär geformten Resten von Geflechtknochen sind u. a. die Spongiosa der Epiphysen von Röhrenknochen, aller kurzen Knochen und auch die Diploe der Schädelknochen aufgebaut.

Generallamellen

Am Rand der Compacta liegen unter dem Periost mehrere *äußere Generallamellen*, die alle Osteone und Schaltlamellen einscheiden. Sie sind geschlossen. Zur Knochenmarkhöhle hin ist die Compacta durch einzelne besonders in den Epiphysen vielfach unterbrochene *innere Generallamellen* abgegrenzt.

Knochenzustand

Der Knochenzustand richtet sich nach seiner Belastung und der Ernährungsweise. So wird Knochensubstanz bei fehlender Belastung eines Knochens auf das notwendige Maß reduziert (Inaktivitätsatrophie). Dies sehen wir besonders bei immobilen und querschnittgelähmten Patienten. Umgekehrt wird Knochensubstanz vermehrt angebaut, wenn von den Knochen mehr Belastbarkeit verlangt wird (z. B. beim Gewichtheber). Aber auch auf pathologisch veränderte Zug- oder Druckbelastungen paßt sich der Knochen durch Umbau, Abbau oder Anbau an.

Da die Knochensubstanz die größte Calciumreserve unseres Körpers ist, auf die andere Organe (wie z. B. die Muskulatur) bei längerem Calcium-Mangel zurückgreifen, ist ein ausgewogener Calciumgehalt in unserer Nahrung notwendig. Ist dies nicht gegeben, wird der Knochen demineralisiert und ungenügend fest. Als Folge kann er sich verformen.

Die im Alter vielfach zu beobachtende Sprödigkeit eines Knochens hat meist mehrere Ursachen: So ist der Wassergehalt in allen Geweben im Alter geringer als in der Jugend. Zum anderen ist der Calciumsalzeinbau in den Knochen im Alter vermindert. Auch Medikamente und Hormongaben können den Calciumsalzabbau im Knochen beeinflussen (z. B. Cortison). Oft ist auch eine zu einseitige und mangelhafte Ernährungsweise bei alten, alleinstehenden Menschen ein weiterer, nicht zu unterschätzender Faktor für deren erhöhte Knochenbruchanfälligkeit.

Knochenbruch (Fraktur)

Ein Knochenbruch heilt nur, wenn die Bruchenden mechanisch ruhig gestellt sind. Dies kann über einen Gipsverband (1) oder über eine operative Osteosynthese (Plattenverschraubung, Nagelung etc.) (2) erfolgen. Bei beiden Versorgungsmöglichkeiten einer Fraktur verläuft die Knochenheilung verschieden:

zu 1) Beim Gipsverband ist es nicht möglich, die Bruchstücke zu 100 % ruhigzustellen. Die Frakturheilung dauert länger und durchläuft folgende Phasen:

a) Osteoklasten glätten die Frakturenden. Bindegewebiger weicher Callus vom Periost ausgehend, überzieht die Frakturstelle.
b) Umwandlung des bindegewebigen weichen Callusmantels durch Osteoblastentätigkeit in knöchernen Callus. Die Callusbildung ist überschießend. Die Fraktur ist jetzt stabilisiert.
c) Knöcherne Organisation des Bruchspaltes.
d) Abbau des überschüssigen Callus.

zu 2) Nach Osteosynthesen (z. B. nach Fixieren zweier Bruchenden mit Platten und Schrauben) sind die Frakturenden sofort völlig ruhiggestellt. Der Patient ist rasch wieder beweglich (übungsstabil). Eine Callusmantelbildung zur Ruhigstellung der Frakturenden ist nicht notwendig. Durch die Druckspannungen an den Frakturenden wird eine rasche knöcherne Organisation des Frakturspaltes bewirkt, ohne daß es zu einer nennenswerten Callusbildung kommt. Über das Ausmaß des Abbaus als auch der Regeneration des Knochens gibt das Röntgenbild Auskunft.

Nach lehrbuchmäßig konservativ versorgten Frakturen und nach Osteosynthesen gibt es generelle Richtlinien, wie lange die Frakturstelle entlastet bleiben soll, bzw. wann sie wieder belastet werden darf.

Operativ und konservativ versorgte Frakturen werden unter folgenden Gesichtspunkten krankengymnastisch behandelt, wobei die Regelzeiten der Frakturheilung und der Befund im Röntgenbild über die Belastung entscheiden:

1. Erzeugen eines Muskelspannung, die komprimierend auf die Frakturstelle einwirkt.
2. Muskeln, die eine Scherwirkung auf die Frakturstelle haben, dürfen nicht angespannt werden.
3. Distal der Fraktur dürfen keine Widerstände gesetzt werden.
4. Während und unmittelbar nach der krankengymnastischen Behandlung dürfen keine Schmerzen auftreten.
5. Die Kraft der angrenzenden Muskeln muß erhalten bleiben.
6. Angrenzende Gelenke müssen – soweit dies möglich ist – beweglich bleiben.
7. Lagerungen müssen die adaptierte Fraktur, sowie den venösen Rückstrom berücksichtigen.
8. Durch die Muskelarbeit wird die arterielle Durchblutung angeregt.
9. Zeitpunkt und Höhe der Belastung werden vom Arzt angegeben und vom Krankengymnasten z. B. auf Waagen eingeübt.

Pseudarthrose

Eine Pseudarthrose ist ein Scheingelenk (= Falschgelenk), das sich auf der Grundlage einer nicht geheilten Fraktur entwickelt hat. Die notwendige Umwandlung des bindegewebigen Callusmantels in den knöchernen Callus ist nicht erfolgt. Man unterscheidet straffe von schlaffen Pseudarthrosen.

Muskelgewebe

Die Muskulatur, das aktive Element der Hohlorgane und des Bewegungsapparates, kommt als «glatte Muskulatur» und als «quergestreifte Muskulatur» vor. Die quergestreifte Muskulatur hat zwei Erscheinungsformen: Skelettmuskulatur und Herzmuskulatur. Gemeinsames Charakteristikum der verschiedenen Muskelgewebe ist ihre Kontraktionsfähigkeit. Sie geht von den kontraktilen Grundelementen der Muskelzelle, den Myofilamenten, aus. Diese sind in Serie hintereinander zu Myofibrillen «geknüpft». Die verschiedenen Muskelgewebe unterscheiden sich in Art und Steuerungsweise der Kontraktionen und in ihrem histologischen Aufbau.

Glatte Muskulatur

Glatte Muskelzellen kommen in großer Zahl und eng aneinander gepackt u. a. in den Wänden des Magen-Darm-Traktes, der muskulösen Arterien, des Harnleiters, der Harnblase oder der Gebärmutter vor. In anderen Organen wie etwa in der Wand von Venen oder in elastischen Gitternetzen sind einzelne glatte Muskelzellen gitterartig miteingebaut.

Glatte Muskelzellen sind spindelförmig und haben einen zentral gelegenen länglichen Kern. Die Längen der Zellen variieren zwischen 20 und 30 µm, ihre Durchmesser zwischen 3 und 10 µm. Glatte Muskulatur kontrahiert sich langsam, rhythmisch und kann dabei in Teilverkürzung oder auch in starker Kontraktionsstellung (Koliken!) längere Zeit verbleiben.

Kontraktiles Element der glatten Muskelzelle sind die in Längsrichtung der Zelle perlschnurartig aneinandergereihten Myofilamente. Die «Myofilamentschnüre» werden als Myofibrillen bezeichnet. Wegen fehlender regelmäßiger paralleler Anordnung der Filamente benachbarter Myofibrillen zueinander, ist bei der glatten Muskulatur keine Querstreifung vorhanden.

Glatte Muskelzellen verankern sich im umgebenden Bindegewebsgerüst, das sie bei ihren Kontraktionen fortwährend verstellen.

Die wellenartigen Kontraktionen werden durch das vegetative Nervensystem über chemische Überträgerstoffe wie Acetylcholin und Adrenalin ausgelöst. In der Wand der Hohlorgane werden glatte Muskelzellen auch über Dehnungsreceptoren beeinflußt. Die Muskulatur der Gebärmutter wird über ein Hormon des Hypophysenhinterlappens, das Oxytocin, gesteuert.

Glatte Muskelzellen können bei Mehrbelastung innerhalb weniger Tage bedeutend an Substanz zunehmen (hypertrophieren). In der Schwangerschaft können die Muskelzellen der Gebärmutter Längen von etwa 500 μm erreichen.

Quergestreifte Skelettmuskulatur

Die Skelettmuskulatur verbindet Skelettelemente untereinander. Manchmal strahlt sie, von Skelettanteilen ausgehend, in andere Organe ein (mimische Muskeln, Schlundmuskeln, Zungenmuskeln u. a.). Kontraktile Baueinheit eines Skelettmuskels mit gesonderter Gefäß- und Nervenversorgung ist die Muskelfaser.

Skelettmuskelfasern (= Skelettmuskelzellen) sind lange Zytoplasmaschläuche, in denen Zellgrenzen fehlen. Auf ein Millimeter Länge finden sich 20 bis 40 randständige Zellkerne. Es gibt Muskeln mit sehr dünnen Muskelfasern (Augenmuskeln) und solche mit groben Fasern (M. glutaeus maximus). Die Fasern können in seltenen Fällen bis zu 15 cm Länge erreichen. Ihr häufigster Durchmesser liegt zwischen 40 μm und 100 μm. Feinfaserige Skelettmuskeln haben eine wesentlich ausgeprägtere Innervation als grobfaserige.

Nach der Funktion unterscheidet man zwischen phasischen «schnellen» Muskelfasern und tonischen «langsamen» Muskelfasern. Die phasischen Muskelfasern kontrahieren sich auf einen Reiz bei Überschreiten des Schwellenwertes komplett (fast alle unsere Muskeln). Die tonischen Muskelfasern (in den äußeren Augenmuskeln) können sich dagegen fein abgestimmt kontrahieren.

Charakteristisch für die quergestreiften Muskelfasern sind die quergestreiften Myofibrillen. Sie sind in Längsrichtung des Muskelfaser orientiert und etwa 0,5 bis 1 μm im Durchmesser. Ihr regelmäßiger und paralleler Aufbau aus abwechselnd dünneren Aktin- und dickeren Myosinfilamenten wird bei etwa 20000facher Vergrößerung gut sichtbar. Aktin- und Myosinfilament bilden ein Myofilament. Die unterschiedlich dicken Abschnitte in den Myofilamenten sind verschieden lichtbrechend. Sie sind die Ursache für die Querstreifung der Myofibrille. An einer Myofibrille sind folgende «Querstreifen» erkennbar:

Z-Streifen = Dunkle Querlinie in der Mitte des I-Streifens.
I-Streifen = Isotrop (in polarisiertem Licht nur schwach doppelbrechend, bei Färbung hell). Entspricht dem Aktinfilament.
A-Streifen = Anisotrop (im polarisiertem Licht stark doppelbrechend, bei Färbungen dunkel). Entspricht dem Myosinfilament.
H-Zone = Helle Zone (HENSEN-Zone) in der Mitte des A-Streifens.
M-Streifen = Feiner dunkler Streifen in der Mitte der H-Zone.

In den Myofibrillen folgen die verschiedenen Streifen nach folgendem Muster periodisch aufeinander: -Z-I-A-H-M-H-A-I-Z-. Eine Periode, die von Z-Streifen bis zum nächsten Z-Streifen reicht, ist etwa 2,5 μm lang und wird als «Sarkomer» bezeichnet. Durch die parallele Anordnung der Fibrillen in der Skelettmuskelfaser und durch die annähernd parallele Lage gleicher Streifen und Zonen benachbarter Myofibrillen wird die Querstreifung der einzelnen Muskelfibrille zur Querstreifung der gesamten Muskelfaser. Im A-Streifen einer Myofibrille liegen parallel nebeneinander die dickeren Myosinfilamente. Zwischen sie reichen bei entspanntem Muskel die Aktinfilamente etwa bis zum Beginn des H-Streifens. Im I-Streifen befinden sich die dünneren Aktinfilamente. Aktin- und Myosinfilamente sind so ineinander «verzahnt», daß bei zunehmender Kontraktion die dünnen Aktinfilamente tiefer zwischen die dickeren Myosinfilamente hineingezogen werden.

Muskelgliederung

Über ein gefäß- und nervenführendes Bindegewebe ist der Muskel territorial gegliedert. Jede Myofibrille wird netzförmig von einem sarkoplasmatischen Reticulum umhüllt, das mit der Muskelfasermembran (Endomysium) Kontakt hat. Auf diesem Weg wird ein rascher Stoffaustausch zwischen Extrazellularraum und Myofibrille gewährleistet. Mehrere Muskelfasern werden von einem Perimysium internum eingescheidet und dadurch auch gegen benachbarte Muskelfaserbündel verschieblich. Gruppen von Muskelfaserbündeln werden von einem Perimysium externum umgeben, das über ein Epimysium schließlich an der bindegewebigen Umhüllung des Muskels, der Fascie, verankert ist. Die Fascie überzieht einen Muskel, hält ihn somit zusammen, gibt ihm seine Form und ermöglicht seine Verschieblichkeit gegenüber der Umgebung.

Muskelinnervation

In der Mitte einer Skelettmuskelfaser befindet sich in der Regel eine myoneurale Synapse, eine motorische Endplatte. Muskeln, bei denen besonders fein abstufbare Kontraktionen durchgeführt werden können, haben in der einzelnen Muskelfaser mehrere motorische Endplatten (z. B. äußere Augenmuskeln oder Mm. lumbricales).

Quergestreifte Herzmuskulatur

Das Herzmuskelgewebe ist ein dreidimensionales Muskelzellennetz. Die verzweigten Muskelzellen grenzen mit lichtoptisch gut erkennbaren besonderen Zellhaften (Glanzstreifen) aneinander. Die ovalen oder viereckigen Zellkerne liegen in den Herzmuskelzellen meist zentral. Ihr hoher Gehalt an Sarkoplasma und Mitochondrien weist auf die Dauerbeanspruchung des Herzmuskels hin.

Der Herzmuskel hat keine Fascienhülle. Die typische bindegewebige territoriale Gliederung eines Skelettmuskels fehlt ihm. Besondere, zugartig hintereinander geschaltete, fibrillenarme, glykogen- und wasserreiche Herzmuskelzellen stellen das Erregungsleitungssystem des Herzens.

Nervengewebe

Nervengewebe besteht aus den erregungsbildenden, reizverarbeitenden und erregungsleitenden Nervenzellen (= Neurozyten = Ganglienzellen = Neuronen) und den sie verbindenden Gliazellen.

Die Hauptmenge der Neuronen befindet sich in der grauen Substanz von Gehirn und Rückenmark. Die weiße Substanz wird von Zellfortsätzen der Nervenzellen und den sie umgebenden myelinhaltigen Gliazellen gestellt. Die Gliazellen sind für Stoffverteilung, Markscheidenbildung und Isolierung verantwortlich. Sie dienen auch als Schutz- und Leitstruktur und grenzen Nervenzellen gegen die Umgebung ab. Die Gliazellen des zentralen Nervensystems nennt man Oligodendrocyten. Gliazellen kommen in einer Sonderform als Ependymzellen vor: Sie bilden die Wandauskleidung der Hirnhohlräume. Die Gliazellen peripherer Nerven werden als «SCHWANN-Zellen» und «Mantelzellen» (= «Hüllzellen») bezeichnet.

In den Zellfortsätzen von Neuronen werden Nervenimpulse geleitet. Werden die Reize von der Peripherie zum Zentralen Nervensystem geführt, so spricht man von afferenter Leitung, werden Erregungen vom Zentralen Nervensystem in die Peripherie geleitet, so spricht man von efferenter Leitung.

Nervenzelle

Eine Nervenzelle (Neuron) setzt sich zusammen aus:

1. Perikaryon (= Soma = Zelleib)
2. Dendrit (= receptiver Fortsatz)
3. Neurit (= effektorischer Fortsatz = Axon = Achsenzylinder)

Perikaryon Der Zelleib einer Nervenzelle ist zwischen 6 μm und 100 μm im Durchmesser. Seine Gestalt wird durch die Anzahl und die Formation der Dendriten bestimmt.

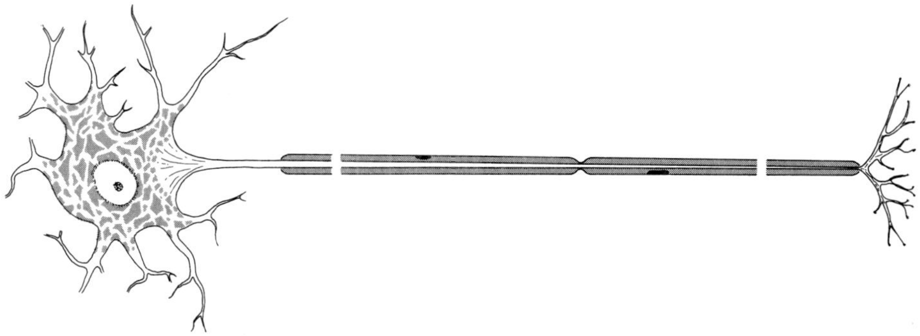

Abb. 3 Multipolare Ganglienzelle. Perikaryon und Axon mit Markscheide.

Dendrit — Dendriten sind baumartig verzweigte cytoplasmahaltige Fortsätze von Nervenzellen. Sie gehören zum Receptorfeld der Nervenzelle.

Neurit (= Axon) — Der Neurit ist der Nervenzellfortsatz, der für die efferente Erregungsleitung zuständig ist. Im Axon, das beim Menschen bis zu 1 m lang sein kann, sind Neurofibrillen und Neurotubuli. Das in den Axonen befindliche Plasma hat eine kontinuierliche, peripherwärts gerichtete, langsame Fließbewegung (1 mm am Tag).

«Dendritisches Axon» — Als «dendritisches Axon» bezeichnet man den markscheidenhaltigen Dendriten, über den bei sensiblen Nervenzellen der Impuls zum Perikaryon geleitet wird (z. B. bei pseudounipolaren Nervenzellen der Spinalganglien).

Tabelle 8

Formen von Nervenzellen	Bestandteile
1. unipolare Nervenzelle	Perikaryon und ein Neurit.
2. bipolare Nervenzelle	Je ein Neurit und Dendrit finden an «einander gegenüberüberliegender» Stelle ans Perikaryon Anschluß, Dendritenverzweigung in der Peripherie.
3. pseudounipolare Nervenzelle	Gemeinsamer Anschlußbereich von je einem Dendrit und Neurit am Perikaryon, Dendritenverzweigung in der Peripherie.
4. multipolare Nervenzelle mit langem oder kurzem Neurit	Perikaryon, mehrere Dendriten, ein Neurit, Dendritverzweigung perikaryonnah.
5. Pyramidenzelle	Mehrere Dendriten mit perikaryonnaher Verzweigung finden an «Basis» und «Spitze» eines pyramidenförmigen Perikaryons Anschluß, der Neurit geht von der »Basis» ab.
6. PURKINJE Zelle	Dendritenbaum am Perikaryon, ein Neurit.

Nervenfaser

Das Axon und seine umgebende Gliazellhülle (= Axonscheide = Markscheide) werden als Nervenfaser bezeichnet. Man unterscheidet zwischen «markhaltigen» und «marklosen» Nervenfasern.

Bei den markhaltigen Nervenfasern, die wir u. a. als motorische Nervenfasern für die Skelettmuskeln finden, haben myelinhaltige Gliazellen das Axon spiralig umwickelt. Im zentralen Nervensystem sind dies Oligodendrocyten, im peripheren Nervensystem SCHWANN-Zellen. Den Spaltraum am Axon zwischen zwei miteinander verzahnten, benachbarten SCHWANN-Zellen bezeichnet man als RANVIER-Schnürring.

Bei marklosen Nervenfasern sind Bündel von Axonen von myelinfreien Gliazellen umgeben. Marklose Nervenfasern finden wir im vegetativen Nervensystem.

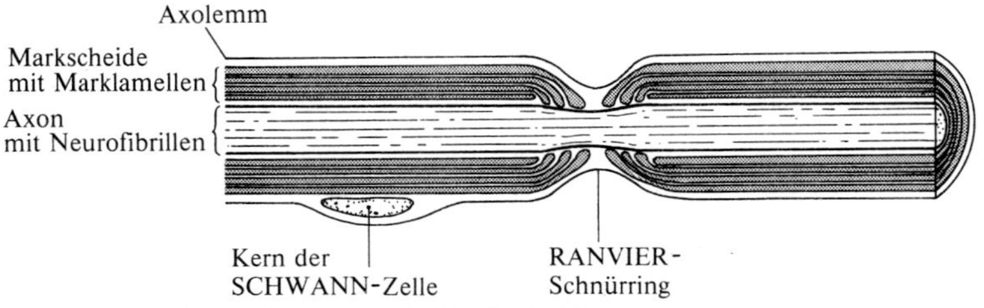

Abb. 4 Längsschnitt durch ein Axon mit Markscheide.

Viele Nervenfasern werden zu Nervenfaserbündeln zusammengefaßt. Im peripheren Nervensystem nennt man diese Nervenfaserbündel «Nerven», im zentralen Nervensystem «Fasciculi».

Nerv

Nerven sind die impulsleitenden Strukturen des Nervengewebes. Sie verbinden als afferente Nervenfaserbündel unsere Sinnesreceptoren mit Zentren des Nervensystems. Efferente Nervenfaserbündel geben motorische oder sekretorische Impulse an peripher gelegene Muskeln oder Drüsen weiter. Meist sind periphere Nerven eine Mischung aus afferenten und efferenten Nervenfaserbündeln.

Bindegewebshülle eines Nerven

Nerven sind durch Bindegewebe territorial gegliedert:

Endoneurium	=	Zarte Bindegewebshülle um jede Nervenfaser.
Perineurium	=	Straffere Bindegewebshülle, die bis zu 100 Nervenfasern mit zugehörigen Endoneuriumhüllen umscheidet.
Epineurium	=	Es verbindet die von Perineurium umgebenen Nervenfaserbündel, formt den Nerv und grenzt ihn verschieblich gegen das umgebende Gewebe ab.

Die Bindegewebshüllen sind Leitschienen für die Gefäßversorgung der Nerven. Ernährende Blutgefäße und feine Nervenfasern, welche von Nerven selbst Informationen ableiten, reichen bis in das Endoneurium. Sie sind mit ihren Hauptästchen im wesentlichen parallel zum Verlauf der peripheren Nerven orientiert.

Ein aus hunderten von dickeren und dünneren Nervenfaserbündeln gebildeter, größerer peripherer Nerv mit seiner territorialen bindegewebigen Gliederung aus kollagenen und elastischen Fasernetzen und den hierin eingelagerten Fettzellen, erscheint im nicht gedehnten Zustand leicht gewellt. Bei leichter Dehnung des Nerven braucht sich diese Reservelänge auf, sie stellt sich nach der Dehnbelastung durch die Retraktion der elastischen Fasernetze wieder ein.

Das Epineurium und die daran anschließend zu den Gefäßen in der Gefäßnervenscheide gelegene lockere Bindegewebsschicht erlauben einen gewissen Verschiebespielraum für den Nerv. Dieser Spielraum ist im Verlauf des Nerven unterschiedlich, er kann relativ groß sein (z. B. im Sulcus bicipitalis medialis für den N. medianus oder in der Fossa poplitea für den N. tibialis), andererseits auch sehr begrenzt sein (z. B. am Wadenbeinköpfchen für den N. fibularis communis).

Tabelle 9: Nervenqualität und Leitungsgeschwindigkeit

Nervenqualität	Faserdurchmesser in µm	Mark-scheide	Leitungsgeschwindigkeit m/s
motorisch	10 –20	dick	60 –120
sensibel (Berührung)	7 –15	mittel	40 – 90
sensibel (Wärme, Kälte, Schmerz)	um 5	mittel	15 – 30
präganglionär vegetativ	1 – 3	dünn	5 – 15
postganglionär vegetativ	0,3– 1,5	marklos	0,5– 2

Entsprechend der mit abnehmendem Durchmesser auch abnehmenden Leitungsgeschwindigkeit peripherer Nervenfasern wird auch zwischen Aα-, Aβ-, Aγ-, Aδ-, B- und C-Fasern unterschieden.

Dabei sind zuständig:

Aα-Nervenfasern (dick und myelinreich) für extrafusale Muskelfasern sowie für Afferenzen von Mechanorezeptoren der Haut.

Aβ-Nervenfasern für Kollateralen von motorischen Aα-Fasern zu intrafusalen Muskelfasern.

Aγ-Nervenfasern für intrafusale Muskelfasern.

Aδ-Nervenfasern für Schmerzafferenzen von Haut, Bindegewebe u. Eingeweiden.

B-Nervenfasern für die präganglionäre Verlaufsstrecke von Efferenzen zu den Eingeweiden sowie für Afferenzen von diesen Organen.

C-Nervenfasern (marklos) für die postganglionäre Verlaufsstrecke von Efferenzen zu den Eingeweiden und für somatische (z. B. von Muskeln kommende) und viscerale Schmerz- und Temperaturafferenzen.

Degeneration und Regeneration von Nerven

Nervenzellen können sich nicht mehr teilen. Wird eine Nervenzelle zerstört, kann sie nicht mehr ersetzt werden. Wird eine Nervenfaser durchtrennt, so muß man unterscheiden, ob die Nervenfaser afferent oder efferent ist und ob die Nervenfaserdurchtrennung perikaryonnah oder perikaryonfern liegt.

Bei *efferenten* Nervenfasern geht das periphere abgetrennte Bruchstück des Axons zu Grunde. Das Perikaryon des betroffenen Neurons bleibt aber erhalten. Der zentrale Stumpf des Axons wächst beim Vorhandensein einer «Leitschiene» sehr langsam (etwa 0,5–maximal 3 mm pro Tag) wieder peripherwärts. Erreicht er wieder sein Muskelgewebe, werden dort Synapsenkolben ausgebildet. Verirrt er sich unterwegs oder wird er durch Narbenzüge verändert, können sich knotenartige Nerventumoren (Neurome) bilden. Die Regeneration peripherer efferenter Nerven, die ja oft größere Strecken umfassen muß, kann ein bis zwei Jahre dauern. Der Operationserfolg hängt entscheidend von der sauberen und möglichst spannungsfreien Adaptation der Nervenstümpfe ab. Periphere motorische Nerven versorgen meist mehrere Muskeln in unterschiedlichem Abstand vom Rückenmark. Die fortschreitende Regeneration läßt sich daher an dem «Kommen» der Tonisierung der zentraler gelegenen Muskeln beobachten. Elektrodiagnostisch läßt sich die Reinnervation durch das wiederholte Erstellen der «i-t-Kurve» (Links- oder Rechtsverschiebung) sowie über das Elektromyogramm ermitteln.

Bei perikaryonnaher Durchtrennung ihrer einzigen *afferenten* Nervenfaser (z.B. dendritisches Axon) geht das gesamte Neuron zugrunde. Liegt die Läsion peripher im Verästelungsbereich des dendritischen Axons und finden somit noch Receptorreize ihren Weg zum Perikaryon, bleibt das Perikaryon erhalten. Eine Regeneration peripherwärts kann erfolgen. Ihre Kontrolle erfolgt durch Überprüfung im Autonomgebiet des Nerven (Hautareal, das ausschließlich über diesen Nerv sensibel innerviert wird) z. B. über Berührungsreize, Temperaturreize, Druck, räumliches Auflösungsvermögen etc. Eine Unterstützung der Regenerationsfähigkeit reanastomosierter sensibler Nerven könnte an der Hand über das Setzen taktiler Reize proximal und distal der versorgten Läsionsstelle erfolgen.

Auch die corticale Repräsentation peripherer Reize wird bei der Rehabilitation von Patienten mit Schlaganfall durch periphere Reizsetzungen verbessert.

Synapsen

Unter Synapsen versteht man die Kontaktstellen, an denen die Nervenimpulse zwischen zwei Neuronen oder zwischen einem Neuron und dem zugehörigen Erfolgsorgan übertragen werden. Eine Synapse besteht aus dem synaptischen Spalt sowie einer praesynaptischen und postsynaptischen Membran. Die Anzahl der Synapsen pro Neuron variiert stark (zwischen wenigen und Tausenden). Man gliedert nach

Synapsen, über die ein Neuron Erregungen erhält *(konvergierende Erregungsleitung)* und solchen, über die das Neuron Erregungen an Nachbarneurone weitergibt *(divergierende Erregungsleitung)* Die Übertragung der Nervenimpulse erfolgt bei uns Menschen meist über chemische «Transmitterstoffe», die in Bläschen in der praesynaptischen Nervenfaser gespeichert sind.

Funktionell unterscheidet man zwischen *erregenden* und *hemmenden Synapsen.* Überträgerstoffe (= Transmitterstoffe) für erregende Synapsen sind: Acetylcholin, die biogenen Amine (Noradrenalin, Dopamin und Serotonin). Die Synapsen werden deshalb auch als cholinerg, noradrenerg, dopaminerg und serotoninerg bezeichnet. Überträgerstoffe für hemmende Synapsen sind Glyzin (bei RENSHAW-Zellen) und Gamma-amino-Buttersäure (Interneurone ZNS).

Formen von Synapsen

a) Zwischen Nervenzellen
   1. Axodendritische Synapse
   2. Axosomatische Synapse
   3. Axoaxonale Synapse
   4. Dendrodendritische Synapse
b) Zwischen Nervenzelle und Muskelzelle
   1. Myoneurale Synapse an Skelettmuskelfaser (motorische Endplatte)
   2. Myoneurale Synapse im Erregungsleitungssystem des Herzens
c) Synapsen zwischen Sinneszellen und Dendrit des ersten afferenten Neurons der Sinnesbahn
d) Synapsen zwischen Nervenzellen und Zellen anderer Gewebe wie: Drüsenzellen, Fettzellen, Gliazellen.

Erregungsübertragung an der Synapse

Kommt eine Erregung in der praesynaptischen Nervenfaser an den synaptischen Bläschen an, so schütten diese ihren Inhalt an Transmittersubstanz in den synaptischen Spaltraum aus. Der chemische Überträgerstoff gelangt an die postsynaptische Membran und wirkt hier erregend oder hemmend. Das in den synaptischen Spaltraum z. B. ausgeschüttete Acetylcholin wird über die Acetylcholinesterase in Bruchteilen von Sekunden wieder abgebaut. Freigesetzte Katecholamine werden vom Axonende her wieder aufgenommen.

Receptororgane

Receptororgane («Receptoren») nehmen Umweltreize oder im Körper entstandene Reize auf und transformieren sie mit ihren Nervenzellen in nervale Erregungen.

Über afferente Nervenfasern werden die Erregungen dem zentralen NS zugeleitet und dort weiter verarbeitet und zu einem «einheitlichen Bild» integriert.

Wir unterscheiden zwischen

Exteroreceptoren:	Informieren Zentralnervensystem über Reize von der Umwelt (= «Exteroceptoren»).
Proprioreceptoren:	Informieren Zentralnervensystem über körpereigen entstandene Reize (= «Proprioceptoren»).

Für die verschiedenartigen Reize (chemisch, osmotisch, pressorisch, thermisch u. a.) gibt es unterschiedliche Receptororgane:

1. Mechanoreceptoren
   a) lanzettförmige Dehnungsreceptoren (z. B. in Gelenkkapseln, Haut, Eingeweide)
   b) Sehnenspindeln
   c) RUFFINI – Körperchen (im Hautbindegewebe und in der Subcutis)
   d) MEISSNER – Tastkörperchen (in Papillarschicht der Haut)
   e) KRAUSE – Endkörperchen (unter Epidermis)
   f) Lamellenkörperchen (VATER-PACCINI, HERBST in Subcutis)
   g) MERKEL – Zellreceptoren

2. Thermoreceptoren (in Corium und Epidermis)
   a) doldenförmige Receptoren für Kältereize
   b) für Wärmereize

3. Schmerzreceptoren (gesamte Haut, Subcutis)

4. Receptorkombinationen

Rezeptives Feld

Als rezeptives Feld bezeichnet man das einer sensiblen Ganglienzelle zugehörige Hautfeld. Es ist bei notwendigem feinem Auflösungsvermögen klein (z. B. Mundhöhle), bei grobem Auflösungsvermögen groß (z. B. Rückenhaut).

Die einander segmental benachbarten rezeptiven Hautfelder für die Schmerzafferenz grenzen scharf aneinander, die segmental benachbarten rezeptiven Hautfelder für die Berührungsempfindung überlappen sich.

WACHSTUM UND KÖRPERBAUTYPEN

WACHSTUM

Praenatales Wachstum

(Längenangaben ab 3. Monat in cm Scheitel-Fersenlänge)

Tabelle 10

Zeit	Mondmonat	Länge in cm		Uterusstand
Embryonalzeit	1	1		
	2	4	Länge =	
Fetalzeit	3	9	Quadratzahl	Symphysenoberrand
	4	16	des Monats	
	5	25		
	6	30		Nabelhöhe
	7	35	Länge =	
	8	40	Monat mal 5	
	9	45		Rippenbogenhöhe
	10	50		2 Querfinger unter dem Rippenbogen

Postnatales Wachstum

Einteilung in Altersstufen:

1. Neugeborenes (Geburt bis Abstoßung des Nabelstrangrestes 10.–12. Tag)
2. Säugling (bis Ende 1. Lebensjahr)
3. Kleinkind (2. und 3. Lebensjahr)
4. Vorschulkind (4. und 5. Lebensjahr)
5. Schulkind (6. bis 9. Lebensjahr)
6. Jugendlicher (10. bis 18. Lebensjahr)
7. Erwachsener (ab 19. Lebensjahr)

Steuerung des postnatalen Wachstums

Das postnatale Wachstum wird vor allem durch das den Eiweißaufbau fördernde Hormon Somatotropin (= STH = Wachstumshormon) gesteuert. Bei dem in der Jugend hohen STH-Spiegel im Blutplasma bewirkt es, daß die Zellen größer werden und die mitotischen Zellteilungen rascher hintereinander auftreten. STH steigert die Aktivität des Epiphysenknorpels, wodurch das Längenwachstum angeregt wird.

Wachstum und Proportionen

Die prae- und postnatale Entwicklung der Organe, Organsysteme und Körperabschnitte verläuft unterschiedlich rasch. Dadurch entstehen beim Wachstum Proportionsverschiebungen. Besonders deutlich ist dies beim Menschen an Kopf und Beinen zu beobachten. Beim Neugeborenen macht die Kopfhöhe etwa ein Viertel der Scheitel-Fersenlänge aus, beim Erwachsenen nur etwa ein Achtel. Beim Neugeborenen entspricht die Länge der Beine etwa einem Drittel der Scheitel-Fersenlänge, beim Erwachsenen macht dies etwa die Hälfte aus.

Das Längenwachstum des Heranwachsenden wird in den Phasen der kräftigen, überproportionalen Wachstumsschübe an der Wirbelsäule (7.–9. Lebensjahr) und an den Extremitäten (11.–14. Lebensjahr) besonders deutlich erkennbar. Mit dem Schluß der Epiphysenfugen um das 21. Lebensjahr herum hört das Längenwachstum auf. Die Plasmakonzentration an STH ist beim Erwachsenen wesentlich geringer als in der Jugend. Das STH steuert beim Erwachsenen insbesondere das appositionelle Knochenwachstum.

Tabelle 11: Pathologischer Somatotropinspiegel und klinisches Bild

STH	klinisches Bild
beim Jugendlichen vermehrt	hypophysärer proportionierter Riesenwuchs (Körpergröße bei ♂ über 1,96 m) (Körpergröße bei ♀ über 1,84 m)
beim Erwachsenen vermehrt	Akromegalie (u. a. Vergröberung und Vergrößerung am Skelett, z. B. Hände)
beim Jugendlichen vermindert	hypophysärer, proportionierter Zwergwuchs (Körpergröße unter 1,20 m)

KÖRPERBAUTYPEN

Leptosomer

Der Leptosome hat ein feinknochiges Skelett, schmale Gelenke und eine nur gering ausgeprägte Muskulatur. Wegen seines geringen Thoraxumfanges hat der Leptosome nur eine geringe Lungenkapazität. Auf Grund seiner Muskel- und Bindegewebsschwäche neigt der Leptosome zu Haltungsschwäche, Hängebauch, Hämorrhoiden und Krampfadern.

Astheniker

Der Astheniker gleicht im Prinzip dem Leptosomen, hat einen schlanken Körperbau, schmale Hände, hagere Gesichtszüge.

Athlet Der Athlet hat ein proportioniertes kräftiges Skelett und einen muskulös kräftigen Körperbau. Als vielseitiger «Sportlertyp» hat er eine große Lungenkapazität und ein sich rasch an Veränderungen anpassendes Kreislaufsystem.

Pykniker Der Pykniker hat einen stämmigen, breit und kurz gebauten Körper. Er neigt schon in jungen Jahren zum Fettansatz. Kurzer dicker Hals, schlanke Extremitäten und zierliche Gelenke sind ebenso typisch, wie der relativ früh erkennbare Bauchansatz und die Kopfglatze. Seine Bereitschaft zum Fettansatz läßt den Pykniker für Kreislauferkrankungen anfällig sein.

HAUT (= CUTIS)

Die äußere Körperoberfläche (beim Erwachsenen etwa 1,5 – 1,8 m^2) wird von der 1 bis 7 mm dicken Haut gebildet. Die inneren Oberflächen im Magen-Darm-Trakt, Respirationstrakt und Urogenitalsystem werden von Schleimhaut ausgekleidet.

Aufgaben

1. Schutz vor
   a) chemischen Schäden
   b) thermischen Schäden
   c) mechanischen Schäden
   d) Krankheitserregern
   e) Wasserverlust
2. Hilfe bei der Regulierung des Wasserhaushaltes.
3. Periphere Regulierung der Körpertemperatur.
4. Absonderung von Talg, Schweiß und Schlackenstoffen (wie Harnsäure, Harnstoff, Medikamente).
5. Vermittlung von Sensibilitätseindrücken wie Berührung, Schmerz, Druck, Vibration, Temperatur.
6. Geringe Aufnahme von Sauerstoff, Aufnahme und Abgabe von Kohlendioxyd.

Aufbau

Äußere Haut besteht aus Epidermis (= Oberhaut, dem Epithelzellanteil der Haut) und Dermis (= Corium = Lederhaut, dem kollagenfaserigen und elastischen Bindegewebsanteil der Haut). Beide Anteile sind fest untereinander verzahnt. Die Hautleisten sind erblich und werden durch das Muster der Papillarschicht festgelegt.

Hautschichten

I. Hydrolipidschicht (wachsartiger Schutzfilm über der Haut)

II. Epidermis (= Oberhaut)
 1. Hornschicht (Stratum corneum)
 2. verhornende Schicht (Stratum lucidum und Stratum granulosum)
 3. Schicht der regenerierenden Epithelzellen (Stratum germinativum)

III. Dermis (= Corium = Lederhaut)
 1. Papillarschicht (Stratum papillare)
 2. kollagenes und elastisches Fasernetz (Stratum reticulare)

Subcutis

Eine lockere Bindegewebeschicht, die Unterhaut (= Subcutis), stellt die Verbindung zwischen Corium und Fascien her. In die Subcutis kann eine große Menge Flüssigkeit eingelagert werden (= Oedeme), bei stumpfen Verletzungen können sich hier Blutergüsse ausbreiten (= Haematome).

Die Verankerung der Haut

Von der inneren Seite der Lederhaut, also aus der retikulären Schicht, ziehen kräftigere Bindegewebszügel (Retinacula cutis) durch die Subcutis. Sie verankern sich an Fascien oder an das Periost benachbarter Knochen. Durch Querzügel sind die Retinacula cutis untereinander verbunden. In die so entstehenden Kammerungen wird Speicherfett, das subcutane Fettpolster, eingelagert. Es gibt subcutane fettreiche Gebiete (wie an Bauchwand, Gesäßgegend, Oberschenkel), fettarme (wie an Hand- und Fußrücken) und fettlose oder sehr fettarme Hautgebiete (wie an Augenlidern oder Scrotum).

An bestimmten Hautbereichen sind die Retinacula cutis zu derben Strängen und Platten gestaltet. Sie lassen der Haut dann nur mehr einen geringeren Verschiebespielraum, subcutanes Fett ist hier nur spärlich vorhanden. Solche Hautareale sind äußerlich oft daran erkennbar, daß die Haut grübchenartig oder muldenartig in die Tiefe zum Knochen «gezogen» wird. So fixieren derbe und vielfache Retinacula cutis die Haut im Iliosacralbereich an den Darmbeinrand und an das Kreuzbein. Die Haut der Handinnenfläche und der Fußsohle ist über solche derben Retinacula cutis an darunter gelegene Aponeurosen angeheftet. Auch die Haut an der lateralen Oberschenkelseite ist über kräftige und vermehrte Bindegewebszügel an die hier sehnig verstärkte Fascia lata befestigt. Die Haut über der Kniescheibe hat vielfache Bindegewebszügel, die in die dicht unter ihr verlaufenden oberflächlichen Sehnenzüge der Quadricepssehne einstrahlen. Die muldenartige Einsenkung der Haut unter dem

Trochanter major bewirken Retinacula cutis, die sich am Periost um die Tuberositas glutaea anheften. Gleichzeitig wird der Trochanter major nur von einem Schleimbeutel und von Sehnenzügen des M. glutaeus maximus überlagert, eine Muskelabpolsterung zur Haut hin fehlt.

Hautgefäße

Die Haut wird außerordentlich gut durchblutet. Die zur Ernährung und für die äußere Regulierung der Körpertemperatur vorhandenen Arterien reichen mit ihrem Kapillarnetz bis in die Papillarschicht. Beim immobilen Patienten werden Hautgefäße am Rücken oder in der Gesäßgegend oft zu lange komprimiert. Wegen fehlender Entlastung der Gefäße und mangelhafter Ernährung der betroffenen Hautgebiete bildet sich eine umschriebene Hautnekrose (= Gewebszerfall). Der Patient hat dann einen «Decubitus», einen «offenen Hautdefekt», bekommen.

Die Hautvenen bilden cutane und subcutane Venengeflechte. Diese drainieren ihr Blut in subcutane, außerhalb der allgemeinen äußeren Körperfascie verlaufende Hautvenen, bevor sie in tiefe Venen münden. Die epifascialen Hautvenen an den Beinen neigen zu statisch und anlagebedingten Venenerweiterungen (= Krampfadern = Varizen).

In der Dermis und in der Subcutis sind Netze von Lymphgefäßen, die mit dem Intercellularraum in Verbindung stehen. Bei übermäßiger mechanischer Belastung der Haut, z. B. zu enger Schuh reibt an Ferse, werden die Hautschichten andauernd gegeneinander tangential gering verschoben. Die Intercellularflüssigkeit drängt sich dann in diese Spalten, besonders in die Grenzzone zwischen Dermis und Epidermis hinein. Es bilden sich «Blasen».

Nervale Strukturen der Haut

Die Haut wird von besonders vielen Nervenendigungen durchsetzt. Wir unterscheiden zwischen Rezeptororganen und freien Nervenendigungen für die verschiedenen Qualitäten der Sensibilität und Endigungen efferenter Nervenfasern an Hautdrüsen, Hautgefäßen und «Haarmuskeln». Die sensiblen freien Nervenendigungen und die Rezeptororgane können sehr dicht beieinander liegen (z. B. am Handteller oder an den äußeren Genitalorganen) oder aber auch weit voneinander entfernt sein (wie z. B. an der Rückenhaut oder an der Bauchhaut).

Die sensiblen Nervenendigungen können vorkommen als:

1. Freie Endigung.
2. Korpuskuläre Mechanorezeptoren (z. B. Vater-Pacini Lamellenkörperchen, Meissner Tastkörperchen, Merkel Tastscheibe).
3. Mehrfache Rezeptorenendigungen mit oder ohne freie Endigung.

Die efferenten Nervenendigungen in der Haut bewirken an den Hautgefäßen durch Lumenveränderungen das Erröten oder Erblassen, an den Hautdrüsen den Sekretionsmodus und an den glatten Muskelzellen in der Haut das «Haaresträuben» oder die «Gänsehaut».

Hautanhangsgebilde

1. Hautdrüsen
   a) Schweißdrüsen
   b) Duftdrüsen
   c) Talgdrüsen
   d) Brustdrüsen
2. Haare
3. Nägel
4. Glatte Muskelzellen zu Haaren

Wundheilung der Haut

a) Narbenlose Heilung bei Läsionen, die nur die Epidermis betreffen = Erosion.
b) Heilung mit Ausbildung einer Narbe bei Verletzungen, die Epidermis und Dermis betreffen oder noch tiefer gehen.

Heilfolge:

1. Abdichtung durch Fibrinpfropf.
2. Ausbildung von Granulationsgewebe unter Fibrinolyse und Resorption des eingetrockneten Fibrinpfropfes.
3. Einwachsen des Stratum germinativum von den Wundrändern her.
4. Kollagenisierung und Verhornung des eingewachsenen Gewebes.
5. Narbe.

Krankengymnastische Gesichtspunkte bei der Behandlung von Hautwunden

Krankengymnastische Behandlungen nach Hautverletzungen sind insbesondere nach handchirurgischen Eingriffen erforderlich. Die Behandlung soll einer Narbenzugbildung entgegenwirken, die Gelenkbeweglichkeit normalisieren und möglichst physiologische Sensibilitätsverhältnisse im verletzten Hautgebiet anstreben:

1. Anregung der lokalen Durchblutung (z. B. Eisabtupftechnik).
2. Verminderung der Schrumpfungstendenz und Lösen von Verklebungen (durch bindegewebiges Anhaken und vorsichtige Narbenmassage).
3. Erhalten oder Erweitern der aktiven und passiven Gelenkbeweglichkeit.
4. Anregung der Sensibilität (z. B. Pinseltechnik) oder desensibilisieren (z. B. intermittierender Druck).

ALLGEMEINE OSTEOLOGIE UND ARTHROLOGIE

ALLGEMEINE OSTEOLOGIE

Knochenformen

a) Kurze Knochen

(z. B. Hand- und Fußwurzelknochen, Wirbel)
Der kurze Knochen besteht außen aus dünner Corticalis und innen aus einem Maschenwerk von Spongiosa.

b) Lange Knochen

(alle Röhrenknochen)
Der lange Knochen besteht aus zwei Epiphysenenden mit außen dünner Corticalis und innen Spongiosa und einem Mittelstück (= Diaphyse) aus Compacta mit einer zentralen Markhöhle.

c) Platte Knochen

(z. B. Schulterblatt, Brustbein)
Der platte Knochen besteht aus zwei Schichten von Compacta, dazwischen befindet sich eine dünne, eventuell fehlende Spongiosa.

Periost (Knochenhaut)

Das Periost liegt dem Knochen eng an und ist mit ihm verwachsen. Über die Knochenhaut erfolgt die Regeneration des Knochens, seine Ernährung und Innervation. Das Periost besteht aus zwei Schichten:

1. Cambiumschicht

Die zellreiche Schicht ist dem Knochen zugewandt und enthält viele Blutgefäße und vegetativ sensible Nerven. In ihr formen sich beim noch wachsenden oder sich erneuernden Knochen Osteoblasten aus.

2. Stratum fibrosum

Diese Schicht enthält viele straffe kollagene Fasern. Sie verankern sich durch die Cambiumschicht hindurch über SHARPEY-Fasern im Knochengewebe.

Aufbau eines Röhrenknochens

Epiphyse	Proximales oder distales Ende eines Röhrenknochens bis zur Knorpelfuge.
Apophyse	Über eine Knochenkernanlage entwickelter Knochenvorsprung, an dem Muskel und Bänder verankert sind.
Epiphysenfuge	Hyaline Knorpelfuge (Wachstumsfuge); als proximale Epiphysenfuge zwischen proximaler Epiphyse und Diaphyse, als distale Epiphysenfuge zwischen distaler Epiphyse und Diaphyse eines Röhrenknochens. Epiphysenfugen kommen aber auch beispielsweise an den Wirbeln zwischen Wirbelkörper und Wirbelbogen vor.
Diaphyse	Bereich des Röhrenknochens zwischen proximaler und distaler Epiphysenfuge.
Markhöhle	Hohlraum in der Diaphyse eines Röhrenknochens, in der Jugend noch teilweise mit rotem Knochenmark, im Alter nur mehr mit gelbem Fettmark ausgefüllt. Epiphysenwärts befindet sich das Knochenmark in dem Spongiosamaschenwerk.
Condylus	Gelenkwalze (z. B. an Epiphyse eines Röhrenknochens).
Epicondylus	Äußerer, immer außerhalb der Gelenkkapsel liegender Knochenvorsprung am Condylus (für Muskelursprünge oder Bandansatz).
Compacta	Dicke, lamellär gegliederte Knochenschicht (z. B. im Diaphysenbereich von Röhrenknochen).
Corticalis	Dünne Knochenaußenzone (z. B. im Epiphysenbereich von Röhrenknochen, Außenzone an platten Knochen).
Spongiosa	Schwammartiges Netzwerk von Knochenbälkchen (z. B. in Epiphysen von Röhrenknochen oder in kurzen Knochen).
Foramen nutricium	An für jeden Knochen charakteristischen Stellen dringen größere Gefäße vom Periost aus zur Ernährung in den Knochen ein. Sie verzweigen sich in den Röhrenknochen zu den längsverlaufenden HAVERS-Gefäßen. Daneben dringen eine Vielzahl kleinerer Gefäße auf direktem Weg in den Knochen ein.

Leichtbauprinzip der Knochen

Die Knochen sind in Leichtbauweise konstruiert, um Material und Gewicht einzusparen. Sie zeigen die bestmögliche biologische Lösung für das schwierige Problem, bei möglichst geringem Gewicht, trotzdem eine optimale Festigkeit aufzuweisen. Anbau und Abbau von Knochengewebe müssen deshalb genau aufeinander abgestimmt sein, sie stehen in einem «Fließgleichgewicht» zueinander.

Auf Knochen wirken die *Schwerkraft, Muskel-* und *Bandkräfte* ein. Sie erzeugen dabei an ihm *Druck-, Schub-* und *Zugspannungen.* Die Ausrichtung als auch die Angriffsstellen der am Knochen einwirkenden Kräfte bestimmen die Art und die Größe der Spannungen.

Knochen werden auf *Biegung, Druck* und *Zug* beansprucht. Davon ist bei langen Röhrenknochen die Biegebeanspruchung die Hauptbelastungsform. Die Biegebeanspruchung wird durch Muskel- und Bänderzug, aber auch durch die Eigenform der Knochen weitgehend abgefangen. Im Gelenkbereich von Knochen treten nur Druckkräfte auf. Damit diese möglichst breitflächig verteilt werden und damit der weniger druckfeste hyaline Gelenkknorpel nicht geschädigt wird, sind die Epiphysenenden der Röhrenknochen verdickt. Entsprechend der Leichtbauweise der Knochen findet sich an den nur druckbelasteten Knochenbereichen aufgelockerter Knochen, die Spongiosa. Treten weitere Belastungen (Biegung, Zug) in einem Knochenabschnitt dazu, so muß der Knochen hier fester, also mit Compacta, durchkonstruiert und verdichtet werden.

Die Spongiosabälkchen sind in den Hauptspannungsrichtungen (Spannungstrajektorien) der Druck- und Zugbelastung axial ausgerichtet. Die Dichte der Spongiosabälkchen entspricht dabei in etwa der auf sie einwirkenden Spannungsgröße. Bei einer Richtungsänderung der Spannungsbelastung formiert sich das Bälkchenfachwerk in Richtung der neuen Belastung um. Die Corticalis reagiert auf eine veränderte Belastungsrichtung mit Materialumverteilung und Formänderung des Querschnitts.

Aktivitätshypertrophie	Bei erhöhter Belastung erfolgt zunächst vermehrter Calciumsalzeinbau. Danach folgt ein Überwiegen des Knochenanbaues gegenüber dem Knochenabbau. Es resuliert eine Vergrößerung des Knochenquerschnittes.
Inaktivitätsatrophie	Zunächst erfolgt ein erhöhter Calciumsalzabbau im Knochen. Danach überwiegt die Resorption von Knochengewebe gegenüber dem Neuanbau. Es resuliert eine Verringerung des Knochenquerschnittes.

ALLGEMEINE ARTHROLOGIE

Benachbarte und gegeneinander bewegliche Knochen können untereinander kontinuierlich über eine Bindegewebsbrücke (Haft) oder unter Ausbildung eines Spaltraumes mit umgebender Kapsel (Gelenk) verbunden sein.

Haft (= Synarthrose)

Kontinuierliche Verbindung zweier Knochen über eine Bindegewebsbrücke. Haften können beweglich oder auch unbeweglich sein.

Haftformen

Z1	**Knorpelhaft (= Synchondrose)**	Kontinuierliche Verbindung zweier Knochen über eine Knorpelbrücke (z. B. Wirkelkörper – Bandscheibe – Wirbelkörper).
Z2	**Bandhaft (= Syndesmose)**	Kontinuierliche Verbindung zweier Knochen über eine straffe Kollagenfaserbrücke (z. B. Schienbein – Membrana interossea – Wadenbein).
Z3	**Knochenhaft (= Synostose)**	Kontinuierliche Verbindung zweier Knochen über eine Knochenbrücke (z. B. Verknöcherung der Knochen des Schädeldaches untereinander).

Z4 Gelenk (= Diarthrose)

Verbindung zweier an der Kontaktstelle knorpelig überzogener Knochen unter Ausbildung eines Spaltraumes und einer Kapsel.

Gelenkknorpel ist fast immer hyaliner Knorpel. (Bei Gelenken zwischen Deckknochen findet sich Faserknorpel z. B. im Kiefergelenk und im Sternoclavicular-Gelenk). Es gibt einfache Gelenke (2 Gelenkpartner) und mehrfach zusammengesetzte Gelenke (mehr als 2 Gelenkpartner).

Gelenkknorpel

Der meist hyaline Gelenkknorpel überzieht die knöchernen Gelenkflächen. An mechanisch besonders beanspruchten Stellen ist er dicker. Gelenkknorpel wird durch Diffusion und nur in seinen unmittelbaren Grenzzonen zum Knochen hin auch direkt über Gefäße versorgt. Eine Regeneration von Gelenkknorpel ist wegen fehlenden Perichondriums nicht möglich. Faserknorpel deckt Defekte ab.

---

* Die «Z»-Marginalien weisen auf die im Beiheft vorhandenen zugehörigen Zeichenvorlagen hin.

Aufgaben des Gelenkknorpels sind:

1. Anpassung der inkongruenten knöchernen Gelenkpartner aneinander.
2. Besseres Gleiten der Gelenkpartner gegeneinander.
3. Schutz für knöcherne Gelenkpartner vor gegenseitiger Zerreibung.
4. Durch die geringe, aber gegebene elastische Verformbarkeit Erzielung einer breitflächigeren Druckverteilung zwischen den Knochenpartnern.

Gelenkkapsel

Die Gelenkkapselwand ist die bindegewebige, schlauchartige Umhüllung des Gelenkspaltes. Sie ist gelenkspezifisch unterschiedlich dick, ist reichlich vaskularisiert und weist in ihrer derben Außenzone eine Vielzahl von Nervenfasern und Receptoren auf. Diese gehören zu Nerven, die prinzipiell mit ihren skelettmotorischen Fasern auch die an diesem Gelenk tätigen Muskeln innervieren.

Die Gelenkkapsel reicht von einer Zone nahe der Knorpel-Knochengrenze des einen Gelenkpartners bis zur gleichen Grenzzone am anderen. Sie entspricht damit in etwa einer kontinuierlichen Fortsetzung des Periosts über den Gelenkspalt hinaus. Entsprechend dem in einem Gelenk möglichen Bewegungsausschlag hat die Gelenkkapsel eine Reservelänge, die über Kapselspanner gezügelt wird.

Die Gelenkkapsel besteht aus zwei *Schichten:*

Membrana fibrosa	=	Derbe kollagenfaserreiche Außenhaut der Kapsel.
Membrana synovialis	=	Aus lockerem Bindegewebe aufgebaute, verschiebliche faltenreiche Innenhaut der Kapsel. Bildet Synovia.

Gelenkhöhle

Die Gelenkhöhle ist ein kapillärer Spaltraum. Sie kann gelenkspezifisch durch Nischen- und Faltenbildung der Gelenkkapsel *(Recessus)* vergrößert sein.

Synovia

In der Gelenkhöhle befindet sich eine geringe Menge (in großen Gelenken etwa 0,5 ml) eines schleimigen mucopolysaccharidhaltigen Gleitmittels (Synovia). Die Synovia wird von Zellen der Membrana synovialis sezerniert. *Aufgaben* der Synovia sind:

1. Ernährung des Gelenkknorpels.
2. Ernährung eventuell vorhandener Zusatzeinrichtungen im Gelenk.
3. Herabsetzung der Reibe-Scher-Kräfte an den Gelenkpartnern.
4. Vermittelt Adhäsionskräfte zwischen den Gelenkpartnern.
5. Schutzeinrichtung bei Gelenkentzündung durch vermehrte Synoviabildung (Gelenkerguß).

Die *Reibung* zwischen zwei gegeneinander beweglichen Gelenkpartnern soll möglichst gleich 0 sein. Daher ist im Regelfall eine Kongruenz der artikulierenden Gelenkflächen gegeben, weist der hyaline Gelenkknorpel eine geringe Verformbarkeit auf, und ist ein feiner Synoviafilm zwischen den Gelenkflächen vorhanden.

Bei abgenutztem und degeneriertem Gelenkknorpel ist die Reibung im Gelenk erhöht und führt zu einer Gelenkentzündung.

Hilfseinrichtungen in Gelenken

1. Disci articulares

Faserknorpelige Scheiben, die an den Gelenkkapseln fixiert sind. Sie können als komplette Scheiben vorhanden sein und teilen dann das Gelenk in zwei getrennte Kammern. Sie können aber auch unvollständig sein. Ihre Aufgaben sind:

a) Gleichmäßigere Spannungsverteilung in der Gelenkhöhle.
b) Verbesserung des Kontaktes zwischen den Gelenkpartnern.
c) Ermöglichung von Translationsbewegungen (Verschiebung eines Körpers parallel zu sich selbst im Raum).

2. Menisci

Menisci sind unvollständige, halbmondförmige, in der Außenrandzone dickere Disci articulares. Sie sind aus kollagenem Faserknorpel aufgebaut. In ihren Randzonen sind sie vaskularisiert und haben sie Receptoren. Die Menisci sind mit der Gelenkkapsel verwachsen und über Bänder fixiert.

3. Labrum glenoidale, labrum acetabulare

Ringförmige kollagenfaserige Knorpellippen an den Pfannenrändern von Schulter- und Hüftgelenk. Aufgaben:

a) Über Pfannenvergrößerung besserer Kontakt der Gelenkpartner.
b) Verbreiterung der Druckverteilung an der Gelenkpfanne.

4. Ligamenta articularia

Derbe, kollagene, in etwa parallele Fasermassen, die die Gelenkpartner miteinander verbinden. Gelenkbänder strahlen fast immer auch in die Membrana fibrosa der Gelenkkapsel ein.
Ihre Aufgaben sind:

a) Ausrichtung der Bewegung (Führung).
b) Begrenzung des Bewegungsumfanges.
c) Mithilfe beim Gelenkzusammenhalt und bei der Gelenkstabilität.

5. Corpus adiposum

Zwischen Membrana synovialis und Membrana fibrosa gelegener verformbarer Fettkörper. Am Kniegelenk ist ein solcher Fettkörper vorhanden. Er dient als Ausgleich für die fehlende Anpassungs- und Verformungsfähigkeit der an der Quadricepssehne fixierten Membrana fibrosa.

Gelenkzusammenhalt

Man unterscheidet zwischen einem kraftschlüssigen (durch Muskelkräfte zusammengehaltenen) und einem paarschlüssigen Gelenk (durch die Form seiner Gelenkpartner zusammengehalten).

In einem Gelenk herrscht nach den Hebelgesetzen ein *Gleichgewicht*, wenn das angreifende Drehmoment der Muskel- und Bandkräfte auf der einen Seite der angreifenden Last auf der anderen Seite entspricht.

Der Zusammenhalt eines Gelenks wird durch Muskeln, Bänderkraft, Körpergewicht und Last gewährleistet. Die Adhäsionskräfte zwischen den Gelenkpartnern fallen nur geringfügig ins Gewicht. Bei fast allen Diarthrosen erfolgt die Belastung des Gelenks durch die Summe der Vektoren Muskel-Band-Kraft und Schwerkraft *(Gelenkresultierende).* Die Gelenkresultierende verläuft stets durch den augenblicklichen Gelenkdrehpunkt, bewirkt den Kraftschluß des Gelenks (Verklammerung der Gelenkpartner) und erzeugt den Gelenkdruck, welcher sich als Druckspannung auf den hyalinen Gelenkknorpel und das subchondrale Knochengewebe überträgt. Ein Gelenk wird um so mehr beansprucht, je größer die Druckspannung ist und je kleiner die kraftaufnehmende Gelenkfläche (= Tragfläche) ist.

Spannungsverteilung im Gelenk (= Druckverteilung im Gelenk)

Die Spannungsverteilung in einem Gelenk entspricht der Krafteinwirkung pro Gelenkfläche und ist abhängig von:

1. Der Größe der Kontaktflächen im Gelenk.
2. Der Summe aller auf das Gelenk einwirkenden äußeren Kräfte (= Größe der Resultierenden).
3. Der jeweiligen Lage des Durchstoßpunktes der Resultierenden durch das Gelenk.

Gelenkführung

Die Gelenkführung wird an jedem Gelenk durch ein unterschiedliches Verhältnis zwischen Knochenführung, Muskelführung und Bänderzügelung bestimmt. Drei Formen von Gelenkführung werden unterschieden:

1. **Knochenführung:** Die Gelenkflächen sind so füreinander passend geformt, daß sie die Bewegungsrichtung(en) knöchern vorgeben.

2. **Bänderführung:** Die Gelenkflächen sind so inkongruent, daß sie in mehrere Richtungen Bewegungen zulassen würden. Die Gelenkbänder sind so ausgerichtet und verspannt, daß sie nur bestimmte Bewegungsrichtungen und einen begrenzten Bewegungsausschlag im Gelenk zulassen.

3. **Muskelführung:** Muskeln bestimmen die Ausrichtung der Gelenkbewegungen und deren Umfang, wenn keine oder nur geringe Knochen- und Bänderführung gegeben ist.

Tabelle 12: Gelenkformen

Gelenktyp (Beispiel)	Hauptachsen	Bewegungen	
straffes Gelenk (Kreuzbein-Darmbeingelenk)	0	0	
Scharniergelenk (Fingerendgelenke)	1 Transversalachse	2	Flexion Extension
Radgelenk (prox. Radioulnargelenk)	1 Longitudinalachse	2	Pronation Supination
Zapfengelenk (Atlas-Axis-Zapfengelenk)	1 Longitudinalachse	2	Innenrotation Außenrotation
Eigelenk (prox. Handgelenk)	2 Transversalachse und Sagittalachse schneiden sich	4	Flexion Extension Abduktion Adduktion
Sattelgelenk (Daumensattelgelenk)	2 Transversalachse und Sagittalachse schneiden sich nicht	4	Abduktion Adduktion Opposition Reposition
Kugelgelenk (Schultergelenk)	3 Transversalachse, Sagittalachse und Longitudinalachse	6	Flexion Extension Abduktion Adduktion Innenrotation Außenrotation
zusammengesetztes Gelenk (Ellenbogengelenk)	Zahl der Hauptachsen und Bewegungen gelenkspezifisch unterschiedlich		

Tabelle 13: Gelenkbewegungen

1. um Sagittalachse		Adduktion	= Heranführen
		Abduktion	= Abspreizen
	oder		
		Opposition	= Gegenüberstellen
		Reposition	= Zurückstellen
2. um Longitudinalachse		Innenrotation	= Einwärtskreiseln
		Außenrotation	= Auswärtskreiseln
	oder		
		Supination	= Auswärtswenden
		Pronation	= Einwärtswenden
3. um Transversalachse		Flexion	= Beugen
		Extension	= Strecken
	oder		
		Anteversion	= Vornehmen
		Retroversion	= Zurücknehmen
4. um zwei Achsen (gleichzeitig)		Circumduktion	= Kreisen
um mehrere Achsen (gleichzeitig)		Kombinationsbewegungen	

Bewegungshemmung

Gelenke lassen nur einen bestimmten Bewegungsspielraum zu, der durch Training verbesserbar ist. Die Grenzen einer Bewegungsrichtung in einem Gelenk werden festgelegt entweder durch:

1. Knochenanschlag = Knochenhemmung
2. Angespannte Bänder = Bänderhemmung
3. Maximale Muskeldehnung = Muskelhemmung
4. Zusammenschieben von Muskeln und Bindegewebe = Weichteil- oder Massenhemmung

Die Gelenkbewegungen können durch folgende Bewegungen der beiden Gelenkpartner zueinander erfolgen:

1. Translation Verschiebebewegung eines Gelenkpartners gegen den anderen, wobei alle Gelenkpunkte des bewegten Gelenkpartners die gleiche Bewegung durchführen.

2. Rotation Drehbewegung eines Gelenkpartners gegen einen anderen, wobei ein Punkt auf der Gelenkfläche des bewegten Gelenkpartners ortsständig bleibt, alle anderen auf einer Kreisbahn verlaufen. Durch den ortsfesten Punkt verläuft die Rotationsachse.

3. Abrollbewegung Bewegung, welche sich aus Translation und Rotation zusammensetzt, bei welcher die momentane Drehachse wandert.

4. Hypermobilität Übermäßige Gelenkbeweglichkeit (häufig antrainierte gesteigerte Dehnbarkeit von Bändern, Kapsel, Muskulatur).

Verschiebe- und Drehbewegung sind in den drei Grundebenen des Raumes möglich.

Kinematische Ketten sind Formen des Bewegungszustandes von Muskel- und Gelenkketten an Armen und Beinen (z. B. Hand-, Ellenbogen-, Schulter-, Schultereckgelenk und Brustbein-Schlüsselbeingelenk bilden mit den sie bewegenden ein- und mehrgelenkigen Muskeln beim Ablauf eines Bewegungsmusters eine funktionelle, auf ein Ziel hin arbeitende Muskel-Gelenkkette). Eine kinematische Kette kann, wie es bei den Armen der Fall ist, *offen* sein (frei beweglicher Endabschnitt der Gliederkette) oder wie bei den unteren Extremitäten beim Stand auf beiden Beinen *geschlossen* sein. In einer geschlossenen kinematischen Kette sind die Bewegungen zwangsläufig vorgeschrieben.

Umfang der Gelenkbewegungen

Der Umfang der Gelenkbewegungen wird in Grad angegeben. Dazu muß der 0°-Wert definiert werden. Nach der Neutral-0-Methode gilt als *Neutral-0-Stellung* eine Gelenkstellung bei folgender Körperhaltung:

Der Patient steht. Die Füße sind parallel nach vorn ausgerichtet. Die Arme sind gestreckt, die Handflächen liegen dem Körper an. Bei der Angabe des Bewegungsumfanges in einem Gelenk wird zunächst immer die Gradangabe *der* Bewegung angegeben, die vom Körper wegführt, dann die 0°-Stellung und dann die Gradangabe für die Bewegung zum Körper hin.

Gelenkuntersuchung und Gelenkbeweglichkeit

Sowohl die passive wie auch die aktive Gelenkbeweglichkeit sind quantitativ erfaßbar.

Die Messung der **aktiven Beweglichkeit** schließt in gewissem Umfang die vorhandene Muskelkraft mit ein. Deshalb ist die Aussage über die aktive Beweglichkeit des Gelenkes ungenau.

Die **passive Beweglichkeit** als *anguläre* Bewegung macht Aussagen über die tatsächliche Beweglichkeit. Neben ihrer quantitativen Erfassung (über Neutral-0-Methode oder auch Maßband) wird ihr Bewegungsende qualitativ festgestellt:

a) Weich – elastischer Stop (Hinweis auf Weichteilhemmung)
b) Fest – elastischer Stop (Hinweis auf Kapsel-Bandhemmung)
c) Hart – elastischer Stop (Hinweis auf Knorpel-Knochenhemmung)

Die passive Beweglichkeit als *translatorische* Bewegung macht Aussagen über das Gelenkspiel (= «Joint play»). Durch Zug an einem der beiden Knochenpartner erzielt man im Gelenk einen größeren Spaltraum. Man überprüft nun das Ausmaß der Verschieblichkeit der Knochenpartner gegeneinander. Ausmaß der Bewegung und Qualität des Bewegungsendes werden im Seitenvergleich vorgenommen und nach einer sechsstufigen Skala bewertet:

0 = keine Beweglichkeit, Ankylose
1 = sehr eingeschränkte Beweglichkeit
2 = wenig eingeschränkte Beweglichkeit
3 = normale Beweglichkeit
4 = etwas hypermobil, ohne Schmerzen
5 = hypermobil, mit Schmerzen
6 = völlig instabil

Klinische Hinweise

Arthritis		entzündliche Gelenkveränderung
Arthrose		degenerative, nicht entzündliche Gelenkveränderung
Asbestknorpel		abgenutzter und schlecht ernährter Gelenkknorpel (degenerierter Gelenkknorpel im Alter)
Bursitis		entzündliche Veränderung eines Schleimbeutels
Contusion		Prellung
Distorsion		Zerrung und Verstauchung
Gelenkerguß	serös	bei zu großer Belastung oder entzündlicher Reizung der Gelenkpartner oder der Kapsel: Synoviavermehrung und Einlagerung von Gewebsflüssigkeit
	blutig	bei Verletzung auch von Gelenkgefäßen (z. B. Kapselriß): neben vermehrter Synovia auch Blut
	eitrig	nach Gelenkinfektion (Gelenkempyem)
Gelenkmaus		abgesprengtes, im Gelenk frei bewegliches Knorpelstückchen oder anderer, frei im Gelenk «schwimmender» Gelenkkörperteil
Gelenksperre		plötzlich auftretende, die Bewegung im Gelenk teilweise oder völlig verhindernde mechanische Blockierung
Inaktivitätsatrophie eines Gelenks		nach längerdauernder Ruhigstellung eines Gelenks zu beobachtende Bewegungseinschränkung durch: schrumpfende Straffung der Gelenkkapsel und der Bänder; Verlust von Elastizität des Bindegewebes in den am Gelenk aktiven Muskeln; Verkürzung der am Gelenk aktiven Muskeln
Intraartikuläre Fraktur		Knochenbruch, der durch einen oder mehrere Gelenkpartner verläuft und eventuell die Gelenkkapsel zerreißt
Luxation		Verrenkung (Gelenkpartner verlieren den physiologischen Kontakt zueinander)

MYOLOGIE UND SEHNE

Skelettmuskel

Die Skelettmuskulatur stellt den aktiven Teil des Bewegungsapparates. Wir unterscheiden bei den Skelettmuskeln zwischen *roten* und *weißen* Muskeln.

Rote Muskeln

Es sind die phylogenetisch älteren Muskeln. Die «langsam reagierenden», sich langsamer verkürzenden, aber dann längerdauernd kontrahierten Muskeln haben hauptsächlich statische Aufgaben, also Haltefunktionen. Die auch als posturale Muskeln bezeichneten «roten Muskeln» haben eine bessere Blutversorgung und einen geringeren Sauerstoffbedarf als die weißen Muskeln. Rote Muskeln sind auch geringer ermüdbar, haben eine höhere Reizschwelle und atrophieren langsamer. Rote Muskeln neigen zu Verkürzung und Kontraktur. Muskelverkürzungen sind reversibel, da es sich um eine Änderung ihrer Elastizität handelt.

Zu den roten Muskeln gehören vor allem die Flexoren. Als typische rote Muskeln gelten u. a.:

1. Haltemuskeln an der Wirbelsäule
Autochthone Rückenmuskulatur. M. quadratus lumborum

2. Haltemuskeln des Schultergürtels
M. levator scapulae, M. sternocleidomastoideus, Pars descendes des M. trapezius

3. Flexoren in Beingelenken
a) M. psoas, M. rectus femoris, M. tensor fasciae latae
b) M. biceps femoris, M. semitendinosus, M. semimembranosus
c) M. gastrocnemius, M. soleus

4. Adduktoren im Hüftgelenk
Mm. adductores magnus, longus, brevis, M. pectineus, M. gracilis

Weiße Muskeln

Es sind die phylogenetisch jüngeren Muskeln. Die weißen Muskeln sind heller («weiße Muskeln») und können sich rasch und kurzzeitig kontrahieren. Sie haben eine niedere Reizschwelle, sind schnell ermüdbar und neigen zur Abschwächung. Weiße Muskeln atrophieren rascher als rote Muskeln.

Als typische weiße Muskeln gelten u. a.

1. Am Hals	Mm. scaleni
2. Untere Schulterblattstabilisatoren	M. serratus anterior, M. trapezius pars transversa und pars ascendens, Mm. rhomboidei
3. Bauchmuskeln	M. rectus abdominis, Mm. obliqui externus und internus abdominis
4. Hüftextensoren	Mm. glutaei maximus, medius, minimus
5. Knieextensoren	Mm. vasti medialis und lateralis
6. Fußrandheber	Mm. peronaei longus und brevis, M. tibialis anterior

Tabelle 14: Muskelformen

Einteilung nach	Muskeltyp	Form
Muskelköpfen	M. fusiformis M. biceps M. triceps M. quadriceps	spindelförmig zweiköpfig dreiköpfig vierköpfig
sehniger Verknüpfung der Muskelanteile	M. digastricus	zweibäuchig, über Zwischensehne verbunden
	M. mit Intersectiones	mehrere Muskelbäuche über Zwischensehnen in Serie geschaltet
	M. orbicularis	ringförmig, zwei Muskelzüge über Anfangs- und Endsehnen miteinander verknüpft
	M. sphincter	ringförmig, Muskelfasern sind «kettenartig» an Anfang und Ende untereinander bindegewebig verknüpft
Fiederungsart	M. unipennatus	einfach gefiedert (Muskelfasern gehen nur einseitig «spitzwinklig» in Ansatzsehne über)
	M. bipennatus	zweifach gefiedert (Muskelfasern gehen von 2 Seiten «spitzwinklig» in Ansatzsehne über)
	M. multifidus	mehrfach gefiedert (Muskelfasern gehen von verschiedenen Seiten «spitzwinklig» in Ansatzsehne über)
Faserverlauf	M. ad latus	breit; parallele Muskelfaserbündelung; Ursprung und Ansatz gleich groß
	M. convergens	breit; Ursprung größer als Ansatz, Muskelfasern konvergieren auf Ansatz zu
	M. divergens	breit; Ursprung kleiner als Ansatz, Muskelfasern divergieren auf Ansatz zu

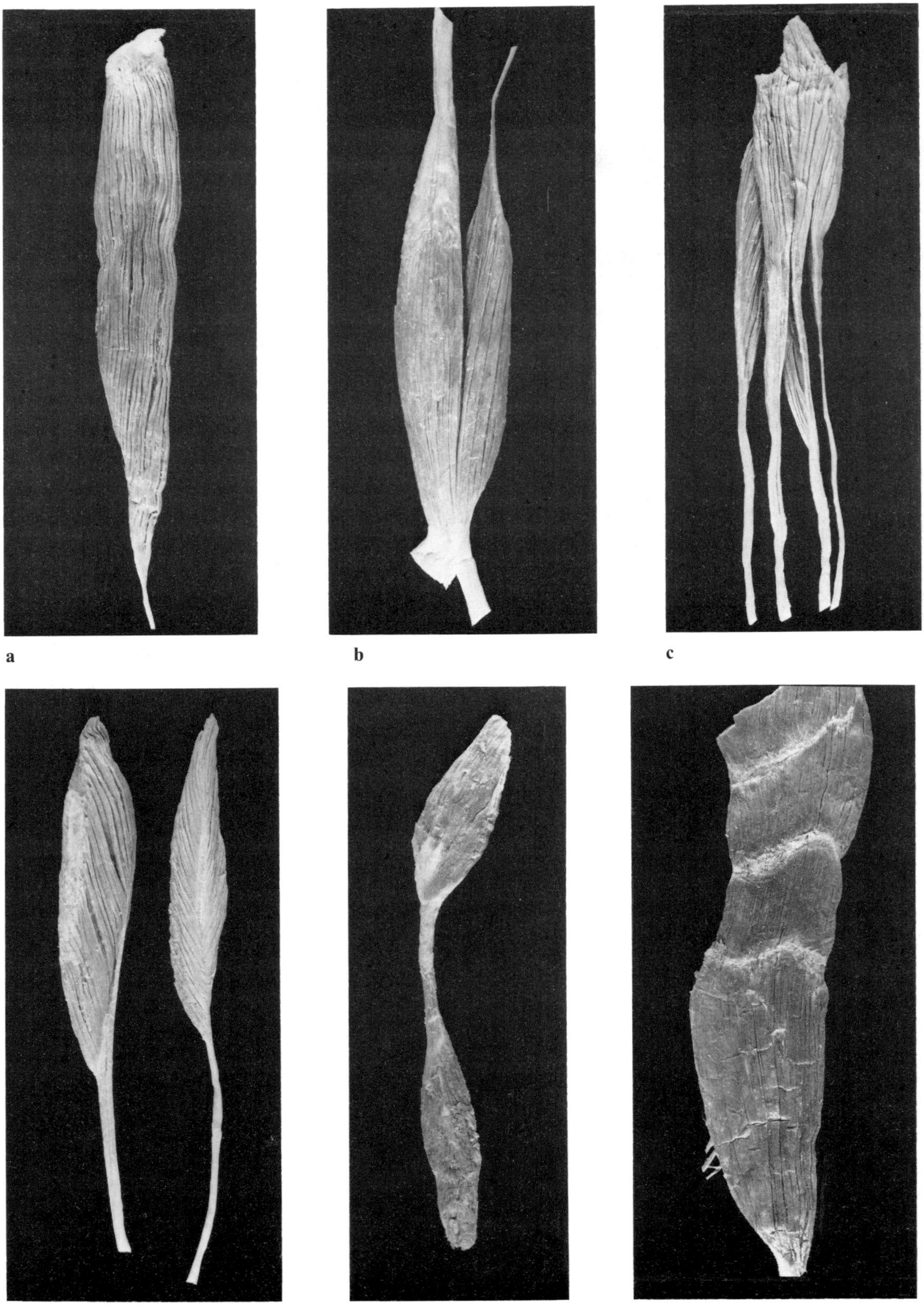

a b c

d e f

Abb. 5a–f

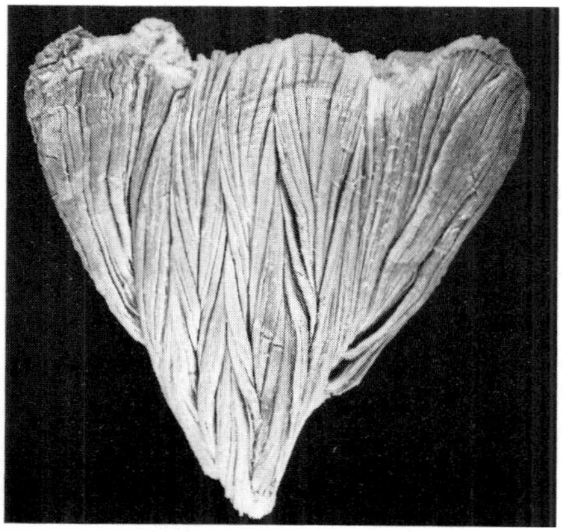

g

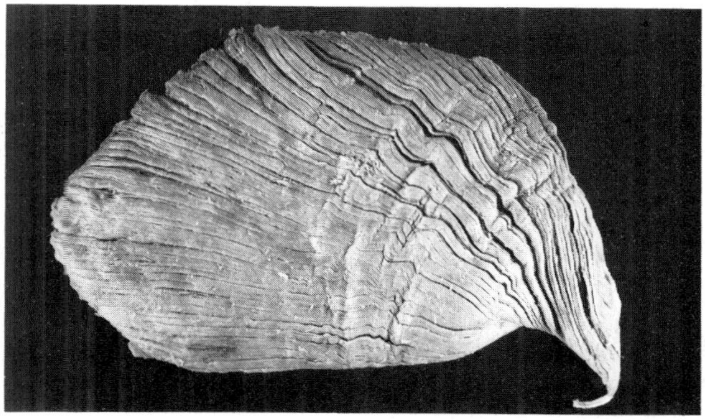

h

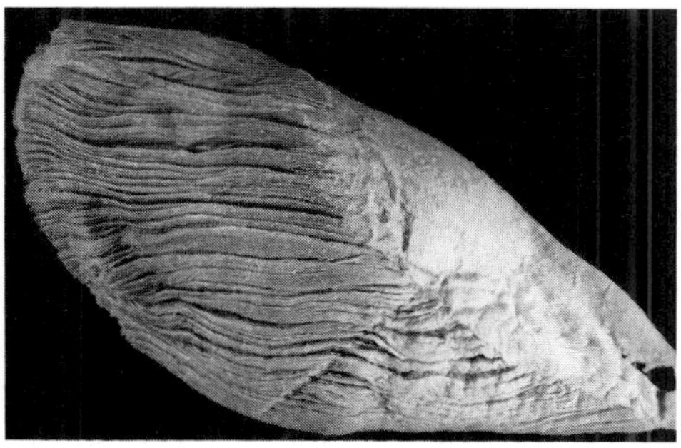

i

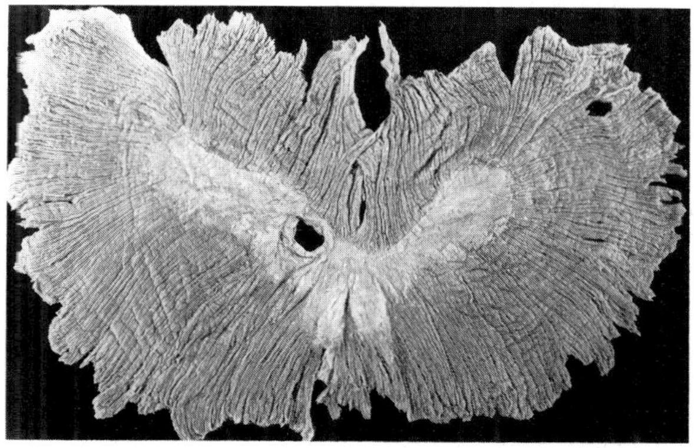

j

Abb. 5a–j Muskelformen.
a = spindelförmig (M. fusiformis), b = zweiköpfig (M. biceps), c = mehrsehniger Muskel, d = einfach gefiedert (unipennatus), zweifach gefiedert (bipennatus), e = zweibäuchig (M. digastricus), f = Muskel mit mehreren Zwischensehnen, g und h = konvergierender und divergierender Muskel, i = parallelfaserig (M. ad latus), j = Muskelplatte mit zentraler Sehne (Diaphragma).

Ursprung und Ansatz

Ein Muskel besteht aus einer bindegewebigen territorial gegliederten Masse von Muskelfasern und muskelspezifisch unterschiedlich langen, sehnigen Anfangs- und Endteilen, mit denen er sich meist an Knochen anheftet. Als Ursprungssehne wird die bei der Kontraktion des Muskels fixierte oder nur wenig bewegte Sehne bezeichnet. Sie liegt bei Arm- und Beinmuskeln rumpfnäher (proximal). Als Ansatzsehne wird die bei der Kontraktion des Muskels bewegte oder beweglichere Sehne, bei Arm- und Beinmuskeln die rumpffernere (distale) Sehne bezeichnet. Die Befestigungsstelle der Ursprungssehne eines Muskels wird als Muskelursprung, die der Ansatzsehne als Ansatz bezeichnet. Der ortsfestere Muskelursprung wird auch «Punctum fixum», der beweglichere Muskelansatz «Punctum mobile» genannt. Bei Muskeln, die von beweglichen Knochen entspringen und an solchen auch wieder ansetzen, lassen sich «Punctum mobile» und «Punctum fixum» durch Änderung der Zugrichtung gegeneinander austauschen.

Tabelle 15: Territoriale Gliederung des Skelettmuskels

Umhüllendes Bindegewebe	Muskeleinheit	Inhalt
Endomysium	Muskelfaser = Muskelzelle ↓	Zellkerne, Cytoplasma, Myofibrillen, Zellorganellen
Perimysium internum	Primärbündel ↓	viele Muskelfasern mit Sarkolemmhüllen
Perimysium externum	Sekundärbündel ↓	viele Primärbündel mit ihrem jeweiligen Perimysium internum
Epimysium Muskelfascie	Muskel ↓	Vielzahl von Sekundärbündeln mit ihrem jeweiligen Perimysium externum und anliegender Fascie
Äußere Körperfascie	alle Wand- oder Extremitätenmuskeln	Rumpf oder Extremität

Aufgaben der territorialen Muskelgliederung

1. Muskelzusammenhalt
2. Muskelführung
3. Ermöglicht Verschiebung der Muskelfasern gegeneinander
4. Leitschienen für Gefäß- und Nervenversorgung des Muskels
5. Ermöglicht den im Perimysium eingekapselten Muskelspindeln den Dehnungszustand der Muskelfasern zu erfassen

Hilfseinrichtungen für Muskeln

1. Fascie

Wenig dehnbare Muskelumhüllung aus oft lamellären Schichten von straffem Bindegewebe mit dreidimensional angeordneten kollagenen Fasern und elastischen Fasernetzen. Fascien halten die Form eines Muskels, sichern dessen Führung und Verschieblichkeit gegen Nachbarorgane.

2. Bursa synovialis (= Schleimbeutel)

Schleimbeutel sind wasserkissenartige Bindegewebspolster. Sie bestehen aus einer derben kollagenfaserigen Außenhülle (Lamina fibrosa) und einer Synovia bildenden zarten Innenschicht (Lamina synovialis). In das Lumen wird Synovia abgegeben. Schleimbeutel finden sich als Verschiebe- und Abfederungspolster zwischen Muskeln, oft knochenansatznah unter Muskeln und Sehnen. Schleimbeutel können mit benachbarten Gelenken in Verbindung stehen.

3. Fettpolster

Unter manchen Muskeln finden sich Baufettpolster. Sie heben damit den Muskel von seiner Unterlage verschieblich ab und führen zu einer Änderung seiner wirksamen Zugrichtung.

4. Submuskuläre Verschiebeschicht

Bindegewebige Verschiebeschicht zwischen Muskel und Knochen, ober zwischen zwei aufeinander liegenden Muskeln. Zwischen dem Deltamuskel und dem Oberarmknochen befindet sich solch eine ausgedehnte Verschiebeschicht aus lockerem Bindegewebe. Sie ermöglicht dem M. deltoideus, sich bei Abduktion im Schultergelenk von seiner knöchernen Unterlage «abzuheben».

5. Tendo (= Sehne)

Sehnen bestehen aus territorial gegliederten kollagenen Fasermassen. In kurzen Sehnen sind die kollagenen Faserbündel parallel zueinander, in langen Sehnen auch schraubenförmig angeordnet. Sehnenplatten bezeichnet man als *Aponeurosen.* Sehnenfasern sind im Ruhezustand leicht gewellt. Wird eine Sehne durch Muskelzug angespannt, so überträgt sie deshalb den Zug nicht abrupt, sondern etwas verzögert und abgebremster auf den Knochen.

Eine *Sehnenhaut (Peritendineum)* umhüllt die Sehne und gliedert sie. Im Peritendineum verläuft die Gefäß-Nervenversorgung der Sehne. Sehnen haben bradytrophes Gewebe (= Gewebe mit geringem Stoffwechsel). Die Gefäßversorgung ist daher gering.

Makroskopisch erscheint bei parallelfaserigen Muskeln der Sehnenübergang kontinuierlich zu sein, während er bei gefiederten Muskeln kontiguierlich aussieht. Der Muskel-Sehnenübergang erfolgt tatsächlich aber bei allen Muskeln gefiedert, allerdings in einem muskeltypspezifisch unterschiedlich großen Winkel, dem *Fiederungswinkel*. Bei der Kontraktion der Muskelfaser vergrößert sich der Fiederungswinkel, bei maximaler Dehnung der Muskelfaser wird er spitzwinkliger. Bei der Muskelkontraktion wird durch die Zunahme des Fiederungswinkels der Abstand zwischen den benachbarten Muskelfasern größer. In diesen Raum breitet sich die verkürzte Muskelfaser durch ihre Dickenzunahme aus.

Besonders im Bereich von Muskelsehnenübergängen sind Sehnenspindeln (Zugreceptoren) im Peritendineum angeordnet.

Bei großflächigem Ansatz verankern sich die Sehnen über SHARPEY-Fasern durch das Periost im Knochen. Bei kleinflächigem Ansatz heften sie sich unmittelbar am Knochen an. Manchmal ist dabei auch Knorpelgewebe zwischengelagert.

6. Vagina synovialis tendinis (= Sehnenscheide)

Sehnenscheiden sind bindegewebige Schutz- und Führungsröhren um die Sehnen der langen Hand- und Fußmuskeln. Sie schützen die Sehnen gegen ein Zerreiben an Knochen und Bändern, und sie geben der Sehne eine Führungsrichtung vor. Sehnenscheiden gleichen in etwa einem Schleimbeutel, der um eine Sehne herumgelegt ist. Sie sind aus einer äußeren Vagina fibrosa und einer inneren doppelwandigen Vagina synovialis aufgebaut. In dem kapillären Spaltraum der Vagina synovialis befindet sich eine geringe Menge Synovia. Die Vagina synovialis grenzt mit ihrer unteren Außenseite an die Sehne. Die Sehne hat somit keinen Kontakt zur Synovia. Sind Sehnenscheiden so konstruiert, wie in dem oben erwähnten Beispiel vom Schleimbeutel, der um eine Sehne herumgelegt ist, dann bleibt ein schmaler Zugangsweg zur Sehne dort frei, wo die Ränder des Schleimbeutels aufeinandertreffen. Diese Zugangstraße wird von Gefäßen und Nerven als Versorgungsweg zur Sehne, als Mesotendineum genutzt.

Bei Sehnenscheidenentzündungen wird vermehrt Synovia in den Spaltraum der Vagina synovialis abgegeben. Die Sehne wird von der Vagina synovialis komprimiert, Sehnenbewegungen sind damit erschwert und schmerzhaft. Die Sehne reibt gegen die Wandung der Sehnenscheide, die Sehne «knarrt».

7. Sesamknochen, Sesamknorpel

Sesamknorpel oder Sesambeine sind in Sehnen oder Gelenkkapseln eingelagerte kleine rundliche Knorpel oder Knochen. Größtes Sesambein des Menschen ist die Kniescheibe.

Aufgabe von Sesambeinen ist die Führung von sehnenscheidenfreien Sehnen an Knochen. Oft geht dies mit einer Änderung der wirksamen Zugrichtung einer Sehne einher (s. auch Hypomochlion). Manche Sesambeine wirken auch als Schutz für die Sehne, da sie eine Zerreibung der Sehne gegen Knochen verhindern oder als Polster Druck abfangen, dem sonst die Sehne ungeschützt ausgesetzt wäre.

Muskelmechanik

Die *Hubhöhe* eines Muskels hängt zunächst von der Länge seiner Muskelfasern, aber auch vom Fiederungswinkel seines Muskelfaser-Sehnenübergangs ab. Beim annähernd kontinuierlichen, sehr spitzwinkligen Muskelfaser-Sehnenübergang entspricht die Hubhöhe eines Muskels aus maximaler Vordehnungsstellung in etwa der Hälfte seiner Faserverkürzung. Je größer der Fiederungswinkel des Muskelsehnenübergangs wird, umso geringer wird die Hubhöhe.

Die *Hubkraft* des Muskels hängt von der Größe der Fiederungswinkel seiner Muskelfaser-Sehnenübergänge und der Summe der Querschnittsflächen aller seiner Muskelfasern (physiologischer Querschnitt) ab. Je spitzwinkliger der Fiederungswinkel ist, umso besser kann die Muskelfaser ihre Hubkraft der Sehne weitergeben. Je größer der Fiederungswinkel wird, desto ungünstiger wird die Muskelkraft auf die Sehne übertragen. Bei einem Fiederungswinkel von 90° könnte der Muskel aus seiner Ausgangslage keine Hubkraft an der Sehne entwickeln. Die Größe des Fiederungswinkels bestimmt aber auch, wieviele Muskelfasern der Muskel haben kann. Bei Muskeln mit spitzwinkligen Fiederungswinkeln finden weniger Muskelfasern eine Verankerungsstelle an der Sehne. Je größer der Fiederungswinkel wird, desto größer wird der Abstand zwischen benachbarten Muskelfasern, und desto mehr Muskelfasern können Anschluß an die Sehne bekommen.

Die *Muskelwirksamkeit* in einem Gelenk entspricht den Hebelgesetzen. Liegt der Muskelansatz von der Gelenkachse weit entfernt, so ist die Muskelwirkung groß. Je näher der Ansatz zur Gelenkachse zu liegen kommt, desto geringer wird die Muskelwirkung. Der wirksame Hebelarm ändert sich auch mit der Gelenkstellung. Bei einer 180°-Streckstellung wird er praktisch gleich null, da die Hubkraft des Muskels dann die beiden Gelenkpartner longitudinal fest gegeneinander zieht. Setzt die wirksame

Muskelzugrichtung am rechtwinklig gebeugten beweglichen Gelenkpartner an, so ist der wirksame Hebelarm am günstigsten. Beugt man im Gelenk noch weiter, so wird ein immer größer werdender Teil der Muskelkraft als Zugkraft am beweglichen Gelenkpartner verbraucht, um diesen von seinem anderen Partner wegzuziehen.

Agonist	=	tätiger Muskel
Antagonist	=	Gegenspieler zum tätigen Muskel. Manche Muskeln können in sich antagonistisch wirken, wenn sie mit Anteilen auf unterschiedlichen Seiten zur Bewegungsachse verlaufen.
Synergist	=	Muskel mit gleicher Wirkweise
eingelenkiger Muskel	=	Muskel, der nur über ein Gelenk verläuft
mehrgelenkiger Muskel	=	Muskel, der über mehrere Gelenke verläuft
Energie kinetische	=	Bewegungsenergie (Rotations-, Schall-, Schwingungs-, Translations- und Wärmeenergie)
Energie potentielle	=	Lageenergie (aufgrund der Lagebeziehung zur Umgebung oder im Kraftfeld)

Hypomochlion

Wird ein Muskel (oder eine Sehne) über einen Drehpunkt (Hypomochlion), z. B. Knochen, Band, Schleimbeutel oder Fettkörper, in seiner Verlaufsrichtung verändert, so richtet sich die wirksame Zugrichtung des Muskels nach der Orientierung der Muskel-Bindegewebsstrukturen zwischen Hypomochlion und Sehnenansatz.

Physiologischer Querschnitt eines Muskels

Der physiologische Querschnitt eines Muskels entspricht dem Schnitt durch einen Skelettmuskel, bei dem alle Muskelfasern des Muskels im 90° Winkel angeschnitten sind. Der physiologische Querschnitt gibt Informationen über die Leistungsfähigkeit des Muskels.

Muskelkontraktion

Kontraktionen von Skelettmuskelfasern verlaufen nach dem Alles-oder-Nichts-Gesetz. Hat ein ausreichend hoher Reiz den Schwellenwert für die Auslösung einer Muskelfaserkontraktion überschritten, zieht sich die Muskelfaser maximal zusammen. Beim Gesamtmuskel nimmt mit steigender Reizstärke die Zuckungsgröße des Muskels (Zuckungsamplitude) bis zu einem Maximalwert zu, da seine Muskelfasern von der Reizquelle unterschiedlich weit entfernt sind. Die im Muskel tiefer gelegenen Muskelfasern werden erst bei höherer Stromstärke erregt als seine oberflächlichen Fasern.

Motorische Einheit

Als motorische Einheit bezeichnet man die Funktionseinheit von:

1. Motorischer Vorderhornzelle,
2. deren efferenter Nervenfaser mit ihren peripheren Verzweigungen und Endigungen und
3. den von diesen Endigungen innervierten Muskelfasern, die im Gesamtmuskel verteilt sind.

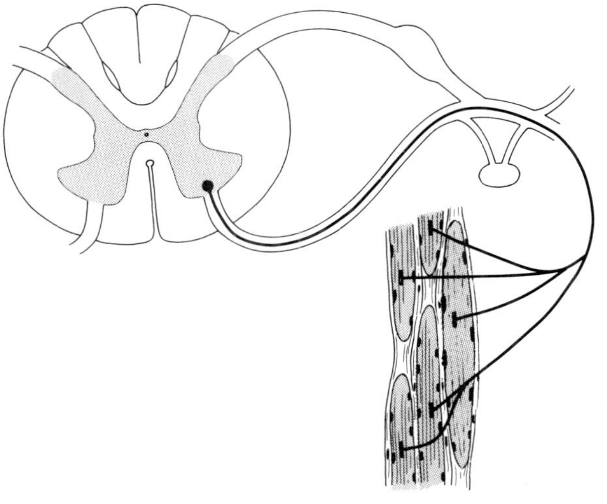

Abb. 6 Schematische Darstellung einer motorischen Einheit bestehend aus: motorischer Vorderhornzelle, Neurit mit peripherer Verästelung, myoneuralen Synapsen und zugehörigen 5 (bis etwa 300 möglich) Muskelfasern.

Area vasculonervosa

Der einen Skelettmuskel versorgende Nerv tritt mitsamt den für die Ernährung des Muskels wichtigen Gefäßen etwa am proximalen Drittelpunkt in den Muskel ein bzw. aus. Die Nervenfasern als auch die Gefäße orientieren sich in ihrem innermuskulären Verlauf zu bzw. von den zugehörigen Muskelfasern am Verlauf der bindegewebigen territorialen Bündelung des Muskels.

Längendefinitionen, Begriffe zur Muskelkontraktion

Ausgangslänge

Länge eines Muskels, aus der er sich kontrahiert.

Verkürzungslänge

Länge, um die sich ein Muskel bei seiner Kontraktion verkürzt (= Verkürzungsgröße = Hubhöhe eines Muskels).

Endlänge

Länge eines Muskels, die dieser bei maximaler Verkürzung erreicht (= Endkürze).

Vordehnung

Dehnung eines Muskels und seiner Bindegewebshüllen entgegen seiner Kontraktionsrichtung. Aus einer solchen gedehnten Ausgangsstellung kann sich der Muskel um einen größeren Faktor verkürzen, als aus der normalen Ausgangslänge. Vordehnungen von Muskeln erfolgen bei den *Ausholbewegungen.*

Effektiver Hebelarm

= virtueller oder physikalischer Hebelarm.
Er entspricht dem senkrechten Abstand zwischen der Wirkungslinie der Kraft und dem Hebeldrehpunkt.

Isotonische Kontraktion

Der Muskel verkürzt sich bei der Kontraktion. Der Ansatz nähert sich dem Ursprung. Die Muskelspannung bleibt gleich.

Isometrische Kontraktion

Der Muskel kann sich bei der Kontraktion nicht verkürzen. Ursprung und Ansatz sind fixiert. Die Muskelausgangslänge bleibt also auch während der Kontraktion erhalten. Die Muskelspannung erhöht sich deshalb. Isometrische Muskelkontraktionen finden sich bei den «Haltemuskeln» (z. B. Erector trunci an der Wirbelsäule; Gewölbehaltung am Fuß, Steigbügelmuskeln).

Muskelkontraktur

Unwillkürliche, nicht von normalen Aktionspotentialen begleitete Dauerverkürzung eines Muskels mit anhaltender Gelenkzwangshaltung.

Tetanus

Rasch aufeinander folgende, rhythmisch ausgelöste Muskelzuckungen mit einer Kraftentwicklung über der der Einzelzuckung.

Aktive Muskelinsuffizienz

Leistungsende eines Muskels, der seine Endkürze erreicht hat, obwohl er den Bewegungsspielraum in den Gelenken, über die er verläuft, noch nicht voll ausgenutzt hat (z. B. Beugung in Ellenbogen- und Handgelenken mit folgender Flexion der langen Fingerbeuger läßt keinen festen Faustschluß mehr zu).

Passive Muskelinsuffizienz

Grenze der maximalen Dehnbarkeit eines Muskels, bei weiterer Dehnung würde der Muskel einreißen (z. B. bei Dehnung der ischiocruralen Muskeln bei Flexion im Hüft- und Extension im Kniegelenk).

Zur Klinik

Hypertrophie

Volumenzunahme eines Muskels über die Vergrößerung seiner Muskelzellen.

Aktivitätshypertrophie

Volumenzunahme der Muskelfasern bei Krafttraining und kurzzeitigen Maximalforderungen an den Skelettmuskel (z. B. beim Gewichtheben).

Inaktivitätsatrophie

Volumenabnahme der Muskelfasern bei geringerer Leistungsanforderung an den Skelettmuskel (z. B. beim Ruhigstellen einer Extremität nach Fraktur).

Hyperplasie

Volumenzunahme eines Muskels über eine Vermehrung seiner Muskelzellen.

Muskelprüfung

a) Auf Kraft

durch den manuellen Muskeltest mit folgenden Bewertungsstufen:

0 – keine sicht- oder tastbare Kontraktion
1 – sicht- oder tastbare Kontraktion
2 – voller Bewegungsweg unter Ausschaltung der Schwerkraft
3 – voller Bewegungsweg gegen die Schwerkraft
4 – voller Bewegungsweg und submaximaler Widerstand am Ende der Bewegungsbahn
5 – voller Bewegungsweg und maximaler Widerstand am Ende der Bewegungsbahn

b) Auf Ausdauer

durch Halten einer definierten Stellung auf Zeit

c) Auf Dehnfähigkeit

besonders bei den Haltemuskeln (posturale Muskeln) und bei mehrgelenkigen Muskeln

Muskeltraining

Alle Muskeltrainingsformen (z. B. Kraftmaschine des Sportmediziners, Aufbautraining) sind in der Krankengymnastik anwendbar, wenn intakte neuromuskuläre Verhältnisse vorliegen, die Einheit Muskel-Sehne normgerecht ist, und keine Einschränkung der Knochen- und Gelenkbelastung vorliegt.

Die relativ objektive Kontrolle über die Effizienz der Behandlung kann durch den Krankengymnasten erfolgen über:

1. vergleichende Umfangsmessungen an definierten Stellen
2. wiederholte Erhebung des manuellen Muskeltestes mit Bewertungsvergleich
3. Dynamometer (z. B. beim Rheumatiker)
4. Standardisierte Verfahren zur Erfassung muskulärer Ausdauerleistungen liegen noch nicht vor. Im Einzelfall orientiert man sich an der Zahl der möglichen Wiederholungen.

Spasmus

Langsame, eventuell verzögerte, sich rhythmisch wiederholende Kontraktion von Muskeln oder Muskelgruppen (z. B. als Spasmus facialis). Therapie u. a. über feucht-warme oder kalte Kompressen.

Spastik

Automatisierte, abrupte, auf sensible Reize und Bewegungsbeschleunigung sich steigernde Muskeltonuszunahme.

Die Spastik läßt sich beeinflussen durch:

1. Ausgangsstellung und reflexhemmende Lagerungen
2. Langzeiteisanwendung
3. allgemeine Entspannung
4. aktives oder aktiv-passives Bewegen
5. Dehnung über längere Zeit

Muskelkater

Muskelschmerzen, die nach Überforderung des Muskels auftreten (Mikrohämatome?, Anreicherung von Muskelstoffwechselprodukten?)

Therapie über:

1. feuchte Umschläge mit lauwarmem Wasser
2. Schwimmbad, 26–28 °C Wassertemperatur
3. kurzfristiges Verringern der Tagesbelastung bei Sportlern
4. Präventivmaßnahmen wie intensives Aufwärmen, vorsichtige Steigerung der körperlichen Belastung u. a.

Muskelfaserriß

Plötzlicher Einriß einer oder mehrerer Muskelfasern im Muskel. (Behandlung über Kryotherapie, «Deep friction»).

Sehnenruptur

Einriß oder totaler Riß einer Sehne.

Die krankengymnastische Behandlung nach operativ versorgter Sehenruptur erfolgt mit dem Ziel, die Gleitfähigkeit und die Zugbelastbarkeit wieder herzustellen. Dies erfolgt über aktives Bewegen, Dehnen und «deep friction». Der Zeitpunkt dafür richtet sich nach Art der Versorgung (Naht oder plastischer Ersatz) und Zustand des Gewebes. Der Operateur entscheidet über Beginn und Art der krankengymnastischen Therapie.

BEWEGUNGSAPPARAT

RUMPF

WIRBELSÄULE

Die Wirbelsäule ist die tragende und stützende, in sich bewegliche Knochen-Knorpel-Säule des Rumpfes. Sie ist aus vielen einzelnen, hintereinander alternierend angeordneten und miteinander verbundenen Wirbeln und Knorpelscheiben aufgebaut. Man untergliedert die Wirbelsäule in einen beweglichen und in einen unbeweglichen Anteil. Der bewegliche Anteil setzt sich aus der Hals-, Brust- und Lendenwirbelsäule zusammen. Den beim Erwachsenen synostosierten, beim Kind noch mit Knorpelfugen versehenen, unbeweglichen Anteil bilden das Kreuzbein und das Steißbein. Die Wirbelsäule erstreckt sich somit von der Schädelbasis bis zur Steißbeinspitze. Die Wirbelsäule hat sich beim Menschen, bedingt durch dessen aufrechten Gang, von ihrer dorsal exponierten Lage im Thorakalbereich etwas nach ventral verlagert, um so der Trageaufgabe besser nachkommen zu können. Wirbelbänder, die autochthone Rückenmuskulatur, Wirbelgelenke und die Knorpelhaften über die Bandscheiben halten diese Knochen-Knorpel-Säule zusammen und sichern den für den erwachsenen Menschen typischen, doppelt-S-förmigen Wirbelsäulenverlauf.

Der im Zentrum der Wirbelsäule longitudinal verlaufende Wirbelkanal bildet die knöcherne Schutzhülle um das Rückenmark. Zwischen zwei benachbarten Wirbeln tritt beidseits durch den Zwischenwirbelkanal der Segmentnerv. Die Funktionseinheit von einander zugewendeten benachbarten Wirbelkörperhälften, mit dazwischen gelegener Bandscheibe und Wirbelgelenken, sowie allen Strukturen der Zwischenwirbelregion werden als «*Bewegungssegment*» bezeichnet. An der Wirbelsäule sind 23 solcher «Bewegungssegmente» vorhanden.

«Bewegungssegment» an der Wirbelsäule, Segmentnervenpaar und Segmentgefäße in ihrem gesamten Verlauf mit den von ihnen versorgten Organen (wie u. a. Muskulatur, Haut) werden als *Segment* bezeichnet.

Tabelle 16: Gliederung der Wirbelsäule

	Abschnitt	Wirbel	Abkürzungen
beweglich	Halswirbelsäule (HWS)	7 Halswirbel (Vertebrae cervicales) darunter zwei Kopfwirbel: a) Atlas (1. HW) b) Axis (2. HW)	C (HW)
	Brustwirbelsäule (BWS)	12 Brustwirbel (Vertebrae thoracales)	T (Th oder BW)
	Lendenwirbelsäule (LWS)	5 Lendenwirbel (Vertebrae lumbales)	L (LW)
unbeweglich	Kreuzbein (= Os sacrum)	5 Kreuzbeinwirbel (Vertebrae sacrales)	S
	Steißbein (= Os coccygis)	4 (2–7) Steißbeinwirbel (Vertebrae coccygeales)	Co

Z10 Aufbau eines Wirbels

Ein Wirbel besteht in seiner Grundform aus Corpus vertebrae (Wirbelkörper) und Arcus vertebrae (Wirbelbogen). Corpus und Arcus vertebrae umgreifen das Foramen vertebrae (Wirbelloch).

Corpus vertebrae Zylinderförmiger kurzer Knochen, der aus Spongiosa aufgebaut ist und außen nur eine dünne Compacta besitzt.

Deckplatte Craniale Corticalisschicht am Wirbelkörper mit hyaliner Knorpelauflage.

Grundplatte Caudale Corticalisschicht am Wirbelkörper mit hyaliner Knorpelauflage.

Randleisten Die verdichteten Außenränder der knöchernen Grund- und Deckplatten werden als Randleisten bezeichnet. Von ihnen gehen mit zunehmendem Lebensalter spondylotische Exostosen (dornartige Knochenwucherungen) in Form von Dornen, Zacken oder Wülsten aus. Benachbarte Wirbelkörper können so spangenartig miteinander verknöchern. Diese Veränderungen sind Ursachen vieler Beschwerden an der Wirbelsäule.

Arcus vertebrae

Der Wirbelbogen hat je einen nach rechts und links gerichteten Processus transversus (Querfortsatz), einen nach dorsal gerichteten Processus spinosus (Dornfortsatz) und je zwei nach cranial und caudal zu ausgerichtete Processus articulares superiores und inferiores (Gelenkfortsätze).

Foramen vertebrale

Die von Corpus und Arcus vertebrae umgrenzte Öffnung, das Foramen vertebrale, ergibt bei der Summation der einzelnen Wirbel den Canalis vertrebralis (Wirbelkanal). Er ist die knöcherne Schutzhülle für das Rückenmark.

Form und Lichtung des Wirbelkanals ändern sich von Bewegungs- zu Bewegungssegment.

Als gängige, röntgenologisch und anatomisch bestimmte Meßwerte für die *Lichtungsbreite* werden meist die Abstände der beiden Bogenwurzeln voneinander angegeben. Sie betragen beim Erwachsenen im Bereich des Atlas um 28 (22–30) mm, am Axis um 22 (20–25) mm, im Cervicalbereich um 25 (23–28) mm, nehmen im Thorakalbereich auf Werte zwischen 15 und 20 mm ab und erreichen im Lumbalbereich wieder Werte um 23 (20–32) mm.

Für den *Sagittaldurchmesser* des Wirbelkanals gelten beim Erwachsenen im Bereich des Atlas Werte um 30 (27–36) mm, im Bereich des Axis Werte um 15,5 (15–22) mm, im übrigen cervicalen Abschnitt der Wirbelsäule Werte um 14 (11–16) mm, im thorakalen Abschnitt der Wirbelsäule Werte zwischen 15 und 18 mm, im lumbalen solche zwischen 15 und 18 mm. Im sacralen nimmt der Sagittaldurchmesser von 12 mm bei S1 caudalwärts kontinuierlich ab.

Randexostosen an den Wirbelkörpern können zur Beeinträchtigung des Wirbelkanallumens führen.

Foramen intervertebrale

Der Wirbelbogen beginnt an der oberen Hälfte der Wirbelkörperrückseite. Zwischen den rechts und links am Beginn des Wirbelbogens befindlichen oberen und unteren Gelenkfortsätzen und der Wirbelkörperrückseite entstehen Einschnitte:

Die nur flache Incisura vertebralis superior und die tiefe Incisura vertebralis inferior. Benachbarte Incisurae begrenzen mitsamt der weiter ventral befindlichen Bandscheibe das Zwischenwirbelloch (Foramen intervertebrale). Durch diese Öffnung tritt der Segmentnerv.

Z 9, 10, 11, 12

Tabelle 17: Unterschiede im Wirbelaufbau in den Wirbelsäulenabschnitten

Wirbel	Wirbelkörper	Fortsätze	Stellung der Gelenkflächen	Gelenkkapseln	sonstige Besonderheiten
Atlas	Corpus fehlt Arcus anterior mit Fovea dentis	Proc. transversus mit Foramen transversarium Tuberculum posterius (rudimentärer Proc. spinosus	Fovea art. sup. konkav und fast horizontal	schlaff	Massa lateralis, Lig. transversum atlantis Bandscheibe zwischen Atlas und Axis fehlt
Axis	Corpus mit aufsitzendem Dens axis. An diesem: Facies art. ant., Facies art. post.	Proc. transversus mit Foramen transversarium gespaltener Proc. spinosus horizontal orientiert	Facies art. sup.: fast horizontal Facies art. inf.: etwa 45° frontohorizontal	schlaff	
übrige Halswirbel C_3-C_7	Corpus beidseits mit Proc. uncinatus	1. Proc. transversus mit Tuberculum ant. und post., Sulcus ni. spinalis, Foramen transversarium 2. Proc. spinosus C_3-C_6 gegabelt, etwa horizontal ausgerichtet, Proc. spinosus C_7 nicht gegabelt, springt besonders weit vor: Vertebra prominens	45° frontohorizontal und dorsocaudalwärts	schlaff	

Fortsetzung auf der nächsten Seite

Fortsetzung der Tab. 17

Wirbel	Wirbelkörper	Fortsätze	Stellung der Gelenkflächen	Gelenkkapseln	sonstige Besonderheiten
Brustwirbel	Gelenkflächen für Rippenköpfchen	1. Proc. spinosus dachziegelartig übereinander caudalwärts gerichtet 2. Proc. transversus hat Gelenkfläche für Rippe	fast frontal	straff	
Lendenwirbel	besonders mächtig	1. Proc. spinosus in Sagittalebene abgeplattet und etwa horizontal 2. Proc. articulares sagittal gerichtet 3. Proc. mamillaris 4. Proc. accessorius 5. Proc. costarius	leicht konkave Gelenkfläche, annähernd sagittal, nach medioventral zunehmend frontaler ausgerichtet	relativ straff	Ende Rückenmark Kind: L_2/L_3 Erwachsener: L_1/L_2
Kreuzbeinwirbel	vordere Oberkante von S_1 = Promontorium Lineae transversae (Wirbelkörpersynostosen)	1. Crista sacralis mediana (entspricht Proc. spinosi) 2. Crista sacralis intermedia (entspricht Proc. articulares) 3. Crista sacralis lateralis (entspricht Proc. transversi)	Facies art. sup. von S_1: annähernd sagittal		a) über Facies auricularis Amphiarthrose mit Os ilium b) fehlender Bogenschluß bei S_5
Steißbein	synostosiert	1. Proc. spinosus nicht ausgebildet 2. Cornua coccygea als Reste der Proc. art. sup. von Co_1 3. Reste der Proc. transversi nur mehr bei Co_1			fehlender Bogenschluß

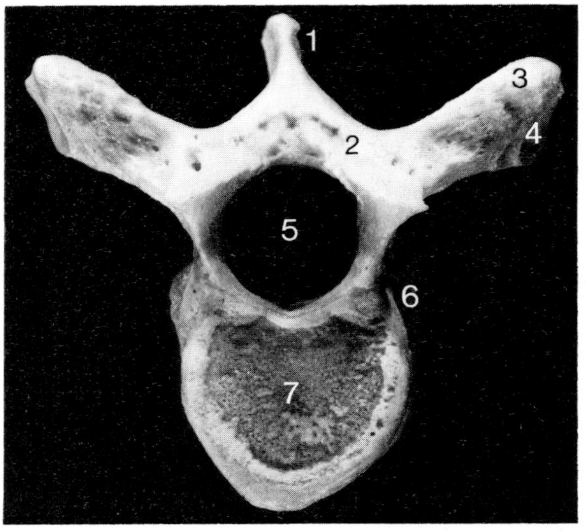

Abb. 7a Mittlerer Brustwirbel in der Ansicht von cranial.
1 = Proc. spinosus
2 = Arcus vertebrae
3 = Proc. transversus
4 = Fovea costalis transversalis
5 = Foramen vertebrale
6 = Fovea costalis superior
7 = Corpus vertebrae

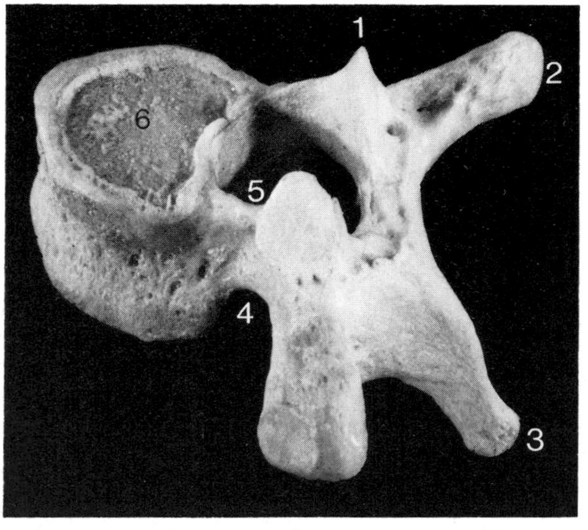

Abb. 7b 10. Brustwirbel in der Ansicht von laterocranial.
1 = Proc. articularis superior
2 = Proc. transversus
3 = Proc. spinosus
4 = Incisura vertebralis inferior
5 = Incisura vertebralis superior
6 = Corpus vertebrae

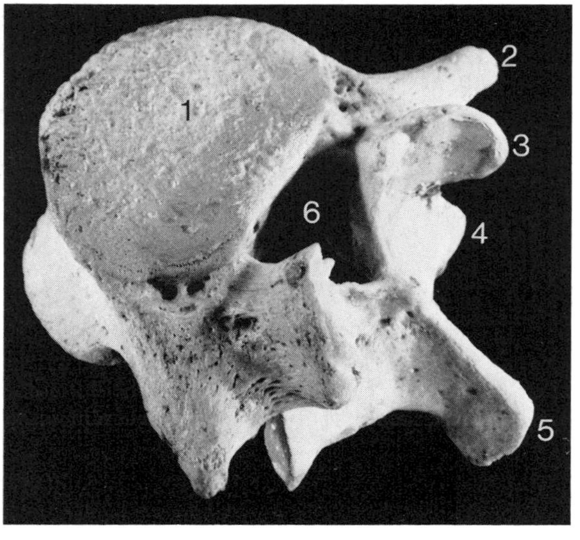

Abb. 7c 3. Lendenwirbel in der Ansicht von laterocranial.
1 = Corpus vertebrae
2 = Proc. costarius
3 = Proc. articularis superior
4 = Proc. articularis inferior
5 = Proc. spinosus
6 = Foramen vertebrale

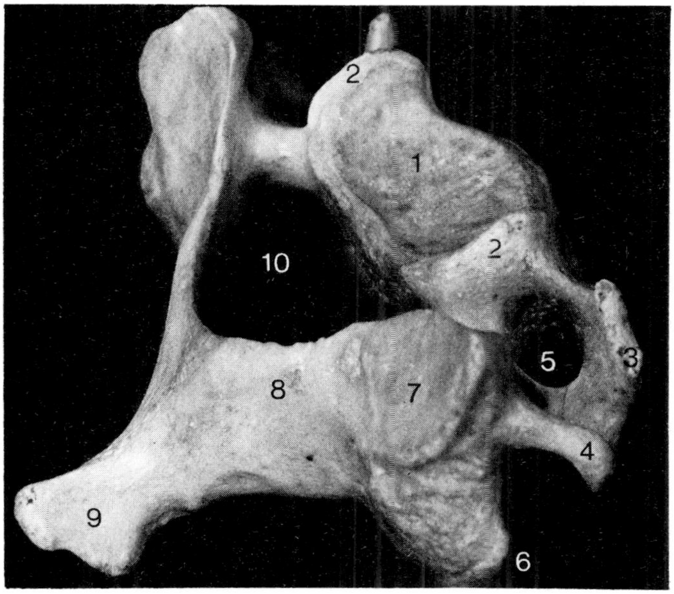

Abb. 8 4. Halswirbel in der Ansicht von laterocranial.
1 = Corpus vertebrae, 2 = Proc. uncinatus, 3 = Tuberculum anterius des Proc. transversus, 4 = Tuberculum posterius des Proc. transversus, 5 = Foramen transversarium, 6 = Processus articularis inferior, 7 = Facies articularis superior, 8 = Arcus vertebrae, 9 = Processus spinosus, 10 = Foramen vertebrale.

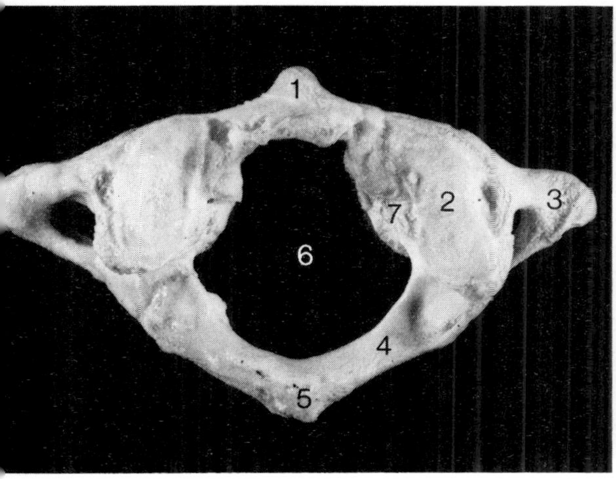

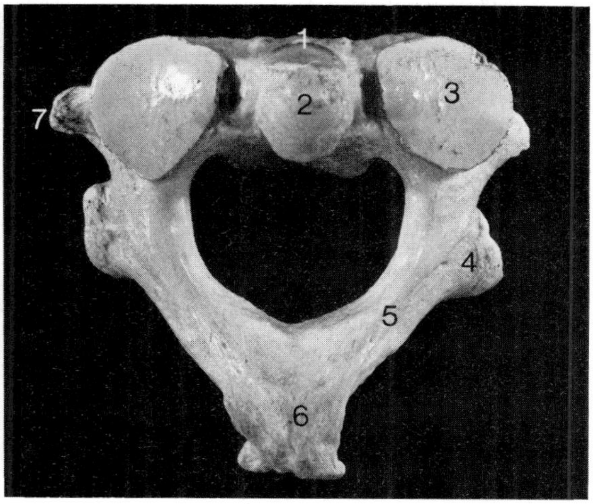

Abb. 9 (links) Atlas in der Ansicht von cranial.
1 = Tuberculum anterius, 2 = Facies articularis superior, 3 = Proc. transversus mit Foramen transversarium, 4 = Arcus posterior, 5 = Tuberculum posterius, 6 = Foramen vertebrale.

Abb. 10 (rechts) Ansicht von cranial auf den Axis.
1 = Facies articularis anterior, 2 = Dens, 3 = Facies articularis lateralis, 4 = Processus articularis inferior, 5 = Arcus axis, 6 = Processus spinosus, 7 = Processus transversus.

Wirbelgelenke

In den Wirbelgelenken stehen die Gelenkflächen der Proc. articulares superiores mit denen der Proc. articulares inferiores des nächst höheren Wirbels in gelenkigem Kontakt. Ausrichtung der Gelenkflächen und Straffheit der Gelenkkapseln sind an Hals-, Brust- und Lendenwirbelsäule unterschiedlich, die Übergänge sind aber fließend. In der HWS und mittleren LWS drängen sich meniscus-ähnliche, faserknorpelige Fortsätze von der Gelenkkapsel in den Gelenkspalt.

Die Wirbelgelenke werden von Ästen der Rr. dorsales der Segmentnerven, über den N. duralis und über vegetative Nerven aus dem Grenzstrang sensibel innerviert.

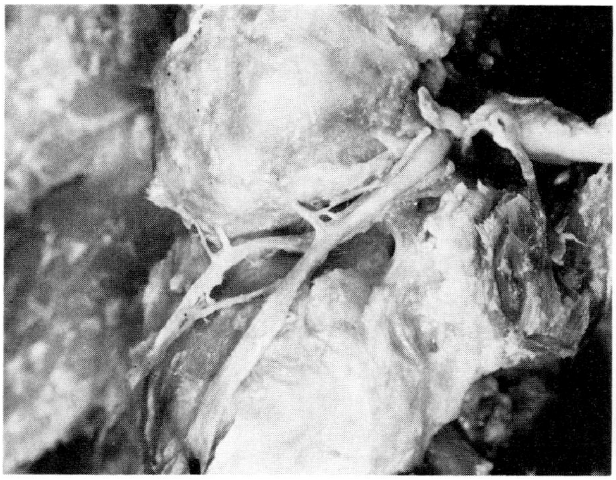

Abb. 11 Typische Innervation von Wirbelgelenken (hier HW 5/6) über Ästchen des R. dorsalis.

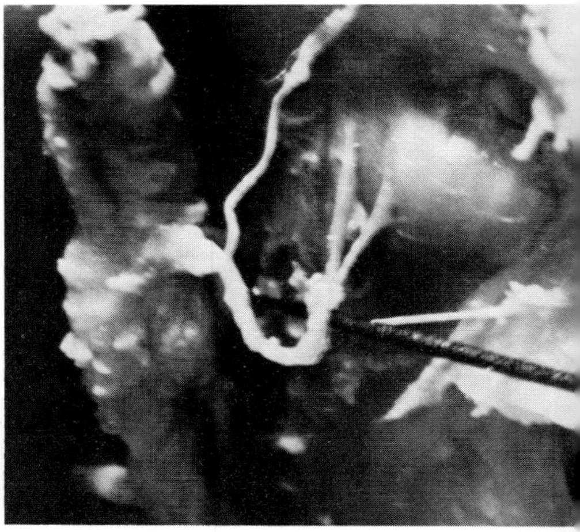

Abb. 12 Innervation des ventralen Kapselanteils der Wirbelgelenke über den N. duralis.

Kopfgelenke

Als Kopfgelenke faßt man folgende Teilgelenke zusammen:

1. Die beiden Articulationes atlantooccipitales (funktionell: Eigelenke; Nicken und Seitwärtsneigen)
2. Die beiden Articulationes atlantoaxiales laterales (funktionell: Dreh-«Schraub»-Gelenk; schraubenartige Drehbewegung)
3. Die Articulatio atlantoaxialis mediana (funktionell: Zapfengelenk; Drehen) (mit einem vorderen und hinteren Teilgelenk)

Die Kopfgelenke sind funktionell eine Einheit und lassen Bewegungen wie in einem Kugelgelenk zu. Der Gesamtumfang der möglichen Bewegungen beträgt (Abb. 13):

Vor- und Rückneigung (Nickbewegung) im oberen Kopfgelenk	20°–35°
Ante- und Retroflexion (Kopf- und alle Halswirbelgelenke)	70°–90°
Seitneigung (Lateralflexion) im oberen Kopfgelenk	10°–15°
Drehbewegung des Kopfes in Kopfgelenken	34°–55°

Nickbewegungen des Kopfes gegen die fixierte Halswirbelsäule finden im oberen Kopfgelenk statt, in die *Beuge- und Streckbewegungen* des Kopfes (Ante- und Retroflexion) ist die gesamte Halswirbelsäule miteinbezogen. Während der Anteflexion des Kopfes kippt der Atlas ruckartig mit seinem Arcus anterior caudalwärts, mit seinem Arcus posterior cranialwärts. Bei der Retroflexion ist dies entsprechend umgekehrt. Bei den geringen *Seitneigungen* des Kopfes wird der Atlas minimal zur gleichen Seite verschoben. Dadurch wird bei einer Seitneigung nach rechts das linke, bei einer Seitneigung nach links das rechte Lig. alare gespannt, und es kommt zu einer geringen *Zwangsrotation* um den Axiszahn zur kontralateralen Seite.

Sicherung der Kopfgelenke durch Bänder (Abb. 14)

1. Ligg. alaria
   (Wichtigste Bänder zur Hemmung von Dorsalextension, Ventralflexion und Lateralflexion in den Atlantooccipital- und Atlantoaxial-Gelenken.)
2. Lig. transversum atlantis
   (Als Gelenkpartner für den Axiszahn verhindert es eine horizontale Scherung zwischen Atlas und Axis in sagittaler Richtung.)
3. Lig. cruciforme
   (Verhindert Longitudinalextension zwischen Atlas und Os occipitale).

A. vertebralis und Kopfgelenke

Die A. vertebralis verläuft durch die Foramina transversaria der Halswirbel 6-1. Beim Austritt am Atlasquerfortsatz macht die Arterie einen schlingenförmigen Bogen (Reservelänge), um im Sulcus atlantis zum Foramen occipitale magnum und von dort zur Versorgung des Hirnstammes, des Kleinhirns und des Occipitallappens zu gelangen. Bei ihrer Sklerosierung verliert die A. vertebralis an Elastizität, und Bewegungen in den Kopfgelenken können zu partiellen reversiblen Lumenverengungen führen.

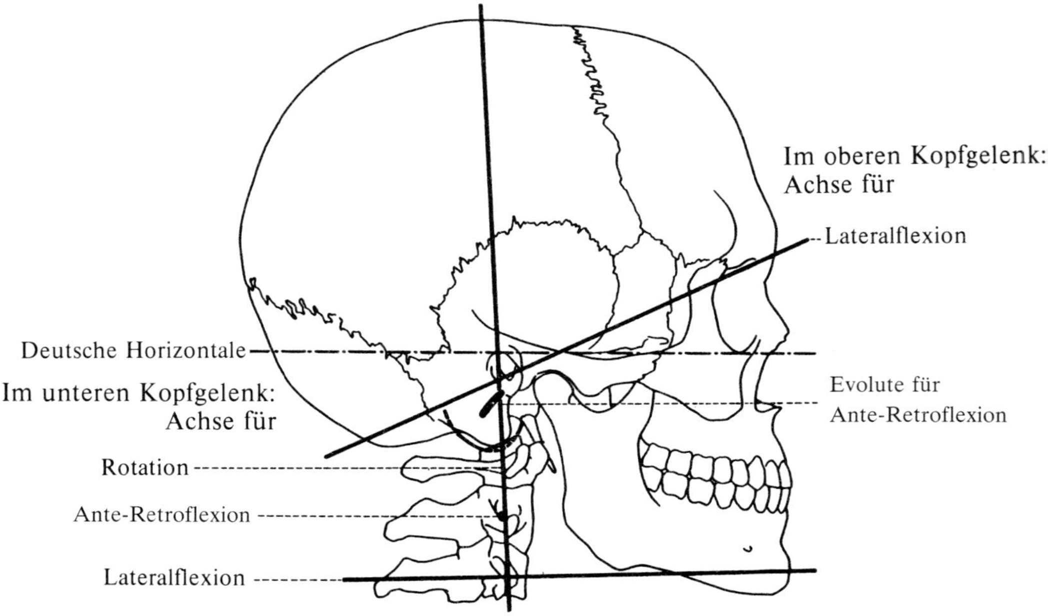

Abb. 13 Bewegungsachsen in den Kopfgelenken (aus: U. LANZ, Anatom. Seminar, München 1963).

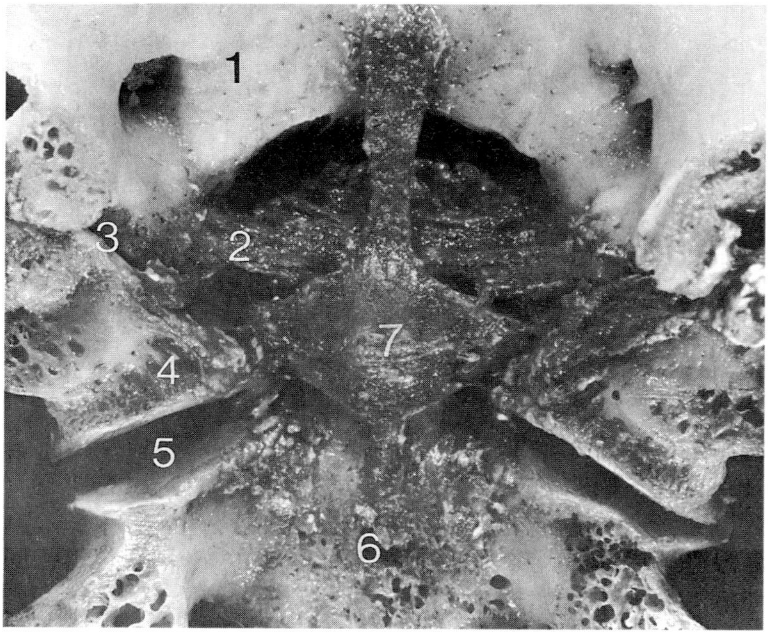

Abb. 14 Ansicht von dorsal auf die Atlantoaxialgelenke und den Axiskörper nach Entfernen des Arcus atlantis posterior und des Arcus axis. Darstellung des Lig. cruciatum und der Ligg. alaria. 1 = Os occipitale, 2 = Lig. alarium sin., 3 = Art. atlantooccipitalis, 4 = Atlas, 5 = Art. atlantoaxialis lat., 6 = Corpus axis, 7 = Lig. cruciatum

Innervation der Kopfgelenke

Art. atlantooccipitalis

Die sensible Innervation erfolgt über den R. ventralis von C_1 und Nn. durales.

Art. atlantoaxialis lateralis

Die sensible Innervation erfolgt über den R. dorsalis von C_2 und Nn. durales.

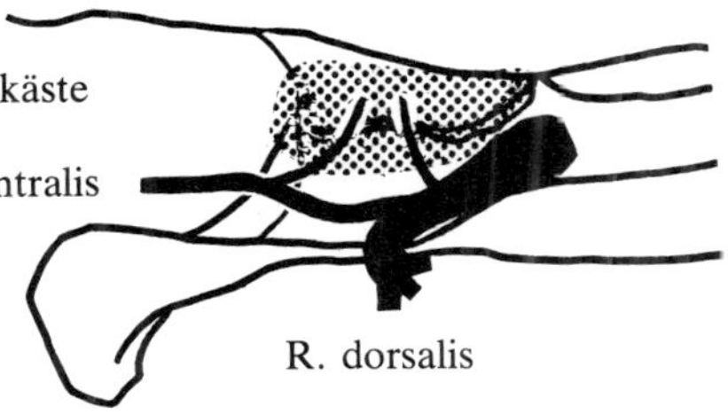

Abb. 15 Innervation des Atlanto-occipitalgelenks über Ästchen des R. ventralis von C_1.

Verbindungen zwischen zwei benachbarten beweglichen Wirbeln

1. Synchondrotische Verbindung der Wirbelkörper über die Bandscheibe
2. Syndesmotische Verbindungen über die Wirbelsäulenbänder
3. Gelenkige Verbindungen über die beiden Wirbelgelenke
4. Muskelverbindungen des Erector trunci
5. In der HWS können die Proc. uncinati mit den unteren Wirbelkörperrandleisten einen gelenkigen Kontakt haben (sogenannte *Uncovertebralgelenke*).

Discus intervertebralis (Bandscheibe)

Die Bandscheiben verbinden synchondrotisch die benachbarten Wirbelkörper ab C_2 bis S_1. Sie sind aus kollagenem Faserknorpel aufgebaut, beim Erwachsenen gefäß- und nervenfrei und werden in Richtung zur Lendenwirbelsäule größer.

Bandscheiben bestehen aus einer wasserarmen kollagenfaserreichen Außenzone (Anulus fibrosus) und einem wasserreichen gallertigen Kern (Nucleus pulposus). Die äußere Zone des Anulus fibrosus formen Lamellen aus straffem Bindegewebe, die innere Zone besteht aus faserknorpeligem Bindegewebe. Sie geht kontinuierlich in den Nucleus pulposus über. Die Fasern sind in den einzelnen Lamellen des Anulus fibrosus in gegensinnig verlaufenden Schraubentouren orientiert und fangen neben Druck-, Zug- und Dehnungsbelastungen vor allem Schubkräfte ab. Der Faserverlauf in der Bandscheibe begünstigt die Aufnahme der vom Nucleus pulposus übertragenen Kräfte sowohl bei zentrischer wie auch bei exzentrischer Richtung der Kraftwirkungslinie.

Die Elastizität der Bandscheiben nimmt mit zunehmendem Lebensalter ab, da ihre kollagenen Fasern straffer und dicker werden. Im Nucleus pulposus sinkt mit steigendem Lebensalter der Wassergehalt, der Stickstoffanteil aber erhöht sich. Der kolloidosmotische Druck der Bandscheibe wird dadurch geringer, die Bandscheibe verliert an Elastizität.

Fixierung

Die Bandscheibe ist über kollagene Fasern an den Grund- und Deckplatten benachbarter Wirbelkörper fixiert. Das Ligamentum longitudinale posterius, das sich im Bandscheibenbereich spindelartig verbreitert und in ihr auch verankert, sichert die Bandscheibe zusätzlich nach dorsal.

Funktion

Die Bandscheibenhöhe bestimmt die Größe des möglichen Bewegungsausmaßes zwischen zwei benachbarten Wirbeln. Entscheidend für das Bewegungsausmaß ist dabei die relative Höhe der Bandscheibe zu den Höhen der beiden benachbarten Wirbelkörperhälften. Sie verhält sich im Halsbereich wie 2:5, im Thorakalbereich wie 1:5 und in der Lendwirbelsäule wie 1:3.

Der mit einem hohen Gehalt an wasserbindungsfähigen Glykosaminen versehene Nucleus pulposus hat die Eigenschaft eines Wasserpolsters in der Bandscheibe. Wird die Bandscheibe *zentrisch* belastet, so überträgt sich der vom Nucleus pulposus aufgenommene Druck gleichmäßig auf den angrenzenden Anulus fibrosus, wird die Bandscheibe *exzentrisch* belastet, so weicht der Nucleus pulposus in das weniger komprimierte Bandscheibenareal hin aus.

Der nach 1½ Stunden im Stehen aufgetretene Verlust in der Höhe einer Bandscheibe kann durch 15-minütiges Liegen wieder ausgeglichen werden. Eine Verminderung des Wassergehalts einer Bandscheibe (sie kann bei Belastung in 4 Stunden 10–15 % davon verlieren) wie auch eine flacher gewordene Bandscheibe führen zu einem passiven Stabilitätsverlust im betroffenen Bewegungssegment. Im Regelfall kann die das Bewegungssegment stabilisierende Muskulatur des Erector spinae den passiven Stabilitätsverlust aktiv ausgleichen. Die Verschmälerung einer Bandscheibe führt auch immer zu einer erhöhten Druckbelastung im zugehörigen Bewegungssegment.

Intradiskaler Druck

In der Stufenlagerung mit angewinkelten Hüft- und Kniegelenken ist der intradiskale Druck in den lumbalen Bandscheiben mit etwa 25 kp* am geringsten. Bei Rumpf-

* Verwendete Maßeinheit der Kraft 1 kp = 9,80665 N

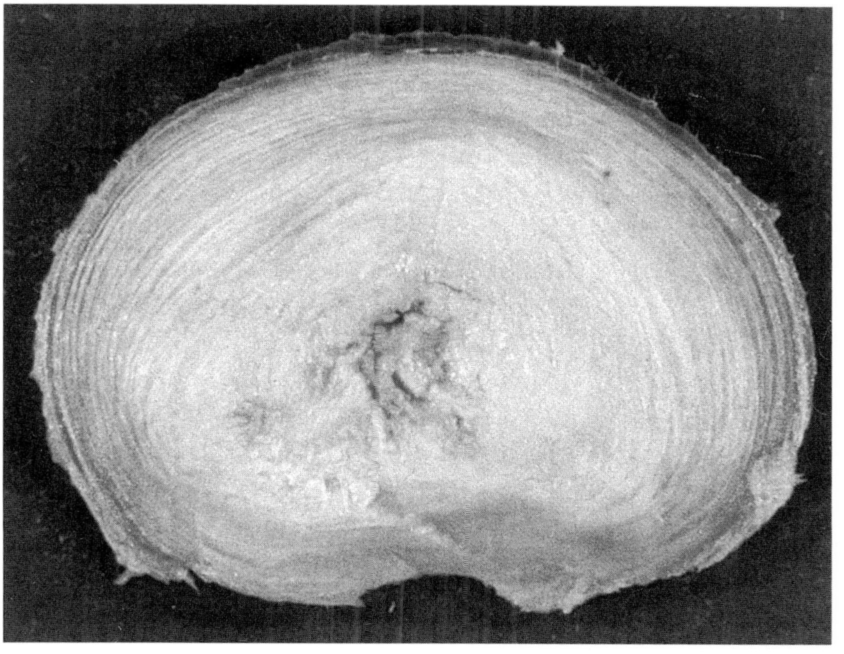

Abb. 16 Aufsicht auf eine Bandscheibe mit äußeren lamellären Strukturen des Anulus fibrosus und fließendem Übergang zu dem im Zentrum gelegenen weichen Gallertkern des Nucleus pulposus. Vergr. 2,5fach.

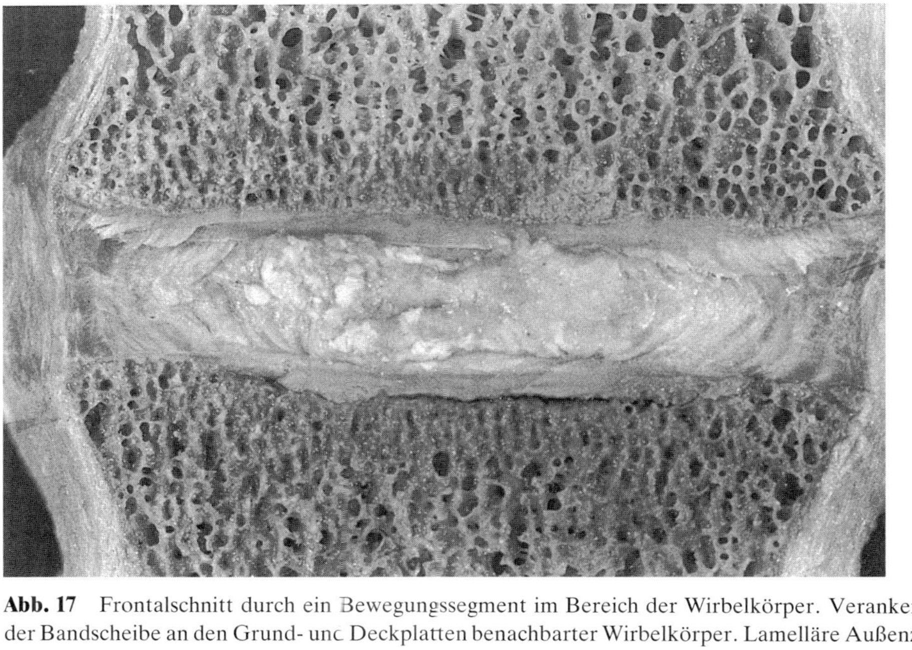

Abb. 17 Frontalschnitt durch ein Bewegungssegment im Bereich der Wirbelkörper. Verankerung der Bandscheibe an den Grund- und Deckplatten benachbarter Wirbelkörper. Lamelläre Außenzone (Anulus fibrosus) und weiches Zentrum (Nucleus pulposus) der Bandscheibe. Vergr. 3,3fach.

beugungen nach ventral im Sitzen wie auch im Stehen steigt hier dagegen der intradiskale Druck auf Werte über 150 kp an.

Nach NACHEMSON (1979) ändert sich der relative Druck in der 3. lumbalen Bandscheibe bei einem Ausgangswert im Stehen von 100 %: bei der Stufenlagerung auf 35 %, bei der Rückenlage mit Hochnehmen der gestreckten Beine auf 150 %, bei der Bauchlage mit Hochnehmen von Kopf und Beinen auf 180 % und beim Aufsetzen aus der Rückenlage auf 210 %.

Der Belastungsdruck in der 3. Lumbalbandscheibe ist im Liegen bei leichter Flexion im Hüftgelenk und unterstützten Beinen mit 25 kp am geringsten, nimmt beim flachen gestreckten Liegen auf fast 50 kp zu, steigt beim Sitzen mit stark schräg ausgerichteter Lehne auf Werte um 75 kp an, beim Stehen auf 100 kp, beim geraden Sitzen mit 90°-Lehne auf etwa 135 kp, beim gebückten Sitzen auf 180 kp und erreicht beim Stehen mit ventral flektiertem Oberkörper seine höchsten Werte bis zu 220 kp (nach KRÄMER 1986).

Parallel zu den intradiskalen Druckveränderungen ändert sich der Wassergehalt in der Bandscheibe. So wird bei Druckverhältnissen, welche in den lumbalen Bandscheiben niedriger als 100 kp sind, Flüssigkeit in die Bandscheibe eingelagert (Hydratation), bei intradiskalen Druckwerten über 100 kp Flüssigkeit in die Umgebung ausgepreßt (Dehydratation). Extension der lumbalen Wirbelsäule, intermittierende Traktion und Liegen wären die günstigsten Voraussetzungen für die «regenerierende Wassereinlagerung» in die lumbalen Bandscheiben. Dagegen führen Bücken, Tragen von Lasten und die durch die Hebelwirkungen beim Hochheben von Lasten so vervielfältigte Druckbelastung der lumbalen Bandscheiben zu deren typischen, besonders hohen Belastungen und zur Flüssigkeitsabgabe aus der Bandscheibe in das umliegende Gewebe.

Nucleus pulposus und Bandscheibenprolaps

Der Nucleus pulposus verlagert sich in der Bandscheibe immer von der besonders druckbelasteten Stelle fort. Wird eine Bandscheibe, wie in der oberen BWS der Fall, gleichmäßig belastet, so liegt der Nucleus pulposus zentral. In der mittleren BWS hat sich der Nucleus pulposus dagegen mehr nach dorsal, in der LWS mehr nach ventral in der Bandscheibe verdrängen lassen. Im Discus intervertebralis sind die Druckkräfte im Sitzen am höchsten, geringer beim Stehen, im Liegen am niedrigsten.

Etwa 90 % aller Bandscheibeneinrisse treten im LWS-Bereich auf. Hier wiederum betreffen 95 % aller Bandscheibenschäden die Segmente L_4/L_5 und L_5/S_1. Beim Bandscheibeneinriß quellen durch einen Spalt im Anulus fibrosus Anteile des Nucleus pulposus nach außen. Dies kann nach dorsal und medial unter das Lig. longitudinale posterius geschehen, das Band wird dann in den Wirbelkanal vorgewölbt. Es kann zu Abquetschungen der Cauda equina kommen. Der Nucleus pulposus kann nach Einriß des Anulus fibrosus lateral in das Foramen intervertebrale gedrückt werden und hier den Segmentnerv komprimieren. Selten kommen Prolapse nach ventral unter das Lig. longitudinale anterius zu liegen.

Wirbelsäulenbänder

Die Bänder der Wirbelsäule verbinden die Wirbel syndesmotisch untereinander. Sie halten passiv die physiologischen Krümmungen der Wirbelsäule und fangen einen Teil des ventral der Wirbelsäule gelegenen Körpergewichts ab. Die elastischen Ligg. flava wirken streckend. Die Wirbelsäulenbänder schränken den Bewegungsumfang zwischen benachbarten Wirbeln ein.

1. Lig. longitudinale anterius

Ventral der Wirbelkörper verlaufend und an diesen fixiert, überspringt die Bandscheibe. Seine Reißfestigkeit entspricht 34,67 kp = 340 N (Mow, Hayes).
Bedeutung: Hemmt die Extension.

2. Lig. longitudinale posterius

An der Rückseite der Wirbelkörper verlaufend, an den Bandscheiben spindelartig verbreitert und fixiert. Seine Reißfestigkeit entspricht 18,35 kp = 180 N (Mow, Hayes).
Bedeutung: Hemmt die Flexion.
Sichert die Bandscheibe gegen Dorsalverlagerung.

3. Lig. flavum

Zwischen benachbarten Wirbelbögen ausgespannte elastische Bänder.
Bedeutung: Hemmt die Flexion.
Alle Ligg. flava bewirken durch ihre Elastizität eine Streckung der Wirbelsäule und wirken daher wie «Erectormuskeln».

4. Lig. interspinale

Zwischen benachbarten Dornfortsätzen verlaufend.
Bedeutung: Hemmt die Flexion.

5. Lig. supraspinale

Die Dornfortsatzspitzen untereinander verbindend. Im Halsbereich zwischen Hinterhaupt und Dornfortsatzspitzen selbständiges *Lig. nuchae.*
Bedeutung: Hemmt die Flexion.

6. Lig. intertransversarium

Zwischen benachbarten Querfortsätzen ausgespannt.
Bedeutung: Hemmt die Lateralflexion zur Gegenseite.

Wirbelsäulenbänder und Klinik

Verkürzte Bänder der Wirbelsäule führen zur Hypomobilität, verlängerte zur Hypermobilität. Bei verkürzten Bändern werden diese gedehnt. Besondere Dehnmobilisationen des Lig. longitudinale posterius werden beim Morbus BECHTEREW angewandt. Bei verlängerten Bändern muß die muskuläre Sicherung der einzelnen Wirbelsäulenabschnitte über Techniken aus der Manuellen Medizin gesteigert werden.

Physiologische Krümmungen

Begriffe

Kyphose =	Konvexe Krümmung der Wirbelsäule nach dorsal («Buckel»)
Lordose =	Konvexe Krümmung der Wirbelsäule nach ventral

Krümmungen

Neugeborenes:	Nur leichte nach dorsal konvexe Krümmung der Wirbelsäule.
ab 3. Woche:	Säugling beginnt aus Bauchlage Kopf zu heben, daher Entwicklung einer Halslordose.
ab 5. Monat:	Säugling sitzt. Übermäßige Belastung der BWS mit Ausbildung der Brustkyphose.
ab 9. Monat:	Säugling beginnt sich aufzurichten. Beginn der Ausbildung einer Lendenlordose. Sie verläuft über Jahre parallel zur Veränderung in der Ausrichtung des knöchernen Beckens.
Erwachsener:	Die Wirbelsäule hat typische doppelt-S-förmige physiologische Krümmungen: Halslordose, Brustkyphose, Lendenlordose, Sacral- und Coccygealkyphose. Die *Traglinie* verläuft durch die Wirbelkörper von C_7/Th_1 und L_4/L_5.

Bewegungsmöglichkeiten

Bewegungssegment

Als Bewegungssegment gilt die funktionelle Einheit von oberer bzw. unterer Hälfte zweier benachbarter Wirbelkörper mit ihren hyalinen Knorpelauflagen und den Randleisten, die Wirbelbögen mit den beiden Gelenkfortsatzpaaren und die Intervertebralregion. Die Intervertebralregion umfaßt die Bandscheibe, die Foramina intervertebralia und die zwischen benachbarten Wirbeln ausgespannten Wirbelbänder.

Im Bewegungssegment muß die Bandscheibe die auf sie einwirkenden Druckkräfte federnd abfangen. Ein zentrierter erhöhter Druck der benachbarten Wirbelkörper auf die Bandscheibe führt dazu, daß der Nucleus pulposus auseinander gedrückt und der Anulus fibrosus dadurch gedehnt wird. Die Proportionen im Bewegungssegment zwischen der Höhe der Bandscheibe und der Höhe der benachbarten Wirbelkörperhälften legen den maximal möglichen Bewegungsumfang im Bewegungssegment fest. Die Ausrichtung der Gelenkfortsätze und die Krümmung der Gelenkflächen bestimmen die möglichen Bewegungsrichtungen.

Einschränkungen der Beweglichkeit (ohne Kopfgelenke)

Hemmung der Ventralflexion

Knochen HWS:	Kinn stößt auf Brustbein
BWS:	begrenzte Verschieblichkeit von Rippen und Brustbein
Bänder	Ligg. flava, Lig. longitudinale posterius, Ligg. interspinalia, Lig. supraspinale, Lig. nuchae
Muskeln	Erector trunci

Hemmung der Dorsalextension

Knochen BWS:	Dornfortsätze
LWS:	Dornfortsätze
Bänder	Lig. longitudinale anterius
Muskeln HWS:	Weichteilhemmung
BWS, LWS:	Gerade Bauchmuskeln

Hemmung der Lateralflexion

Knochen HWS:	Proc. uncinati, Querfortsätze
BWS:	Rippen
LWS:	Anschlag caudale Rippen an Beckenkamm
Bänder	Ligg. intertransversaria der Gegenseite
Muskeln LWS:	Folgende Muskeln der Gegenseite: Mm. intertransversarii, M. quadratus lumborum, schräge Bauchmuskeln und Erector trunci

Hemmung der Rotation

Knochen BWS:	Rippen
LWS:	Ausrichtung der Gelenkflächen und der Gelenkfortsätze lassen nur geringe Rotationsbewegungen zu

Tabelle 18: Bewegungen der Wirbelsäule (aus Neutral-0-Stellung)

Abschnitte der Wirbelsäule	Flexion	Extension	Lateralflexion	Rotation
Kopfgelenke	++ 20°–25°	+ 20°	+ 10°	+++ 45°–60°
HWS (C_2–C_7)	+++ 35°–45°	+++ 35°–45°	+++ 45°	+++ 60°–80°
BWS	++ 45°	+ 20°–25°	++ 30°	++ 45°
LWS	++ 35°	++ 35°	++ 25°–40°	äußerst gering

Tabelle 18 a: Durchschnittliche Beweglichkeit (in Grad) im Bewegungssegment nach Mow, Hayes 1991.

Bewegungssegment	Flexion	Extension	Lateralflexion	Rotation
Os occipitale / C1	13	13	8	0
C1 / C2	10	9	0	47
C2 / C3	8	3	10	9
C3 / C4	7	9	11	11
C4 / C5	10	8	13	12
C5 / C6	10	11	15	10
C6 / C7	13	5	12	9
C7 / Th1	6	4	14	8
Th1 / Th2	5	3	2	9
	Flexion + Extension			
Th2 / Th3	4		3	8
Th3 / Th4	5		4	8
Th4 / Th5	4		2	8
Th5 / Th6	5		2	8
Th6 / Th7	5		3	8
Th7 / Th8	5		2	8
Th8 / Th9	4		2	7
Th9 / Th10	3		2	4
Th10 / Th11	4		3	2
Th11 / Th12	4		3	2
Th12 / L1	5		3	2
L1 / L2	8	5	6	1
L2 / L3	10	3	6	1
L3 / L4	12	1	6	2
L4 / L5	13	2	3	2
L5 / S1	9	5	1	1

Gesamtbewegungsumfang in der Wirbelsäule

Addiert man die Einzelbewegungen in den Bewegungsegmenten der Wirbelsäule (ohne Kopfgelenke), so ergeben sich in den 3 Hauptebenen in etwa folgende Bewegungsausschläge:

Sagittalebene	(Flexion-Extension)	= 240°
Frontalebene	(Lateralflexion)	= 180°
Transversalebene	(Rotation)	= 210°

Zur Klinik

Orientierung an der Wirbelsäule

Zur Orientierung, ob normale Wirbelsäulenverhältnisse vorliegen, dienen dem Krankengymnasten folgende tastbare Knochen- und Weichteilstrukturen, die bei der Gesamtinspektion zunächst im Stand überprüft werden:

1. Von dorsal

Dornfortsätze
Schulterhöhe, Schulterlinie, Schulterrundung
Schulterblattstand (im Seitenvergleich)
Taillendreieck (im Seitenvergleich)
Symmetrie des Thorax
Rippenbuckel
Lendenwulst (im Seitenvergleich)
Beckenkamm (im Seitenvergleich)
Beinlängendifferenz

2. Von ventral

Schulter-Nackenlinie
Schlüssenbeinverlauf
Brustbein
Spina iliaca anterior superior (im Seitenvergleich)
Symphyse

3. Von lateral

Wirbelsäulenkrümmung
Beckenstellung

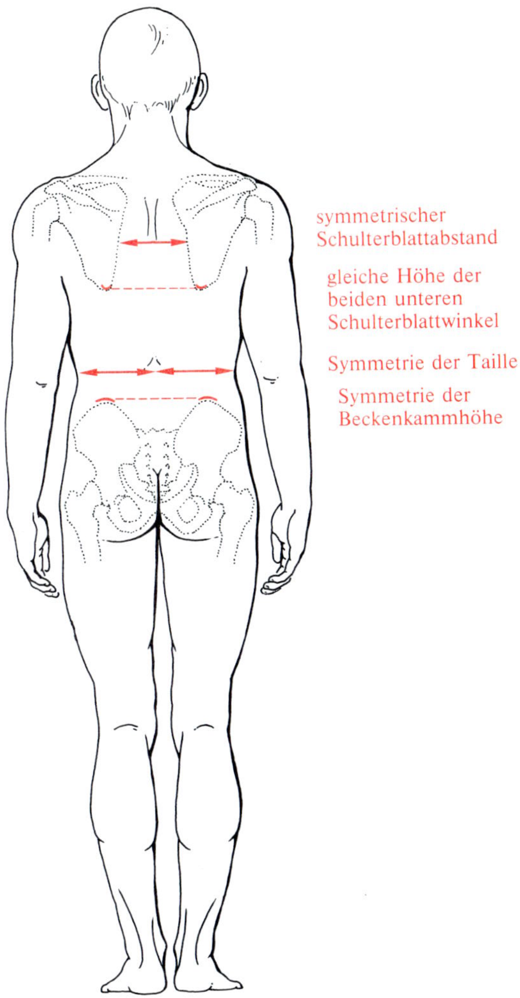

Abb. 18a Orientierung zur Symmetrie auf der dorsalen Rumpfseite.

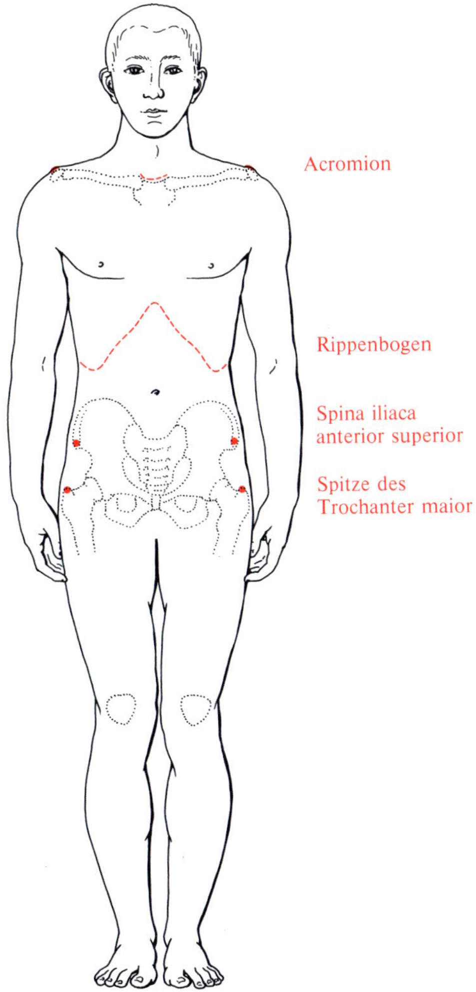

Abb. 18b Knöcherne Orientierungspunkte am Rumpf. Ventralansicht.

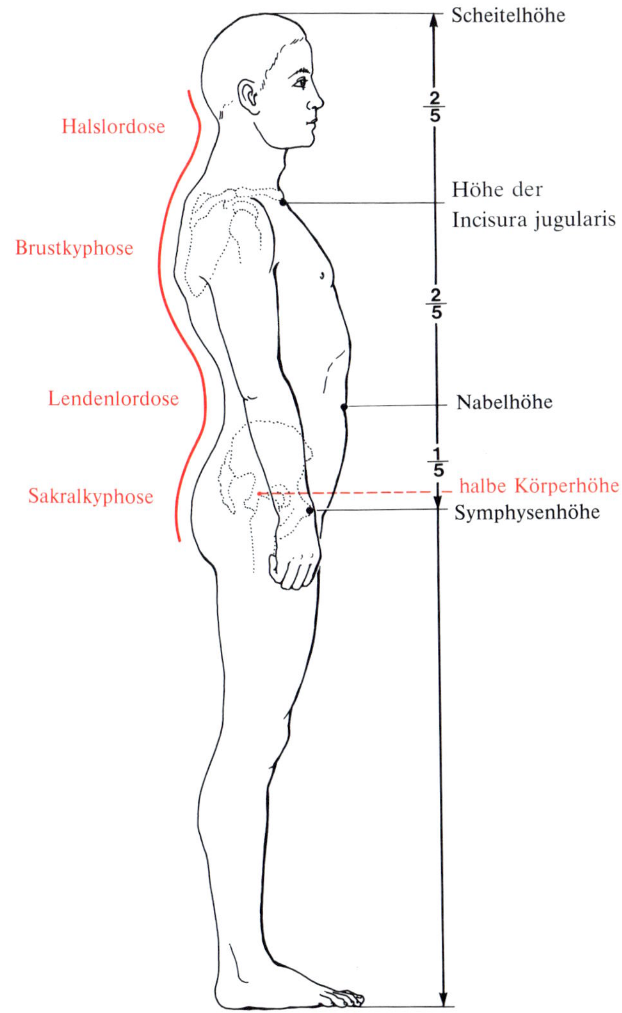

Abb. 18c Orientierung zu den Körperproportionen und den Wirbelsäulenkrümmungen beim Erwachsenen.

Bei seitlicher Beleuchtung werden Asymmetrien und Veränderungen oft deutlicher sichtbar. An der Wirbelsäule lassen sich einige Wirbel zur Orientierung festlegen:

1. Als *Vertebra prominens* springt im Regelfall der 7. Halswirbel mit seinem Proc. spinosus besonders deutlich hervor.
2. Eine Horizontale durch die höchsten Punkte des Beckenkammes schneidet die Wirbelsäule zwischen dem 3. und 4. Lendenwirbel.
3. Das Hautgrübchen an der oberen Spitze der MICHAELIS-Raute entspricht dem Dornfortsatz des 5. Lendenwirbels.

Beweglichkeitsprüfung der Wirbelsäule

An die Gesamtinspektion schließt sich die Prüfung der Beweglichkeit der Wirbelsäule im Seitenvergleich an:

Halswirbelsäule

1. Kinn-Brustbein Abstand bei maximaler Inklination (Ventralflexion) und Reklination (Dorsalextension)
2. Kinn-Schultereckgelenk (Acromioclavicular-Gelenk)
3. Ohr-Acromioclavicular-Gelenk
4. Abstand Dorsalseite des Os occipitale zur Wand (FLÈCHE)

Brustwirbelsäule

1. Beim Stehenden wird vom Proc. spinosus des 7. Halswirbels ab zu einem Punkt 30 cm caudalwärts gemessen (OTT, «oberes» SCHOBER-Maß). Bei maximaler Flexion wird die Distanz normalerweise um etwa 8 cm größer. Bei fixierter BWS ergibt sich keine Längenveränderung.
2. Beim Sitzenden, der seine Arme über der Brust verschränkt hält, prüft man die Rotation und Lateralflexion im Seitenvergleich. Das Becken muß fixiert sein.

Lendenwirbelsäule

Beim Stehenden wird das untere SCHOBER-Maß bestimmt. Der Dornfortsatz des 1. Sacralwirbels wird bestimmt und von dort 10 cm cranialwärts vermessen und beide Punkte markiert. Danach beugt der Patient maximal ventralwärts, die Distanz nimmt im Regelfall um 4–6 cm zu.

Fehlentwicklungen an der Wirbelsäule

Atlasassimilation:	Atlas und Os occipitale sind teilweise oder vollständig miteinander synostosiert.
Bandscheibenprolaps:	Meist Vorquellen des Nucleus pulposus durch Riß im Anulus fibrosus. Bandscheibenschäden sind meist (90 %) im Lumbalbereich lokalisiert. Hier wiederum betreffen 48 % der Schäden die Bandscheibe L_4/L_5 und 47,2 % die Bandscheibe L_5/S_1.
Blockwirbel:	Teilweise oder völlig miteinander synostosierte benachbarte Wirbel (z. B. Sacralisation von L_5).

Lumbalisation:	Teilweise oder vollständige Abgliederung eines beweglich gewordenen ersten Sacralwirbels aus dem Os sacrum.
Occipitalwirbel:	Freier, normalerweise im Os occipitale eingebauter Wirbel.
Sacralisation:	L_5 synostosiert mit S_1.
Spondylolisthesis: (= Gleitwirbel)	Besonders im Bereich L_4 und L_5 familiär gehäufte Lockerung der Wirbel, oft mit degenerativer Bandscheibenveränderung L_4/L_5 oder L_5/S_1 verbunden.
Spondylosis deformans:	Knöcherne Wulst- und Zackenbildung an den Wirbelkörperrändern. Besonders im HWS-Bereich von Bedeutung.
Wirbelbogenspalten:	Besonders häufig im Lumbalbereich als Spina bifida. Fehlender Bogenschluß.
Wirbelkörperspalten:	Rachischisis anterior. Longitudinale Spaltbildungen in einem oder mehreren Wirbelkörpern.

Fehlhaltungen

Flachrücken:	Abgeflachte Brustkyphose und Lendenlordose
Rundrücken:	Verstärkte Brustkyphose und verminderte Lendenlordose.
Hohlrunder Rücken:	Verstärkte Brustkyphose und Lendenlordose
Hohlkreuz:	Verstärkte Lendenlordose
Skoliose:	Seitwärtsverbiegung eines Wirbelsäulenbereichs mit Rotation

Kyphose

Verstärkte Brustkyphosen kommen besonders als Haltungsschäden bei Schulkindern und im Alter als fixierte Kyphosen vor. Bei beweglichen Kyphosen des Schulkindalters wird die krankengymnastische Behandlung auf einen Spannungsausgleich und ein Kräftegleichgewicht der Gesamtmuskulatur hinarbeiten. In einer intensiven Haltungsschulung wird versucht, ein neues physiologisches Haltungsmuster zu festigen. Bei der fixierten Alterskyphose mit folgender Beeinträchtigung von Atmung und Kreislauf werden spezielle Techniken aus der Atemtherapie eingeübt (s. S. 280).

Skoliosen

Hier soll nur auf die *«strukturellen» Skoliosen*, d. h. auf Seitwärtsverbiegungen der Wirbelsäule eingegangen werden, bei denen die Krümmung zumindest teilweise durch verformbare Wirbelkörper fixiert ist. Strukturelle Skoliosen sind auch immer mit einer Torsion der Wirbelsäule kombiniert. Skoliosen sind während der Wachstumsphase der Wirbelsäule progredient, besonders zwischen dem 13. und 14. Lebensjahr, der Zeit des erhöhten Wachstumsschubes der Wirbelsäule. Die Progredienz der Seitwärtsverbiegung ist zu dieser Zeit bei starken Krümmungen größer als bei schwachen. Die Geschwindigkeit der Skolioseverschlechterung ist ferner abhängig von der Skolioseform und ihrer Genese.

Für die Prognose einer Skoliose ist das Erkennen des Abschlusses im Wirbelsäulenwachstum wichtig. Als sehr zuverlässiges Zeichen für den bevorstehenden Abschluß des Wirbelsäulenwachstums gilt das röntgenologisch sichtbare Auftreten der Apophysenkerne im Darmbeinkamm *(RISSER-Zeichen)*.

Differentialdiagnostik Skoliose und skoliotische Fehlhaltung

Eine skoliotische Haltung und eine idiopathische Skoliose lassen sich in der Dorsalansicht beim Stehenden so ohne weiteres nicht voneinander unterscheiden. Eine skoliotische Fehlhaltung ließe sich aber über den MATTHIAS-Test (Haltungsschwäche) feststellen. Zwischen beiden Haltungsanomalien ist eine Differenzierung durch Rumpfbeugen möglich: Hat man beim Blick von lateral tangential auf die Rumpfkonfiguration den Eindruck «normales Aussehen», so liegt eine skoliotische Fehlhaltung vor. Erkennt man dabei jedoch einen Rippenbuckel und einen Lendenwulst, so handelt es sich um eine idiopathische Skoliose.

Seitabweichung, Torsion, sowie eventueller Überhang der Wirbelsäule aus der Lotlinie sind klinische Charakteristika der Skoliosen. Der Skoliosenwinkel läßt sich am Röntgenbild vermessen, der Schweregrad einer Skoliose läßt sich so in Winkelgraden ausdrücken (COBB und FERGUSON).

Krankengymnastische Gesichtspunkte

Bei idiopathischen Skoliosen ist immer und sofort eine krankengymnastische Behandlung indiziert. Trainiert werden Wahrnehmung und Kontrolle der Haltung, Steigerung von Kraft und Ausdauer der Rumpfmuskulatur mit dem Ziel der Seitengleichheit. Einüben von gebrauchsorientierten symmetrisch, auch asymmetrisch, aber beidseitig ausgeführten Bewegungsabläufen.

Dies gilt sinngemäß auch für Patienten, die eine korrigierende Orthese tragen, weshalb die Orthese je nach Behandlungsaspekt zur Therapie angezogen bleibt oder abgelegt werden kann. In der praeoperativen Phase liegt der Behandlungsschwerpunkt auf der Mobilisation der Wirbelsäule und der Wirbelrippengelenke einerseits, andererseits auf der Steigerung der cardiopulmonalen Leistungsfähigkeit. In der postoperativen Phase steht das Schulen von kompensierenden Funktionen für den versteiften Wirbelsäulenabschnitt (daily life activities) im Vordergrund.

RIPPEN-WIRBELGELENKE **Z 11**

Rippen werden unterteilt in: Caput, Collum, Tuberculum und Corpus, wobei dessen ventraler Anteil bis ins Erwachsenenalter hyalinknorpelig ist. Am Tuberculum costae ist die Rippe gegen ihr Corpus abgewinkelt: Angulus costae.

Die Rippen-Wirbel-Gelenke (Rippenkopf- und Rippenquerfortsatz-Gelenk) einer Segmenthälfte bilden eine funktionelle Einheit. Sie lassen nur Drehbewegungen der Rippe um eine gemeinsame Achse zu, die etwa der Längsachse durch den Rippenhals entspricht. Um diese Achse kann die Rippe gedreht werden, so daß ihre lateralen und ventralen Anteile cranialwärts oder nach caudal geschwenkt werden.

Rippenkopfgelenk

(Art. capitis costae)

Vom Aufbau her ist dieses Gelenk ein Kugelgelenk, es läßt funktionell aber nur Drehbewegungen zu.

1. **Für Rippen 1, 11, 12**
   Einheitliche nicht gekammerte Gelenkhöhle. Die Köpfchen der Rippen 1, 11 und 12 haben ihre Gelenkpfanne am zugehörigen Wirbelkörper.
2. **Für Rippen 2–10**
   Zweigekammertes Gelenk zwischen Rippenköpfchen und den Foveae costales sup. et. inf. benachbarter Wirbel. Zwischen den zwei Gelenkpfannenanteilen befindet sich ein intraartikuläres Band, das sich an der Bandscheibe verankert.

Rippen-Querfortsatzgelenk (Art. costotransversaria)

Anatomisch und funktionell handelt es sich um ein Radgelenk. Es verbindet Rippenhöcker und Querfortsatz gelenkig.

KREUZBEIN-DARMBEINGELENK

(Art. sacroiliaca)

Z 13 Die beiden höckerigen, ohrförmigen Gelenkflächen an den Lateralseiten des Os sacrum (Facies auriculares) und die gleichnamigen in Form und Beschaffenheit ähnlichen Gelenkflächen an rechtem und linkem Hüftbein (Os coxae) sind amphiarthrotisch miteinander verbunden. Geringfügige Verschiebungen der Knochenpartner sind in der Gravidität durch die größere Bänderelastizität gegeben. Zahlreiche straffe und starke Bänder sichern das Gelenk (Ligg. sacroiliaca ventralia, -interossea, -dorsalia; Lig. sacrotuberale, Lig. sacrospinale). Beim Sitzen wird das Kreuzbein zwischen beiden Darmbeinschaufeln eingekeilt, beim Stehen verhindern die Ligg. sacroiliaca interossea und dorsalia und die ineinandergreifenden Gelenkflächen der Articulationes sacroiliacae ein Durchrutschen des Kreuzbeins zwischen den Darmbeinschaufeln caudalwärts.

Für die Übertragung des Rumpfgewichtes auf die Beine ist eine Stabilität im Beckenring notwendig. Die auf die beiden Iliosacralgelenke und die Symphyse einwirkenden Kräfte müssen zueinander im Gleichgewicht stehen. Das Rumpfgewicht wird über eine Zugverspannung der zwischen Kreuz- und Darmbein ausgespannten Bänder abgefangen. Die so gespannten Bänder «verklammern» die Iliosacralgelenke und geben auf diese Weise den Druck von der Wirbelsäule auf die Hüftbeine weiter.

Amphiarthrosen haben, wenn überhaupt, dann nur eine sehr geringe **Beweglichkeit**. Es sollen in beiden Articulationes sacroiliacae geringe Rotations- und Translationsbewegungen möglich sein. Die transversale Achse, um welche die geringen Rotationen (Drehungen nach ventral und dorsal) durchgeführt werden, soll durch die Zentren der Facies auriculares bzw. im Bereich der Anheftungsstellen der Ligg. sacroiliaca interossea verlaufen. Die geringfügige *Ventraldrehung* des Kreuzbeins wird durch die Ligg. sacroiliaca ventralia, sacrotuberalia und sacrospinalia gehemmt, die leichte *Dorsaldrehung* durch die unteren Züge der Ligg. sacroiliaca dorsalia. Bei der Ventraldrehung des Kreuzbeins wandert das Promontorium ventrocaudalwärts und das Steißbein dorsokranialwärts, bei der Dorsaldrehung das Promontorium kranialwärts und das Steißbein ventralwärts.

Innerviert werden die Sakroiliakalgelenke über feine somatische Nervenästchen direkt aus dem Plexus sacralis sowie aus dem N. glutaeus superior, ferner verlaufen um die Zweige der Aa. iliolumbalis und glutaea superior vegetative Nervengeflechte, in welchen auch Afferenzen von den Gelenken geführt werden.

RÜCKENMUSKELN

Die Rückenmuskeln teilt man in zwei Gruppen ein: eine oberflächliche, sekundär von ventral auf die dorsale Rumpfwand gewanderte Muskulatur und eine durch die Fascia thoracolumbalis von der ersten getrennte, tiefer gelegene, primär dort angelegte, autochthone Rückenmuskulatur. Beide Muskelgruppen haben daher prinzipiell verschiedene Innervationsverhältnisse. Die sekundären oberflächlichen Rückenmuskeln werden aus Rr. ventrales der Segmentnerven, der M. trapezius auch vom 11. Hirnnerven (N. accessorius) innerviert. Die autochthonen primären Rückenmuskeln werden über Äste der Rr. dorsales der Segmentnerven motorisch versorgt. Die Rr. dorsales der Segmentnerven gabeln sich in je einen R. medialis und in einen R. lateralis. Die autochthonen Rückenmuskeln werden daher, entsprechend von welchem der beiden Äste sie versorgt werden, in einen medialen und in einen lateralen Trakt gegliedert.

Z14

Z15

Oberflächliche, sekundäre Rückenmuskeln

Spinoscapulare Muskeln (Dornfortsatz-Schulterblatt-Muskeln)

M. trapezius
M. rhomboideus major
M. rhomboideus minor
M. levator scapulae

Spinohumeraler Muskel (Dornfortsatz-Oberarm-Muskel)

M. latissimus dorsi

Spinocostale Muskeln (Dornfortsatz-Rippen-Muskeln)

M. serratus posterior superior
M. serratus posterior inferior

Tiefe, primäre Rückenmuskeln

Medialer Trakt

M. sempispinalis capitis
M. semispinalis cervicis
M. semispinalis thoracis
Mm. multifidi
Mm. rotatores
} *transversospinales System*

Mm. interspinales cervicis
Mm. interspinales thoracis et lumborum
M. spinalis cervicis
M. spinalis thoracis
M. rectus capitis post. major
M. rectus capitis post. minor
} *interspinales System*

Lateraler Trakt

M. obliquus capitis inferior M. splenius capitis M. splenius cervicis	*spinotransversales System*
M. obliquus capitis superior Mm. intertransversarii posteriores cervicis Mm. intertransversarii mediales lumborum	*intertransversales System*

M. sacrospinalis
  M. iliocostalis
  M. longissimus
Mm. levatores costarum
	sacrospinales System

SCHICHTENFOLGE DER RÜCKENMUSKELN

(von außen nach innen)

I. M. trapezius und M. latissimus dorsi
II. Mm. rhomboidei major et minor
III. M. splenius capitis, M. levator scapulae, Mm. serrati posteriores superior et inferior
IV. M. splenius cervicis
V. M. semispinalis capitis
M. spinalis thoracis
M. longissimus und M. iliocostalis
VI. M. semispinalis cervicis
M. semispinalis thoracis
Mm. multifidi
VII. M. rectus capitis posterior minor
M. rectus capitis posterior major
M. obliquus capitis superior
M. obliquus capitis inferior
Mm. interspinales
Mm. rotatores
Mm. intertransversarii
Mm. levatores costarum

Oberflächliche Rückenmuskeln

Da die oberflächlichen Rückenmuskeln an Schultergürtel und Arm ansetzen, werden sie beim Schultergürtel behandelt (siehe Seite 165 ff).

Tiefe Rückenmuskeln (Erector trunci = Erector spinae)

Die vielen einzelnen Muskelzüge der autochthonen Rückenmuskulatur bilden eine funktionelle Einheit. Sie halten aktiv die Wirbelsäule in ihrer physiologischen Form und sind mit den Rumpfarmmuskeln und den Bauchmuskeln für die Bewegungen der Wirbelsäule zuständig. Die kurzen autochthonen Rückenmuskeln verstellen kraftvoll, aber im Bewegungsausmaß gering benachbarte Wirbel gegeneinander.

Der bewegliche Schwerpunkt unseres Körpers liegt beim aufrechten Stand unmittelbar ventral des 5. Lendenwirbels. Daher sind die autochthonen Rückenmuskeln Haltemuskeln für die aufrechte Haltung. Zwischen der Bauchmuskulatur auf der Ventralseite und der autochthonen Rückenmuskulatur auf der Dorsalseite der Wirbelsäule wird unsere aufrechte Haltung ausgependelt.

Die Vielzahl der einzelnen oft nur kurzen und mehrfach gefiederten Muskeln in der autochthonen Rückenmuskulatur führt dazu, daß ihr physiologischer Querschnitt und damit ihre Kraft außerordentlich hoch sind. Beim Tetanuskrampf dieser Muskeln können deshalb Wirbelkörper zerdrückt werden.

Alle autochthonen Rückenmuskeln zusammen wirken streckend auf die Wirbelsäule. Bei der Beugung ventralwärts fangen sie durch ihre Dehnung ein zu abruptes Abkippen des Rumpfes bremsend ab. Bei der Lateralflexion wird die autochthone Rückenmuskulatur auf der zugewandten Seite aktiv beansprucht, auf der kontralateralen Seite gedehnt. Besonders die langen Muskelzüge des M. iliocostalis und des M. longissimus sind für die Lateralflexion kräftig wirksam. Sie werden dabei von den schrägen Bauchmuskeln unterstützt. Bei Rumpfdrehungen sind für die Größe der Bewegung in erster Linie die schrägen und queren Bauchmuskeln verantwortlich. Die kurzen Muskeln des transversospinalen Systems wirken besonders bei der Feineinstellung der Drehbewegungen

Die im Halsbereich gelegenen autochthonen Rückenmuskeln, die Nackenmuskeln, haben Halte- und Bewegungsfunktionen. Sie sichern im Verbund mit dem M. sternocleidomastoideus und dem M. trapezius die Drehung, Neigung und Streckung des Kopfes in den Kopfgelenken Mitsamt den praevertebralen Halsmuskeln und den Muskeln der Zungenbeingurtung sind sie Haltemuskeln für Halswirbelsäule und Kopf. Der M. splenius hat noch eine Sonderaufgabe im Halsbereich: Durch seinen schräg sich verwindenden Verlauf über die übrigen Nackenmuskeln der autochthonen Rückenmuskulatur drückt er diese gegen die Wirbelsäule und sichert damit ihre Lagekonstanz auch bei der Dorsalextension des Kopfes.

Durch die physiologischen Krümmungen der Wirbelsäule werden ganz unterschiedliche Belastungen und Ausgangslängen der Muskeln des Erector trunci hervorgerufen. Diese Gegebenheit und die oft scherengitterartig zueinander verlaufenden Ursprungs- und Ansatzsehnen (besonders M. sacrospinalis) führen zu vielfältigen Verletzungen (Zerrungen oder Einriß von Muskelfasern; Hartspann).

Tabelle 19: Tiefe Rückenmuskeln I

Medialer Trakt; Transversospinales System

Muskel	Ursprung	Ansatz	Nerv und Segmentbezug	Verlaufsrichtung	Funktion
M. semispinalis capitis	Proc. transversi HW3–HW6	zwischen Linea nuchae sup. und inf. am Os occipitale	Rr. dorsales C_1–C_4	von caudal nach cranial	einseitig: dreht Kopf und Hals zu Gegenseite beidseits: streckt HWS, Dorsalextension des Kopfes
Mm. semispinales cervicis et thoracis	Proc. transversi BW1–12	5–7 Wirbel überspringend zu den Proc. spinosi HW2–BW4	Rr. dorsales C_3–$C_{6(7)}$ und $TH_{(3)}$–Th_6	von caudal leicht mediocranialwärts	einseitig: drehen Wirbelsäule zur Gegenseite beidseits: strecken HWS bzw. BWS
Mm. multifidi	Facies dorsalis des Os sacrum, Crista iliaca, Proc. mamillares der LW, Proc. transversi der BW, Proc. articulares der HW7–4	2–3 Wirbel überspringend zu den Proc. spinosi; LW5–HW2	Rr. dorsales C_3–L_5 (S_1)	von lateral caudal nach medial cranial	einseitig: drehen HWS und BWS zur Gegenseite beidseits: strecken HWS, BWS und LWS
Mm. rotatores	Proc. transversi aller BW	die langen überspringen einen Wirbel, die kurzen zum nächst höheren Wirbel. Außenfläche der Wirbelbögen BW1–11	Rr. dorsales Th_1–Th_{12}	von lateral caudal nach medial cranial	geringe Wirkung: drehen BWS zur Gegenseite, strecken BWS

Tabelle 20: Tiefe Rückenmuskeln II

Interspinales System

Muskel	Ursprung	Ansatz	Nerv und Segmentbezug	Verlaufsrichtung	Funktion
Mm. interspinales (ausgeprägt nur in HWS vorhanden)	Proc. spinosus HW2–BW1	benachbarter Proc. spinosus	Rr. dorsales C_3–C_8	longitudinal	streckt HWS
M. spinalis ~ thoracis	Proc. spinosi BW10–LW2	mindestens 1 Wirbel überspringend Proc. spinosi BW(1)2–9(10)	Rr. dorsales Th_1–Th_{12}	longitudinal	einseitig: Lateralflexion der BWS beidseitig: streckt BWS
~ cervicis	Proc. spinosi HW6–BW2(4)	Proc. spinosi HW2–4	Rr. dorsales C_2–C_4	longitudinal	einseitig: Lateralflexion der HWS beidseitig: streckt HWS
M. rectus capitis post. major	Proc. spinosus des Axis	Linea nuchae inferior	R. dorsalis ni. suboccipitalis $C_{1,(2)}$	laterocranialwärts	beiseitig: Dorsalextension des Kopfes
M. rectus capitis post. minor	Tuberculum post. des Atlas	medial unter Linea nuchae inferior	R. dorsalis ni. suboccipitalis C_1	laterocranialwärts	einseitig: dreht und neigt Kopf zur gleichen Seite

Tabelle 21: Tiefe Rückenmuskeln III

Lateraler Trakt; Spinotransversales System

Muskel	Ursprung	Ansatz	Nerv und Segmentbezug	Verlaufsrichtung	Funktion
M. obliquus capitis inf.	Proc. spinosus des Axis	Proc. transversus des Atlas	Rr. dorsales $C_{1,2}$	lateralwärts und gering cranialwärts	dreht Atlas und mit ihm Kopf zur gleichen Seite
M. splenius capitis	Proc. spinosi HW 3–BW 3 Lig. nuchae und Lig. supraspinale	lateral an Linea nuchae sup. bis Proc. mastoideus	Rr. dorsales $C_{(1),2}$–$C_{5(6)}$	laterocranialwärts	beidseitig: Dorsalextension von Kopf und HWS einseitig: dreht und neigt Kopf und HWS zur gleichen Seite
M. splenius cervicis	Proc. spinosi BW 3–BW 6 Lig. supraspinale	Tubercula post. der Proc. transversi von Atlas, Axis und HW 3		laterocranialwärts	

Tabelle 22: Tiefe Rückenmuskeln IV

Intertransversales System

Muskel	Ursprung	Ansatz	Nerv und Segmentbezug	Verlaufsrichtung	Funktion
M. obliquuus capitis sup.	Proc. transversus des Atlas	lateral an Linea nuchae inferior	R. dorsalis ni. suboccipitalis $C_{1(2)}$	cranialwärts	Lateralflexion des Kopfes zur gleichen Seite, Dorsalflexion des Kopfes
Mm. intertransversarii post. cervicis	Tubercula post. der Proc. transversi der HW 1–7	zu den benachbarten Tubercula post. der Proc. transversi der HWS	Rr. dorsales C_2–C_7	longitudinal	Lateralflexion HWS
Mm. intertransversarii med. lumborum	Proc. accessorii et mamillares der LW 1–5	zu den benachbarten Proc. accessorii et mamillares der LWS	Rr. dorsales L_1–L_5	longitudinal	Lateralflexion LWS

Tabelle 23: Tiefe Rückenmuskeln V

Sacrospinales System

Muskel	Ursprung	Ansatz	Nerv und Segmentbezug	Verlaufsrichtung	Funktion
M. iliocostalis					
~ lumbalis	Labium externum Cristae iliacae, Dorsalfläche Os sacrum, aponeurotische Fascia thoracolumbalis	Rippenwinkel (4.), 5–12	Rr. dorsales Th_9–L_1	longitudinal	Extension und Lateralflexion LWS und untere BWS; Exspiration
~ thoracis	Rippenwinkel 7–12, Proc. costales LW1, 2	Rippenwinkel 1–6	Rr. dorsales $Th_{(1)2}$–$Th_{9(10)}$	longitudinal	Extension und Lateralflexion BWS; Exspiration
~ cervicis	Rippenwinkel 3–6(7)	Tubercula post. der Proc. transversi HW3–6	Rr. dorsales (C_8), $Th_{1-2(3)}$	longitudinal	Extension und Lateralflexion HWS und obere BWS; Inspiration
M. longissimus					
~ thoracis	Dorsalfläche des Os sacrum, Crista iliaca, Proc. spinosi LW5–BW6, Proc. transversi BW6–12	Proc. costarii LW1–5, Proc. transversi BW1–12, medial der Winkel der Rippen 2–12	Rr. dorsales $Th_{(2)3}$–Th_5	longitudinal	Extension und Lateralflexion BWS und LWS; Exspiration
~ cervicis	Proc. transversi BW1–6	Tubercula post. HW2–5(7)	Rr. dorsales $C_{(3)}$–Th_2	longitudinal	Extension und Lateralflexion HWS und obere BWS
~ capitis	Proc. transversi HW3–BW5	Proc. mastoideus	Rr. dorsales C_1–$C_{3(4)}$	cranialwärts und leicht nach lateral	Extension von Kopf und HWS; Lateralflexion und Drehen von Kopf und HWS zur gleichen Seite
Mm. levatores costarum	Proc. transversi HW7–BW11	Rippen 1–12	Rr. ventrales C_8–Th_{11}	laterocaudalwärts	Sicherung der Wirbel-Rippen-Verbindungen, Lateralflexion und Extension BWS

THORAX (Brustkorb)

Z 16 Der Thorax, die Wand der Brusthöhle, wird knöchern vom Sternum (Brustbein), den 12 Rippenpaaren (Costae) und der Brustwirbelsäule gebildet. Bänder und Mm. intercostales verfestigen den Zwischenrippenraum. Grundlage des Thorax ist eine verstellbare, faßähnliche Knochen- und Bänderkombination. Im Alter verliert der Thorax an Elastizität und Beweglichkeit. Durch die Verknöcherung des hyalinknorpeligen Anteils der Rippen und durch Bewegungseinschränkung bzw. Versteifung der Costovertrebral-Gelenke und der Sternocostal-Gelenke werden die Rippenbewegungen zunehmend eingeschränkt bzw. unmöglich.

Die Thoraxwand umschließt die Thoraxhöhle. Nach caudal zu wird die Thoraxhöhle vom Zwerchfell verschlossen, nach cranial zu ist sie offen. Die Thoraxhöhle gliedert sich in die zwei Pleurahöhlen (für die Lungen) und in das dazwischen gelegene Mediastinum (für Herz, Gefäß-Nervenstraßen, Luft- und Speiseröhre).

Bei der Inspiration erweitert sich der Thoraxraum in der Sagittalen und Longitudinalen. Bei der Exspiration wird er flacher und kürzer.

Eine Vergrößerung des Thoraxraumes kann vom Krankengymnasten im Rahmen der Atemtherapie durch Atemdehnlagerung (z. B. Dehndrehlage, Sichellage) sowie durch Inspirations- und Exspirationstechniken erreicht werden (s. unter Atmung S. 280).

Thoraxaufbau

Dorsalwand	12 Brustwirbel und dorsale Anteile der 12 Rippenpaare
Lateralwand	Corpora der Rippen 1–11 (12)
Ventralwand	Sternum und Knorpel der Rippen 1–10

Craniale Grenze

Die obere Thoraxöffnung ist unverschlossen. Durch sie verlaufen Gefäß-Nerven-Straßen, Oesophagus und Trachea. Die Halseingeweide gehen folglich ohne Trennwand kontinuierlich in die Organe des Mediastinum über. Bei tiefer Inspiration drängen sich die Kuppeln der Pleurahöhlen und die Lungenspitzen durch die obere Thoraxöffnung.

Caudale Wand

Die untere Thoraxöffnung wird durch das Zwerchfell verschlossen. Durch den Zug der elastischen Lungenfasern, der sich über den Pleuraspalt auf das Zwerchfell überträgt, wird dieses kuppelartig cranialwärts gesaugt. Das Zwerchfell grenzt Brust- und Bauchhöhle gegeneinander ab. Beide Höhlen stehen über Durchtrittsstraßen im Zwerchfell miteinander in Verbindung.

Intercostalraum

Die Räume zwischen den benachbarten Rippen – die Intercostalräume – werden durch Bänder und Muskeln (Intercostalmuskeln) verfestigt. Sie verhindern ein Einsinken des Intercostalraumes besonders bei der Inspiration, bei welcher der Unterdruck im Pleuraspaltraum zunimmt.

Sternum (Brustbein)

Das Sternum ist ein platter gut palpierbarer Knochen mit dünner Corticalis, der auch im hohen Alter noch rotes Knochenmark besitzt. Seine Anteile – Manubrium – Corpus – Proc. xiphoideus – sind in der Jugend synchondrotisch miteinander verbunden, im Alter untereinander synostosiert.

Manubrium: Gelenkflächen für rechtes und linkes Sternoclaviculargelenk. Zwischen beiden befindet sich die Incisura jugularis. Zur 1. Rippe besteht eine Synchondrose. Zum Corpus hin ist das Manubrium abgewinkelt: Angulus sterni.

Corpus: Gelenkflächen zu den Rippen 2–7.

Proc. xiphoideus: Sehr unterschiedlich langer, oft gespaltener Fortsatz. Ansatz der Linea alba. Zwischen ihm und der 7. Rippe befindet sich der epigastrische Winkel.

Costae (Rippen)

Normalerweise gibt es 12 Rippenpaare. Zusätzliche Rippen können im Hals- und Lumbalbereich vorkommen.

Die Rippen 1–7 (Costae verae) finden direkten Kontakt mit dem Sternum. Die Rippen 8–10 sind über Zwischenrippengelenke verbunden und an die 7. Rippe fixiert. Dadurch wird der Arcus costarum (Rippenbogen) gebildet. 11. und 12. Rippe enden frei.

Aufbau einer Rippe

Capitulum (Mit Gelenkfacetten für Art. capitis costae).

Collum mit Tuberculum costae (Gelenkfläche für Art. costotransversaria).

Corpus Knöcherner Anteil des Corpus mit Sulcus costae für A. V. N. intercostales. Ventral hyalinknorpeliger Anteil.

Rippenkrümmungen

An der 2.–12. Rippe finden sich folgende Krümmungen:

Flächenkrümmung
Kantenkrümmung
Torsionskrümmung

RIPPEN-WIRBEL-GELENKE (s. Seite 125)

Die Rippen 1, 11 und 12 sind nur mit dem gleichbezifferten Brustwirbel, die übrigen mit den beiden benachbarten gelenkig verbunden.

Gelenke: Art. capitis costae, Art. costotransversaria } nur Drehbewegung möglich

RIPPEN-BRUSTBEIN-VERBINDUNGEN

Sternum mit 1. Rippe = Synchondrose
Sternum mit 2.–7. Rippe = Drehgelenke

Die Rippen 7, 8, 9 und 10 sind untereinander über Zwischenknorpelgelenke (Drehgelenke) verbunden.

Funktion der Rippengelenke

Die Rippenbewegungen beschränken sich auf Heben und Senken. Durch die Rippenkrümmungen und die dorsal gelegenen Rippenwirbelgelenke wird der Bewegungsausschlag – wie bei einem Uhrzeiger – nur am seitlichen und vorderen Rippenbereich gut sichtbar und funktionell von Bedeutung.

Das Neugeborene hat einen Rippenhochstand. Eine weitere Verstellung der Rippen cranialwärts ist nicht mehr möglich und somit eine Thoraxraumerweiterung nur durch Zwerchfellbewegungen erzielbar.

Der Erwachsene hat eine Intermediärstellung seiner Rippen. Rippenbewegungen sind damit nach cranial und caudal möglich. Im Greisenalter sind die Rippenbewegungen eingeschränkt. Die Rippen sind stärker caudalwärts gerichtet und oft so fixiert (Rippentiefstand). Eine Brustkyphose (evtl. fixiert) verstärkt die Caudalwärtsneigung der Rippen und eine Raumeinschränkung in der Thoraxhöhle.

MUSKELN DER THORAXWAND

Z17

Man unterscheidet zwischen primären, an Ort und Stelle entstandenen Thoraxwandmuskeln und solchen, die sich aus dem Baumaterial für die Arme abgesondert haben und sekundär auf den Thorax vorgeschoben haben. Diese sekundären Thoraxwandmuskeln, die auf den knöchernen Schultergürtel oder den Arm wirken, werden beim Kapitel «Schultergürtel und Arm» behandelt.

Die primären Thoraxwandmuskeln sind zur Verfestigung des Intercostalraumes und zum Verspannen des Thorax wichtig. Die Bedeutung der Mm. intercostales externi als Inspirationsmuskeln und der Mm. intercostales interni als Exspirationsmuskeln ist umstritten.

Tabelle 24: Thoraxwandmuskeln

Muskel	Verlauf	Funktion	Innervation
Mm. intercostales externi	von lateral cranial nach medial caudal; vom Rippenunterrand zum Oberrand der nächst tiefe-ren Rippe, reichen ventral nur bis zur Knochen-Knorpelgrenze der Rippe	verspannen Intercostalraum	Rr. ventrales Th_{1-11} (= Intercostal-nerven 1–11)
Mm. intercostales interni et intimi	von medial cranial nach lateral caudal; vom Rippenoberrand zur Innenseite am Unterrand der nächst höheren Rippe	verspannen Intercostalraum	Rr. ventrales Th_{1-11} (= Intercostal-nerven 1–11)
Mm. subcostales et M. transversus thoracis	unregelmäßig an Innenseite des Thorax	verspannen Thorax	segment-entsprechende Rr. ventrales
M. serratus post. sup.	von cranial medial nach caudal lateral; HW 6–BW_2 zum Angulus costae 3–5	hebt die Rippen 3–5	Rr. ventrales Th_1–Th_4
M. serratus post. inf.	von medial caudal laterocranial-wärts; LW_2–BW_{11} zum Unterrand der Rippen 9–12	zieht Rippen 9–12 laterodorsal (Gegenzug zum Diaphragma)	Rr. ventrales Th_9–Th_{11}

HALSMUSKELN

Halsfascien

Der Hals wird durch drei voneinander gesondert verlaufende Schichten der Fascia cervicalis in Fascienlogen gegliedert: Die *oberflächliche* Schicht überzieht alle Muskeln am Hals mit Ausnahme des Hautmuskels Platysma. Sie scheidet den M. sternocleidomastoideus ein und ist so für ihn wie ein Führungsrohr.

Die *mittlere* Schicht findet sich nur auf der Vorderseite des Halses, sie reicht nach lateral bis zum M. omohyoideus, den sie überzieht und von dem sie lateralwärts gespannt wird. Die mittlere Halsfacie umgrenzt neben den Unterzungenbeinmuskeln, Schilddrüse, Kehlkopf und obere Speiseröhre. An ihr sind auch rechte und linke Gefäßnervenscheide des Halses verwachsen. Wird das mittlere Blatt der Halsfascie gespannt, so wird der darunter befindliche Verschieberaum vergrößert. Auf diese Weise entsteht eine «Sogwirkung» auf die durch die obere Thoraxapertur hindurchragenden Pleurakuppeln.

Die *tiefe* Halsfascie umhüllt ventral die praevertebralen Halsmuskeln. Auf der Lateralseite trifft sie mit der oberflächlichen Halsfascie zusammen und verwebt sich auf der Dorsalseite des Halses zur Fascia nuchae. Sie verankert sich im Septum nuchae.

Tabelle 25: Schichtung am Hals

Fascien	Lage zu Fascien
(Haut)	
←	Platysma V. jugularis externa
Lamina superficialis der Fascia cervicalis ←	M. sternocleidomastoideus
←	M. trapezius
Lamina praetrachealis der Fascia cervicalis ←	M. omohyoideus
←	infrahyoidale Muskeln, Schilddrüse, Kehlkopf, Luft- und Speiseröhre, Gefäßnervenscheide
Lamina praevertebralis der Fascia cervicalis	
←	Halssympathicus, praevertebrale Halsmuskeln, Mm. scaleni, M. levator scapulae autochthone dorsale Halsmuskeln
(Halswirbelsäule)	

Muskeln

Das **Platysma** ist ein Hautmuskel. Er spannt die Halshaut an. Wie alle mimischen Muskeln wird er durch den N. facialis (R. colli N. VII) innerviert.

Der **M. sternocleidomastoideus** ist wichtiger topographischer Orientierungsmuskel am Hals. In seiner Funktionsanalyse am knöchernen Schultergürtel wird er mit seinen Synergisten im Kapitel «Schultergürtel» behandelt (s. S. 165).

Tabelle 26: M. sternocleidomastoideus **Z17**

M. sternocleido-mastoideus	Ursprung	Ansatz	Nerv und Segmentbezug	Funktion
Caput mediale (sternale)	Manubrium sterni	Proc. mastoideus	N. acessorius und Rr. ventrales $C_{2,3}$	einseitig: neigt Kopf und HWS zur gleichen Seite, dreht Kopf zur Gegenseite;
Caput laterale (claviculare)	mediales Drittel der Clavicula	Linea nuchae superior		beidseitig: Ventralzug an Kopf und HWS, Dorsalextension Kopf, Hilfsmuskel bei Inspiration

Der M. sternocleidomastoideus kann angeboren oder durch Erkrankung verkürzt sein: *Schiefhals.* Zunächst ist der Muskel meist nur kontrahiert, später auch «sehnig» degeneriert.

Zur Klinik

Formen des Schiefhalses:

1. Angeboren (z. B. intrauterine Verformung, schlechte Gefäßversorgung, erbliche Faktoren)
2. Erworben:
   a) neurogen (z. B. reflektorische Haltung bei Schmerz, hyperkinetisch),
   b) myogen (z. B. rheumatisch),
   c) osteogen (z. B. Wirbelsäulenerkrankungen),
   d) dermatogen (z. B. Narbenzug nach Verbrennung).

Die krankengymnastische Therapie beim Schiefhals richtet sich nach der Ursache:

Beim geburtstraumatischen Schiefhals kommen neben vorsichtigem Dehnen und Lagerung die Therapie nach Bobath und Vojta (Entwicklungsneurologie) zur Anwendung.

Die extrapyramidale Bewegungsstörung Torticollis kann ebenfalls nach Bobath oder Vojta behandelt werden sowie mit Techniken aus der **P**roprioceptiven **N**euromuskulären **F**acilitation (PNF/Kabat) und Stemmführung nach Brunkow. Beim akut reflektorisch bedingten Schiefhals wird die Blockierung im Wirbelgelenk durch Techniken der Manuellen Medizin gelöst.

Die **infrahyodialen Muskeln** sind mit ihrem Caudalzug am Zungenbein, bzw. Kehlkopf für den Schluckablauf wichtig. Bei festgestelltem Zungenbein helfen sie mit, den Thorax cranialwärts zu ziehen und werden so zu Hilfsmuskeln der Inspiration. Die Unterzungenbeinmuskeln werden über ventrale Äste aus den Segmenten C_1–C_3 innerviert.

Mm. scaleni und M. levator scapulae

Die Mm. scaleni sind wichtige Hilfsmuskeln bei der Inspiration. Daneben haben sie ihre besondere Bedeutung bei der Ausformung der Halslordose und der Lateralflexion der Halswirbelsäule. Zwischen dem M. scalenus anterior und dem M. scalenus medius befindet sich die *Scalenuslücke.* Hier treten der Plexus brachialis und die A. subclavia auf ihrem Verlauf zum Arm hindurch. Die Scalenuslücke ist im seitlichen Halsdreieck palpierbar.

Der M. levator scapulae wird in seiner Funktion am knöchernen Schultergürtel dort mit seinen Synergisten und Antagonisten behandelt. Bei festgestelltem Schulterblatt neigt er die Halswirbelsäule lateralwärts.

Tabelle 27

Muskel	Ursprung	Ansatz	Nerv und Segmentbezug	Funktion
M. scalenus ant.	Proc. transversi HW3–6	Costa 1 (Tuberculum mi. scaleni)	Rr. ventrales $C_{(5)\,6}$–C_7	beidseitig: Ventralflexion der HWS, Hilfsmuskel für Inspiration
M. scalenus med.	Proc. transversi HW 1–7	Costa 1	Rr. ventrales $C_{(4)\,5}$–C_8	einseitig: Lateralflexion der HWS
M. scalenus post.	Proc. transversi HW 5–7	Costa 2	Rr. ventrales C_7 oder C_8	
M. levator scapulae	Proc. transversi HW1–4	Angulus sup. scapulae	Rr. ventrales C_2–C_5 ($C_{(4)\,5}$ über N. dorsalis scapulae)	Schulterblattheber, schwenkt Schulterblatt zurück, neigt HWS nach lateral bei fixiertem Schulterblatt

Praevertebrale Halsmuskeln

Die praevertebralen Halsmuskeln, der M. longus capitis (Innervation: Rr. ventrales C_1–C_3) und der M. longus colli (Innervation: Rr. ventrales C_3–$C_{5(6)}$) sowie der M. rectus capitis anterior (Innervation: Rr. ventrales $C_{1,2}$) können die Halslordose abflachen. Bei der Ventralflexion der HWS sind sie Synergisten zu der Unterzungenbeinmuskulatur.

DIAPHRAGMA (ZWERCHFELL)

Das Zwerchfell grenzt die Brusthöhle gegen die Bauchhöhle ab. Die bewegliche und dünne (bis 0,5 cm dicke) Muskelplatte mit ihrem zentralen Sehnenspiegel entspringt von der unteren Thoraxapertur und den Lendenwirbeln 1–4. Durch den Retraktionszug der elastischen Fasern in der Lunge, der sich über den Pleuraspalt auf das Zwerchfell überträgt, wird dieses cranialwärts hochgezogen. Herzbeutel und Herz drücken die Zwerchfellkuppel von oben etwas caudalwärts. Im rechten Oberbauch drückt die Leber das Zwerchfell nach oben. So entstehen zwei ungleich große Zwerchfellkuppeln, wobei die rechte um etwa einen Wirbelkörper höher steht als die linke. Die Höhe der Zwerchfellkuppeln – der Zwerchfellstand – unterliegt beim Atmen beträchtlichen Schwankungen (etwa 6–7 cm). So werden bei der Inspiration die Zwerchfellkuppeln flacher, das Zwerchfell senkt sich. Bei der Exspiration muß das erschlaffte Zwerchfell über die Adhäsionskräfte zum Lungenfell (Pleura visceralis) die Lungenretraktionsbewegung nach cranial mitmachen, das Zwerchfell wölbt sich cranialwärts aus. Bei maximaler Inspiration steht die rechte Zwerchfellkuppel in

Z 18

Z 18a

Tabelle 28

Diaphragma	Ursprung	Ansatz	Nerv und Segmentbezug	Funktion
Pars sternalis	Dorsalseite des Proc. xiphoideus, dorsales Blatt der Rectusscheide	Centrum tendineum (Durchflechtungszone aller Sehnenzüge) (Pars sternalis, Pars costalis, Pars lumbalis Crus laterale)	Nn. phrenici (C_4, zusätzlich C_3 und C_5)	Inspirationsmuskel, Mithilfe beim Blutrücktransport zum Herz, atemsynchrone «Massage» der Leber mit Beeinflussung ihrer Durchblutung, Mitarbeit bei der Bauchpresse, überträgt Retraktionswirkung der Lunge über Adhäsionskräfte auf Oberbauchorgane und zieht diese somit cranialwärts
Pars costalis	Innenseite der Rippenknorpel 7–12, zwischen Ursprungszacken des M. transversus abdominis zahnradartig ineinandergreifend			
Pars lumbalis Crus laterale	Ligg. arcuata mediale et laterale			
Crus mediale	Lendenwirbelkörper L1–4, Lig. longitudinale anterius	rechtes und linkes Crus mediale umgreifen sehnig Aorta und scherenartig muskulös die Speiseröhre		

Höhe des 11. – und bei maximaler Exspiration in Höhe des 8. Brustwirbelkörpers. Im Alter senkt sich der Zwerchfellstand geringfügig. Im Liegen steht das Zwerchfell höher als beim Stehen.

Entwicklungsgeschichtlich stammt das Zwerchfell von Muskelmaterial der 3.–5. Cervicalsegmente ab und hat eine Wanderung caudalwärts mitgemacht. Seine Innervation über rechten und linken N. phrenicus (Segment C_4, nicht selten Nebenphrenici aus C_3 und C_5) weist uns heute noch darauf hin.

Funktion

Auslösung der Kontraktion

1. Unbewußt über Chemorezeptoren

Glomus aorticum (am Aortenbogen)
Glomus caroticum (an der Gabelung der A. carotis communis)
Atemzentrum (im Hirnstamm)

Von diesen Rezeptoren gehen Informationen über EPS-Zentren unbewußt zu den Perikaryen der motorischen Vorderhornzellen der Rückenmarksegmente C_4 ($C_{3,5}$). Von hier gehen die Efferenzen über die Nn. phrenici zum Zwerchfell.

2. Bewußt über motorische Hirnrinde

Pyramidenbahn bis zu den motorischen Perikaryen der Cervicalsegmente C_4 ($C_{3,5}$) und von hier über Nn. phrenici zum Zwerchfell.

Aufgaben des Zwerchfells

Durch das Anspannen der «Muskelplatte» Zwerchfell werden deren Kuppeln nach caudal hin abgeflacht und der Thoraxraum dadurch vergrößert. Der in Exspirationsstellung tiefe kapilläre Spaltraum zwischen Zwerchfell einerseits und Rippen sowie Brustwirbelsäule andererseits – der mit Pleura parietalis ausgekleidete Sinus phrenicocostalis – entfaltet sich bei der Inspiration und bewirkt so eine weitere Vergrößerung des Thoraxraumes. Besonders lateral am Thorax werden dadurch große Reserveräume in der Pleurahöhle eröffnet. In diese Räume und somit hauptsächlich nach caudal hin, dehnt sich die Lunge bei der Inspiration aus. Die basalen Abschnitte der Lungen werden somit auch am besten «belüftet».

Die Bewegungen des Zwerchfells bedingen auch atemsynchrone und aufeinander konträr abgestimmte wechselnde Druckverhältnisse in der Brust- und Bauchhöhle. Umgekehrt kann die Kontraktion der Bauchmuskulatur das erschlaffte Zwerchfell noch stärker cranialwärts drücken und führt zur forcierten Exspiration.

Für die Blutzirkulation hat das Zwerchfell eine besondere und wichtige Bedeutung:

1. Durch atemabhängige Druckveränderungen in Brust- und Bauchhöhle verschiebt sich die Blutsäule in Richtung der niedrigeren Druckverhältnisse.
2. Wechselnder Zwerchfellstand = entsprechende Höhenverlagerung des Herzens. Einfluß des Blutes ins Herz bei tiefer Herzlage günstiger.
3. Verformung des Herzens nach Zwerchfellstand (schlanker bei Inspirations-, gedrungener bei Exspirationsstellung).
4. V. cava inferior mit Zwerchfellsehnenplatte verwachsen.

Projektion der rechten Zwerchfellkuppel

Bei maximaler Inspiration	dorsal: 11. Brustwirbel
	ventral: 7. Rippe
Bei maximaler Exspiration	dorsal: 8. Brustwirbel
	ventral: 4. Rippe

Muskelfreie Stellen am Zwerchfell

Neben dem Centrum tendineum, der Durchflechtungszone der Sehnenzüge des Diaphragma, sind muskelfreie, bindegewebig verschlossene, dreieckige Lücken zwischen den Zwerchfellteilen vorhanden, die u. a. als Pforten für angeborene Zwerchfellbrüche in Erscheinung treten können:

Trigonum sternocostale: Zwischen Pars sternalis und costalis gelegener, muskelfreier Bereich (= LARREY-Spalte).

Trigonum lumbocostale: Von Pars lumbalis, Pars costalis und der 12. Rippe begrenzter muskelfreier Bereich: BOCHDALEK-Dreieck.

Tabelle 29: Öffnungen am Zwerchfell

Öffnung	Inhalt
1. Hiatus aorticus	Aorta Ductus thoracicus
2. Hiatus oesophageus	Oesophagus Nn. vagi R. abdominalis des linken N. phrenicus
3. durch Crus mediale	V. azygos rechts V. hemiazygos links Nn. splanchnici
4. zwischen Crus mediale und Crus laterale	Grenzstrang
5. Foramen venae cavae	V. cava inferior R. abdominalis des rechten N. phrenicus
6. Trigonum sternocostale	A. V. thoracica interna benachbart

Zur Klinik

Beeinträchtigung der Atembewegungen des Zwerchfells

Die Atemexkursionen des Zwerchfells können gravierend beeinträchtigt werden, wenn sich Organe der Bauchhöhle stärker vergrößern, so z. B. bei vergrößerter Milz oder Leber sowie in den letzten Monaten die Gravidität. Auch eine große Flüssigkeitsansammlung in der Bauchhöhle (Ascites) oder in einer der beiden Pleurahöhlen (Pleuraerguß) behindert die Verschieblichkeit und die Ausdehnungsmöglichkeit von Zwerchfell und Lungen.

Beeinträchtigung der Atembewegungen der Thoraxwand

Bei Hochstand der Rippen (Säuglinge) oder fixiertem faßförmigen Thorax beim Lungenemphysem sowie bei fixiertem Steilstand der Rippen (beim Greis) ist eine Vergrößerung des Thoraxraumes nur mehr über das Zwerchfell möglich (abdominelle Atmung).

Atemstütze

Der Antagonismus zwischen den bei der Ein- und Ausatmung wirksamen Kräften wird als Atemstütze bezeichnet.

Nn. phrenici und hohe Querschnittlähmung

Eine Querschnittlähmung in Höhe von C_4 und höher, bedeutet Ausfall der Nn. phrenici und laufende künstliche Beatmung.

Zwerchfell und Speiseröhre

Bei tiefer Inspiration zwingen die sich kreuzenden Anteile der medialen Zwerchfellpfeiler die Speiseröhre im Hiatus oesophageus zusammen.

Krankengymnastisches Zwerchfelltraining

Ein- und Ausatemtechniken, die mit einer Verlangsamung der Frequenz und einem großen Atemzugvolumen einhergehen. Atmen mit dem «Totraumvergrößerer» (Giebelrohr).
Atmen gegen Richtungskontakt und Richtungswiderstand mit Vergrößern der Atembewegung.
Körperstellungen, in denen das Zwerchfell gegen die Schwerkraft und gegen den Druck der Bauchorgane Widerstandsarbeit leisten muß (z. B. «Päckchensitz»).

ATEMMUSKELN

Inspiration

1. Zwerchfell.
2. Mm. scaleni ant., med. und post.
3. Hilfsinspirationsmuskeln
   a) M. sternocleidomastoideus (bei fixiertem Kopf)
   b) Unterzungenbeinmuskeln (bei fixiertem Zungenbein)
   c) M. serratus ant. und
   M. pectoralis minor (bei fixiertem Schulterblatt)
   d) M. pectoralis major (bei aufgestütztem Arm).
4. Die Mm. intercostales externi wirken im wesentlichen als aktive Versteifer der Intercostalräume.

Exspiration

1. Retraktionskraft der elastischen Fasern in der Lunge
2. alle Bauchmuskeln (bei fixiertem Becken) für forcierte Exspiration
3. glatte Muskelzellen in der Wand der Bronchien
4. Hilfsexspirationsmuskeln
   a) M. transversus thoracis
   b) Mm. subcostales
   c) M. serratus post. inf.
   d) M. latissimus dorsi
5. Die Mm. intercostales interni wirken im wesentlichen als aktive Versteifer der Intercostalräume.

BAUCHWAND

Außenrelief

Tastbare Knochen (s. S. 122)	Rippenbogen Proc. xiphoideus Beckenkamm Spina iliaca anterior superior oberer Schambeinast und Symphyse
Hautrelief	Mediane Rinne über Linea alba Nabel (Höhe zwischen L3 und L4) Taille lateraler Rand M. rectus abdominis Einsenkung über Lig. inguinale

Funktionelle Bauchwandkonstruktion

Die Bauchwand ist die Außenwand der Bauchhöhle zwischen unterer Thoraxapertur und dem Oberrand des knöchernen Beckens. Die Bauchwand besteht, neben der Haut und dem zur Bauchhöhle hin abgrenzenden Peritonaeum (Bauchfell), aus einer Dreischichtenfolge von platten Muskeln und deren Aponeurosen. Diese scheiden die ventral paramedian gelegenen beiden geraden Bauchmuskeln ein. Auf der Dorsalseite schließt neben der Lendenwirbelsäule der M. quadratus lumborum die Lücke zwischen 12. Rippe und Beckenkamm. Zwischen Haut und äußerer Körperfascie sowie zwischen innerer Körperfascie und Peritonaeum ist Fett eingelagert. Die untere ventrale Bauchwand wird durch das Gewicht der Baucheingeweide besonders belastet. Diesen hydrostatisch bedingten Belastungen trägt die Bauchwandkonstruktion Rechnung, indem etwa ab der Mitte zwischen Nabel und Symphyse die Aponeurosen der seitlichen Bauchwandmuskeln allesamt ventral des M. rectus abdominis verlaufen, und somit eine derbe Aponeurosenplatte das Gewicht abfängt. Die Aponeurosen beider Seiten verflechten sich ventral zwischen den beiden geraden Bauchmuskeln untereinander und bilden so die Linea alba. Sie ist individuell unterschiedlich breit, oberhalb des Nabels immer breiter als darunter. Die Muskel- und Sehnenzugrichtungen der lateralen Bauchwandmuskeln sind «scherengitterartig» zueinander angeordnet. Sie üben deshalb im Ruhetonus und bei der Bauchpresse einen überall gleichmäßigen Druck auf die Bauchhöhlenorgane aus. Über dieses «Drucknetz» verhindern sie auch, daß die gegeneinander beweglichen Organe der Bauchhöhle zu weit ventralwärts verlagert werden.

Die Bauchmuskulatur ist der aktive Antagonist zur autochthonen Rückenmuskulatur. Sie beugt den Rumpf ventralwärts, kippt bei fixiertem Thorax den Beckenvorderrand cranialwärts und sorgt für den hauptsächlichen Bewegungsausschlag beim Drehen in der Brustwirbelsäule und bei der Lateralflexion in der Brust- und Lendenwirbelsäule. Die schrägen, mediocaudalwärts verlaufenden Muskel- und Sehnenzügel des oberflächlich gelegenen M. obliquus externus abdominis harmonisieren nahezu völlig mit der in gleicher Ausrichtung mediocranialwärts verlaufenden Faserrichtung des gegenseitigen mittleren Bauchwandmuskels, des M. obliquus internus abdominis. Damit addieren sich für Drehbewegungen in der Brustwirbelsäule Bewegungsausschlag und Kraftentfaltung dieser beiden gegenseitigen Muskeln. Dabei hilft auch noch der tiefe Bauchwandmuskel, der M. transversus abdominis, der einen für die Drehbewegungen in der Brustwirbelsäule optimalen queren horizontalen Verlauf hat. Der quere «gürtelartige» Faserverlauf des M. transversus abdominis sowie die in ihrer Zugrichtung zueinander ipsilateral scherengitterartig verlaufenden Faserzüge der Mm. obliqui abdominis externus und internus sind für die Einschnürung der Bauchhöhle verantwortlich, wie sie bei der forcierten Exspiration und der Bauchpresse benötigt werden.

Die *segmentale Innervation* der Bauchwandmuskeln führt zu einer Eigenart, die an den Muskeln des Armes oder Beines nicht zu finden ist: Einzelne Abschnitte der Bauchmuskeln lassen sich gesondert kontrahieren (Oberbauchkugel, Unterbauchkugel).

Schichtung der Bauchwand

Begriffe

Rectusscheide — Einscheidung des M. rectus abdominis durch die Aponeurosen der schrägen und queren Bauchmuskulatur.

Linea semicircularis	Etwa auf halbem Weg zwischen Nabel und Symphyse gelegene Zone im hinteren Blatt der Rectusscheide. Ab hier verlaufen alle Aponeurosen der Bauchmuskeln im vorderen Blatt der Rectusscheide, das hintere Blatt besteht nur mehr aus innerer Körperfascie und Peritonaeum.
Lig. inguinale	Leistenband (caudale Sehnenzüge des M. obliquus externus abdominis) zwischen Spina iliaca ant. sup. und Tuberculum pubicum.

Schichtenfolge

Lateral

Haut
Subcutis
äußere Körperfascie
M. obliquus externus abdominis
M. obliquus internus abdominis
M. transversus abdominis
innere Körperfascie
Peritonaeum

Paramedian oberhalb der Linea semicircularis

Haut
Subcutis
äußere Körperfascie
Aponeurose des M. obliquus externus abdominis
oberflächliches Blatt der Aponeurose des M. obliquus internus abdominis
M. rectus abdominis
tiefes Blatt der Aponeurose des M. obliquus internus abdominis
Aponeurose des M. transversus abdominis
innere Körperfascie
Peritonaeum

Paramedian unterhalb der Linea semicircularis

Haut
Subcutis
oberflächliche Körperfascie
alle Aponeurosen der schrägen und queren Bauchmuskeln
M. rectus abdominis
innere Körperfascie
Peritonaeum

Z19, Z19 a

Tabelle 30: Bauchwandmuskeln

Muskel	Ursprung	Ansatz	Nerv und Segmentbezug	Funktion
M. obliquus externus abdominis	alternierend mit M. serratus anterior von den Außenseiten der 5.–12. Rippe	Linea alba, Labium externum der Crista iliaca, caudale Sehnenzüge bilden das Lig. inguinale, das von der Spina iliaca ant. sup. zum Tuberculum pubicum zieht.	Rr. ventrales Th_5–Th_{12}	einseitig: dreht Rumpf zur Gegenseite, Lateralflexion zur gleichen Seite, Bauchpresse beidseitig: Ventralflexion des Rumpfes, kippt bei fixiertem Thorax Beckenvorderrand cranialwärts, Bauchpresse, Exspiration
M. obliquus internus abdominis	laterale Hälfte des Lig. inguinale, Linea intermedia der Crista iliaca, tiefes Blatt der Fascia thoracolumbalis	Unterrand der 9.–12. Rippe	Rr. ventrales Th_8–Th_{12}, N. iliohypogastricus (Th_{12}, L_1), N. ilioinguinalis (L_1), zu den Muskelfasern, die M. cremaster mitbilden (R. genitalis des N. genitofemoralis (L_1, L_2))	einseitig: dreht Rumpf zur gleichen Seite, Lateralflexion zur gleichen Seite, Bauchpresse beidseitig: Ventralflexion des Rumpfes, kippt bei fixiertem Thorax Beckenvorderrand cranialwärts, Bauchpresse, Exspiration

Fortsetzung auf der nächsten Seite

Fortsetzung Tab. 30

Muskel	Ursprung	Ansatz	Nerv und Segmentbezug	Funktion
M. transversus abdominis	von Innenfläche des 6. Rippenknorpels entlang Innenseite des Arcus costarum bis zur 12. Rippe, über tiefes Blatt der Fascia thoracolumbalis an den QF der Lendenwirbel, Labium internum der Crista iliaca, laterale Hälfte des Lig. inguinale	Linea alba	Rr. ventrales Th_7–Th_{12}, N. iliohypogastricus (Th_{12}, L_1), N. ilioingualis (L_1); N. genitofemoralis (L_1, L_2) zum M. cremaster (Hodenheber)	einseitig: dreht Rumpf zur gleichen Seite, Bauchpresse beidseitig: Bauchpresse, Exspiration
M. rectus abdominis	Außenseite der 5.–7. Rippenknorpel, Proc. xiphoideus und benachbarte Ligg. costoxiphoidea	Os pubis zwischen Symphyse und Tuberculum pubicum	Rr. ventrales $Th_{(5)7}$–Th_{12} (L_1)	einseitig: Lateralflexion und Ventralflexion des Rumpfes beidseitig: Ventralflexion des Rumpfes, kippt Beckenvorderrand bei fixiertem Thorax cranialwärts
M. quadratus lumborum	Labium internum der Crista iliaca, Lig. iliolumbale	12. Rippe, Proc. costarii der 1.–5. LW	N. subcostalis (Th_{12}), Rr. musculares des Plexus lumbalis (L_1–L_3)	einseitig: Lateralflexion der LWS

Leistenkanal

In der Embryonalzeit werden die Hoden in der Nachbarschaft der Nieren angelegt. In der Fetalzeit wandern die Hoden von hier caudalwärts und drängen sich in den letzten Wochen der Fetalzeit durch die ventrale Bauchwand, um ins Scrotum zu gelangen. Während sie die Bauchwand durchdringen, nehmen sie deren Schichten alle mit sich. Die Schichten werden zu Hodenhüllen. Die Durchtrittstraße an der Bauchwand ist der Leistenkanal. Bei der Frau ist der Leistenkanal sehr viel enger, er beinhaltet das Lig. teres uteri (ein Rudiment des Urnierenleistenbandes). Der beim Erwachsenen etwa 4–5 cm lange Leistenkanal, der die Schichten der Bauchwand schräg durchdringt, ist eine «Schwachstelle» an der Bauchwand und hat seine besondere Bedeutung für Bauchwandbrüche (Leistenhernien).

Wände	Boden:	Lig. inguinale und Lig. reflexum
	Vorderwand:	Aponeurose des M. obliquus ext. abdominis
	Dach:	Caudaler Rand des M. obliquus int. abdominis und des M. transversus abdominis
	Rückwand:	Innere Körperfascie und Peritonaeum
Inhalt	Beim Mann:	Samenstrang; R. genitalis des N. genitofemoralis; Endast der N. ilioinguinalis.
	Bei der Frau:	Lig. teres uteri mit Begleitgefäßen, R. genitalis des N. genitofemoralis; Endast des N. ilioinguinalis.

Schwache Stellen an der Bauchwand

An der Bauchwand gibt es Prädilektionsstellen für Bauchwandbrüche. Es sind entweder Bereiche, bei denen im wesentlichen nur Aponeurosen die Bauchwand stabilisieren (z. B. entlang der Linea alba) oder es sind ehemalige Durchtrittspforten für Organe (Nabelschnur, Hoden) oder Areale, bei denen die Muskelschichten der Bauchwand sich lückenhaft überdecken. *Bauchwandbrüche* (= äußere Hernien) sind ständige oder zeitweise Verlagerungen von meist intraperitonaeal gelegenen Bauchorganen unter Mitnahme von Bauchfell durch eine «Schwachstelle» der Bauchwand hindurch nach außen.

Häufige Hernienstellen

1. Linea alba oberhalb des Nabels (Rectusdiastase)
2. Nabelring (Nabelhernie)
3. Leistenkanal (indirekte Leistenhernie)
4. äußere Öffnung des Leistenkanals (direkte Leistenhernie)
5. unter dem Leistenband neben der A. V. femoralis (Schenkelhernie)
6. selten das schmale muskelfreie Dreieck zwischen M. latissimus dorsi, M. obliquus ext. abdominis und Crista iliaca

BECKEN UND BECKENBODEN

BECKEN

Das Becken hat beim Menschen mehrere Aufgaben zu erfüllen: Es muß die Körperlast von der Wirbelsäule auf die Beine übertragen, es soll die Eingeweide der Beckenhöhle schützen und es muß den kräftigen Streckmuskeln für die Hüftgelenke, die bei uns den aufrechten Stand gewährleisten, Ursprungsflächen bieten.

Als *großes Becken* bezeichnet man den nach lateral und dorsal zu von den beiden Darmbeinschaufeln begrenzten Raum oberhalb der Beckeneingangsebene. Es ist der Raum für die Unterbauchorgane. Als *kleines Becken* wird der Raum unterhalb der Beckeneingangsebene bezeichnet. Es ist der Raum für die Beckenorgane.

Das *knöcherne Becken* besteht aus rechtem und linkem Hüftbein (Os coxae) und dem Kreuzbein (Os sacrum) mit Steißbein. Die drei Knochen sind amphiarthrotisch miteinander verbunden (rechte und linke Art. sacroiliaca). Ventral sind beide Hüftbeine über die Symphyse synchondrotisch miteinander verankert.

Os coxae

Das Hüftbein besteht aus den beim Erwachsenen miteinander synostosierten Os ilium (Darmbein), Os ischii (Sitzbein) und Os pubis (Schambein). Beim Kind und Jugendlichen bis etwa zum 14. Lebensjahr sind die drei Knochenanteile noch hyalinknorpelig voneinander abgegrenzt.

Alle drei Knochen sind auch beim Aufbau der Hüftgelenkpfanne beteiligt. Über das Os coxae wird das Körpergewicht vom Kreuzbein auf den Oberschenkelknochen übertragen. An den besonders spannungsbelasteten Abschnitten ist das Hüftbein verdickt. Das erscheint besonders deutlich in dem bogenförmigen Bereich zwischen ventraler Oberkante des ersten Sacralwirbelkörpers (Promontorium) und der Hüftgelenkpfanne. Die hier zum Beckenlumen hin gerichtete Knochenkante, die sich nach vorn zu in den Oberrand des oberen Schambeinastes auflöst, wird als *Linea terminalis* bezeichnet. Diese Grenzlinie trennt das große Becken vom kleinen Becken ab. Die durch rechte und linke Linea terminalis gelegte Ebene ist die Beckeneingangsebene.

Ursprünge und Ansätze von Muskeln und Bändern bewirken am Os coxae Knochenverdickungen oder vorstehende markante Dornen und Kanten: u.a. die Kanten des Beckenkammes, die tastbare Spina iliaca anterior superior und das Tuber ischiadicum (der Sitzbeinhöcker).

Am Os ilium befindet sich die zum Kreuzbein gerichtete ohrförmige, höckerige Gelenkfläche für den straffen gelenkigen Kontakt mit dem Kreuzbein. Dorsal von ihr ist der Hinterrand der Darmbeinschaufel stark verdickt. Die hier ansetzenden Bandmassen (bes. Ligg. sacroiliaca interossea) sichern bei erhöhter Belastung die Straffheit des Gelenks.

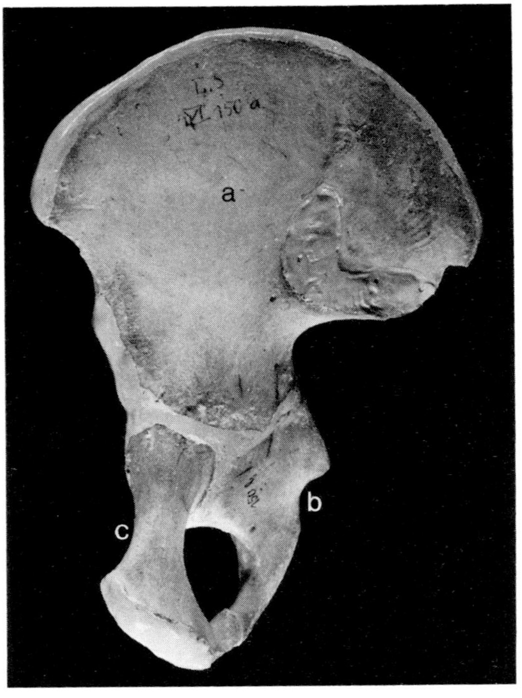

Abb. 19 Ansicht auf die Innenseite eines rechten Os coxae bei einem 6jährigen Kind.
Os ilium (a), Os ischii (b) und Os pubis (c) sind noch durch Knorpelfugen miteinander verbunden.

Abb. 19a Ansicht auf die Innenseite eines rechten Os coxae beim Erwachsenen.

1 = Facies auricularis
2 = Spina iliaca posterior superior
3 = Spina iliaca posterior inferior
4 = Incisura ischiadica major
5 = Spina ischiadica
6 = Incisura ischiadica minor
7 = Tuber ischiadicum
8 = Foramen obturatum
9 = Facies symphysialis
10 = Tuberculum pubicum
11 = Pecten ossis pubis
12 = Spina iliaca anterior inferior
13 = Spina iliaca anterior superior
14 = Crista iliaca
15 = Linea terminalis (= Linea arcuata)

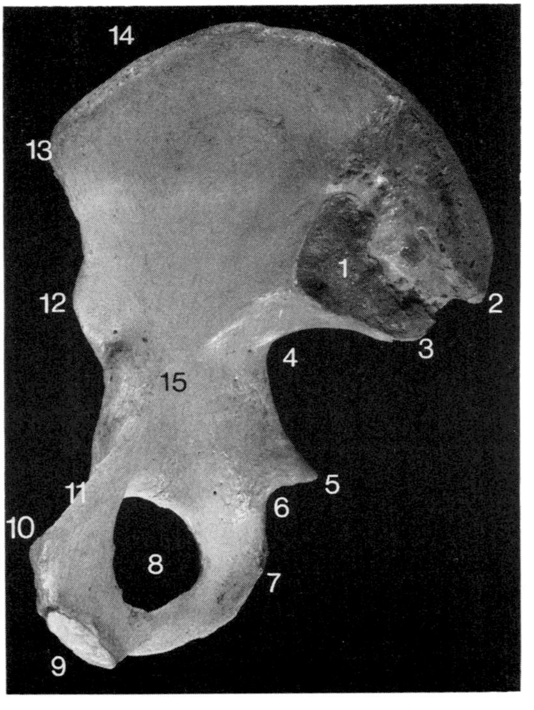

Os sacrum

Das aus den synostosierten Sacralwirbeln gebildete Kreuzbein hat eine nach dorsal gerichtete konvexe Krümmung (Sacralkyphose). Die in Höhe der Linea terminalis gelegene ventrale Oberkante des 1. Sacralwirbelkörpers – das *Promontorium* – steht beengend in das kleine Becken vor (Lumbosacralwinkel beim aufrechten Stand in 95 % zwischen 26° und 57°, beim erwachsenen Mann meist um 41°). An der verdickten Lateralseite des Kreuzbeines erstreckt sich etwa über dessen halbe Länge die höckerige Facies auricularis für die gleichnamige Gelenkfläche am Os ilium.

Für den Durchtritt der Segmentnervenzweige sind am Os sacrum ventrale und dorsale Foramina sacralia vorhanden.

Auf der Dorsalseite des unteren Kreuzbeinbereiches haben die untereinander synostosierten Wirbelbögen der einzelnen Sacralwirbel oft einen mangelhaften Bogenschluß. Da auch am Os coccygis die Wirbelbögen nicht mehr ausdifferenziert sind, entsteht so der palpierbare Hiatus sacralis, ein Zugangsweg zum Wirbelkanal. Er wird bei der epiduralen Sacralanästhesie (u. a. in der Geburtshilfe) als technisch leichter Zugang zu den sacralen Rückenmarkwurzeln genutzt.

Ebenen und Meßwerte im kleinen Becken der Frau

Ebenen

Beckeneingangsebene

Querovale Ebene begrenzt von Promontorium, Linea terminalis bis zum Symphysenoberrand. Die angegebenen Meßwerte sind Mindestwerte für die erwachsene Frau, die für normale Geburtsverhältnisse nicht unterschritten werden sollen.

querer Durchmesser	13,5 cm
gerader Durchmesser (Promontorium – Symphysenhinterrand)	11 cm
schräger Durchmesser	12,5 cm

Beckenmittelebene

«Kreisrunde» Ebene in der Höhe zwischen den Lineae transversae des 2. und 3. Sacralwirbels.

Durchmesser allseits	12,5 cm

Beckenausgangsebene

Längsovale Ebene zwischen Ramus inferior ossis pubis, Tuber ischiadicum, Lig. sacrotuberale und Os coccygis. Unter der Geburt weicht das Os coccygis dorsalwärts aus.

querer Durchmesser	11 cm
Sagittaler Durchmesser	11,5 cm

erweiterbar durch Ausweichen des Os coccygis nach dorsal

Außenmaße am Becken (Erwachsener)

Distantia trochanterica	31–34	cm
Distantia cristarum	27–31	cm
Distantia spinarum	24–27,5	cm
(Spina iliaca ant. sup.)		
Interspinalabstand	10–11	cm
(Spina ossis ischii)		

Michaelis-Raute

Durch Hautgrübchen begrenzte Raute zwischen Dornfortsatz von L_5 und Beginn der Gesäßspalte. Laterale Grenzpunkte sind die Hauteinziehungen über den Spinae iliacae posteriores superiores.

Bei abgeplattetem rachitischem Becken ist die Raute verbreitert, bei verminderter Höhe. Bei skoliotischen Fehlhaltungen in der LWS oder Beckenschiefstand wird die Raute asymmetrisch.

Beckenneigungswinkel (Inklinationswinkel)

Winkel zwischen Horizontalebene und Ebene durch Promontorium und Symphysenoberrand.

Neugeborenes	80°
Erwachsener	55°–70°

Beckenkammhöhe

Horizontale durch höchste Punkte der Darmbeinschaufel verläuft durch Bandscheibe zwischen L_3 und L_4.

Verbindungen der Beckenknochen

Symphyse

Beide Schambeine sind in der Medianen über die Symphyse verbunden. Füllmaterial zwischen den hier hyalin-knorpelig überzogenen Knochen ist ein Faserknorpel mit einem altersabhängig unterschiedlich großen, synoviagefüllten Hohlraum. Geringe Scherbewegungen sind hier möglich.

Art. sacroiliaca (s. auch Seite 126)

Beide Art. sacroiliacae sind Amphiarthrosen. Die beiden Facies auriculares von Os sacrum und Os ilium sind höckerig gestaltet und wie ineinander «verzahnt».

Syndesmosen zwischen Os sacrum und Os coxae

Ligg. sacroiliaca dorsalia

Ligg. sacroiliaca interossea (im Raum zwischen Darmbeinschaufel und Dorsalseite Kreuzbein; s. auch S. 126)

Ligg. sacroiliaca ventralia

Lig. sacrotuberale
Verlauf: seitlich vom Kreuzbeinrand und den oberen beiden Steißbeinwirbeln zum Ramus und Tuber ossis ischii

Lig. sacrospinale
Verlauf: von der lateralen Innenfläche des Kreuzbeins sowie vom oberen Steißbeinwirbel zur Spina ischiadica

Das Lig. iliolumbale fixiert die Lumbalwirbelsäule gegen das Os ilium.

Funktionen der Beckenbänder

Lig. sacrotuberale	Kräftiges Band am knöchernen Becken, welches für die Stabilität des Beckenringes wichtig ist und die Kinematik im Iliosacralgelenk beeinflußt.
Lig. sacrospinale	Dünner als Lig. sacrotuberale, hat aber gleiche Wirkweise.
Ligg. sacroiliaca interossea Ligg. sacroiliaca dorsalia Ligg. iliolumbalia	Sie verankern gemeinsam das Kreuzbein beim aufrechten Stand im Beckenring.
Lig. pubicum superius Lig. arcuatum pubis	Sie verklammern syndesmotisch die beiden Schambeine oberhalb und unterhalb der Symphyse und sind bei Rumpfbelastungen für das Abfangen des Horizontalzugs im vorderen Bereich des Beckenringes notwendig.

Nerven- und Gefäßstraßen in der Wandung des Beckens

Foramen ischiadicum majus

Öffnung zwischen Incisura ischiadica major, Lig. sacrotuberale und Lig. sacrospinale. Der M. piriformis untergliedert diese Öffnung in ein Foramen suprapiriforme und infrapiriforme.

Inhalt

Foramen suprapiriforme:	N. glutaeus superior mit gleichnamigen A. V.
Foramen infrapiriforme:	u. a. N. ischiadicus, A. V. glutaea inf.

Foramen ischiadicum minus

Öffnung zwischen Lig. sacrospinale, Lig. sacrotuberale und Incisura ischiadica minor (u. a. für M. obturatorius internus, N. pudendus).

Foramen obturatum

Membranös verschlossener Knochenring, der von Ossa ischii und pubis gebildet wird. In ihm befindet sich eine Öffnung für den Beginn des Canalis obturatorius (Inhalt: N. obturatorius und gleichnamige A. V.).

Lacuna vasorum und Lacuna musculorum

Zwischen Leistenband und Beckenvorderrand verbleibt eine breite Öffnung, die durch die sehnige Abspaltung (Arcus iliopectineus) des Lig. inguinale unterteilt wird. Die laterale Öffnung ist die durch den M. iliopsoas verschlossene Lacuna musculorum (enthält auch den N. femoralis), die mediale, die Lacuna vasorum, Hauptgefäßstraße für das Bein (A. V. femoralis und Beinlymphgefäße).

BECKENMUSKELN UND BECKENBODEN

Der M. iliopsoas kleidet die Wand des großen Beckens aus. Er ist zum Aufrechterhalten der physiologischen Lendenlordose mitverantwortlich. Der kräftige Beuger im Hüftgelenk gilt als der typische Treppensteige- und Laufmuskel, der zusammen mit dem M. rectus femoris die Schrittlänge entscheidend bestimmt.

Auf der Dorsalseite des Beckens entspringen die kräftigen Gesäßmuskeln, die Mm. glutaei, die wichtigsten Strecker des Hüftgelenks.

Vom caudalen Rand des kleinen Beckens, in einem Halbkreis vom Tuber ischiadicum bis zum Pecten ossis pubis entspringend, erstrecken sich Adduktions-, Beuge- und Streckmuskeln für das Hüftgelenk zum Oberschenkel.

Der M. levator ani und das Diaphragma urogenitale verschließen als Beckenbodenmuskeln den Ausgang des kleinen Beckens. Mit Ausnahme der Beckenbodenmuskulatur sind die übrigen Muskeln, die vom knöchernen Becken caudalwärts ziehen, alle im Hüftgelenk wirksam. Sie werden deshalb auch bei den im Hüftgelenk wirksamen Muskeln behandelt.

Tabelle 31: Muskeln der Beckeninnenwand (innere Hüftmuskeln)

Muskel	Ursprung	Ansatz	Nerv und Segmentbezug	Funktion
M. iliopsoas				
M. psoas major	Wirbelkörper Th_{12}–L_4; Proc. costarii L1–4	Trochanter minor	kurze Äste des Plexus lumbalis, N. femoralis (Th_{12}–L_3)	Flexion Hüftgelenk, Lateralflexion der LWS, Außenrotation im Hüftgelenk aus Neutral-0-Stellung. Aus Ruhestellung M. psoas auch Innenrotation im Hüftgelenk.
M. iliacus	Fossa iliaca, Spina iliaca ant. inf.	Trochanter minor		
M. piriformis	Innenseite des Os sacrum	Spitze des Trochanter major	kurze Äste des Plexus ischiadicus, hauptsächlich aus S_2 (L_5–S_2)	Abduktion und Außenrotation im Hüftgelenk
M. obturatorius internus	Innenseite der Membrana obturatoria und Knochenrand des Foramen obturatum	Fossa trochanterica	N. glutaeus inferior (L_5–S_2)	Außenrotation im Hüftgelenk

Beckenboden

Der Beckenboden verschließt mit seinen Muskel- und Fascienplatten trichterförmig das kleine Becken nach caudal. Beckenhöhle und Bauchhöhle gehen kontinuierlich ineinander über und lassen sich nur willkürlich durch eine gedachte Ebene – die Beckeneingangsebene – gegeneinander abgrenzen.

Der Beckenboden mit seiner relativ kleinen Auflagefläche muß beim Stehen nur einen geringen Anteil des Gewichtes der Bauch- und Beckeneingeweide federnd abfangen. Das Gewicht der Bauchhöhlenorgane wird primär über Adhäsionskräfte getragen, die vom elastischen Lungenzug über das Zwerchfell und von diesem auf Leber und Magen übertragen werden. Daneben halten die wie eine «muskulöse Hängematte» wirkenden Bauchwandmuskeln ebenfalls einen großen Teil des Gewichtes der Bauchhöhlenorgane. Beim Liegen, bei kräftiger Bauchwandmuskulatur und bei der inspiratorischen Erweiterung des Thorax und damit auch der Oberbauchwand, wird der Beckenboden entlastet, bei der Bauchpresse jedoch mehrbelastet. Eine erhöhte Belastung der geschichteten Muskel- und Fascienplatten des Beckenbodens ist bei schlaffen Bauchdecken (z. B. nach mehreren Geburten) zu beobachten. Die Haltefunktion der Bauchwandmuskeln ist dabei verlorengegangen, das «Dünndarmpaket» sinkt beckenwärts herab. Auch beim Lungenemphysem wird der Beckenboden vermehrt belastet, da die Elastizität der Lunge nachgelassen hat und somit ihre Adhäsionswirkung über das Zwerchfell auf die Oberbauchorgane vermindert ist. Eine krankengymnastische Therapie kann über ein Training der Bauchwandmuskeln und atemgymnastische Übungen den Beckenboden entlasten.

Aufbau des Beckenbodens

Rechter und linker M. levator ani bilden gemeinsam einen dünnen Muskeltrichter aus quergestreifter Muskulatur. Die trichterförmige Muskelplatte, die etwa in der Beckenmittelebene vom Os pubis und von der Lateralwand des Beckens entspringt, verankert sich am Os coccygis, im M. sphincter ani externus und in der medianen Raphe anococcygea. Nach dorsal wird der Muskeltrichter kontinuierlich durch die Mm. coccygei fortgesetzt. Rechter und linker M. levator ani sowie beide Mm. coccygei gleichen einem auf seiner Spitze stehenden Rundzelt, dessen Türflügel einen Spalt geöffnet sind. Die Spitze des Rundzeltes ist abgeschnitten, ihre Öffnung entspricht der Analöffnung, dem Ausgang des Magen-Darm-Traktes. Die Türflügel des Rundzeltes entsprechen dann der Pars pubica des M. levator ani – den «Levatorenschenkeln» in der Klinikersprache. Zur äußeren muskulösen Abdeckung des «Türspaltes» zwischen den beiden Levatorenschenkeln, der auch Durchgangstraße für den Urogenitaltrakt ist, dient das Diaphragma urogenitale. Es ist eine trapezförmige Muskel-Band-Platte, die mit ihren Fascien fest verwachsen ist. Sie spannt sich quer zwischen den beiden unteren Schambeinästen aus und reicht von der Symphyse bis zu den Tubera ischiadica. Den mehr dorsal gelegenen Muskelanteil stellen rechter und linker M. transversus perinei profundus. Im Angulus subpubicus, direkt unter der Symphyse, hat das Diaphragma urogenitale hauptsächlich Bandcharakter.

Im Bereich des Beckenbodens lagern sich außen noch Muskeln an, die keine Tragefunktion am Beckenboden haben, wohl aber für den Verschluß oder die Einschnürung der beiden Durchtrittsstraßen eine Rolle spielen: der M. sphincter ani externus für den äußeren Verschluß der Analöffnung und der M. bulbospongiosus, der bei der Frau als Verschluß für die Scheide wirksam ist. Der am lateralen Rand des Diaphragma urogenitale unter dem Ramus inferior ossis pubis verlaufende kleine M. ischiocavernosus und der oft nur aus wenigen Muskelfasern bestehende, am Hinterrand des Diaphragma urogenitale quer verlaufende M. transversus perinei superficialis spielen für die Mechanik des Beckenbodens keine Rolle.

Neben den geschichteten Muskelplatten des Beckenbodens, die sich von beiden Seiten kommend in der medianen Raphe anococcygea sehnig miteinander verspannen, sind mehrere Schichten von Fascien für die Stabilisierung des Beckenbodens wichtig.

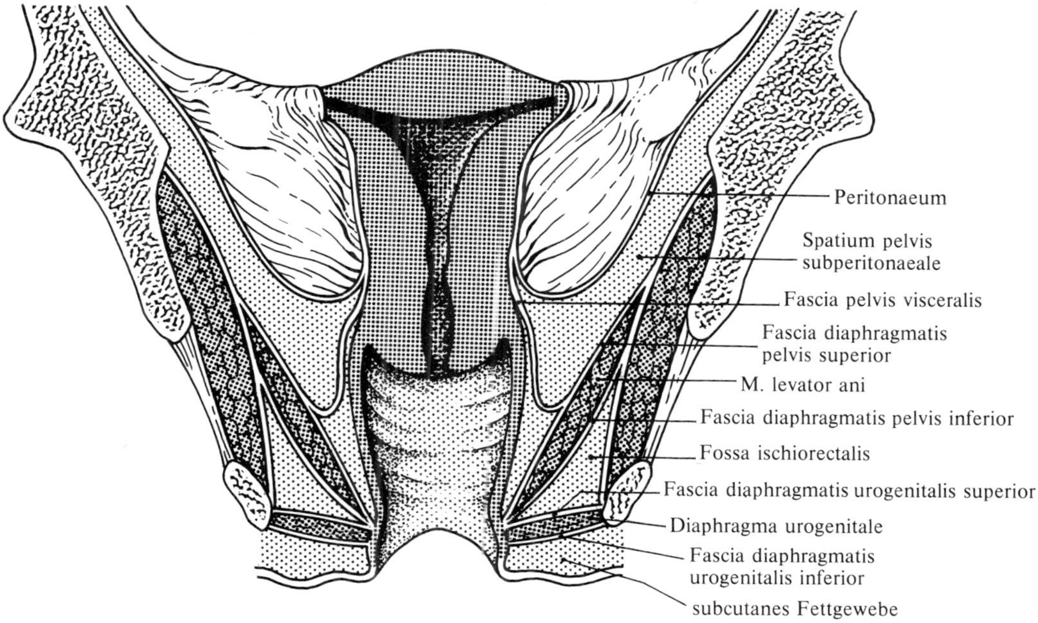

Abb. 20 Frontalschnitt durch das weibliche Becken im Bereich des Diaphragma urogenitale.

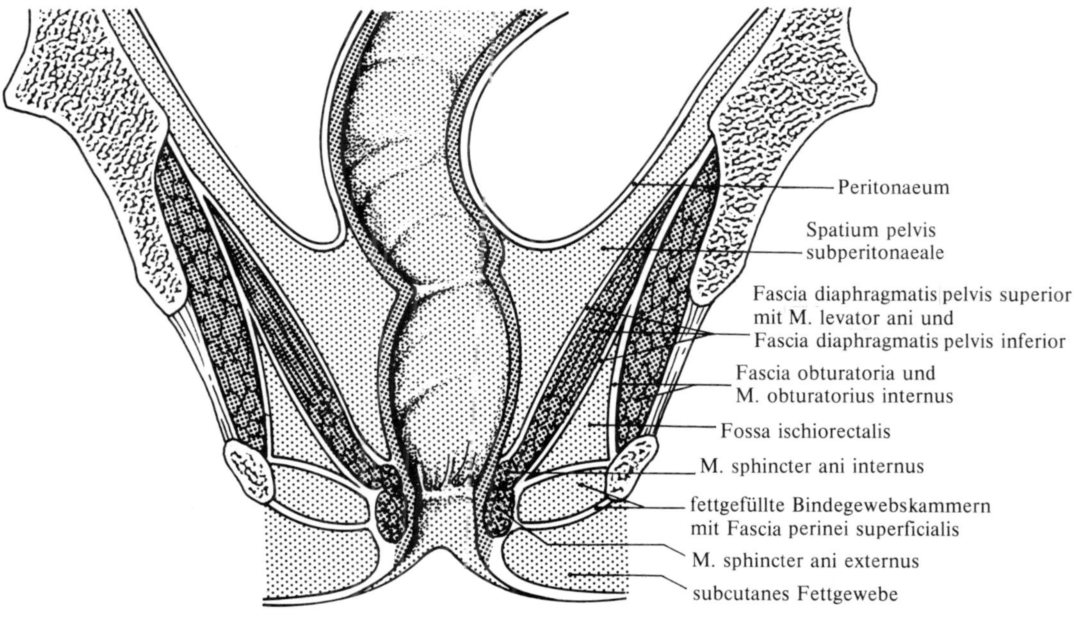

Abb. 21 Frontalschnitt durch das Becken im Bereich des Rectum.

Tabelle 32: Beckenbodenmuskeln

Muskel	Ursprung	Ansatz	Nerv und Segmentbezug	Funktion
M. levator ani				
«Pars pubica»				
a) M. puborectalis b) M. pubococcygeus	Dorsalseite Symphyse und angrenzendes Os pubis, Beginn des Arcus tendineus an Fascie des M. obturatorius int.	a) dorsal des Rectum Verflechtung der Sehnenzügel beider Seiten in der Raphe anococcygea ineinander, M. sphincter ani externus, Vagina, Prostata b) Os coccygis	direkte Äste des Plexus sacralis (S_2–S_4)	a) zieht Rectum ventralwärts und drückt dabei dessen dorsale gegen die ventrale Wand (zusätzlicher Rectumverschluß) b) trägt Beckenorgane mit
«Pars obturatoria»				
c) M. iliococcygeus	Arcus tendineus an Fascia obturatoria, Innenfläche Spina ossis ischi	Raphe anococcygea, Lateralseite des Os coccygis		c) trägt Beckenorgane mit
M. coccygeus	Innenfläche Spina ossis ischii	lateraler unterer Rand des Os sacrum und Os coccygis	direkte Äste des Plexus sacralis (S_2–S_4)	polstert gegen Lig. sacrotuberale, Os sacrum und Os coccygis ab, trägt Beckenorgane mit
Diaphragma urogenitale				
a) Lig. arcuatum pubis	Ramus inf. ossis pubis	gegenseitig		
b) Lig. transversum perinei	Ramus inf. ossis pubis	gegenseitig		
c) M. transversus perinei profundus	Ramus ossis ischii	sehniger Knotenpunkt des Dammes, Wand von Prostata, Vagina, M. sphincter urethrae	N. pudendus (S_2–S_4)	Halteaufgabe für vordere Beckenorgane
M. transversus perinei superficialis	zwischen Tuber und Ramus ossis ischii	sehniger Knotenpunkt des Dammes	N. pudendus (S_2–S_4)	häufig nur rudimentär

Schichtenfolge am Beckenboden

Auf einem Frontalschnitt durch den Beckenboden sind ausgehend vom Peritonaeum bis zur Haut der Dammregion folgende Schichten zu erwarten:

1. Peritonaeum
2. Fascia pelvis visceralis
3. Fascia diaphragmatis pelvis superior
4. M. levator ani
5. Fascia diaphragmatis pelvis inferior
6. Fettgewebe und Gefäß-Nervenstraße der Fossa ischiorectalis

→ im Angulus subpubicus bis Tubera ischiadica:

7. Fascia diaphragmatis urogenitalis superior
8. Diaphragma urogenitale
9. Fascia diaphragmatis urogenitalis inferior

→ dorsal Tubera ischiadica

10. Fascia perinei superficialis
11. subcutanes Fettgewebe
12. Haut

Räume im Beckenboden

Recessus subpubicus

Raum zwischen Diaphragma urogenitale und Pars pubica des M. levator ani.

Fossa ischiorectalis

Raum zwischen Fascia perinei superficialis, M. levator ani und Tuber ossis ischii.

Zur Klinik

Morphologische Ursachen für die Beckenbodeninsuffizienz

Die Muskeln des Beckenbodens sind reine Haltemuskeln. Sie können in keinem Gelenk wirksam werden. Ihre Trainierbarkeit kann deshalb auch nur indirekt erfolgen.

Eine mögliche Insuffizienz des weiblichen Beckenbodens wird durch die aponeurotische Aufhängung des M. levator ani an der Fascie des M. obturatorius internus und durch die gegenseitige

Durchflechtung der Ansatzsehnen der Beckenbodenmuskeln in der medianen, sehnigen Raphe anococcygea begünstigt. Unter der Geburt werden durch die röhrenförmige Anpassung der Beckenbodenmuskeln an den Geburtsschlauch die schichtweise angeordneten Muskeln und Fascien des Beckenbodens durch den kindlichen Kopf ausgewalzt und auseinandergeschoben. Das kollagene Bindegewebe wird in der Gravidität durch vermehrte Wassereinlagerung elastischer. Nach Mehrfachgeburten, die eventuell auch rasch aufeinander folgten, ist die Rückbildungsfähigkeit des ausgewalzten kollagenen Bindegewebes und der Muskulatur des Beckenbodens oft nicht mehr ausreichend gegeben. Der Beckenboden kommt dann seiner Trageaufgabe für die Beckeneingeweide nur mehr ungenügend nach (Möglichkeit des Analprolapses oder Uterusprolapses), der Beckenboden ist «insuffizient».

Auf die Halteaufgaben der ventralen und lateralen Bauchwandmuskeln für die Bauchhöhlenorgane wurde schon hingewiesen. Bei schlaffen Bauchdecken (z. B. nach Geburten) fällt diese Haltefunktion der Bauchwandmuskeln aus, und der Beckenboden wird durch das «bewegliche Eingeweidepaket» noch stärker belastet. Bei schlaffen Bauchdecken kommt auch die Sogwirkung der elastischen Lungenkonstruktion, die sich über das Zwerchfell auf die Oberbauchorgane überträgt, schlechter zur Wirkung.

Beckenbodentraining

In der Schwangerenvorsorge sollten routinemäßig möglichst von Krankengymnasten kontrollierte Beckenbodenübungen durchgeführt werden. Sie sind die beste Prophylaxe zur Vermeidung einer Beckenbodeninsuffizienz. Die krankengymnastische Therapie der Beckenbodeninsuffizienz kann zur Erzielung eines strafferen Haltes der Beckenorgane und zur Entlastung des Beckenbodens zwei Wege einschlagen: 1. Kräftigung der Beckenbodenmuskeln und 2. Kräftigung der den Beckenboden entlastenden Muskeln. Dazu werden folgende Kombinationsübungen durchgeführt: Patient in Rückenlage, Beine etwas erhöht gelagert und im Hüft- und Kniegelenk gebeugt. Nun werden die Beine gegeneinander adduziert, dabei sollen die Bauchdecken wiederholt eingezogen werden. Bei weiteren Übungen werden die Gesäßmuskeln angespannt (wie beim Verhalten des Stuhlgangs) und ein Hochziehen des Analkanals trainiert. Ein Muskeltraining wie beim Harnanhalten soll das Diaphragma urogenitale kräftigen. Alle diese Übungen können miteinander kombiniert werden. Sie werden zunächst im Liegen, dann im Sitz und auch im Stehen kombiniert und isoliert trainiert.

SCHULTERGÜRTEL UND ARM

KNÖCHERNER SCHULTERGÜRTEL UND BEWEGLICHKEIT DES ARMES

Der Arm ist über den knöchernen Schultergürtel gelenkig mit dem Brustbein verbunden. Der knöcherne Schultergürtel umfaßt das Schulterblatt (Scapula) und das Schlüsselbein (Clavicula).

Der große Aktionsradius unseres Armes beruht auf mehreren morphologischen Gegebenheiten:

1. Scapula und Clavicula sind untereinander durch ein Kugelgelenk (Acromio-Claviculargelenk) verbunden. Die Clavicula artikuliert über ein weiteres Kugelgelenk mit dem Sternum (Sternoclaviculargelenk). Die Aktionsradien beider Gelenke addieren sich zusätzlich zu den Bewegungsmöglichkeiten des Armes im Schultergelenk.
2. Das Schultergelenk (Humeroscapulargelenk) ist ein praktisch nur muskulär geführtes Kugelgelenk mit schlaffer Gelenkkapsel. Zudem ist die Gelenkpfanne klein und der Gelenkkopf dafür zu groß.
3. Der knöcherne Schultergürtel hängt in Muskelschlingen, die eine große Verstellbarkeit gegen den Rumpf gewährleisten. Zwei submuskuläre, bindegewebige und mit Schleimbeuteln versehene Gleitlager – das «subacromiale Nebengelenk» und das «Schulterblatt-Thorax-Gelenk» – sichern die Verschieblichkeit.
4. Die zum knöchernen Schultergürtel und zum Oberarmknochen (Humerus) verlaufenden Muskeln umfassen insgesamt einen sehr großen, weit auseinander liegenden Ursprungsbereich, der vom Kopf bis zum Os sacrum reicht.

Für die Armbewegungen wird also der Verkehrsraum von 3 Kugelgelenken ausgenutzt. Die fehlende Bänderführung und die schlaffe Gelenkkapsel des Schultergelenks erlauben den langen Rumpf-Oberarmmuskeln und den kräftigen Schultergürtel-Armmuskel die große Verstellmöglichkeit des Humerus gegen die Gelenkpfanne. Die Gelenkpfanne kann von den Muskelschlingen der Rumpf-Schultergürtelmuskulatur vielfach verstellt werden.

KNÖCHERNER SCHULTERGÜRTEL

Scapula

Platter dreieckiger Knochen mit kräftiger Spina scapulae auf der Dorsalseite und leicht konkaver Krümmung auf der den Rippen zugewandten Facies costalis. Die Spina scapulae endet lateral im Acromion. Es entspricht der Schulterhöhe. Oberhalb der Spina scapulae befindet sich die Fossa supraspinata, darunter die Fossa infraspinata. Von der Oberkante der Scapula zeigt nach ventral zu der Proc. coracoideus. Nach lateral zu ist die kleine, flache Gelenkpfanne des Schultergelenks (Cavitas glenoidalis) ausgerichtet. An ihrem Oberrand befindet sich das Tuberculum supraglenoidale, an ihrem Unterrand das Tuberculum infraglenoidale. Der dreieckige platte Knochen hat eine durch den vielfachen Muskelansatz verstärkte äußere Randzone, an deren oberem medialen Ende der Angulus superior, am unteren Ende der Angulus inferior scapulae zu finden sind.

Clavicula

S-förmiger geschwungener, «schlüsselähnlicher» Knochen, mit Gelenkfläche am sternalen und acromialen Ende. Beim Abfangen eines Falles mit ausgestrecktem Arm ist, neben der typischen Radiusfraktur, die Mitte der Clavicula bevorzugte Frakturstelle (Grund: Hier prallen Körpergewicht und Gegendruck aufeinander).

Sternoclaviculargelenk (Art. sternoclavicularis)

Z20 Zweigekammertes Kugelgelenk mit faserknorpeligem Discus. Gelenkfläche mit Faserknorpel. Bänder (Lig. costoclaviculare, Ligg. sternoclavicularia ant. et post., Lig. interclaviculare) hemmen den Bewegungsumfang, besonders die Drehbewegung. Sie sind besonders reißfest.

Bewegungsumfang der Clavicula im Sternoclaviculargelenk:

Heben – Senken	55° – 0° – 5°
(beim Kind größerer Bewegungsumfang)	
Vorführen – Zurückführen	15° – 0° – 15°
Rotation der Clavicula	bis 45° (bei Abduktion des Armes über die Horizontale)

Acromioclaviculargelenk (Art. acromioclavicularis)

Kugelgelenk mit partiellem, faserknorpeligem Discus. Gelenkflächen mit Faserknorpel. Lig. coracoclaviculare und Lig. acromioclaviculare sichern das in der Klinikersprache als *Schultereckgelenk* bezeichnete Gelenk.

Für das Lig. acromioclaviculare wird eine Reißfestigkeit zwischen 36 und 42 kg und für das Lig. coracoclaviculare eine solche von mehr als 80 kg angegeben. Etwa zwei Drittel des Bewegungsumfangs bei den Drehbewegungen der Scapula finden im Schultereckgelenk statt.

Drehen (um Vertikalachse)	bis 50°
Schwenken des Angulus inf. nach ventrolateral	bis 40°
Rotation der Clavicula	bis 45° (bei Abduktion des Armes über 90°)

In dem planen Acromioclaviculargelenk sind translatorische Bewegungen zwischen Clavicula und Scapula nach ventral und dorsal sowie nach cranial und caudal möglich. Sternoclaviculargelenk und Acromioclaviculargelenk lassen Rotationsbewegungen des Schlüsselbeins zu.

Das Lig. trapezoideum (zwischen der Mitte des Proc. coracoideus und der Unterseite des acromialen Endes der Clavicula) bremst die Dorsalbewegung ab, das Lig. conoideum (zwischen der Basis des Proc. coracoideus und dem acromialen Ende der Clavicula) begrenzt die Ventralbewegung des Schlüsselbeins.

Fornix humeri (Schulterdach)

Das Dach des Schultergelenks wird gebildet von: Acromion, Proc. coracoideus und Lig. coracoacromiale. Der Fornix humeri sichert das Schultergelenk nach cranial und verhindert Luxationen nach oben. Das Lig. coracoacromiale wirkt im Sinne einer passiven Zugvergurtung zwischen Proc. coracoideus und Acromion und setzt damit die Biegebeanspruchung des Rabenschnabelfortsatzes herab (Tillmann).

Schulterhöhe

Die Schulterhöhe entspricht dem Acromion im Bereich des Schultereckgelenks.

Hauptbewegungen des knöchernen Schultergürtels und zugehörige Muskeln

Heben und Senken der Schulter (Longitudinale Parallelverschiebung)

Tabelle 33: Heber

Muskel	Nerv und Segmentbezug
M. sternocleidomastoideus pars clavicularis	N. accessorius und Plexus cervicalis (C_2–C_4)
M. trapezius pars descendens	N. accessorius und Plexus cervicalis (C_1–C_4)
Mm. rhomboidei major et minor	N. dorsalis scapulae (C_4–$C_{5\,(6)}$)
M. serratus anterior pars divergens	N. thoracicus longus (C_5–$C_{7\,(8)}$)

Tabelle 34: Senker

Muskel	Nerv und Segmentbezug
M. trapezius pars ascendens	N. accessorius und Plexus cervicalis (C_1–C_4)
M. serratus anterior pars convergens	N. thoracicus longus (C_5–$C_{7\,(8)}$)
M. pectoralis minor	Nn. pectorales (C_6–C_8)
M. subclavius	N. subclavius (C_5–C_6)
indirekt:	
M. latissimus dorsi (caudale Anteile)	N. thoracodorsalis (C_6–C_8)
M. pectoralis major (caudale Anteile)	Nn. pectorales C_5–Th_1

Vor- und Zurücknehmen der Schulter (Horizontale Parallelverschiebung)

Tabelle 35: Vornehmen

Muskel	Nerv und Segmentbezug
M. serratus anterior	N. thoracicus longus (C_5–C_8)
M. pectoralis minor	Nn. pectorales (C_6–C_8)
M. levator scapulae	N. dorsalis scapulae (C_3–C_5)
indirekt:	
M. pectoralis major	Nn. pectorales (C_5–Th_1)

Tabelle 36: Zurücknehmen

Muskel	Nerv und Segmentbezug
M. trapezius	N. accessorius und Plexus cervicalis (C_1–C_4)
Mm. rhomboidei major et minor	N. dorsalis scapulae (C_4–C_5)

Schwenken des unteren Schulterblattwinkels nach ventrolateral und wieder zurück

Tabelle 37: Nach ventrolateral

Muskel	Nerv und Segmentbezug
M. serratus anterior pars convergens	N. thoracicus longus (C_5–C_8)
M. trapezius	N. accessorius und Plexus cervicalis (C_1–C_4)
pars descendens	
pars ascendens	

Tabelle 38: Nach dorsomedial

Muskel	Nerv und Segmentbezug
Mm. rhomboidei major et minor	N. dorsalis scapulae (C_4–C_5)
M. levator scapulae	N. dorsalis scapulae (C_3–C_5)
M. pectoralis minor	Nn. pectorales (C_6–C_8)

Tabelle 39: Rumpf-Schultergürtelmuskeln I

Muskel	Ursprung	Ansatz	Nerv und Segmentbezug	Verlaufsrichtung	Funktion
M. trapezius					
~ pars descendens	Protuberantia occipitalis externa zwischen Linea nuchae superior und suprema, Proc. spinosi HW 2,3 über Septum nuchae	laterales Drittel der Clavicula	N. accessorius; Plexus cervicalis (C_1–C_4)	von medial cranial nach lateral caudal	pars descendens: Zug am knöchernen Schultergürtel cranialwärts, zieht Kopf dorsalwärts, dreht Kopf und HWS zur Gegenseite, Streckung der HWS
~ pars transversa	Proc. spinosi HW 4–BW 4	Acromion		horizontal	pars transversa: Medianzug an Scapula
~ pars ascendens	Proc. spinosi BW 4–BW 12	Spina scapulae		von medial caudal nach lateral cranial	pars ascendens: Zug am knöchernen Schultergürtel caudalwärts pars ascendens und pars descendens gemeinsam: Schwenken des Angulus inferior scapulae ventrolateralwärts
Mm. rhomboidei major et minor	Proc. spinosi HW 6–BW 4	Margo medialis scapulae	N. dorsalis scapulae (C_4–$C_{5(6)}$)	von medial cranial nach lateral caudal	fixiert Scapula am Rumpf, zieht Scapula mediocranialwärts, holt nach ventrolateral geschwenkte Scapula zurück
M. levator scapulae	Tubercula posteriora der Proc. transversi der HW 1–4	Angulus superior scapulae	N. dorsalis scapulae (C_3–C_5)	von cranial medial ventral nach caudal lateral dorsal	zieht Scapula craniomedialwärts, zieht nach ventrolateral geschwenktes Schulterblatt zurück

Z 20

Tabelle 40: Rumpf-Schultergürtelmuskeln II

Muskel	Ursprung	Ansatz	Nerv und Segmentbezug	Funktion
M. subclavius	Knorpel-Knochengrenze der Costa 1	Unterseite der Clavicula an deren lateralem Drittel	N. subclavius (C_5–C_6)	zieht Clavicula caudalwärts und drückt sie nach medial, verspannt und polstert die V. subclavia
M. pectoralis minor	Rippen 2–5 (lateral der Knorpel-Knochengrenze)	Proc. coracoideus	Nn. pectorales (C_6–C_8)	zieht Schulterblatt nach ventral und caudal, holt den nach ventrolateral geschwenkten unteren Schulterblattwinkel zurück, bei fixiertem Schulterblatt: Inspirationsmuskel
M. serratus anterior	Rippen 1–9 (Höhe vordere Axillarlinie)	Angulus superior, Margo medialis und Angulus inf. scapulae)	N. thoracicus longus (C_5–$C_{7\,(8)}$)	Gesamtmuskel: Parallelverschiebung des Schulterblattes nach ventrolateral, zieht Margo medialis scapulae an die Thoraxwand. Mit den zum Angulus inf. scapulae konvergierenden Fasern: Schwenken des unteren Schulterblattwinkels nach ventrolateral (ermöglicht Heben des Armes über Horizontale).

Zur Klinik

Zur Bewegungsprüfung des Schultergürtels und Palpation der Schlüsselbeingelenke (nach Frisch)

Heben

Aktives Hochziehen beider Schultern, dann werden aus dieser Stellung bei 90° gebeugtem Ellenbogengelenk die Arme passiv hochgenommen. Die Schulterblätter wandern schmerzfrei und seitengleich etwa 10–12 cm cranialwärts. Auf symmetrischen Stand der Schulterblätter und der Schulterhöhe ist zu achten.

Senken

Patient soll Schultern fallen lassen, dann werden diese beidseitig passiv caudalwärts gedrückt. Die Schulterblätter gleiten schmerzfrei und seitengleich etwa 10–12 cm caudalwärts.

Vorführen

Patient sitzt und soll bei gekrümmtem Rücken Schultern nach vorne nehmen. Nun werden passiv beide Schulterblätter in der Bewegungsrichtung nachfedernd bewegt. Der mediale Scapularand bewegt sich dabei schmerzfrei und seitengleich etwa 5 cm lateralwärts, die Brustkyphose verstärkt sich etwas.

Rückführen

Der Patient sitzt aufrecht und soll die Schultern zurücknehmen. Nun werden passiv die Schultern in dorsomedialer Richtung nachfedernd bewegt, als Gegenhalt drückt der Untersucher sein Knie gegen den Rücken des Patienten. Die Scapula federt schmerzfrei und seitengleich etwa 5 cm medialwärts, die physiologische Brustkyphose wird dabei flacher.

Schulterblattkrachen

Schmerzhafter Reizzustand am Ansatz der Mm. levator scapulae und rhomboidei an der Scapula mit hör- und fühlbaren Reibegeräuschen. Leichte, nicht schmerzhafte Reibegeräusche bei Schulterblattbewegungen sind häufig und noch physiologisch.

Passive Bewegungen in Schlüsselbeingelenken

Die zu untersuchende Schulter wird passiv cranial- und caudalwärts, ventralwärts und nach dorsal und schließlich, bei 90° abduziertem Oberarm, nach innen und außen gedreht. Dabei palpiert der Untersucher die Gelenkbewegungen im Sternoclaviculargelenk und im Acromioclaviculargelenk. Die Bewegungen sind seitengleich und schmerzfrei. Man palpiert bei den Rotationsbewegungen insbesondere auch die «Knochenstufenbildung» (besonders deutlich bei Innenrotation) der beiden Gelenkpartnerenden im Schultereckgelenk.

Translatorische Bewegungen im Sternoclaviculargelenk nach cranial und caudal

Man prüft das craniocaudale Gleiten der Clavicula im Sternoclaviculargelenk bei passiv nach dorsal gedrängter Schulter.

Palpation muskulöser Schultergürtel

Die Schultergürtelheber sind vorwiegend tonische Muskeln und neigen deshalb zur Verkürzung. Dies trifft insbesondere für die Pars descendens des M. trapezius und den M. levator scapulae zu. Beim M. levator scapulae lassen sich die Ursprungszacken an den Querfortsätzen der ersten vier Halswirbel und sein Ansatz am Angulus superior scapulae palpieren. Zwischen den Mm. scaleni anterior und medius verläuft der Plexus brachialis und die A. subclavia. Bei Lateralflexion von Kopf und Hals zur Gegenseite und bei maximaler Exspiration Überprüfung des Plexus brachialis auf Druckschmerzhaftigkeit.

Richtlinien für krankengymnastische Behandlung nach konservativ oder operativ versorgten Verletzungen im Schultereckgelenk

Den Beginn der Behandlung bestimmt der Arzt. Zugbelastungen, Extensions- und Retroversionsbewegungen sind anfänglich zu vermeiden. Aktives Bewegen des Schultergelenks. Setzen von Durchblutungsreizen und entstauende Maßnahmen. Lösen von Adhäsionen. Techniken aus der Manuellen Medizin.

HUMERUS

OSTEOLOGIE

	Proximaler Epiphysenbereich	Caput humeri
		Collum anatomicum
Z 23		Tuberculum majus
Z 24		Crista tuberculi majoris
		Tuberculum minus
		Crista tuberculi minoris
		Sulcus intertubercularis
		Collum chirurgicum
	Diaphyse	Tuberositas deltoidea
		Sulcus nervi radialis

Distaler Epiphysenbereich	Epicondylus medialis Epicondylus lateralis Trochlea humeri Capitulum humeri Fossa radialis Fossa coronoidea Fossa olecrani Sulcus nervi ulnaris
Collodiaphysenwinkel	130° (Erwachsener)

Torsion Humeruskopf gegen Beugestreckachse durch Ellenbogengelenk

Neugeborenes	57° nach innen
Erwachsener	0–20° nach innen

Auftreten von Knochenkernen, Verknöcherungsbeginn

Caput humeri	12.–15. Monat
Tuberculum majus	2.– 3. Lebensjahr
Tuberculum minus	2.– 4. Lebensjahr
Diaphyse	8.–12. Embryonalwoche
Epicondylus lateralis	8.–13. Lebensjahr
Capitulum humeri	1. Lebensjahr
Epicondylus medialis	5. Lebensjahr
Trochlea humeri	12. Lebensjahr

Epiphysenfugen und Apophysenfugen

Proximale Epiphysenfuge und Apophysenfugen

Der ehemalige Verlauf der primären proximalen Humerusepiphysenfuge entspricht etwa dem Collum anatomicum. Sie erstreckte sich ventral zwischen dem Knochenkern des Caput humeri und den Knochenkernen der Tubercula majus et minus, dorsal zwischen dem Knochenkern das Caput humeri und der Diaphyse. Die Knochenkerne der beiden Tubercula bezeichnet man auch als proximale Humerusapophysenkerne. Sie werden von hyalinknorpeligen Apophysenfugen umgeben. Durch die bis zum 5. Lebensjahr stattgefundene Verschmelzung der drei in der proximalen Humerusepiphyse gelegenen Knochenkerne bildete sich eine einheitliche *sekundäre Epiphysenfuge.* Bis ins 25. Lebensjahr kann sie noch vereinzelte Knorpelareale beinhalten. Meist ist sie aber zwischen dem 20. und 25. Lebensjahr verknöchert. Die sekundäre Epiphysenfuge entspricht auf der Dorsalseite des Humerus dem Rest der primären proximalen Epiphysenfuge und auf der Ventralseite den Resten der Apophysenfugen von Tuberculum majus und minus.

Distale Epiphysenfuge und Apophysenfugen

In der distalen Humerusepiphyse finden sich vier Knochenkerne, die sich zu unterschiedlichen Zeitpunkten bilden. Als erster tritt im 1. Lebensjahr der Knochenkern des Capitulum humeri auf. Ihm folgt im 5. Lebensjahr der apophysäre Knochenkern des Epicondylus medialis humeri. Erst im 12. Lebensjahr erkennt man den epiphysären Knochenkern der Trochlea humeri, dem noch später, zwischen dem 8. und 13. Lebensjahr, der apophysäre Knochenkern des Epicondylus lateralis humeri folgt. Die primäre distale Humerusepiphysenfuge entspricht somit den hyalinknorpeligen Fugen zwischen den Knochenkernen von Capitulum und Trochlea humeri und der Diaphyse. Die distalen Apophysenfugen entsprechen den Knorpelzonen um die Knochenkerne der Epicondylen.

Die sekundäre distale Humerusepiphysenfuge bildet sich zwischen dem 13. und 16. Lebensjahr erst nach Verschmelzung der Knochenkerne von Trochlea, Capitulum und Epicondylus lateralis aus. Sie setzt sich aus den diaphysenwärts gerichteten Resten der Apophysenfuge des Epicondylus lateralis und der primären Epiphysenfuge zusammen. Die Apophysenfuge des Epicondylus medialis bleibt als gesonderte Knorpelfuge bis zu ihrer Verknöcherung mit der Diaphyse zwischen dem 14. und 18. Lebensjahr bestehen.

SCHULTERGELENK (ARTICULATIO HUMEROSCAPULARIS)

Gelenkpartner	1. Cavitas glenoidalis scapulae (durch Labrum glenoidale vergrößert) 2. Caput humeri	
Gelenktyp	Kugelgelenk	
Gelenkführung	Muskelführung	
Bewegungsumfang	Abduktion – Adduktion	90° – 0 – 0°
	Adduktion bei leichter Anteversion	0 – 45°
	Anteversion – Retroversion	90° – 0 – 30 (– 50°)
	Außenrotation – Innenrotation	60° – 0 – 60°
	Innenrotation bei hängendem und retrovertiertem Arm	0 – 110°

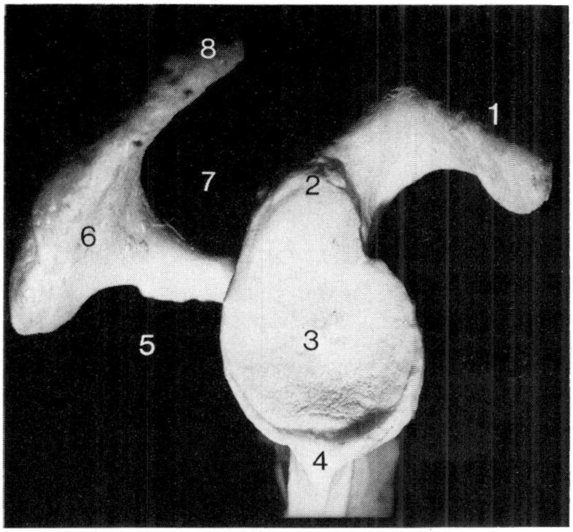

Abb. 22 Ansicht von lateral auf ein rechtes Schulterblatt
1 = Proc. coracoideus
2 = Tuberculum supraglenoidale scapulae
3 = Cavitas glenoidalis scapulae
4 = Tuberculum infraglenoidale scapulae
5 = Fossa infraspinata
6 = Spina scapulae
7 = Fossa supraspinata
8 = Acromion

Bewegungsumfang im Schultergelenk unter Einbeziehung der Schlüsselbeingelenke

Der Bewegungsumfang des Armes wird durch die Beweglichkeit des Schultergürtels wesentlich gesteigert.

Abduktion in Schultergelenk und Schultergürtelgelenken, bei Außenrotation des Humerus und Lateralflexion der Wirbelsäule zur kontralateralen Seite	0–180°
Adduktion mit gleichzeitiger Retroversion	0–110°
Anteversion in Schultergelenk + Schultergürtelgelenken	(150–170°)
zusätzlich Dorsalextension der Wirbelsäule	0–180°
Außenrotation bei 90° Flexion im Ellenbogengelenk	0–60°
Innenrotation bei 90° Flexion im Ellenbogengelenk	0–60°

Die Zirkumduktion des Armes ist eine kombinierte Bewegung aus den in Schulter-, Schultergürtel- und «Schulternebengelenk» möglichen Bewegungen. Bei der Prüfung der Funktionsfähigkeit des Schultergelenks müssen deshalb die Bewegungen in den Schultergürtelgelenken und sog. *Scheinbewegungen* im Rumpf berücksichtigt werden.

Aufbau und Biomechanik

Das Schultergelenk ist ein besonders gut bewegliches Kugelgelenk. Seine leicht konkave, im Umriß einem Tropfen ähnelnde Gelenkpfanne macht mit 6 cm^2 nur etwa ein Viertel der mit 24 cm^2 angegebenen Gelenkknorpelfläche des Humeruskopfes aus.

Das 4 mm breite Labrum glenoidale vergrößert die Gelenkpfanne. Die Knorpeldicke der Cavitas glenoidalis nimmt von zentral nach peripher auf etwa 3 mm zu, während am Humeruskopf die Knorpeldicke an der Kontaktfläche mit der Gelenkpfanne bei der Neutral-0-Stellung am größten ist. Das Mißverhältnis zwischen zu großem Gelenkkopf und zu kleiner Gelenkpfanne wird größtenteils durch deren bewegliche und vielfache Verstellbarkeit ausgeglichen. Die Kontaktfläche des Humeruskopfes in der Gelenkpfanne wechselt bei Bewegungen, so daß das Schultergelenk keinen fixen Drehpunkt hat, sondern multiaxial ist. Bei Ab-Adduktions- wie auch bei Innen-Außenrotationsbewegungen kommt es als Zeichen der dabei auftretenden Roll-Gleitbewegungen zu Achsenverschiebungen von bis zu 5 mm.

In Neutral-0-Stellung ist die *Gelenkresultierende* (Vektoren der Muskelkräfte + Gewicht des Armes) gegen das Zentrum der Cavitas glenoidalis gerichtet. Die bei der Abduktion auftretenden Druckkräfte können Werte bis maximal 10 kp pro cm^2 erreichen.

Die Gelenkpfanne wird bei allen Bewegungen im Schultergelenk ständig durch die Rotatorenmanschette in der Richtung der größten Belastung zum Humeruskopf ausgerichtet und zentriert. Wenn bei 155° Abduktion des Arms die Spina scapulae und die Humeruslängsachse in einer Linie verlaufen, verlieren die am äußeren Ende der Caput-Collum humeri-Achse ventral und dorsal ansetzenden Muskeln ihre Funktion als Rotatoren.

Die *Gelenkkapsel* des Schultergelenks ist schlaff. Sie entspringt am Außenrand der Gelenkpfanne. Das faserknorpelige Labrum glenoidale ist mit der Kapsel verwachsen.

Der Ansatz der Gelenkkapsel befindet sich im Bereich des Collum anatomicum, die beiden Tubercula liegen also extrakapsulär. Die sekundäre Epiphysenfuge liegt vorn und lateral extrakapsulär, hinten und medial jedoch intrakapsulär. Die Gelenkkapsel wird durch kräftige Sehnenansätze von Schultermuskeln und durch relativ lockere Kapselbänder (die Ligamenta glenohumeralia superius, medium et inferius) verstärkt. Lediglich das Ligamentum coracohumerale ist derber und kräftiger. Nach cranial zu wird das Schultergelenk durch den Fornix humeri, das Schulterdach, abgesichert. Die Sehne des langen Bicepskopfes zieht vom Tuberculum supraglenoidale kommend frei durch die Gelenkhöhle zum Sulcus intertubercularis. Die schlaffe Gelenkkapsel wird von den kurzen Rotatoren des Schultergelenks gerafft (Rotatorenmanschette). Der caudale Bereich der Gelenkkapsel (Recessus axillaris) wird bei der Abduktion gespannt und stabilisiert deren Endstellung.

Wenige Muskeln im Schultergelenk kontrollieren dessen Bewegungsablauf: claviculärer und acromialer Teil des M. deltoideus, absteigender Anteil des M. trapezius, M. supraspinatus und konvergierender Teil des M. serratus anterior. Fällt einer dieser Muskeln aus, so resultiert eine empfindliche Störung des scapulothorakalen Bewegungsrhythmus, bei zweien stellt sich eine schwere Funktionseinbuße im Schultergelenk ein.

Die *sensible Innervation* des Schultergelenks erfolgt ventral über die Nn. subscapularis und musculocutaneus, cranial und dorsal über den N. suprascapularis und caudal und dorsal über den N. axillaris. Sensible Nervenfasern verlaufen auch in den periarteriellen Nervengeflechten, welche die Aa. circumflexa humeri posterior, circumflexa scapulae, subscapularis sowie die Rr. acromialis und deltoideus der A. thoracoacromialis umspinnen. Über diese Arterien erfolgt auch die *Ernährung* der Gelenkkapsel.

Schwache Kapselzonen und Verrenkungswege

Die sich um das Schultergelenk herumlegende Muskelmanschette (Rotatorenmanschette) mit ihren Sehnenansätzen in der Gelenkkapsel und die wenigen kapselverstärkenden Bandzüge belassen an der schlaffen Kapsel des Schultergelenks zwischen sich dünnere, schwache Kapselzonen. Sie sind typische Luxationswege für den Humeruskopf bei Verrenkungen im Schultergelenk.

Schwache Stellen

1. Zwischen Lig. glenohumerale sup., Lig. coracohumerale und Lig. glenohumerale medium
2. Zwischen Lig. glenohumerale medium und Lig. glenohumerale inf. durch die Kapselansätze des M. subscapularis
3. Zwischen M. subscapularis und der Ursprungssehne des langen Kopfes des M. triceps.
4. Zwischen M. teres minor und der Ursprungssehne des langen Kopfes des M. triceps.

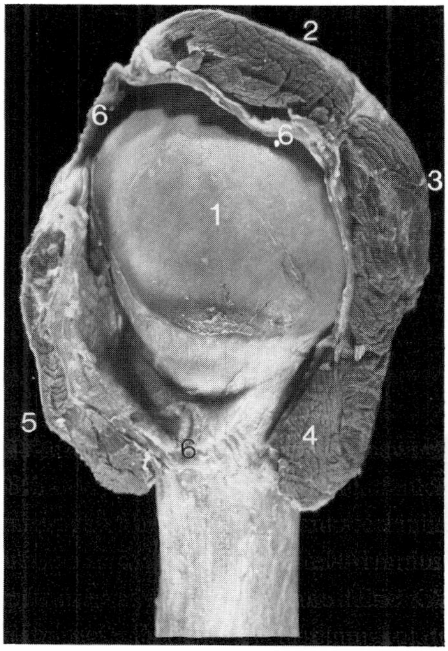

Abb. 23 Ansicht von medial auf den rechten Humeruskopf mit Gelenkkapsel und Rotatorenmanschette.
1 = Caput humeri
2 = M. supraspinatus
3 = M. infraspinatus
4 = M. teres minor
5 = M. subscapularis
6 = Gelenkkapsel

Schulterverrenkungen (Schulterluxationen)

Tritt der Gelenkkopf an den unter 1–3 genannten schwachen Stellen der Gelenkkapsel hindurch, so kommt es im Regelfall zu einer *Luxatio subcoracoidea.* Der Humeruskopf kommt unter den Proc. coracoideus zu liegen. Dies ist die häufigte Form der Schulterverrenkung. Tritt der Gelenkkopf an der unter 4 genannten schwachen Stelle der Gelenkkapsel hindurch, so kommt es im Regelfall zu einer *Luxatio infraspinata*, seltener zu einer Luxatio subacromialis. Der Humeruskopf kommt in der Fossa infraspinata unter die Spina scapulae zu liegen oder hakt sich unter das Acromion ein. Luxiert der Humeruskopf an den unter 3 und 4 genannten schwachen Kapselbereichen, so kann er zwischen dem Zug der ventral und dorsal gelegenen Schultermuskeln am unteren Gelenkpfannenrand «hängen bleiben» und so zu einer *Luxatio axillaris* führen.

Schulternebengelenk

Unter dem M. deltoideus befindet sich eine lockere Verschiebeschicht von Bindegewebe. Sie erstreckt sich vom Acromion, über die Gelenkkapsel und die Sehnenscheide des langen Bicepskopfes im Sulcus intertubercularis bis zur Tuberositas deltoidea. Sie steht mit vielen Schleimbeuteln in der Umgebung (z. B. Bursae subacromialis, subcoracoidea, subdeltoidea) in Verbindung. Die lockere, in ihrem Maschenwerk Fett enthaltende Verschiebeschicht ermöglicht dem M. deltoideus, sich bei der Abduktion des Armes vom Humerus «abzuheben». Ohne die Gleitschicht könnte aber auch das Tuberculum majus bei der Abduktion nicht unter das Acromion wandern. Bei der Abduktion im Schultergelenk wird der Raum zwischen Acromion und Tuberculum majus, bei der Innenrotation zwischen Proc. coracoideus und Tuberculum majus enger. Die dazwischen gelegenen Bindegewebsstrukturen können hier komprimiert werden. Das trifft bei der Abduktion vor allem auf die Sehne des M. supraspinatus zu, besonders dann, wenn an der Unterseite des Acromion Knochenwülste (Osteophyten) vorhanden sind. Auf Grund der Bedeutung dieser Verschiebeschicht für die Abduktion im Schultergelenk wurde der subdeltoideale Gleitraum von Pfuhl als «muskulöses Schultergelenk» oder als Schulternebengelenk bezeichnet. Rheumatische Entzündungen setzen sich hier gern fest und führen zu schmerzhaften Bewegungseinschränkungen im Schultergelenk.

Mit dem Begriff «Periarthropathia humeroscapularis» werden sämtliche Schmerzzustände der Schultergelenke, unabhängig von der Schmerzursache belegt. Ihr können zugrunde liegen:

1. Degenerative Veränderungen (z. B. an der langen Bicepssehne oder an der Supraspinatussehne).
2. Akute oder chronische Entzündungsvorgänge (an den Bursae, Vagina synovialis der langen Bicepssehne, im Bereich von Fascien und lockerem Bindegewebe um Rotatorenmanschette).
3. Traumatische Zustände (an Supraspinatussehne oder langer Bicepssehne).
4. Bei Ruhigstellung des Gelenks.
5. Häufig bei Cervicalsyndrom ($C_{4,5}$).

Tabelle 41: Rumpf-Oberarm-Muskeln

Muskel	Ursprung	Ansatz	Nerv und Segmentbezug	Funktion
M. pectoralis major		an der Crista tuberculi majoris humeri:		
Pars clavicularis	mediale zwei Drittel der Clavicula	caudal		
Pars sternocostalis	Sternum und angrenzende Rippenknorpel 2–7	in der Mitte	Nn. pectorales medialis et lateralis (C_5–Th_1)	*am Arm:* Adduktion Anteversion Innenrotation *bei fixiertem Arm:* Inspirationsmuskel
Pars abdominalis	vorderes Blatt der Rectusscheide	cranial		
M. latissimus dorsi	Proc. spinosi Th 7–L 5, Fascia thoracolumbalis, Facies dorsalis des Os sacrum, Labium ext. der Crista iliaca, Rippen 9–12	Crista tuberculi minoris humeri	N. thoracodorsalis (C_6–C_8)	*am Arm:* Adduktion Retroversion Innenrotation *bei fixiertem Arm:* Exspirationsmuskel

Z23, 24

Tabelle 42: Schultermuskeln (= Schultergürtel-Arm-Muskeln)

Muskel	Ursprung	Ansatz	Nerv und Segmentbezug	Funktion
M. deltoideus Pars clavicularis	laterales Drittel der Clavicula			*Gesamtmuskel:* Bei Abduktionsstellung im Schultergelenk über 60° ist der M. deltoideus ein reiner Abduktionsmuskel.
Pars acromialis	Acromion	Tuberositas deltoidea	N. axillaris (C_5 und C_6)	Muskelmantel für Schultergelenk, Bedeutung des subdeltoidealen Gleitraumes als muskulöses Schulternebengelenk.
Pars spinalis	Spina scapulae			*Pars clavicularis:* Adduktion Anteversion Innenrotation *Pars acromialis:* Abduktion *Pars spinalis:* Adduktion Retroversion Außenrotation
M. subscapularis	Fossa subscapularis	Tuberculum minus humeri, Gelenkkapsel	Nn. subscapulares (C_5 und $C_{6(8)}$)	Innenrotation, Adduktion
M. supraspinatus	Fossa supraspinata und aponeurotische Fascia supraspinata	Tuberculum majus humeri und Gelenkkapsel	N. suprascapularis (C_4–C_6)	Abduktion, Außenrotation
M. coracobrachialis	Proc. coracoideus	am Humerus gegenüber der Tuberositas deltoidea	N. musculocutaneus (C_5–C_7)	Innenrotation, Adduktion, Anteversion (bei Armstellung über 90° Abduktion)
M. infraspinatus	Fossa infraspinata und aponeurotische Fascia infraspinata	Tuberculum majus humeri, Gelenkkapsel	N. suprascapularis (C_4–C_6)	Außenrotation, Abduktion (geringe Adduktion mit distalem Muskelanteil)
M. teres minor	Margo lateralis scapulae	Tuberculum majus humeri	N. axillaris (C_5 und C_6)	Außenrotation, Adduktion
M. teres major	Angulus inferior scapulae	Crista tuberculi minoris humeri	N. thoracodorsalis (C_5–C_6)	Adduktion, Retroversion, Innenrotation

Tabelle 43: Bewegungen im Schultergelenk und Summation der Arbeitsmöglichkeiten der Synergisten (mkg-Angaben nach v. LANZ-WACHSMUTH)

Bewegungsrichtung (Muskeln in der Reihenfolge ihrer Wirksamkeit)	**Arbeitsmöglichkeiten der Synergisten**
Anteversion (= Flexion) M. deltoideus (Pars clavicularis) M. supraspinatus M. pectoralis major M. biceps brachii M. coracobrachialis	29,6 mkg
Retroversion (= Extension) M. triceps brachii M. teres major M. latissimus dorsi M. deltoideus (Pars spinalis)	21,3 mkg
Abduktion M. deltoideus (Pars acromialis, ab 90° gesamter M.) M. supraspinatus M. infraspinatus M. biceps brachii (Caput longum)	21,0 mkg
Adduktion M. pectoralis major M. triceps brachii M. teres maior M. latissimus dorsi M. deltoideus (Pars clavicularis, spinalis) M. biceps brachii (Caput breve) M. coracobrachialis	39,7 mkg
Innenrotation M. subscapularis M. pectoralis major M. biceps brachii (Caput longum) M. teres major M. deltoideus (Pars clavicularis) M. coracobrachialis	13,2 mkg
Außenrotation M. infraspinatus M. teres minor M. deltoideus (Pars spinalis)	6,7 mkg

Zur Klinik des Schultergelenks

Schonstellung Entlastungsstellung der Gelenkkapsel

Armhaltung bei Schonstellung im Schultergelenk

1. Leichte Abduktion (durch Rückschwenken des Scapula korrigiert, daher liegt der Arm dem Rumpf an)
2. Mittlere Rotationsstellung

Ruhestellung Stellung geringster Muskelbeanspruchung

Armhaltung bei Ruhestellung im Schultergelenk

90° Abduktion
(bei Beugung im Ellenbogengelenk um 90°, Unterarm horizontal ausgerichtet)

Krankengymnastische Untersuchung des Schultergelenks und Schulternebengelenks

1. Inspektion der Schulter und Schulterkontur.
2. Überprüfung der aktiven und passiven Bewegungen des Schultergelenks in der frontalen, sagittalen und transversalen Ebene.
3. Am Oberarm werden folgende Knochenpunkte palpatorisch erfaßt: Fornix humeri, Tuberculum majus, Sulcus intertubercularis, Tuberculum minus und die Tuberositas deltoidea.
4. Translatorische Gelenktests: Bewegungen des Humeruskopfes nach caudal, lateral, ventral und dorsal.
5. Muskeltests der Schulter- und Oberarmmuskeln.

Krankengymnastische Richtlinien bei konservativ oder operativ versorgter Luxation des Schultergelenks

1. Gefährliche Bewegungsrichtungen sind Innen- und Außenrotation sowie Bewegungen hinter die Körpermittellinie. Sie sind anfangs zu vermeiden.
2. Aufbau einer stärkeren Muskelspannung und Kräftigung der Schultermuskeln aus der Rückenlage. Lagerung des Oberarms dabei in 30° Abduktion und 30° Anteversion. Geübt werden primär Abduktion, Anteversion und Flexion.
3. Einüben von Bewegungen des täglichen Lebens.
4. Entstauende und durchblutungsfördernde Maßnahmen.

ULNA (ELLE) UND RADIUS (SPEICHE)

Die beiden Unterarmknochen Ulna und Radius ergänzen sich als Skelettpartner gegenseitig: So reicht die Ulna weiter proximalwärts und ist als wesentlicher Gelenkpartner zum Humerus kräftiger als der Radius, der Radius reicht weiter zur Hand hin und ist entscheidender Gelenkpartner zur proximalen Reihe der Handwurzelknochen. Die Ulna ist gegen den Radius zu unbeweglich, der Radius dreht sich bei den Umwendbewegungen des Unterarms gegen die Ulna. Die wesentliche Druckübertragung von der Hand erfolgt zunächst auf den Radius, in Ellenbogenhöhe wird der Druck hauptsächlich über die Ulna auf den Humerus übertragen. Auch die Detailausgestaltung beider Unterarmknochen ergänzt sich: So hat der Radius sein Caput proximal, die Ulna jedoch distal. Das Radiusköpfchen dreht sich im proximalen Umwendgelenk in der Incisura radialis ulnae, im distalen Umwendgelenk dreht sich die Incisura ulnaris radii gegen das Ulnaköpfchen.

Radius und Ulna sind über das proximale und distale Radioulnar-Gelenk gelenkig und über die Membrana interossea syndesmotisch untereinander verbunden. Die derbe Membrana interossea, die auch Unterarmmuskeln als Ursprungsfeld dient, verhindert eine Longitudinalverschiebung der beiden Unterarmknochen gegeneinander.

OSTEOLOGIE UND ARTHROLOGIE VON ULNA UND RADIUS

Ulna
- Incisura trochlearis
- Olecranon ulnae
- Proc. coronoideus
- Tuberositas ulnae
- Incisura radialis ulnae
- Crista m. supinatoris
- Corpus ulnae
- Caput ulnae
- Circumferentia articularis ulnae
- Proc. styloideus ulnae

Radius
- Caput radii
- Fovea capitis radii
- Circumferentia articularis radii
- Collum radii
- Tuberositas radii
- Corpus radii
- Facies articularis carpea radii
- Proc. styloideus radii

Ellenbogengelenk **Z 23**

Das Ellenbogengelenk ist ein aus 3 Teilgelenken zusammengesetztes Scharnierumwendgelenk. **Z 24**

Es besteht aus folgenden Teilgelenken:

1. Art. humeroulnaris (Scharniergelenk)
2. Art. humeroradialis (Dreh-Scharniergelenk)
3. Art. radioulnaris proximalis (Radgelenk)

Art. humeroulnaris

Gelenkpartner: Trochlea humeri
Incisura trochlearis ulnae

Gelenktyp: Scharniergelenk
mit Knochenführung durch die zentrale erhabene Leiste in der Incisura trochlearis («Feder»), die in die Rinne («Nut») der Trochlea humeri greift.

Gelenkführung: Knochenführung («Nut»-«Feder»-Prinzip)
Bänderführung (Ligg. collateralia radiale et ulnare)
Muskelführung

Lig. collaterale ulnare

U: Epicondylus medialis humeri

A: *hinterer Zügel* zum Olecranon
mittlerer Zügel dünn und quer ansatznah zwischen vorderem und hinterem Zügel verlaufend (Cooper Streifen)
vorderer Zügel zur Basis des Proc. coronoideus

Lig. collaterale radiale

U: dorsal und palmar am Epicondylus lateralis humeri

A: Es gabelt sich auf Höhe des Radiusköpfchens in einen vorderen und hinteren Teilzügel, welche sich vor bzw. hinter der Incisura radialis ulnae an der *Ulna* anheften. Das Band legt sich von außen dem Lig. anulare radii auf.

Die Bänder werden bei allen Bewegungen im Ellenbogengelenk in Teilzügen angespannt.

Art. humeroradialis

Gelenkpartner: Capitulum humeri mit Fovea capitis radii
Trochleaschräge mit Radiusschräge

Gelenktyp: Dreh-Scharniergelenk (funktionell)

Gelenkführung: Bänderführung (Lig. collaterale radiale und Lig. anulare radii)
Muskelführung

Tabelle 44: Im Ellenbogengelenk wirksame Oberarmmuskeln **Z 25, 26**

Muskel	Ursprung	Ansatz	Nerv und Segmentbezug	Funktion
Beuger				
M. biceps brachii				
Caput longum	Tuberculum supraglenoidale	Tuberositas radii und über Aponeurose des M. biceps brachii an Unterarmfascie	N. musculocutaneus (C_5 und C_6)	*Schultergelenk:* Anteversion (bei gestrecktem Ellenbogengelenk) Abduktion und Innenrotation (Caput longum) Adduktion (Caput breve) *Ellenbogengelenk:* Flexion und Supination
Caput breve	Proc. coracoideus			
M. brachialis	Ventralseite der distalen Humerushälfte, angrenzende Septa intermuscularia	Tuberositas ulnae	N. musculocutaneus (C_5 und C_6)	Flexion
M. brachioradialis	Margo lateralis des Humerus, laterales Muskelseptum	Proc. styloideus radii	N. radialis (C_5 und C_6)	Flexion
Strecker				
M. triceps brachii		Olecranon ulnae	N. radialis (C_6–C_8)	*Schultergelenk:* Retroversion Adduktion *Ellenbogengelenk* Extension
Caput longum	Tuberculum infraglenoidale scapulae			
Caput mediale	Dorsalseite des Humerus distal des Sulcus nervi radialis und angrenzende Septa intermuscularia			
Caput laterale	Dorsalseite des Humerus proximal des Sulcus nervi radialis, Septum intermusculare laterale			
M. anconaeus	Epicondylus lat. humeri	Olecranon, Facies post. ulnae	N. radialis (C_7 und C_8)	Extension im Ellenbogengelenk, Kapselraffer)

Art. radioulnaris proximalis

Gelenkpartner:	Circumferentia articularis radii Incisura radialis ulnae Lig. anulare radii (mit hyaliner Knorpelauskleidung)
Gelenktyp:	Radgelenk
Gelenkführung:	Knochenführung (gering) Bänderführung (Lig. anulare radii, Membrana interossea) Muskelführung

Bewegungsumfang im Ellenbogengelenk und in den Radioulnargelenken

Extension – Flexion	0° – 0 – 150°
Supination – Pronation	80° – 0 – 80°

Achsenverlauf

Flexions-Extension	Quer durch Trochlea und Capitulum humeri
Supination-Pronation	Von der Mitte des Capitulum humeri zur Mitte der Fovea capitis radii und von hier zur Mitte des Caput ulnae

Zur Klinik

Krankengymnastische Befunderhebung

Sie umfaßt die Gelenkstellung, die Gelenkkonturen von Ober- und Unterarm und die Messung der Umfänge von Ober- und Unterarm an definierten Stellen im Seitenvergleich. Sie überprüft aktive und passive Bewegungsumfänge für Extension und Flexion, Supination und Pronation, sowie zur Überprüfung der Stabilität der Collateralbänder eine mögliche Ab- und Adduktion. Die Palpation umfaßt Olecranon, Fossa olecrani und beide Epicondylen des Humerus. Ferner werden palpiert die Ligg. collateralia radiale et ulnare, sowie das Lig. anulare radii. Die Muskelursprünge der langen Unterarmflexoren und -extensoren an den Humerusepicondylen werden abgetastet. Die Muskeln können auch Widerstandstests unterzogen werden. Nach Überprüfen des Gelenkspaltes des Humeroradialgelenks, der Stellung des Radiusköpfchens sowie der Gelenkkapsel auf Schmerzhaftigkeit, werden die translatorischen Gelenktests in den Teilgelenken des Ellenbogengelenks gemacht.

HUETER-Dreieck

Bei Streckstellung im Ellenbogengelenk fallen Epicondylus medialis humeri, Epicondylus lateralis humeri und Spitze des Olecranon ulnae in eine Ebene. Bei Flexion im Ellenbogengelenk bilden Epicondylus medialis humeri, Epicondylus lateralis humeri und die Olecranonspitze die Eckpunkte eines gleichschenkligen Dreiecks, dessen Spitze (Olecranon) distalwärts gerichtet ist. (Bei Epicondylenabrissen, Olecranonluxation oder Olecranonfraktur Verlagerung der Eckpunkte des Dreiecks, das damit in seiner Form verändert wird).

Umwendbewegungen der Hand

Umwendbewegungen der Hand kommen durch Drehbewegungen in dem Humeroradial-Gelenk und in beiden Radioulnar-Gelenken zu Stande. Die syndesmotische Verbindung von Radius und Ulna über die Membrana interossea und das Lig. anulare radii führen diese Bewegungen und verhindern eine Parallel- und Lateralverschiebung der beiden Knochen gegeneinander. Die Hand muß den Drehbewegungen im Unterarm folgen, da das proximale Handgelenk als Eigelenk keine ausgleichende Bewegung zuläßt. Die Umwendachse verläuft durch die Dreh-Mittelpunkte der Art. humeroradialis und der Radioulnargelenke [«Capitulum (humeri) – Caput (radii) – Caput (ulnae)»-Achse]. Die Umwendbewegung werden als *Supination* (Handinnenseite wird zum Himmel gewendet) und als *Pronation* (Handinnenseite wird zur Erde gewendet) bezeichnet. Supinationsmuskeln müssen die Umwendachse auf deren Dorsalseite von ulnar nach radial queren, Pronationsmuskeln kreuzen die Achse auf ihrer Ventralseite. Reine Umwendbewegungen lassen sich in einem Gesamtumfang von etwa 160° durchführen. Sie können bei rechtwinkliger Beugestellung im Ellenbogengelenk am kräftigsten ausgeführt werden. Der Umwendeffekt kann durch Rotationsbewegungen im Schultergelenk,

Z 27

Tabelle 45: Supinations- und Pronationsmuskeln

Supination

Muskel	Ursprung	Ansatz	Nerv und Segmentbezug	Funktion
M. biceps brachii		Tuberositas radii	N. musculocutaneus (C_5 u. C_6)	*im Schultergelenk:*
Caput longum	Tuberculum supraglenoidale scapulae			Caput longum: Abduktion
Caput breve	Proc. coracoideus			Caput breve: Innenrotation und Adduktion
				im Ellenbogengelenk: Supination, Flexion
M. supinator	Epicondylus lat. humeri, Lig. collaterale radiale, Lig. anulare radii, Crista m. supinatoris	ventral und lateral am proximalen Radiusdrittel	R. profundus n. radialis (C_5 und C_6)	Supination

Geringfügig supinatorisch wirken noch: M. brachioradialis (nur aus der Pronationsstellung bis zur Mittelstellung), M. abductor pollicis longus, Mm. extensores pollicis longus et brevis, M. extensor indicis.

Pronation *(zu Tabelle 45)*

Muskel	Ursprung	Ansatz	Nerv und Segmentbezug	Funktion
M. pronator teres				
Caput humerale	Epicondylus med. humeri, Septum intermusculare mediale	Lateralseite des Radius distal des Supinatoransatzes	N. medianus (C_6 und C_7)	Pronation, Flexion im Ellenbogengelenk
Caput ulnare	Proc. coronoideus ulnae			
M. pronator quadratus	Ventralseite des distalen Ulnaviertels	Ventralseite des distalen Radiusviertels	N. medianus (C_8 und Th_1)	Pronation

Weitere Pronationsmuskeln (in der Wertigkeit des M. pronator quadratus) sind: M. flexor carpi radialis (= M. pronator longus im französischen Sprachgebrauch), M. extensor carpi radialis longus und M. brachioradialis (nur aus äußerster Supinationsstellung bis zur Mittelstellung).

durch Bewegungen im Schultereckgelenk und im Sternoclaviculargelenk und auch durch Lateralflexion und Drehung des Rumpfes bis auf etwa 360° vergrößert werden. Diese Zusatz- und Ersatzmöglichkeiten können somit Bewegungen in den Radioulnar-Gelenken vortäuschen (Scheinbewegungen). Der Bewegungsumfang aus der Neutral-0-Stellung für die reine Supinations-Pronationsbewegung beträgt: 80°–0–80°.

HANDSKELETT

Z28 Das Handskelett wird in Handwurzelknochen (Carpalknochen), Mittelhand-
Z29 knochen (Metacarpalknochen) und in Fingerphalangen (Grund-, Mittel- und Endphalangen) unterteilt. Parallel hierzu gliedert sich die Hand in Handwurzel, Mittelhand und Finger.

Die Handwurzelknochen sind in zwei Reihen hintereinander angeordnet. Die proximale Reihe bildet mit der angrenzenden Facies carpea radii und einem auf das Caput ulnae folgenden Discus das proximale Handgelenk. Beide Handwurzelknochenreihen bilden mit den zueinander gerichteten und ineinandergreifenden Gelenkflächen die Articulatio intercarpea, das distale Handgelenk. Die Handgelenke sind ein annähernd funktionell einheitliches Eigelenk.

Die Carpometacarpal-Gelenke schließen sich fingerwärts an. Hierbei hat das Carpometacarpal-Gelenk I – das Daumensattelgelenk – wegen der in ihm möglichen Oppositionseinstellung des Daumens eine besondere Bedeutung. Die Carpometacarpal-Gelenke II, III sind straffe Gelenke, die des IV. und V. Fingerstrahls lassen geringe Oppositionsbewegungen zu.

An die Metacarpophalangeal-Gelenke (Fingergrundgelenke), die aktiv ein Beugen und Strecken, sowie ein Abduzieren und Adduzieren zulassen, schließen sich die Fingermittel- und -endgelenke an, die reine Scharniergelenke sind. Am Daumen fehlen Mittelphalanx und somit auch das mittlere Gelenk.

Osteologie

1. **Proximale Reihe der Handwurzelknochen** (von radial nach ulnar)
   Os scaphoideum, Os lunatum, Os triquetrum, Os pisiforme.
2. **Distale Reihe der Handwurzelknochen** (von radial nach ulnar)
   Os trapezium, Os trapezoideum, Os capitatum, Os hamatum.
3. **Ossa metacarpalia I-V**
   Jedes Os metacarpale wird unterteilt in die handwurzelnahe Basis, in ein Corpus und in das fingerwärts gerichtete Caput
4. **Phalanx proximalis, media, distalis**
   Auch hier ist die typische Gliederung in Basis, Corpus und Caput gegeben. Die distale Phalanx hat anstelle des Caput eine Tuberositas.

Handgelenke Z28

Proximales Handgelenk (Art. radiocarpea) Z29

Gelenkpartner

Gelenkpfanne	Gelenkkopf
Facies carpea radii	Os scaphoideum und radialer Teil des Os lunatum
Discus articularis	ulnarer Teil des Os lunatum und Os triquetrum

Gelenkbänder	Lig. collaterale carpi radiale und Lig. radiocarpeum palmare; Lig. collaterale carpi ulnare und Lig. ulnocarpeum palmare. Die proximalen Handwurzelknochen sind untereinander durch Ligg. intercarpea verbunden. Die proximalen Handwurzelknochen haben aber einen größeren Bewegungsspielraum untereinander als die distalen.
Gelenktyp	Eigelenk
Bewegungen	Flexion – Extension Radialabduktion – Ulnarabduktion

Distales Handgelenk (Art. intercarpea)

Gelenkpartner	Proximale und distale Reihe der Handwurzelknochen mit den zueinander gerichteten und ineinandergreifenden Gelenkflächen
Gelenkbänder	Ligg. intercarpalia, Lig. carpi radiatum, Lig. pisohamatum
Gelenktyp und Bewegungen	Scharniergelenk, für Flexion und Extension, geringer Spielraum für seitliche Verschiebung

Handgelenke als funktionelle Bewegungseinheit

In den Handgelenken lassen sich Palmarflexion und Dorsalextension um eine quere Achse durchführen, welche die Spitzen der Processus styloidei radii et ulnae schneidet. Daneben sind um eine dorsopalmar durch das Os capitatum verlaufende Achse Abduktionsbewegungen der Hand nach radial und ulnar möglich.

Da die Gelenkpfanne aus Facies carpea radii und Discus an ihrem radialen und dorsalen Rand näher zur Handwurzel reicht, als auf der ulnaren und palmaren Seite, ist der Bewegungsumfang im proximalen Handgelenk auch nach radial und dorsal geringer als nach ulnar und palmar. In der Normalstellung steht die in zwei Facetten gegliederte Facies carpea radii mit dem Os scaphoideum und dem Os lunatum in Gelenkkontakt. Der Discus gelenkt in Normalstellung hauptsächlich mit dem Os lunatum, gering mit dem Os triquetrum. Da das Os capitatum sich gegen die proximale Reihe der Handwurzelknochen vordrängt, drückt es bei Radialabduktion das Os scaphoideum gegen die Facies carpea radii. Das Os capitatum drängt bei leichter Ulnarabduktion das Os lunatum und bei starker Ulnarabduktion das Os triquetrum gegen die Gelenkpfanne am Radiusende. Das proximale Handgelenk wird palmar von besonders straffen und kräftigen Bändern abgesichert. Sie schränken den Bewegungsspielraum nach dorsal zu ein.

Während die proximalen Handwurzelknochen gegeneinander eine gewisse Beweglichkeit haben, sind die distalen Handwurzelknochen untereinander amphiarthrotisch verbunden. Im distalen Handgelenk läßt sich nach dorsal und nach ulnar günstiger bewegen als nach radial und palmar. Die günstige Dorsalextension im distalen Handgelenk wird durch die besondere Beweglichkeit des Os lunatum ermöglicht, das nur eine geringe Bänderfixierung hat. Das durch Bandzüge besonders fest eingebaute Os capitatum kippt bei der Dorsalextension das Os lunatum palmarwärts.

Beide Handgelenke lassen aktiv Flexion, Extension, Ab- und Adduktion zu. Geringgradige Drehbewegungen sind nur passiv durchführbar.

Bewegungsumfang in den Handgelenken

Flexion	80°–85°	(besonders proximales Handgelenk)
Extension	80°–85°	(besonders distales Handgelenk)
Abduktion nach radial	20°	(aus der Neutral-0-Stellung)
Abduktion nach ulnar	40°–45°	(aus der Neutral-0-Stellung)
Dorsalextension – Palmarflexion	80° – 0 – 80°	
Radialabduktion – Ulnarabduktion	20° – 0 – 45°	

Carpometacarpal-Gelenke, Daumensattelgelenk

Das Carpometacarpalgelenk I zwischen Os trapezium und dem Os metacarpale I ist ein Sattelgelenk. Das **Daumensattelgelenk** läßt folgende Bewegungen zu: **Z 28** **Z 29**

Opposition	= Daumen wird aus Abduktionsstellung gegen den kleinen Finger geführt (Flexion mit Adduktion)
Reposition (= Reduktion)	= Daumen wird aus der Gegenüberstellung mit dem kleinen Finger in Normalhaltung zurückgeführt (Extension mit Abduktion)
Abduktion	= Daumen wird vom Zeigefinger abgespreizt
Adduktion	= Daumen wird an Zeigefinger angelegt
Rotation	= pronatorisches Drehen des Os metacarpale bis etwa 30° während der Oppositionsbewegung

Bewegungsumfang im Daumensattelgelenk

Abduktion – Adduktion	60° – 0 – 0°
Opposition – Reposition	30° – 0 – 30°

Bewegungen im Daumensattelgelenk, welche das Os metacarpale und den Daumen den Palmarflächen der Finger nähern oder von diesen wegführen, haben in der Literatur z. T. verschiedene Bezeichnungen. Es wird zwischen reinen Bewegungen (Ab-Adduktion des Daumens in Bezug zum Zeigefinger; reiner Flexion und Extension des Daumens) und Mischbewegungen sowie Bewegungen mit teilweisem Aufheben des Gelenkschlusses unterschieden. Wird der feste kongruente Gelenkschluß im Daumensattelgelenk aufgehoben, so können die Basis des Os metacarpale I und das Os trapezium gegeneinander etwas gedreht werden *(Rotation)*, der Gelenkkontakt ist dann auf eine kleine, stark beanspruchte Knorpelfläche reduziert. Die *Oppositionsbewegung* ist eine Mischbewegung: Sie beginnt aus der Neutral-0-Stellung mit einer Abduktion des Daumens, führt über eine leichte Daumenflexion und Handpronation schließlich über eine Daumenadduktion in Richtung auf die Palmarfläche der ulnaren Finger. Dabei hat sich in der Oppositionsendstellung das Os metacarpale I etwa um 30° einwärts gedreht. Die Rückführung des opponierten Daumens in die Neutral-0-Stellung wird als *Reposition* oder auch als *«Reduktion»* bezeichnet.

Die **Carpometacarpalgelenke II, III** sind Amphiarthrosen, die des **IV.** und **V.** Fingerstrahls lassen geringe Sattelgelenkbewegungen zu.

Fingergelenke

Die Fingergrundgelenke II–V sind anatomische Kugelgelenke. Sie lassen aktiv aber nur Beuge- und Streckbewegungen sowie Abduktion und Adduktion auf den Mittelfinger zu. Eine Kreiselung um die Fingerlängsachse ist nur passiv möglich. Das Daumengrundgelenk ist ein Scharniergelenk. Alle Mittel- und Endgelenke der Finger sind Scharniergelenke. Sie werden durch Collateralbänder gesichert und haben Knochen-, Bänder- und Muskelführung.

Bewegungsumfang aktiv

Daumengrundgelenk		0°–0– 50°
Daumenendgelenk		0°–0– 80°
Fingergrundgelenke II–V:	Extension – Flexion	10°–0– 90°
	Abduktion – Adduktion	20°–0– 10°
Fingermittelgelenke:	Extension – Flexion	0°–0–100°
Fingerendgelenke II–V:	Extension – Flexion	0°–0– 50°.

In den Fingergrundgelenken II-V lassen sich **passiv Drehbewegungen** um die Fingerlängsachse durchführen:

Zeigefinger: Außenrotation – Innenrotation 10°–0–10°
Kleinfinger: Außenrotation – Innenrotation 30°–0–30°.

Hand- und Fingermuskeln

Tabelle 46: Muskeln, die an der Hand nur auf die Handgelenke wirken

Muskel	Ursprung	Ansatz	Nerv und Segmentbezug	Funktion
Flexoren				
M. flexor carpi radialis	Epicondylus med. humeri	Basis Os metacarpale II	N. medianus (C_6–C_8)	Flexion in Handgelenken, Radialabduktion, Pronation aus äußerster Supinationsstellung
M. flexor carpi ulnaris				
Caput humerale	Epicondylus med. humeri	über Os pisiforme, Lig. pisohamatum am Os hamatum und Basis Metacarpale V	N. ulnaris (C_7 und C_8)	Flexion in Handgelenken, Ulnarabduktion
Caput ulnare	Olecranon und Margo post. ulnae			
M. palmaris longus (Muskel fehlt häufig, die Palmaraponeurose jedoch nie)	Epicondylus med. humeri	Palmaraponeurose	N. medianus (C_8 und Th_1)	Flexion in Handgelenken, Anspannung der Palmaraponeurose
Extensoren				
M. extensor carpi radialis longus	Margo und Epicondylus lat. humeri	Basis Os metacarpale II	N. radialis (C_6 und C_7)	Flexion im Ellenbogengelenk, Extension in Handgelenken, Radialabduktion, Pronation aus äußerster Supinationsstellung
M. extensor carpi radialis brevis	Epicondylus lat. humeri	Basis des Os metacarpale III	N. radialis (C_7)	Extension in den Handgelenken
M. extensor carpi ulnaris		Basis des Os metacarpale V	N. radialis (C_7 und C_8)	
Caput humerale	Epicondylus lat. humeri			Extension in Handgelenken, Ulnarabduktion
Caput ulnare	Olecranon; prox. Dorsalseite der Ulna			

Z 32, 33

Tabelle 47: Lange Fingermuskeln

Muskel	Ursprung	Ansatz	Nerv und Segmentbezug	Funktion
Flexoren				
M. flexor digitorum superficialis				
Caput humeroulnare	Epicondylus med. humeri, Proc. coronoideus ulnae	Mittelphalangen der Finger II–V	N. medianus (C_7–Th_1)	Flexion in Ellenbogengelenk, Handgelenken, Fingergrund- und Fingermittelgelenken (II–V)
Caput radiale	palmare Fläche des Radius			
M. flexor digitorum profundus				
ulnarer Teil	palmare Fläche der Ulna	Basis der Endphalangen der Finger II–V	ulnarer Teil: N. ulnaris (C_8 und Th_1)	Flexion in den Handgelenken und allen Fingergelenken II–V
radialer Teil	Membrana interossea		radialer Teil: N. medianus (C_8 und Th_1)	
Extensoren				
M. extensor digitorum (communis)	Epicondylus lat. humeri	Dorsalaponeurose der Finger II–V (an Grund-, Mittel- und und Endphalangen)	R. profundus n. radialis (C_6–C_8)	Extension in Handgelenken und allen Fingergelenken II–V
M. extensor indicis	Dorsalseite der Ulna (distal), Membrana interossea	Dorsalaponeurose des Zeigefingers	R. profundus n. radialis (C_8 und Th_1)	Extension in Handgelenken und allen Gelenken des Zeigefingers
M. extensor digiti minimi	Epicondylus lat. humeri	Dorsalaponeurose des Kleinfingers	R. profundus n. radialis (C_7 und C_8)	Extension in Handgelenken und allen Gelenken des Kleinfingers; Ulnarabduktion des Kleinfingers

Zum Verlauf der langen Fingermuskeln

Z 34
Z 35

Die Sehnen der langen Fingerflexoren und Fingerextensoren werden im Bereich der Handgelenke durch Bänder (= Retinaculum flexorum, Retinaculum extensorum) gegen die knöcherne Unterlage gedrückt. An den Fingern werden die Flexorensehnen von ring- und kreuzförmigen Haltebändern an die Phalangen gezwungen. Um einen Zerschleiß zu vermeiden, werden die Sehnen in Sehnenscheiden geschützt und geführt.

Auf der Dorsalseite der Handwurzel sind unter dem Retinaculum extensorum die Sehnen der Hand- und Fingerextensoren in 6 Sehnenscheidenfächern geordnet:

Tabelle 48

Sehnenscheidenfach	Sehnenscheide und Sehne des Muskels
I	M. abductor pollicis longus M. extensor pollicis brevis
II	M. extensor carpi radialis longus M. extensor carpi radialis brevis
III	M. extensor pollicis longus
IV	M. extensor digitorum (communis) M. extensor indicis
V	M. extensor digiti minimi
VI	M. extensor carpi ulnaris

Die Sehnen des M. extensor digitorum stehen in Höhe der Mittelhand untereinander in Kontakt (Connexus intertendinei). Alle Extensoren für Finger und Daumen verankern sich auf deren Dorsalseite breitflächig an den Gelenkkapseln der Finger- bzw. Daumengelenke. In Höhe der Fingergrundgelenke ist die Dorsalaponeurose nach den Seiten zu verbreitert. Hier strahlen die Sehnen der Mm. interossei und lumbricales von palmar her ein. Ein Sehnenabriß eines langen Fingerstreckers in Höhe der Endphalanx führt also nicht zum Funktionsausfall des Muskels in den weiter proximal gelegenen Gelenken.

Auf der Palmarseite werden zwischen Daumen- und Kleinfingerballen unter dem Retinaculum flexorum die ebenfalls in Sehnenscheiden geschützten Sehnen der Mm. flexores digitorum superficialis et profundus und des M. flexor pollicis longus geführt. Das Retinaculum flexorum verbindet die ulnaren und radialen Randbereiche der nach palmar zu in einer konkaven Bogenform angeordneten Handwurzelknochen miteinander. Der so gebildete Tunnel, in dem Handwurzelknochen und deren Zwischenknochenbänder den Boden, das Retinaculum flexorum Dach und Seitenwände stellen, wird Canalis carpi oder *Karpaltunnel* genannt. In ihm verlaufen oberflächlich die 4 Sehnen des M. flexor digitorum superficialis, darunter die 4 Sehnen des

M. flexor digitorum profundus und radial daneben die gesonderte Sehne des M. flexor pollicis longus. Radial der Sehnen des oberflächlichen Fingerflexors zieht der N. medianus durch den Karpaltunnel.

Im Bereich der amphiarthrotischen Carpometacarpal-Gelenke II–IV und der Ossa metacarpalia II–IV sind Sehnenscheiden nicht notwendig. Sie fehlen deshalb im Regelfall. Durchgehende Sehnenscheiden vom Karpaltunnel bis zu den Endphalagen finden sich meist nur für den Daumen und kleinen Finger.

Die Sehnenscheiden an den Fingern und am Daumen haben eine besondere Konstruktion: Es sind *osteofibröse Kanäle*. Ihre knöcherne Basis stellen die Palmarseiten der Phalangen. Die Gelenke werden dabei durch dünne, überknorpelte Faserplatten (Fibrocartilago palmaris) überbrückt. Die restlichen Wände des osteofibrösen Kanals bilden ringförmige, kreuzförmige und schräge Bandzüge. Sie umschließen an den Fingern II–IV die gemeinsame Sehnenscheide für die oberflächlichen und tiefen Beugesehnen. Am Daumen umhüllen sie nur die Sehnenscheide des M. flexor pollicis longus. Die Sehnen der Fingerflexoren bzw. des M. flexor pollicis longus verbinden sich im Bereich der Finger- bzw. Daumengelenke über zarte Vincula tendinum mit den Phalangen. Feine Gefäße in diesen ehemaligen Mesotendineumstrukturen stellen die Ernährung der Sehnen in der Sehnenscheide sicher. In Höhe der Grundphalanx gabelt sich die Sehne des M. flexor digitorum superficialis *(«Perforatus»)*, um zwischen sich die bis zur Endphalanx ziehende tiefe Beugesehne des Fingers *(«Perforans»)* durchtreten zu lassen. Die Sehnenscheidenhülsen an Finger und Daumen enden kurz vor dem Ansatz der tiefen Beugesehne an der Endphalanx.

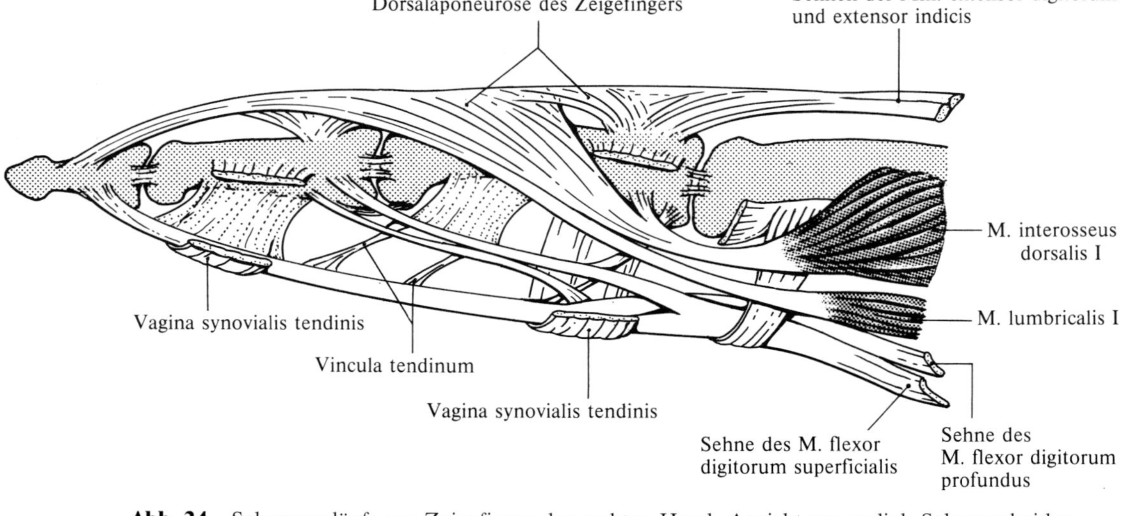

Abb. 24 Sehnenverläufe am Zeigefinger der rechten Hand. Ansicht von radial. Sehnenscheidenkanal eröffnet.

Die straffe Führung der langen Beugesehnen in den Fingersehnenscheiden bewirkt, daß bei einer knotenartigen Verdickung in einer Sehne sich diese an den Ringbändern des osteofibrösen Kanals oder an dem Sehnenschlitz des M. flexor digitorum superficialis verhaken kann. Erst bei größerer Muskelanspannung wird der Widerstand überwunden. Das führt dann zum klinischen Bild des schnellenden Fingers.

Tabelle 49: Mm. lumbricales und Mm. interossei **Z 34, 36**

Muskel	Ursprung	Ansatz	Nerv und Segmentbezug	Funktion
Mm. lumbricales I–IV	Sehnen des M. flexor digitorum profundus	Dorsalaponeurose der Finger II–V		Flexion in Fingergrundgelenken, Extension in den Fingermittel- und -endgelenken
I und II: einköpfig			I und II: N. medianus	
III und IV: zweiköpfig			III und IV: N. ulnaris (C_8 und Th_1)	
Mm. interossei palmares I–III (einfach gefiedert)	Ossa metacarpalia II (Ulnarseite), IV, V (Radialseite)	Dorsalaponeurose der Finger II, IV, V	N. ulnaris (C_8 und Th_1)	Flexion in Fingergrundgelenken, Extension in Mittel- und Endgelenken der Finger. Adduktion der Finger II, IV und V auf den Mittelfinger
Mm. interossei dorsales I–IV (zweifach gefiedert)	benachbarte Seitenflächen der Ossa metacarpalia I–V	Dorsalaponeurose der Finger: für I: Zeigefinger für II, III: Mittelfinger für IV: Ringfinger	N. ulnaris (C_8 und Th_1)	Flexion in Fingergrundgelenken, Extension in den Mittel- und Endgelenken der Finger, Spreizen der Finger II, III, IV. Für Daumen und Kleinfinger gesonderte Muskeln

Mm. interossei und Mm. lumbricales
Faustschluß und Spreizen der Finger

In Höhe der Fingergrundgelenke verlaufen die Sehnen der Mm. interossei und lumbricales palmar der Beuge-Streckachse. Distalwärts biegen sie nach dorsal um und strahlen in die Dorsalaponeurose der zugehörigen Finger.

Beim Faustschluß müssen lange und kurze Fingerflexoren zusammenarbeiten. Die langen Fingerflexoren sind mehrgelenkige Muskeln. Sie erreichen ihre aktive Muskelinsuffizienz deshalb schon, bevor sie den Bewegungsspielraum der Fingergelenke ausgenutzt haben. Wenn die langen Fingerflexoren in den Fingermittel- und Fingerendgelenken die Beugebewegung einleiten, werden die Mm. interossei und Mm. lumbricales, da sie in die Dorsalaponeurose der Finger einstrahlen, vorgedehnt. Sie können aus dieser Vordehnung heraus besonders kräftig in den Fingergrundgelenken beugen. Sie sind deshalb für den festen Faustschluß entscheidend.

Mm. interossei palmares (3) = Adduktoren der Finger

Mm. interossei dorsales (4) = Abduktoren der Finger (= Spreizer)

Die Ab- und Adduktionsbewegungen der Finger führen die Mm. interossei auf eine Symmetrieachse zu, die in Längsrichtung durch das Os metacarpale III und den Mittelfinger verläuft. Bei Kenntnis dieses Sachverhaltes läßt sich leicht ableiten, daß auf den Mittelfinger zu nur die beiden ulnaren Finger und der Zeigefinger adduziert werden können (= 3 Mm. interossei palmares). Die Mm. interossei palmares bleiben in Ursprung und Verlauf am gleichen Fingerstrahl. Der Daumen hat in seiner Ballenmuskulatur einen gesonderten Adduktor.

Die Mm. interossei dorsales abduzieren die Finger von der Symmetrieachse durch den 3. Fingerstrahl. Da für Daumen und kleinen Finger in deren Ballenmuskulatur gesonderte Abduktoren vorhanden sind, lassen sich von der Symmetrieachse oberflächlich betrachtet, nur Ringfinger (M. interosseus dorsalis IV) und Zeigefinger (M. interosseus dorsalis I) abduzieren. Bei Betrachtung des Spielraumes des Mittelfingers erkennt man, daß dieser sich sowohl nach ulnar als auch nach radial abduzieren läßt. Der Mittelfinger muß also von 2 verschiedenen Mm. interossei dorsales (II, III) gezügelt werden. Die Mm. interossei dorsales entspringen von zwei benachbarten Metacarpalknochen und verlaufen zu dem Finger, der der Symmetrieachse durch den Mittelfinger näher liegt. Der besonders kräftige M. interosseus dorsalis I entspringt mit seinem einen Ursprungsteil an dem beweglichen Os metacarpale I. Bei festgestelltem oder ulnarwärts geführtem Zeigefinger wirkt deshalb dieser Muskel auch als kräftiger Adduktionsmuskel für den Daumen im Carpometacarpalgelenk I, dem Daumensattelgelenk.

Daumenmuskeln

Tabelle 50: Lange Daumenmuskeln

Muskel	Ursprung	Ansatz	Nerv und Segmentbezug	Funktion
M. abductor pollicis longus	Dorsalseite des Radius (proximal), Membrana interossea, gering Dorsalseite Ulna (proximal)	Os metacarpale I (Basis)	R. profundus n. radialis (C_7 und C_8)	Sattelgelenk: Abduktion, Reposition Radialabduktion der Hand
M. extensor pollicis brevis	Dorsalseite des Radius (distal), Membrana interossea	Grundphalanx I (Dorsalseite der Basis)	R. profundus n. radialis (C_8 und Th_1)	Sattelgelenk: Reposition Daumengrundgelenk: Extension, Radialabduktion der Hand
M. extensor pollicis longus	Dorsalseite der Ulna (proximal) und Membrana interossea	Endphalanx I (Dorsalseite der Basis)	R. profundus n. radialis (C_7 und C_8)	Extension in: Handgelenken, Grund- und Endgelenk des Daumens Daumensattelgelenk: Reposition, Adduktion
M. flexor pollicis longus	Palmarfläche des Radius, Membrana interossea	Endphalanx I (Basis Palmarseite)	N. medianus (C_8 und Th_1)	Flexion in: Handgelenken, Daumengrund- und Daumenendgelenk Daumensattelgelenk: Opposition

Z36

Tabelle 51: Daumenballenmuskulatur (Thenar)
(Schichtenfolge von außen nach innen)

Muskel	Ursprung	Ansatz	Nerv und Segmentbezug	Funktion
M. abductor pollicis brevis	Retinaculum flexorum, Tuberculum ossis scaphoideum	Basis Grundphalanx I (radiales Sesambein)	N. medianus (C_8 und Th_1)	Abduktion
M. opponens pollicis	Retinaculum flexorum, Tuberculum ossis trapezii	Os metacarpale I (radiale Seite)	N. medianus (C_8 und Th_1)	Opposition, Adduktion
M. flexor pollicis brevis				
Caput superficiale	Retinaculum flexorum	Basis Grundphalanx I (radiales Sesambein)	N. medianus (C_8 und Th_1)	im Sattelgelenk: Abduktion, Opposition
Caput profundum	Ossa trapezium, trapezoideum et capitatum	Basis Grundphalanx I (ulnares Sesambein)	N. ulnaris (C_8 und Th_1)	im Sattelgelenk: Adduktion, Opposition im Daumengrundgelenk: Flexion
M. adductor pollicis			N. ulnaris (C_8 und Th_1)	Opposition, Adduktion
Caput obliquum	Os metacarpale II (Basis) Os capitatum, Os hamatum	Grundphalanx I (mediales Sesambein)		
Caput transversum	Os metacarpale III (Palmarseite)	Grundphalanx I (mediales Sesambein)		

Tabelle 52: Funktionelle Übersicht der Daumenmuskeln im Daumensattelgelenk

Bewegung	Muskel	Nerv	Segment
Oppositionsbewegung	M. flexor pollicis longus M. flexor pollicis brevis M. opponens pollicis M. adductor pollicis	N. medianus N. medianus, N. ulnaris N. medianus N. ulnaris	C_8 und Th_1 C_8 und Th_1 C_8 und Th_1 C_8 und Th_1
Repositionsbewegung	M. extensor pollicis longus M. extensor pollicis brevis M. abductor pollicis longus	R. prof. n. radialis R. prof. n. radialis R. prof. n. radialis	C_7 und C_8 C_8 und Th_1 C_7 und C_8
Adduktion	M. flexor pollicis brevis (Caput profundum) M. opponens pollicis M. adductor pollicis M. interosseus dorsalis I M. extensor pollicis longus	N. ulnaris N. medianus N. ulnaris N. ulnaris R. prof. n. radialis	C_8 und Th_1 C_8 und Th_1 C_8 und Th_1 C_8 und Th_1 C_7 und C_8
Abduktion	M. abductor pollicis longus M. abductor pollicis brevis M. flexor pollicis brevis (Caput superficiale)	R. prof. n. radialis N. medianus N. medianus	C_7 und C_8 C_8 und Th_1 C_8 und Th_1

Kleinfingerballen

Tabelle 53: Kleinfingerballenmuskulatur (Hypothenar)

(Schichtenfolge von außen nach innen)

Z 36

Muskel	Ursprung	Ansatz	Nerv und Segmentbezug	Funktion
M. palmaris brevis	Palmaraponeurose	Haut am Kleinfingerballen	R. superficialis n. ulnaris (C_8 und Th_1)	Hautmuskel
M. abductor digiti minimi	Retinaculum flexorum und Os pisiforme	Grundphalanx Finger V (ulnare Seite der Basis)	R. profundus n. ulnaris (C_8 und Th_1)	Abduktion des Kleinfingers
M. flexor digiti minimi brevis	Retinaculum flexorum, Hamulus ossis hamati	Basis Grundphalanx Finger V	R. profundus n. ulnaris (C_7–Th_1)	Flexion im Kleinfingergrundgelenk
M. opponens digiti minimi	Retinaculum flexorum, Hamulus ossis hamati	ulnarer Rand des Os metacarpale V	R. profundus n. ulnaris (C_8 und Th_1)	zieht Metacarpale V palmarwärts

Druckkonstruktion der Hohlhand

Die Hohlhand wird von Handwurzel- und Mittelhandknochen stabilisiert. Den Raum zwischen den Mittelhandknochen verspannen die Mm. interossei. Ihre palmaren Fascien bilden die tiefe Hohlhandfascie. An der ulnaren Seite, im Bereich des Os metacarpale V, geht die tiefe Hohlhandfascie in die Gruppenfascie des Kleinfingerballens über. Zur Daumenseite hin wird die tiefe Hohlhandfascie an den Ossa metacarpalia III und II durch die Ursprünge des M. adductor pollicis unterbrochen. Die tiefe Hohlhandfascie zieht dorsal des Muskels, verstärkt durch das hintere Fascienblatt des M. adductor pollicis, zum Os metacarpale I. Palmar des M. adductor pollicis setzt sich die tiefe Hohlhandfascie auch in das palmare Blatt der Fascienhülle des M. adductor pollicis fort. Sie wird damit Bestandteil der Daumenballenfascie.

Als Weichteilpolster begrenzen Thenar (Daumenballen) und Hypothenar (Kleinfingerballen) die Hohlhand zu den Seiten hin. Ulnare und radiale Handwurzelknochen werden palmarwärts durch das Retinaculum flexorum miteinander verklammert. Dadurch haben sich im Handwurzelbereich drei gegeneinander abgegrenzte Kammern gebildet: Die randständigen Daumen- und Kleinfingerballen und dazwischen der enge Carpaltunnel, der sich zur Mittelhand hin verbreitert. In dieser «Hohlkammer» verlaufen unter der Palmaraponeurose: ein oberflächlicher Arterienbogen zwischen A. ulnaris und A. radialis, Äste des N. medianus und des N. ulnaris zu den Fingern, unter ihnen die Sehnen der langen Fingerflexoren. Unter diesen, der tiefen Hohlhandfascie anliegend, verläuft ein Arterienbogen zwischen A. radialis und A. ulnaris, sowie der zu den tiefen Daumenballenmuskeln ziehende R. profundus des N. ulnaris.

Die Gruppenfascien von Daumen- und Kleinfingerballen werden gegeneinander durch die *Palmararoneurose* verankert, die sich mit Längszügen bis zum Beginn der ulnaren vier Finger erstreckt. Die auch beim Fehlen eines M. palmaris longus immer vorhandene Palmaraponeurose heftet sich über die tiefe Hohlhandfascie an den Ossa metacarpalia III und V an. Die Palmaraponeurose grenzt proximal an das Retinaculum flexorum.

Von der Palmaraponeurose strahlen durch die Subcutis eine Vielzahl kollagener und elastischer Faserzüge in die sie bedeckende Haut der Hohlhand. Diese ist damit letztlich über die Palmaraponeurose auch an Mittelhandknochen fixiert. Dadurch wird der feste «unverschiebliche» Griff möglich. Die sich in der Haut verankernden Zügel der Palmaraponeurose formen eine Vielzahl von kleinen fettgefüllten Druckkammern im Unterhautbindegewebe des Handtellers. Durch sie wird jeder Druck auf die Hohlhand gleichmäßig verteilt. Die in der Hohlhand verlaufenden Nerven und Gefäße werden so schützend abgepolstert.

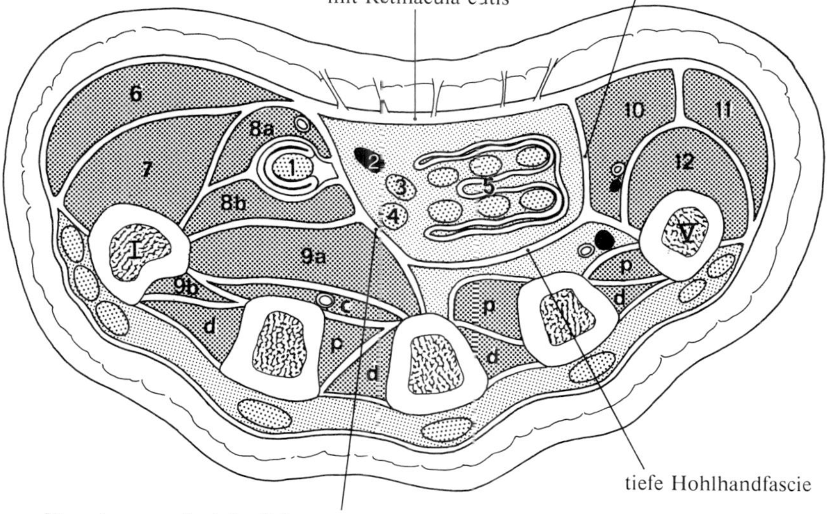

Abb. 25 Druckkonstruktion der Hand. Querschnitt durch die rechte Hand. Ansicht von distal. I = Os metacarpale I (basisnah), V = Os metacarpale V (basisnah), 1 = Sehne des M. flexor pollicis longus, 2 = N. medianus, 3 = Sehne des M. flexor digitorum superficialis zum Zeigefinger, 4 = Sehne des M. flexor digitorum profundus zum Zeigefinger, 5 = Sehnen der Mm. flexores digitorum superficialis et profundus zu Mittel-, Ring- und Kleinfinger, 6 = M. abductor pollicis brevis, 7 = M. opponens pollicis, 8a = M. flexor pollicis brevis (oberflächlicher Kopf), 8b = M. flexor pollicis brevis (tiefer Kopf), 9a = Caput obliquum des M. adductor pollicis, 9b = Caput transversum des M. adductor pollicis, 10 = M. flexor brevis digiti minimi, 11 = M. abductor digiti minimi, 12 = M. opponens digiti minimi, p = Mm. interossei palmares, d = Mm. interossei dorsales.

Zur Klinik der Hand

Untersuchung des Bewegungsumfanges der Handgelenke

Der Patient macht aus der Neutral-0-Stellung, bei leichter Fingerflexion aktiv eine Palmarflexion, Dorsalextension, Ulnarabduktion, Radialabduktion der Hand.

Der Untersucher überprüft im Seitenvergleich passiv durch Nachfedern in den Bewegungsrichtungen das Endgefühl. Bei der Dorsalextension ist normalerweise ein hart-elastischer Knochenstop zu fühlen, in den übrigen 3 Bewegungsrichtungen ein fest-elastischer Bänderstop festzustellen. Schmerzhafte aber auch schmerzlose (Paresen!) Bewegungseinschränkungen sind pathologisch.

Untersuchung der Fingerbeweglichkeit

Die Handgelenke des Patienten sind in Neutral-0-Stellung, die Finger leicht gebeugt.

Der Patient soll *aktiv* ohne Mitbewegen des Daumens mit den übrigen Fingern eine Faust machen, danach die Finger strecken, spreizen und schließen.

Bei *passiven Bewegungsprüfungen* einzelner Fingergelenke wird jeweils die von dem Gelenk proximal gelegene Phalanx seitlich vom Untersucher mit Daumen und Zeigefinger gefaßt. Die Fingergelenke werden auf Beuge-, Streck-, Ab- und Adduktionsmöglichkeiten überprüft.

Alle Bewegungen müssen seitengleich schmerzfrei möglich sein. Hyperextensionen in den Fingergrundgelenken sind passiv 20°–40° möglich, in den Mittelgelenken 0° und in den Fingerendgelenken bis 10°. Das Endgefühl ist in allen Fingergelenken durch die Anspannung der Gelenkkapsel fest-elastisch.

Flexion und Extension der Finger werden bei Tendovaginitis behindert. Bei der Dupuytren-Kontraktur zeigt sich am 5., 4. und 3. Finger eine Streckhemmung.

Prüfung der Daumenbeweglichkeit

Das Patient soll mit seinem Daumen folgende Bewegungen *aktiv* ausführen:

Extension – Reposition
Flexion – Opposition
Abduktion nach radial und palmarwärts
Adduktion an den Zeigefinger
Zirkumduktion

Für die passive Bewegungsprüfung des Daumengrundgelenks faßt der Untersucher die proximale Phalanx des Daumens und das Os metacarpale I, für das Daumensattelgelenk das Os metacarpale I und die Ossa trapezium und scaphoideum.

Grundhandgriffe (nach Napier)

Präzisionsgriff Ein Gegenstand wird zwischen den Beugeseiten der Finger, insbesondere den Fingerbeeren und dem opponierten Daumen gehalten. Die Handgelenke sind in mittlerer Streckstellung.

Kraftgriff Ein Gegenstand wird je nach seiner Größe durch die mehr oder minder stark gebeugten Finger festgehalten. Der Daumen steht entsprechend adduziert und gibt die Richtung der Kraftweitergabe vor. Die Hand steht ulnar abduziert, ansonsten in Mittelstellung fixiert.

Abb. 26a–f Greifformen.
a D1/D2 Spitzgriff, Präzisionsgriff, **b** D1/D5 Spitzgriff, Präzisionsgriff, **c** Schlüsselgriff, Klemmgriff, **d** lumbricaler Griff, **e** Kraftgriff, Grobgriff, **f** Hakengriff, Tragegriff.

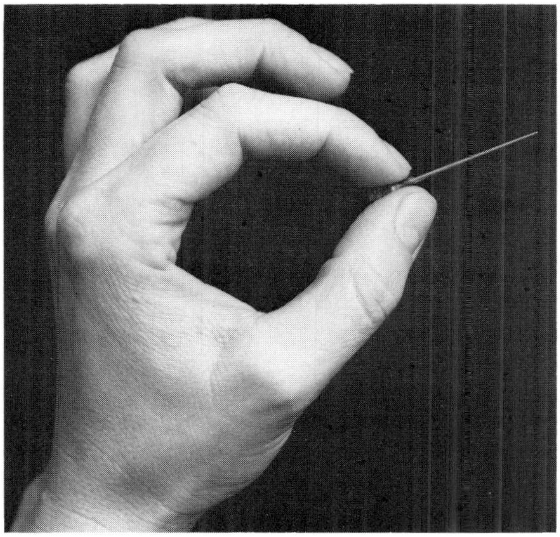

a

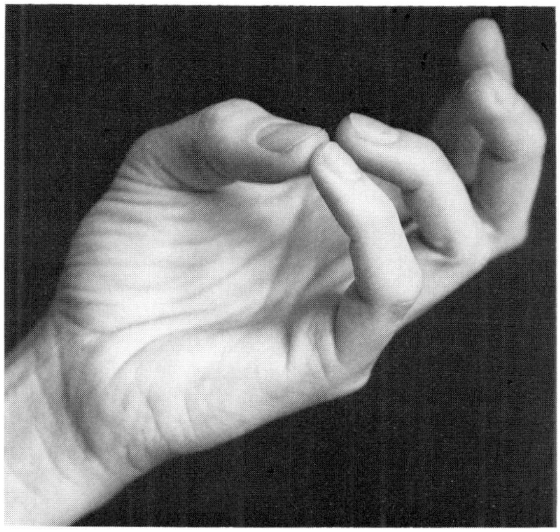

b

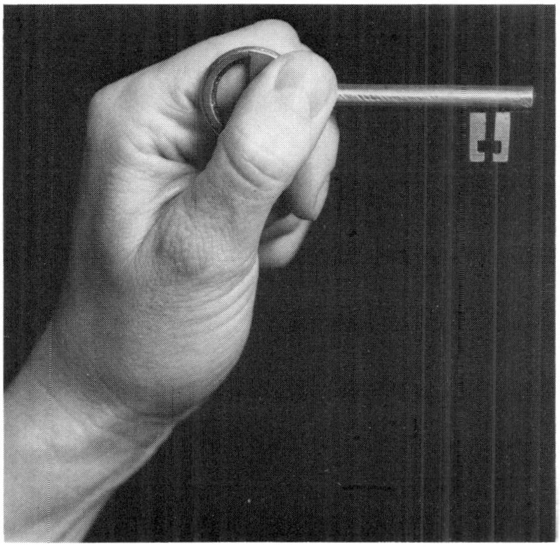

c

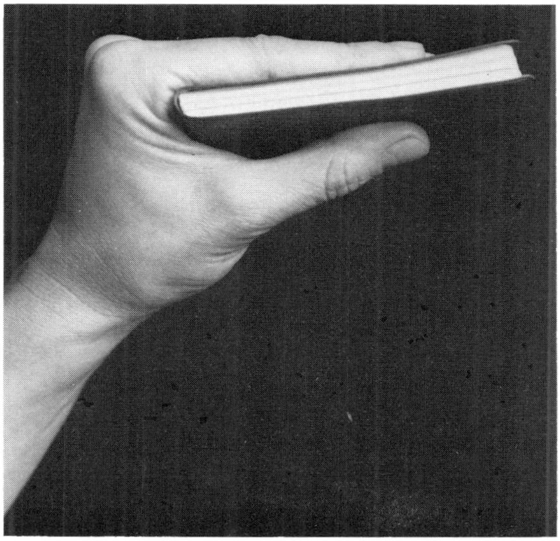

d

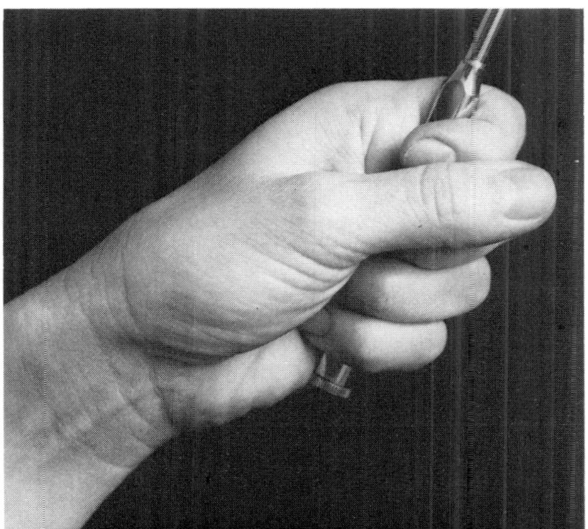

e

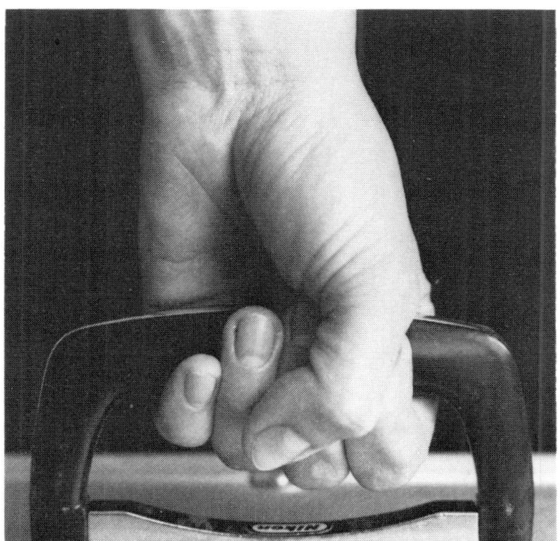

f

Greifformen (nach ZUR VERTH)

Spitzgriff	Ein Gegenstand wird zwischen Daumen- und Zeigefingerbeere gehalten (z. B. Greifen einer Nadel).
Schlüsselgriff	Ein Gegenstand wird zwischen Daumenbeere und der Radialseite des Zeigefingermittelgliedes gehalten (z. B. Greifen eines Schlüssels).
Grobgriff	Ein Gegenstand wird von den Fingern und dem opponierten Daumen umgriffen (z. B. Greifen einer Stange).
Hakengriff	Ein Gegenstand hängt an den in den Mittel- und Endgelenken gebeugten, in den Grundgelenken gestreckten Fingern. Der adduzierte und gering opponierte Daumen kontrolliert die Richtung der Kraftleitung (z. B. Greifen eines Einkaufsnetzes).

Krankengymnastische Befunderhebung an Hand und Fingern

Die krankengymnastische Befunderhebung an Hand und Fingern umfaßt:

1. Veränderung der Form, Stellung und Kontur von Hand und Fingern, Umfangmessungen im Seitenvergleich.
2. Beschaffenheit von Haut und Nägeln.
3. Aktive und passive Bewegungen der Hand- und Fingergelenke sowie der Daumenbewegungen; translatorische Gelenktests.
4. Palpationskreis Hand (radiale Handkante, ulnare Handkante, Handrücken, Handteller, Finger II–V und Daumen).
5. Manuelle Tests für die Kraft von Hand- und Fingermuskeln.
6. Prüfung der Oberflächen- und Tiefensensibilität an Hand und Fingern.

Tabatière

Zwischen den Sehnen des M. abductor pollicis longus und M. extensor pollicis brevis einerseits und der Sehne des M. extensor pollicis longus bildet sich bei Abduktion, Reposition und Extension des Daumens eine Hautgrube, die «Tabatière». Ihren Boden bilden das Os scaphoideum und das Os trapezium. In der Tabatière läßt sich der Puls der A. radialis tasten.

Loge de GUYON

Spalt zwischen Retinaculum flexorum und Muskeln des Kleinfingerballens. Hier verlaufen der R. profundus des N. ulnaris und der R. palmaris profundus der A. ulnaris unter dem M. opponens digiti V in die Tiefe der Hohlhand.

«Pisiformestern»

Es handelt sich hierbei um das Os pisiforme mit seiner Bänder- und Sehnenverspannung zur Umgebung (von proximal Sehne des M. flexor carpi ulnaris, nach radial Retinaculum flexorum, nach distal Lig. pisohamatum und Lig. pisometacarpeum).

Krankengymnastische Übungsbehandlung an Hand und Fingern

Sie ist angezeigt nach ärztlich versorgten Frakturen, Luxationen, Sehnen-, Band-Kapselverletzungen, Muskel-, Gefäß- oder Nervenläsionen an der Hand.
Die allgemeinen Gesichtspunkte der krankengymnastischen Behandlung sind:

Anregung besserer Durchblutungsverhältnisse
Entspannen verspannter Muskulatur
Anregen und Fördern der Muskelkontraktion
Mobilisation von Gelenken
Kräftigung innervierter Muskulatur
Fördern von Hautelastizität und Sehnenverschieblichkeit
Fördern und Anregen der Oberflächensensibilität
Schulen von feinmotorischen und grobmotorischen Funktionen der Hand und Finger (wie Spitzgriffe und Schlüsselgriff, Trage- und Grobgriff).

Kollateralödeme am Handrücken

Die derbe Palmaraponeurose mit ihrer Subcutiskammerung und die Fascienkammern der Hohlhand sowie die kräftige Ballenmuskulatur an Daumen und Kleinfinger verhindern, daß Blutergüsse bei Frakturen von Mittelhandknochen oder Oedeme (z. B. bei Entzündungen von Sehnenscheiden der Palma manus) zur Haut der Handinnenseite durchbrechen. Sie zeigen sich deshalb als Kollateralödeme am Handrücken.

Palmaraponeurose und Dupuytren-Kontraktur («Fascienfibrose»)

Die longitudinalen Züge der Palmaraponeurose erstrecken sich bis in die Subcutis der Grundphalangenbereiche der ulnaren vier Finger. Narbenschrumpfungen der Palmaraponeurose können deshalb zu einer immer stärkeren, fixierten Beugestellung besonders in den ulnaren 3 Fingergrundgelenken führen (Dupuytren-Narbenkontraktur). Um solche Narbenschrumpfungen nach operativen Eingriffen an der Hand zu vermeiden, gilt die Hautzone um die Fingergrundgelenke auch in der Handchirurgie als «Niemandsland», das es tunlichst zu umgehen gilt.

BEIN

Der Arm ist bei uns Menschen als Greiforgan konstruiert. Um einen möglichst großen Aktionsradius zu erzielen, erfolgt die knöcherne Fixierung des Armes am Rumpf durch den knöchernen Schultergürtel über eine Kette von drei Kugelgelenken, übergreifen die den Arm bewegenden Muskeln mindestens 24 Segmente, und läßt sich die für den Oberarmkopf zu kleine Gelenkpfanne in vielfacher Weise verstellen.

Das Bein ist beim Menschen als Stützorgan ausgebildet. Sein Aktionsradius muß für die Fortbewegung ausreichend sein. Seine straffe Bänderführung im Hüftgelenk muß der enormen Belastung durch das Körpergewicht und den ungünstigen Hebelarmen Rechnung tragen. Für die Übertragung des Rumpfgewichtes auf das Bein ist der knöcherne Beckengürtel in sich verfestigt (Synostosen, Syndesmosen, Synchondrose) und seine Verbindungen zu den synostierten Sacralwirbeln straff und unbeweglich. Die das Bein bewegenden Muskeln übergreifen nur insgesamt etwa 10 Segmente. Die Verstellung der Hüftgelenkpfanne durch Beckenkippbewegungen ist nur gering möglich.

OSTEOLOGIE DES FEMUR

Z 37 Nomenklatur

Z 38 Ventralseite

Caput femoris
Collum femoris
Trochanter major
Trochanter minor
Linea intertrochanterica
Corpus femoris
Condylus lateralis
Epicondylus lateralis

Dorsalseite

Caput femoris
Collum femoris
Trochanter major
Fossa trochanterica
Crista intertrochanterica
Tuberositas glutaea
Linea pectinea
Labium mediale der Linea aspera

Ventralseite	Dorsalseite
Condylus medialis	Labium laterale der Linea aspera
Epicondylus medialis	Facies poplitea
Facies patellaris	Fossa intercondylaris
Planum suprapatellare	Condylus medialis
	Epicondylus medialis
	Condylus lateralis
	Epicondylus lateralis

Tastbare Orientierungspunkte am Skelett im Bereich von Hüftgelenk und Femur

Spina iliaca anterior superior
Symphyse mit Tuberculum pubicum
Trochanter major
Tuber ossis ischii
Condylus medialis femoris
Condylus lateralis femoris
Patella

Winkelverhältnisse an der Hüftgelenkpfanne und am Femur

Neigungen der Pfannenebene des Hüftgelenks

(nach v. LANZ-WACHSMUTH)

Zur Frontalebene	Neugeborenes	60°	nach laterocaudal
	Kind 10 Jahre	47°	nach laterocaudal
	Erwachsener	41°	nach laterocaudal
Zur Sagittalebene	Erwachsener	40°	nach ventral

Collodiaphysenwinkel am Femur

(Werte nach v. LANZ-WACHSMUTH)

Neugeborenes	150°
Kind mit 1 Jahr	148°
Kind mit 3 Jahren	145°
Kind mit 5 Jahren	142°
Kind mit 9 Jahren	138°
Jugendlicher (15 J)	133°
Erwachsener	126° ± 6°
Greis	120°

Coxa vara

Collodiaphysenwinkel (beim Erwachsenen)	$< 120°$

Muskeln, die einer Coxa vara entgegenarbeiten, sind «valgisierende Muskeln» (kurze Adduktoren, M. glutaeus maximus, tiefe Hüftmuskeln)

Coxa valga

Collodiaphysenwinkel (beim Erwachsenen)	$> 138°$

Muskeln, die einer Coxa valga entgegenwirken, sind «varisierende Muskeln» (steile Adduktoren, ischiocrurale Muskeln, kleine Gesäßmuskeln)

Femurtorsion

Schenkelhalsachse und Condylenquerachse fallen am Femur nicht in eine Ebene. Die Schenkelhalsachse ist gegen die Condylenachse nach ventral geschwenkt. Der in seinem Ausmaß stark schwankende Antetorsionswinkel beträgt im Mittel 12° nach ventral (Grenzwerte 37° ventral bis 25° dorsal).

Femurschaftkrümmung

Der Femurschaft hat eine Krümmung in der Longitudinalen, wobei der Scheitelpunkt der Krümmung nach ventral zeigt. Der Krümmungsmittelpunkt liegt etwa 1,20 m dorsal der Schaftmitte.

Spongiosaarchitektur am proximalen Femur

Entsprechend der Druckübertragung des Rumpfgewichtes von Pfannendach auf den Femurkopf und über das Collum femoris auf die Diaphyse richten sich die Spongiosabälkchen trajektoriell aus. An besonders belasteten Zonen bilden sich verdichtete Knochenzonen. Das *Calcar femorale* ist eine solche Compactazone an der Unterseite des Collum femoris. Sie soll eine Abknickung des Schenkelhalses gegen die Diaphyse verhindern. Bei einer Femuratrophie beim immobilen Patienten oder bei herabgesetztem Knochenstoffwechsel im Alter besteht hier die Gefahr der Schenkelhalsfraktur.

HÜFTGELENK

Das Hüftgelenk ist ein Kugelgelenk, dessen Gelenkpfanne den Gelenkkopf etwas mehr als zur Hälfte umgreift. Ein solches Kugelgelenk, bei dem ständig große Bereiche der Gelenkflächen zueinander Kontakt haben, wird auch als «Nußgelenk» bezeichnet. Das Hüftgelenk hat eine sehr gute Muskel- und Bänderführung und eine für ein Kugelgelenk gute Knochenführung.

Gelenkpfanne Acetabulum. Ein hyalinknorpeliger Überzug findet sich nur an der Facies lunata. Der restliche Teil des Acetabulum – die Fossa acetabuli – ist mit lockerem Binde- und Fettgewebe gefüllt. Eine Vergrößerung der Gelenkpfanne wird durch einen faserknorpligen Ring, das Labrum acetabulare, bewirkt. Es legt sich um den Außenrand der knöchernen Gelenkpfanne und überbrückt mit dem Lig. transversum acetabuli die Incisura acetabuli.

Gelenkkopf Caput femoris. Seine Oberfläche ist zu zwei Drittel mit hyalinem Knorpel überzogen.
Die Gelenkpfanne übergreift mehr als die Kugelhälfte des Caput femoris.

Gelenkkapselverlauf Die Gelenkkapsel geht vom knöchernen Pfannenrand aus. Sie zieht über das frei in den Gelenkraum hineinragende Labrum acetabulare. Sie heftet sich ventral am Femur etwas proximal der Linea intertrochanterica, dorsal etwa in Collummitte, in der Fossa trochanterica an. Die Gelenkkapsel wird durch kräftige Bandzüge verstärkt. Die Apophysenfuge des Trochanter major liegt ventral intrakapsulär, dorsal und lateral extrakapsulär.

Gelenkbänder

Zona orbicularis

Die Zona orbicularis ist ein kollagener Faserring, der von der Spina iliaca anterior inferior ausgeht und sich wie ein Knopfloch um das Collum femoris legt. Sie ist mit der Gelenkkapsel verwachsen. In ihr verankern sich Zügel aller äußeren Hüftgelenkbänder.

Lig. iliofemorale

Das Lig. iliofemorale ist ein auf 350 kp belastbares, mehr als 1 cm dickes Band, das stärkste des Menschen. Es erstreckt sich von einer Zone um die Spina iliaca anterior inferior und divergiert von hier zum Trochanter major und zur Linea intertrochanterica. Es strahlt auch in die Gelenkkapsel und in die Zona orbicularis ein.

Lig. ischiofemorale

Es verläuft vom Pfannenrand am Os ischii zur Fossa trochanterica. Faserzüge verankern sich in der Zona orbicularis und in der Gelenkkapsel.

Lig. pubofemorale

Das Lig. pubofemorale verläuft vom Ramus superior ossis pubis zum medialen Ende der Linea intertrochanterica sowie zur Fossa trochanterica. Es strahlt in die Gelenkkapsel und in die Zone orbicularis ein.

Lig. capitis femoris

Das Lig. capitis femoris erstreckt sich intraartikulär vom Rand der Incisura acetabuli durch die Fossa acetabuli zu einer Einsenkung am Caput femoris (Fovea capitis femoris). In dem Band verläuft die A. capitis femoris, die einen nur geringen Anteil an der Blutversorgung des Oberschenkelkopfes hat.

Zur Bedeutung der Gelenkbänder

Die Gelenkbänder schränken den Bewegungsumfang im Hüftgelenk ein und führen die Bewegungsrichtungen. Da sich alle äußeren Gelenkbänder auch in der Zona orbicularis verankern, wird bei jeder Bewegung im Hüftgelenk ein schraubenartig wirksamer Zug an der Zona orbicularis in Richtung Gelenkpfanne ausgeübt. Das wie ein Knopfloch um den Schenkelhals angeordnete Band zwingt damit den Femurkopf in die Gelenkpfanne. Beim ungezwungenen, lockeren Stehen verhindert das Lig. iliofemorale durch seine passive Anspannung ein Abkippen des Rumpfes im Hüftgelenk nach dorsal.

Tabelle 54

Band	Bewegungshemmung
Lig. iliofemorale	Es hemmt insgesamt die Extension. Mit den medialen Teilzügen bremst es die Innenrotation ab, die lateralen Teilzüge sind eine Außenrotations- und Adduktionsbremse.
Lig. pubofemorale	Es hemmt die Abduktion und Außenrotation.
Lig. ischiofemorale	Es hemmt die Innenrotation und gering die Adduktion.

Gelenkmechanik

Gelenkführung	Muskelführung Bänderführung Knochenführung (Nußgelenk)
Achsenverlauf	*Ante- und Retroversionsachse* transversal durch Femurkopfzentrum *Abduktions-Adduktionsachse* sagittal durch Femurkopfzentrum *Innen- und Außenrotationsachse* longitudinal, entspricht der Femurtragachse

Bewegungsumfang (aktiv)	Extension (= Retroversion)	10°– 15°
(aus Neutral-0-Stellung)	Flexion (= Anteversion) (nur bei Beugung im Kniegelenk)	120°–140°
	Abduktion	30°– 45°
	Adduktion	20°– 30°
	Außenrotation	40°– 45°
	Innenrotation	20°– 40°

Extension	– Flexion	10° – 0 – 130°
Abduktion	– Adduktion	45° – 0 – 30°
Außenrotation	– Innenrotation	45° – 0 – 35°

Das individuell entsprechend dem Trainingszustand so variable Flexionsausmaß im Hüftgelenk wird bei gleichzeitiger Streckung im Kniegelenk durch das Erreichen der passiven Insuffizienz der ischiocruralen Muskeln eingeschränkt. Bei dann erfolgender Flexion im Kniegelenk wird ein weiterer Flexionsspielraum im Hüftgelenk freigegeben.

Als *Zirkumduktion* bezeichnet man das Herumführen des Beines unter Ausnutzen seines größtmöglichen Bewegungsumfangs im Hüftgelenk.

Die Flexionsmöglichkeit verschlechtert sich, wenn gleichzeitig mehr als 20° ab- oder adduziert wird. Die Extension verbessert sich auf bis zu 45°, wenn gleichzeitig etwa 40° abduziert wird. Bei etwa halber Flexion im Hüftgelenk erhöht sich der aktive Bewegungsumfang für die

Abduktion auf etwa	80°
Adduktion auf etwa	55°
Außenrotation auf etwa	45°
Innenrotation auf etwa	45°

Alle Bewegungen des Beines im Hüftgelenk werden durch zwangsläufige Mitbewegungen des Beckens beeinflußt. Die dabei auftretenden Änderungen in der Beckenstellung werden durch Krümmungsänderungen in der Lendenwirbelsäule ausgeglichen und somit fast unsichtbar korrigiert. Bei einer Bewegungsprüfung im Hüftgelenk muß also die Beckenstellung mitberücksichtigt werden.

Biomechanik

Femurkopf und Hüftgelenkpfanne haben – wie das bei einem Nußgelenk üblich ist – einen über die Hälfte des Gelenkkopfes («Äquatorebene») hinausreichenden intensiven Kontakt miteinander. Die Feinkongruenz der Gelenkflächen zueinander wird durch den hyalinen Gelenkknorpel gewährleistet. Dies ermöglicht die gleichmäßige Spannungsverteilung im Hüftgelenk. Die kraftaufnehmenden Bereiche der Gelenkkontaktflächen werden bei starker Belastung größer (bei 60 % des Körpergewichts nahezu die komplette Gelenkkontaktfläche) und mit abnehmender Belastung kleiner. Lokalisation und Größe der bei normalen Bewegungen und Belastungen kraftaufnehmenden Kontaktflächen im Hüftgelenk ändern sich mit dem Lebensalter: Sie befinden sich bei Kindern, Jugendlichen und jüngeren Erwachsenen am Acetabulum gleichzeitig ventral und dorsal und konzentrieren sich im Alter auf ein Areal am Pfannendach.

Nach den Untersuchungen von Bergmann, Rohlmann und Graichen (1989, 1993) ist die *Belastung der Hüftgelenke* im Sitzen mit 30 % des Körpergewichts sehr niedrig. Beim Aufstehen aus dem Stuhl ohne Abstützung durch die Hände werden anfangs Belastungswerte bis maximal 220 % des Körpergewichts erreicht, mit Handhilfe bis maximal 110 %. Beim symmetrischen Stehen auf beiden Beinen entspricht die Hüftgelenkbelastung etwa 70 % (60–80 %) des Körpergewichts, beim Gehen erhöhen sich die Belastungswerte bis auf maximal etwa 300 % des Körpergewichts. Bei aktiven Bewegungen des Beins gegen Widerstand erreichen die Belastungswerte des Hüftgelenks im Liegen 250 %, bei unterstützten Übungen Werte bis zum halben Körpergewicht. Mit einer Stockstütze kann die Gelenkkraft um etwa 25 % reduziert werden.

Innervation des Hüftgelenks

Die somatosensible Innervation des ventralen Kapselanteils des Hüftgelenks wird über Rr. articulares aus den Nn. femoralis und obturatorius gesichert. Aus dem dorsalen Kapselanteil treten Rr. articulares aus, welche sich den Rr. musculares aus dem Plexus sacralis zum M. quadratus femoris anlagern. In den periarteriellen vegetativen Nervengeflechten der das Hüftgelenk versorgenden Arterien (Aa. circumflexae femoris medialis und lateralis, gluteae superior und inferior, iliolumbalis, obturatoria interna sowie pudenda interna) verlaufen auch sensible Nervenfasern.

Zur Klinik des Hüftgelenks

Entlastungsstellung

Bei einem Gelenkerguß entspricht die Stellung mit der geringsten Anspannung der Gelenkkapsel und somit auch mit dem geringsten Schmerz einer *leichten Beugung, Abduktion und Außenrotation.*

Luxation des Hüftgelenks

Angeborene Hüftluxation

Bei angeborenen Hüftluxationen handelt es sich um eine Fehlentwicklung der Gelenkpfanne. Der Gelenkkopf ist schon vor der Geburt aus der zu kleinen Pfanne verschoben worden. Die Gelenkkapsel ist intakt geblieben. Angeborene Hüftluxationen sind bei Mädchen häufiger als bei Knaben.

Erworbene Hüftluxation

Durch starke Gewalteinwirkungen kann der Femurkopf aus der Pfanne gedrückt werden. Er tritt an den schwachen Stellen der Gelenkkapsel zwischen den Gelenkbändern hindurch. Traumatische Verrenkungen sind wegen der guten Führung im Hüftgelenk selten und machen nur 5 % aller Luxationen aus (v. Lanz-Wachsmuth). Entsprechend der Stelle, an der der ausgerenkte Femurkopf seinen knöchernen Halt findet, unterscheidet man:

Luxatio iliaca	57 %
Luxatio suprapubica	20 %
Luxatio ischiadica	18 %
Luxatio obturatoria	5 %

Traumatische Hüftluxationen können auch durch das Pfannendach hindurch ins kleine Becken auftreten.

Roser-Nélaton-Linie

Bei 45° Beugung im Hüftgelenk fallen in der Ansicht von lateral Tuber ossis ischii, Spitze des Trochanter major und Spina iliaca anterior superior in eine Ebene («Linie»). Bei Hüftluxationen verlagert sich die Trochanterspitze aus dieser Ebene.

Krankengymnastische Befunderhebung am Hüftgelenk

Die krankengymnastische Befunderhebung am Hüftgelenk berücksichtigt zur Orientierung und zur Diagnosestellung zwangsläufig die topographisch benachbarten Strukturen mit. Neben aktiven und passiven Bewegungen im Hüftgelenk in den 3 Hauptebenen (transversal, sagittal und frontal) werden die Strukturen der Palpationskreise an der Vorder- und Rückseite des Beckens miterfaßt. Traktions- und Kompressionsfähigkeit des Hüftgelenks werden überprüft. Muskeltests an den im Hüftgelenk wirksamen Muskeln geben Auskunft über deren Funktionsbereitschaft. Tests zur Erfassung verkürzter Muskeln (z. B. am M. iliopsoas, M. rectus femoris und M. tensor fasciae latae) geben Auskunft über eine pathologische Muskelausgangslänge.

Zur Funktion der Hüftmuskeln

M. iliopsoas

Der M. iliopsoas bestimmt mit seiner Ausgangslänge und seiner Kontraktionsfähigkeit auch die Schrittgröße. Bei fixiertem Bein richtet er den Rumpf aus der Rückenlage auf. Bei Ausfall seiner Innervation ist das Aufrichten aus der Rückenlage bei fixierten Beinen über die Bauchwandmuskeln sowie über die Mm. tensor fasciae latae, glutaeus medius und adductor longus erschwert möglich.

M. glutaeus maximus

Als Hauptstrecker im Hüftgelenk hält er den Rumpf aufrecht («menschlichster Muskel»). Bei seiner Lähmung ist das Treppensteigen sehr erschwert. Zum Ausgleich der dann fehlenden Haltefunktion des Muskels muß beim aufrechten Stand die Lendenlordose verstärkt werden.

Muskeln des Hüftgelenks

Verhältnis der Antagonisten im Hüftgelenk

$$\frac{\text{Flexoren}}{\text{Extensoren}} = \frac{2}{1}$$

$$\frac{\text{Adduktoren}}{\text{Abduktoren}} = \frac{2}{1}$$

$$\frac{\text{Außenrotatoren}}{\text{Innenrotatoren}} = \frac{9.5}{1}$$

Für die Bewegungen im Hüftgelenk aus der Normalstellung heraus sind *die* Muskeln tabellarisch (Tab. 55) in Reihenfolge ihrer Wirksamkeit zusammengestellt, die etwa 75 % der Gesamtleistung aufbringen:

Tabelle 55

Flexion	M. rectus femoris M. iliopsoas M. tensor fascia latae M. glutaeus medius (ventraler Teil)
Extension	M. glutaeus maximus M. glutaeus medius M. semimembranosus
Adduktion	M. glutaeus maximus (caudaler Teil) Mm. adductores magnus, longus, brevis M. semimembranosus
Abduktion	M. glutaeus medius M. rectus femoris M. glutaeus maximus (cranialer Teil) M. tensor fasciae latae M. glutaeus minimus
Außenrotation	M. glutaeus maximus M. glutaeus medius (dorsaler Teil) M. obturatorius internus M. adductor magnus M. iliopsoas
Innenrotation	Mm. glutaei medius et minimus (ventrale Teile)

Mm. glutaei medius et minimus

Die kleinen Gesäßmuskeln halten das Becken im Gleichgewicht. Bei ihrem Ausfall auf der Standbeinseite kippt das Becken zur Spielbeinseite herab. Bei beidseitigem Ausfall der kleinen Gesäßmuskeln kippt das Becken wechselweise zur jeweiligen Spielbeinseite herab. Der daraus resultierende «Watschelgang» wird als beidseitiges «TRENDELENBURG-Phänomen» bezeichnet.

M. tensor fasciae latae

Der M. tensor fasciae latae ist ein ausgesprochen kräftiger Beuger und Abduktor im Hüftgelenk. Bei Sprintern ist er besonders ausgeprägt («Sprintermuskel»). An der Schlußrotation im Kniegelenk ist er beteiligt. Der Muskel spannt das laterale Retinaculum patellae. Bis zur 40° Beugestellung im Kniegelenk wirkt er als Strecker, darüber hinaus als Beuger im Kniegelenk.

Tabelle 56: Innere Hüftmuskeln **Z 37**

Muskel	Ursprung	Ansatz	Nerv und Segmentbezug	Funktion
M. iliopsoas		Trochanter minor	N. femoralis (Th_{12}–L_3)	Lordosierung und Lateralflexion in der *LWS*; *Hüftgelenk:* Flexion, Außenrotation
M. psoas major	12. Brust- bis 4. Lendenwirbelkörper, Proc. costarii L1–L4			
M. iliacus	Fossa iliaca			
M. piriformis	Ventralseite des Os sacrum	Spitze des Trochanter major	Plexus sacralis (L_5–S_2)	Abduktion, Außenrotation
M. obturatorius internus	Innenfläche der Membrana obturatoria und angrenzender Knochenrand	Fossa trochanterica	Plexus sacralis (L_5–S_2)	Außenrotation

Z38

Tabelle 57: Äußere Hüftmuskeln

Muskel	Ursprung	Ansatz	Nerv und Segmentbezug	Funktion
M. glutaeus maximus	Dorsalseite des Os sacrum, am Os ilium dorsal der Linea glutaea posterior, Os coccygis, Lig. sacrotuberale	*cranialer Teil:* über Tractus iliotibialis neben Epicondylus lat. tibiae *caudaler Teil:* Tuberositas glutaea	N. glutaeus inferior (L_5–S_2)	Extension, Außenrotation. *cranialer Teil:* Abduktion *caudaler Teil:* Adduktion
M. glutaeus medius	am Os ilium zwischen den Lineae glutaeae anterior und posterior	Außenfacette am Trochanter major	N. glutaeus superior (L_4–S_1)	Abduktion *ventraler Teil:* Innenrotation und Flexion *dorsaler Teil:* Außenrotation, Extension
M. glutaeus minimus	am Os ilium zwischen den Lineae glutaeae anterior und inferior	Innenfacette an der Spitze des Trochanter major	N. glutaeus superior (L_4–S_1)	Abduktion *ventraler Teil:* Innenrotation und Flexion *dorsaler Teil:* Außenrotation u. Extension
M. tensor fasciae latae	Spina iliaca anterior superior	über den Tractus iliotibialis an der lateralen Seite des Condylus lateralis tibiae	N. glutaeus superior (L_4 und L_5)	Flexion und Innenrotation im Hüftgelenk, spannt die Fascia lata
Mm. gemelli superior et inferior	Spina ischiadica, Tuber ischiadicum	Fossa trochanterica	Plexus sacralis (L_5–S_2)	Außenrotation
M. quadratus femoris	Tuber ischiadicum	Crista intertrochanterica	N. ischiadicus (L_5–S_2)	Außenrotation, Adduktion
M. obturatorius externus	Außenseite der Membrana obturatoria und umgebender Knochenrand	Fossa trochanterica	N. obturatorius (L_4–L_5)	Außenrotation, Adduktion

Gruppe der Adduktoren im Hüftgelenk

Die Adduktoren entspringen in einem gemeinsamen, nach lateral offenen, halbmondförmigen Bogen an der knöchernen Umrahmung des Foramen obturatum, ziehen zum Labium mediale der Linea aspera, werden vom N. obturatorius innerviert und sind Adduktoren und Außenrotatoren im Hüftgelenk. In der Tab. 58 sind die Adduktoren in der Reihenfolge ihres Ursprungs von dorsal nach ventral geordnet:

Tabelle 58: Adduktoren **Z 37**

Muskel	Ursprung	Ansatz	Nerv und Segmentbezug	Funktion
M. adductor magnus	Tuber ischiadicum und Ramus ossis ischii	Labium mediale der Linea aspera, Membrana vastoadductoria und mit einem langen Sehnenbogen am Epicondylus medialis femoris	N. obturatorius und häufig aus dem N. ischiadicus (L_2–L_4)	Adduktion, Außenrotation, Extension (über den Sehnenbogen zum Epicondylus medialis femoris auch gering Innenrotation)
M. adductor brevis	Ramus inferior ossis pubis	oberes Drittel des Labium mediale der Linea aspera	N. obturatorius (L_2–L_4)	Adduktion, Außenrotation
M. obturatorius externus	Membrana obturatoria u. angrenzender Knochenrand	Fossa trochanterica	N. obturatorius (L_3 und L_4)	Adduktion, Außenrotation
M. gracilis	Ramus inferior ossis pubis	medial neben Tuberositas tibiae (Pes anserinus)	N. obturatorius ($L_{(1)2}$–L_4)	Hüftgelenk: Adduktion Kniegelenk: Flexion und Innenrotation
M. adductor longus	zwischen Symphyse und Tuberculum pubicum	mittleres Drittel des Labium mediale der Linea aspera	N. obturatorius (L_2–L_4)	Adduktion, Außenrotation, Flexion
M. pectineus	Pecten ossis pubis	Linea pectinea femoris	N. obturatorius und N. femoralis ($L_{(1)2}$–L_3)	Adduktion, Außenrotation, Flexion

KNIEGELENK

Das Kniegelenk ist das größte Gelenk des Menschen. In ihm stehen die zwei stark konvex gekrümmten Kondylen des Femur mit den beiden flach konkaven Kondylen des Schienbeinkopfes in Kontakt. Um die Inkongruenz der Gelenkpartner auszugleichen, sind zwischen sie halbmondförmige Menisci aus Faserknorpel eingelagert. Das Kniegelenk läßt Beuge-Streckbewegungen und bei Beugung auch Drehbewegungen zu. Bei den Beuge- und Streckbewegungen rollen und gleiten die Gelenkwalzen des Femur auf den Tibiakondylen. Deshalb gilt das Kniegelenk auch als nicht zentriertes, kombiniertes Roll-Gleit-Drehgelenk.

Femur- und Tibiaschaftachse bilden zueinander einen nach lateral gerichteten Winkel. Er beträgt beim Neugeborenen 186°, liegt beim 2jährigen Kind bei 177°, beim 5jährigen bei 170° und erreicht ab dem 10. Lebensjahr mit etwa 175° seine Endgröße.

Als Teilgelenk des Kniegelenks gilt das Femoro-Patellar-Gelenk, in dem das größte Sesambein des Menschen, die Patella, in einer Gleitschiene auf der Facies patellaris zwischen den beiden Femurkondylen geführt wird.

Durch den aufrechten Stand des Menschen steht sein Kniegelenk in der Neutral-0-Stellung in ungünstiger, maximaler Extension. Es muß dazu noch das gesamte Körpergewicht übertragen. Um dieser Extremsituation gerecht werden zu können, haben sich die Knochenpartner am Kniegelenk des Menschen gegenüber dem Vierfüßer umbauen müssen, ein Vorgang, der beim Neugeborenen noch nicht abgeschlossen ist:

1. Die Femuranteversion des Neugeborenen von etwa 34° reduziert sich beim Erwachsenen auf 12°.
2. Die beim Säugling erkennbare Torsion der Tibia um etwa 10° nach außen vergrößert sich auf etwa 23° beim Zehnjährigen und Erwachsenen.
3. Die beim Neugeborenen noch um 27° dorsalwärts geneigten Schienbeinkopfkondylen (Retroversio), die ein vollständiges Strecken im Kniegelenk nicht erlauben, werden auf 7° beim Zehnjährigen und 3° beim Erwachsenen reduziert.

Aufbau des Kniegelenks aus Teilgelenken

Femoro-Tibial-Gelenk

Mediales Teilgelenk

Condylus medialis femoris	} mediales Menisco-Femoral-Gelenk
Meniscus medialis	
Condylus medialis tibiae	} mediales Menisco-Tibial-Gelenk

Laterales Teilgelenk

Condylus lateralis femoris	}	laterales Menisco-Femoral-Gelenk
Meniscus lateralis		
Condylus lateralis tibiae	}	laterales Menisco-Tibial-Gelenk

Femoro-Patellar-Gelenk

Facies patellaris femoris	(sattelförmige Vertiefung)
Facies articularis patellae	(mit zentraler Crista patellae)

Osteologie

Femurkondylen

Das distale Femurende verbreitert und verdickt sich zu den beiden Femurkondylen. Ihr lateraler und medialer Rand sind die Epikondylen. Die Kondylen sind gegeneinander durch die Fossa intercondylaris getrennt, deren dorsale obere Grenze die Linea intercondylaris bildet. Zwischen den beiden Femurkondylen befindet sich auf der Ventralseite eine überknorpelte sattelfömige Einsenkung, die Facies patellaris. Sie ist die Führungsgleitbahn für das Sesambein des M. quadriceps femoris, die Patella. Der mediale Femurkondylus ist in sagittaler und longitudinaler Richtung größer als der laterale. Die Krümmungsradien beider Femurkondylen werden nach dorsal zu kleiner. Die Knorpeloberflächen der Femurkondylen beschreiben im Sagittalschnitt eine spiralige Kurve. Für die Mechanik des Kniegelenks bedeutet dies:

1. Der flächige Kontakt der miteinander artikulierenden Kondylen des Kniegelenks ist in der Streckstellung am größten, mit zunehmender Beugung reduziert er sich.
2. Die Distanz zwischen den auf einer spiraligen Kurve wandernden Krümmungsmittelpunkten der Femurkondylen und den Gelenkflächen des Schienbeinkopfes sind in der Streckstellung am größten und verringern sich mit zunehmender Beugung.

Am hinteren Drittelpunkt der Femurkondylen erreicht der Knorpelbelag mit bis zu 7 mm seine größte Dicke.

Tibiakondylen

Das Schienbein (Tibia) ist in seinem proximalen Bereich, dem Schienbeinkopf, zu den beiden Tibiakondylen verdickt und verbreitert. Ihre Facies articulares superiores stellen den Gelenkkontakt zu den beiden Menisci und Femurkondylen her. Die beiden Gelenkflächen an den Tibiakondylen sind in ihren Ausdehnungen kleiner als

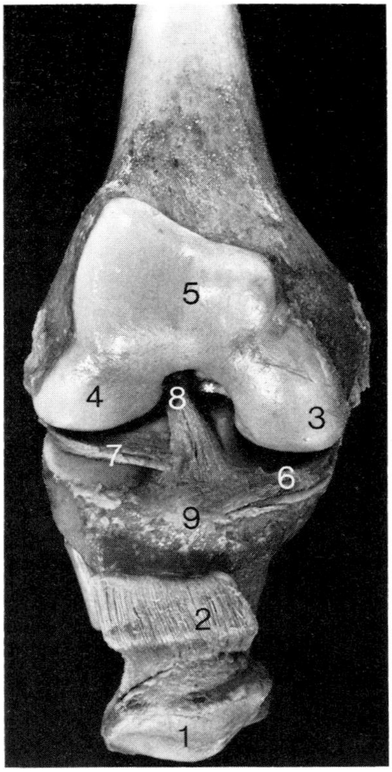

Abb. 27 Ansicht von ventral auf ein eröffnetes rechtes Kniegelenk in leichter Flexion. Die Patella (1) ist mit dem Lig. patellae (2) caudalwärts geklappt.
3 = Condylus medialis femoris
4 = Condylus lateralis femoris
5 = Facies patellaris
6 = medialer Meniscus
7 = lateraler Meniscus
8 = Lig. cruciatum anterius
* = Lig. cruciatum posterius
9 = Area intercondylaris anterior

ihre Partner an den Femurkondylen. Der Gelenkknorpel erreicht etwa in der Mitte der Tibiakondylen eine Stärke von bis zu 5 mm, an den Rändern nur 1–2 mm. Beide Gelenkflächen sind voneinander durch eine rauhe Knochenfläche getrennt. In ihr erhebt sich die Eminentia intercondylaris, die nach ventral zu die Area intercondylaris anterior gegen die dorsal von ihr gelegene Area intercondylaris posterior begrenzt. Die Eminentia intercondylaris hat einen medialen (Tuberculum intercondylare mediale) und einen lateralen Höcker (Tuberculum intercondylare laterale).

Auf der Ventralseite des Schienbeins, unterhalb der Kondylen, befindet sich die Tuberositas tibiae, der Ansatz der Sehne des M. quadriceps. Hier ruht auch beim Knien das Körpergewicht. An der Lateralseite des Condylus lateralis tibiae und an dessen Unterrand befindet sich die Facies articularis fibularis für das Caput fibulae.

Menisci

Menisci sind halbmondförmige Faserknorpelscheibchen. Im Schnitt erscheinen sie etwas keilförmig, mit dem Keilrücken kapselwärts, der Schneide des Keils gelenkwärts ausgerichtet. Ihre kollagenen Fasern haben einen von der Gelenkkapsel weggerichteten parabelähnlichen Verlauf, wodurch die Richtung von Meniscuseinrissen und -abrissen vorgegebenen wird. An ihren Enden sind die Menisci verbreitert und abgerundet («Meniscushörner»).

Der *laterale* Meniscus ist stärker gekrümmt als der mediale, er erscheint fast ringförmig. Der laterale Meniscus ist etwa 13 mm breit und annähernd gleichmäßig dick.

Der nur leicht gekrümmte, halbmondförmige *mediale* Meniscus ist dorsal mit 17 mm am breitesten und wird nach vorne zu schmaler und flacher.

Die Menisci erhalten ihre arterielle Versorgung über einen Gefäßring, der sich um das Gelenk in Höhe der Menisci schlingt. Er wird direkt aus der A. genus media von dorsal und von ventral über die meist zweifach vorhandenen feinen Aa. articulares genus tibiales gespeist. Die Gefäße verzweigen sich von den Vorder- und Hinterhörnern aus in die Außenzone der Menisci.

Fixierung der Menisci

Medialer Meniscus

Seine Enden sind über kurze Bandzüge an den Areae intercondylares anterior et posterior angeheftet. Mit seiner Außenseite ist er breitflächig mit der Gelenkkapsel verwachsen und durch diese auch mit dem Innencollateralband. Beide Menisci sind vorn über das Lig. transversum genus verbunden.

Lateraler Meniscus

Seine Enden sind über kurze kollagene Fasern vorn an der Area intercondylaris anterior, hinten an der Area intercondylaris posterior und an den Tubercula intercondylaria mediale et laterale fixiert. An seinem Außenrand ist er mit der Gelenkkapsel verwachsen, jedoch nicht mit dem Außencollateralband. Zwischen diesem und der Gelenkkapsel verlaufen der M. popliteus und ein Sehnenzügel des M. biceps femoris. Der laterale Meniscus wird zusätzlich über das Ligamentum meniscofemorale posterius und, als Variante, über ein Ligamentum meniscofemorale anterius gezügelt. Trotzdem ist der laterale Meniscus beweglicher als der mediale, weil der mediale durch seine Verwachsung mit dem flächigen Innencollateralband in seinem Aktionsradius sehr eingeschränkt wird.

Beweglichkeit der Menisci

Aufgrund seiner intensiven und breiten Verwachsung mit dem medialen Collateralband, ist der Innenmeniscus gegen die Tibia nur um etwa 1 cm verschieblich, wogegen der laterale Meniscus der veränderten Lage der Tibia um bis zu 3 cm folgen kann.

Die Menisci werden während der Extension nach ventral vorgewalzt, bei der Flexion wandern sie wieder dorsalwärts. Bei den aus der Flexionsstellung heraus möglichen Rotationen, die in der 90° Beugestellung optimal möglich sind, drehen sich die Schienbeinkondylen unter den Menisci weiter. Die Menisci stehen dabei dann in einer Art Intermediärstellung: Bei der Innenrotation sind sie zu den Schienbeinkondylen außenrotiert, bei der Außenrotation erscheinen sie zu den Schienbeinkondylen innenrotiert.

Aufgaben der Menisci

1. gleichmäßigere und breitflächigere Druckübertragung zwischen den knöchernen Gelenkpartnern
2. Abfederung von Extrembelastungen
3. Führungsaufgaben im Gelenk (Außenrotationszügel durch medialen Meniscus).

Kapselverlauf und Recessus

Die Gelenkkapsel entspringt mit ihrem fibrösen Anteil (Membrana fibrosa) ventral fast 2 cm oberhalb der Knorpelknochengrenze des Femur, nach lateral zu an der Knorpelknochengrenze und dorsal an der Linea intercondylaris. In Höhe des Gelenkspaltes verankert sich die Kapsel in der Außenzone der Menisci. An der Tibia heftet sich die Gelenkkapsel an der Knorpelknochengrenze der Tibiakondylen an. Auf der Ventralseite ist die Patella in die Gelenkkapsel des Kniegelenks eingebaut. Der synoviale Anteil der Gelenkkapsel (Membrana synovialis) trennt sich an einigen Bereichen vom fibrösen Anteil: So sind von dorsal unter Mitnahme der Synovialhaut die Kreuzbänder in die Fossa intercondylaris eingewandert, die somit von der Synovialhaut umgeben sind und nur auf ihrer Dorsalseite vom fibrösen Anteil der Gelenkkapsel bedeckt sind. Auf der Ventralseite des Kniegelenks, caudal der Patella, ist zwischen der Membrana fibrosa und der Membrana synovialis das Corpus adiposum infrapatellare eingelagert. Es schiebt die Synovialhaut oberhalb der Menisci faltenartig (Plicae alares) ins Gelenkinnere vor.

Da das Kniegelenk in seiner Neutral-0-Stellung maximal gestreckt ist, muß es in dieser Stellung eine für die Beugung aufbrauchbare Kapselreserve haben. Die hierfür vorgesehene ventrale Aussackung der Gelenkkapsel reicht zwischen M. quadriceps und Femur bis etwa 6 cm oberhalb der Patella. Sie wird als Recessus superior (Bursa suprapatellaris) bezeichnet. Die Bursa infrapatellaris profunda liegt als Schutz unter dem ansatznahen Bereich der Quadricepssehne und steht mit der Gelenkhöhle fast regelhaft in Verbindung.

Bänder

Innenband

Das Innenband besteht aus drei Anteilen: Dem oberflächlich gelegenen Lig. collaterale tibiale, das sich vom Epicondylus medialis femoris bis etwa 6 cm unterhalb des Gelenkspaltes am Condylus medialis tibiae erstreckt, ferner dem medialen Kapselband und einer posteromedialen Kapselverstärkung mit schrägem Faserverlauf. Mediales Kapselband und inneres Collateralband können manchmal durch einen Schleimbeutel getrennt sein.

Lig. collaterale fibulare (Außenband)

Das rundliche und «bleistiftförmige» Band erstreckt sich vom Epicondylus lateralis femoris zum Caput fibulae. Die Sehne des M. popliteus und ein Sehnenzügel des M. biceps femoris trennen das Außenband von der Gelenkkapsel.

Lig. cruciatum anterius (vorderes Kreuzband)

Es entspringt im hinteren Drittel an der medialen Seite des Condylus lateralis femoris und verläuft über knapp 4 cm Länge zur Area intercondylaris anterior, wo es breitflächig inseriert. Das schwächere vordere Kreuzband hat einen Hyperextensionsanschlag und hinterläßt ventral am Dach der Fossa intercondylaris eine kleine Vertiefung, in die es bei der Extension zu liegen kommt (s. Abb. 27).

Lig. cruciatum posterius (hinteres Kreuzband)

Es entspringt an der lateralen Seite des Condylus medialis femoris in dem vorderen Drittel und heftet sich an der Area intercondylaris posterior an. Das kräftigere, etwa 3 cm lange hintere Kreuzband verankert sich über einen als Lig. meniscofemorale posterius bezeichneten Teilzug auch an der Dorsalseite des Außenmeniscus. Das hintere Kreuzband hat in maximaler Flexionsstellung einen Anschlag am knöchernen Dach der Fossa intercondylaris.

Lig. transversum genus

Es verbindet vorn die beiden Menisci untereinander.

Lig. meniscofemorale posterius

Es verläuft von der lateralen Seite des medialen Condylus femoris, dorsal des hinteren Kreuzbandes, in die Dorsalseite des Meniscus lateralis.

Ligg. poplitea obliquum et arcuatum

Es sind Verstärkungsbänder der dorsalen Kapselbändersehnenplatte des Kniegelenks.

Lig. patellae

Es ist die ansatznahe Verlaufsstrecke der Sehne des M. quadriceps femoris zwischen dem Unterrand der Patella und der Tuberositas tibiae.

Retinacula patellae

Es sind breite Sehnenzügel des medialen und lateralen Quadricepskopfes, die hauptsächlich neben der Patella vorbeiziehen und sich am Schienbeinkopf anheften. Dabei strahlen sie jedoch vielfach in das Lig. patellae ein und heften sich auch am lateralen Rand der Patella an (Reservestreckapparat).

Gelenkführung

1. Muskelführung
2. Bänderführung
3. Eine Knochenführung ist wegen des geringflächigen Kontaktes der Kondylenpartner praktisch nicht gegeben.

Bewegungsausmaß

Flexion aktiv	120°–150°
Flexion passiv	–160°
Extension	0°– 5°
Hyperextension	– 10°
Innenrotation (bei mittlerer Flexion)	10°
Außenrotation (bei mittlerer Flexion)	40°

nach Neutral-0-Methode

Extension – Flexion	0° – 0 – 150°
Außenrotation – Innenrotation (bei 90° Flexion)	40° – 0 – 10°

Bewegungsmechanik

Bei den Beuge-Streckbewegungen rollen und gleiten die Femurkondylen auf den Gelenkflächen des Schienbeinkopfes. Dabei nimmt aus der mittleren Gelenkstellung bei zunehmender Beugung die Gleitkomponente zu. Zu Beginn der Flexion haben wir ein Roll-Gleitverhältnis von etwa 1:2, am Ende der Flexionsbewegung ein Verhältnis von etwa 1:4. Biomechanische Analysen der Roll-Gleitbewegung im Kniegelenk haben ergeben, daß aus der Extensionsstellung heraus die nahezu reine Rollbewegung im lateralen Teilgelenk des Kniegelenks bis zu einer Beugung von etwa 25° anhält, im medialen Teilgelenk aber schon bei etwa 10° beendet ist. Begründet wird dies durch den in longitudinaler und sagittaler Richtung kürzeren lateralen Femurkondylus und durch die, aus der Schlußrotationsstellung der Tibia nach außen, bei der Beugung stattfindende Verwindung der Kreuzbänder.

Als Drehpunkt für die in der Sagittalebene ablaufende Beuge-Streckbewegung gilt die Kreuzungsstelle der beiden Ligamenta cruciata. Dabei wandert dieser Drehpunkt bei der Beugung auf einer gedachten Kurve dorsalwärts und bei der Extension ventralwärts. Die bei den Beuge-Streckbewegungen miteinander in Kontakt stehenden verschiedenen Flächen der Femur- und Tibiakondylen fallen genau senkrecht unter den jeweiligen Drehpunkt.

Die Bewegungen der Kreuzbänder gegeneinander und ihren Effekt auf die Roll-Gleitbewegungen des Kniegelenks haben u. a. KAPANDJI, HUSCN und MENSCHIK graphisch veranschaulicht. Sie haben dazu eine in der Sagittalebene dieses Gelenks liegende sogenannte «überschlagene Vierergelenkkette» konstruiert, die aus der Eminentia intercondylaris, den beiden Kreuzbändern und dem Dach der Fossa intercondylaris besteht. Beim Kniegelenk des Erwachsenen muß aufgrund der unterschiedlichen Länge der beiden Kreuzbänder das Dach der Fossa intercondylaris mit der Femurschaftachse einen Winkel von 40° bilden. In der Extensionsstellung verläuft dann das Ligamentum cruciatum anterius parallel zum Dach der Fossa intercondylaris, während das Ligamentum cruciatum posterius senkrecht hierzusteht. Eine Überstreckung im Kniegelenk wird so verhindert.

Auch die beiden Collateralbänder verhindern ein Überstrecken im Kniegelenk. Durch den nach ventral zu größer werdenden Krümmungsradius der Femurkondylen entfernen sich mit zunehmender Extension Ursprünge und Ansätze der beiden Collateralbänder voneinander. Die Bänder werden so gespannt und zwingen die Kondylenpartner gegeneinander.

Neben den Roll-Gleitbewegungen lassen sich im Kniegelenk auch Drehbewegungen durchführen. Ihr Umfang nimmt mit dem Grad der Beugung im Gelenk zu und erreicht sein Maximum bei der rechtwinkligen Beugung.

Die besonders in der Articulatio meniscotibialis lateralis erkennbare Außenrotation wird durch die sich voneinander abwinkelnden Kreuzbänder freigegeben. Die Anspannung der beiden Collateralbänder, des Crus posterius des Innenmeniscus sowie der dorsalen Kapselbändersehnenplatte schränkt jedoch die Außenrotation auf 40°–45° ein.

Die Innenrotation ist auch bei 90° Flexionsstellung im Kniegelenk auf nur etwa 10° beschränkt. Der Grund für den nur so geringen, in der Articulatio meniscotibialis medialis besonders erkennbaren Bewegungsausschlag liegt in den Kreuzbändern, die sich bei dieser Bewegung umeinander verwinden und die Kondylenpartner gegeneinander zwingen.

Die in der Endphase der Extension im Kniegelenk zwangsläufig erfolgende *Schlußrotation* um etwa 5°–10° nach außen beruht auf mehreren Einzelfaktoren, als deren wichtigste gelten: Die Anspannung des vorderen Kreuzbandes in der Endphase der Extension, die ungleiche Ausrichtung und Gestaltung der beiden

Femurkondylen und die während der Extension zunehmende Anspannung des Tractus iliotibialis.

Das Kniegelenk gilt daher als ein nicht zentriertes kombiniertes Roll-Gleit-Drehgelenk.

Meniscusbewegungen

Aufgrund seiner intensiven und breiten Verwachsung mit dem medialen Collateralband, ist der Innenmeniscus gegen die Tibia nur um etwa 1 cm verschieblich. Der laterale Meniscus kann dagegen einer veränderten Stellung der Tibia um bis zu 3 cm folgen.

Die Menisci werden während der Extension von den Femurkondylen nach ventral vorgewalzt und dabei etwas gestreckt. Bei der Flexion wandern sie dorsalwärts und erreichen wieder ihre ursprüngliche Eigenkrümmung. Bei den aus der Flexionsstellung heraus möglichen Rotationen, die in der 90° Beugestellung optimal möglich sind, drehen sich die Schienbeinkondylen unter den Menisci weiter. Die Menisci bleiben in einer Art Intermediärstellung zwischen Femur- und Tibiakondylen stehen. Bei der Außenrotation wird der mediale Meniscus durch den Condylus medialis femoris abgefangen und gestreckt und so eine Außenrotation über etwa 40° hinaus mitabgebremst. Der laterale Meniscus hat keine Bedeutung für eine Rotationszügelung.

Aktive und passive Stabilisatoren

Tabelle 59: Aktive Stabilisatoren

Muskel	Funktion
M. quadriceps mit Retinacula patellae und Ligamentum patellae Tractus iliotibialis (nur bis 40° Beugestellung)	Extension
M. gracilis M. sartorius M. semitendinosus M. semimembranosus M. popliteus	Flexion Innenrotation
M. biceps femoris Tractus iliotibialis (ab 40° Beugestellung)	Flexion und Außenrotation

Tabelle 60: Passive Stabilisatoren

Bindegewebsstruktur	Bewegungshemmung
Ligamenta collateralia	Hyperextension Außenrotation
Ligamenta cruciata	hauptsächlich: Innenrotation Hyperextension
Dorsale Kapsel-Bänder-Sehnenplatte	Außenrotation
Meniscus medialis	Außenrotationsbremse am medialen Femurcondylus

Aktive Stabilisatoren

Der vom M. tensor fasciae latae und dem cranialen Anteil des M. glutaeus maximus angespannte Tractus iliotibialis ist eine Art laterales, femorotibiales Collateralband. Aus der Neutral-0-Stellung heraus bis zu einer Beugung zwischen 30°–40° ist er ein Extensor und Außenrotator, bei weiterer Beugung wird er zum Flexor und Außenrotator. Der Grund hierfür liegt in der Wanderung seines ansatznahen Sehnenanteils bei der Beugung über die Beugestreckachse hinaus dorsalwärts.

Der innenrotatorisch und beugend wirkende M. popliteus bremst bei Dehnung mit der ihm anliegenden Aponeurose passiv eine übermäßige Außenrotation und Hyperextension ab. Bei der Streckung im Kniegelenk zieht er passiv aufgrund seines Verlaufes – von lateral, cranial und ventral, nach medial, caudal und dorsal – die Tibia ventralwärts und verhindert so ein Abgleiten des Schienbeins nach dorsal. Die Sehne des M. popliteus strahlt in den hinteren Kapselbereich, in das Ligamentum arcuatum und in das Hinterhorn des lateralen Meniscus ein. M. popliteus und M. semimembranosus sind in der aktiven Stabilisierung und Führung des Kniegelenks bei der Extension und Flexion ein Funktionspaar.

Zur aktiven Stabilisierung des Kniegelenks trägt das Femoropatellar-Gelenk wesentlich bei. In ihm werden, nach dem Grad der Beugung unterschiedlich stark, Druck- und Zugkräfte über die Patella auf die Facies patellaris femoris übertragen. So entstehen entsprechend dem Flexionsgrad verschieden große und druckbelastete Zonen an der Facies patellaris femoris und an der Knorpelfläche der Patella. Bei der Extension ist das untere Drittel der Gelenkfläche an der Patella, aber das obere Drittel an der Facies patellaris femoris besonders belastet. Bei zunehmender Beugung wandern die Zonen der stärkeren Druckbelastung an der Patella cranialwärts und parallel dazu an der Facies patellaris femoris caudalwärts.

Instabilitäten des Kniegelenks

Anteromediale

Trauma: bei Valgusstellung, Außenrotation und Flexion
Verletzung: posteromediale Kapselbandschale, Innenmeniscus und vorderes Kreuzband

Anterolaterale

Trauma: bei Varusstellung, Innenrotation und Flexion
Verletzung: Außenband, posterolaterale Kapselbandschale, vorderes Kreuzband und selten Vorderhorn des Außenmeniscus

Posterolaterale

Trauma: direkt auf den Schienbeinkopf bei leichter Innenrotation und Flexion
Verletzung: hinteres Kreuzband, Außenband und posterolaterale Kapselbandschale

Posteromediale

Trauma: durch Hyperextension oder direkte Krafteinwirkung auf Unterschenkel bei Flexion und Außenrotation
Verletzung: hinteres Kreuzband und mediale Kapselbandschale

Tabelle 61: Funktionsübersicht der Muskeln am Kniegelenk
(In Reihenfolge ihrer Wertigkeit, mkg-Angaben nach v. Lanz-Wachsmuth)

Extension (142,8 mkg)	M. quadriceps femoris M. glutaeus maximus (oberer Teil) M. tensor fasciae latae (in der Schußphase der Extension)
Flexion (45,7 mkg ohne M. gastrocnemius)	M. semimembranosus M. semitendinosus M. biceps femoris M. gracilis M. sartorius M. gastrocnemius M. popliteus
Innenrotation (6 mkg)	M. semimembranosus M. semitendinosus M. popliteus M. sartorius M. gracilis M. gastrocnemius (lateraler Kopf)
Außenrotation (5,5 mkg)	M. biceps femoris M. gastrocnemius (medialer Kopf) M. tensor fasciae latae (erst bei leichter Flexion wirksam)

Tabelle 62: Extension im Kniegelenk

Muskel	Ursprung	Ansatz	Nerv und Segmentbezug	Funktion
M. quadriceps femoris		Patella und über Lig. patellae an Tuberositas tibiae	N. femoralis (L_2–L_4)	*Hüftgelenk:* Flexion *Kniegelenk:* Extension
M. rectus femoris	Spina iliaca anterior inferior			
M. vastus medialis	Labium mediale der Linea aspera			
M. vastus intermedius	Ventralfläche des Femur			
M. vastus lateralis	Labium laterale der Linea aspera			
M. articularis genus	Ventralfläche des Femur oberhalb des Planum suprapatellare	Kniegelenkkapsel am Recessus suprapatellaris		*Kniegelenk:* Kapselspanner
M. glutaeus maximus und M. tensor fascia latae		über Tractus iliotibialis		*Kniegelenk:* 0–40°: Extension über 40°: Flexion

Tabelle 63: Flexion im Kniegelenk

Muskel	Ursprung	Ansatz	Nerv und Segmentbezug	Funktion
M. semimembranosus	Tuber ischiadicum	Condylus medialis tibiae, Lig. popliteum obliquum, Fascie des M. popliteus	N. ischiadicus (L_5–S_2)	*Hüftgelenk:* Extension *Kniegelenk:* Innenrotation, Flexion
M. biceps femoris				
Caput longum	Tuber ischiadicum	Caput fibulae	N. tibialis (L_5–S_2)	*Hüftgelenk:* Extension
Caput breve	mittleres Drittel am Labium laterale der Linea aspera		N. peronaeus communis (S_1–S_2)	*Kniegelenk:* Flexion, Außenrotation
M. semitendinosus	Tuber ischiadicum	medial der Tuberositas tibiae («Pes anserinus»)	N. ischiadicus (L_5–S_2)	*Hüftgelenk:* Extension *Kniegelenk:* Flexion, Innenrotation
M. popliteus	Condylus lateralis femoris	Planum popliteum tibiae	N. tibialis (L_4–S_1)	*Kniegelenk:* Flexion, Innenrotation
M. gracilis	Ramus inferior ossis pubis	medial der Tuberositas tibiae («Pes anserinus»)	N. obturatorius ($L_{(1)2}$–L_4)	*Hüftgelenk:* Adduktion *Kniegelenk:* Flexion, Innenrotation
M. sartorius	Spina iliaca anterior superior	medial der Tuberositas tibiae («Pes anserinus»)	N. femoralis (L_1–L_3)	*Hüftgelenk:* Flexion, Abduktion, Außenrotation *Kniegelenk:* Flexion, Innenrotation

Zur Klinik des Kniegelenks

Krankengymnastische Befunderhebung an Kniegelenk und Unterschenkel

Hierzu werden zunächst Umfang, Kontur und Stellung des Gelenks (von ventral, lateral und dorsal) registriert. Es schließt sich die Palpation markanter Knochenstrukturen, Muskeln und Weichteile des Kniegelenkbereichs an. Nach Überprüfung der aktiven und passiven Beweglichkeit im Gelenk, schließen sich translatorische Gelenktests an. Über Muskeltests lassen sich Funktionsanalysen der im Kniegelenk wirksamen Muskeln erstellen.

Genu valgum (X-Bein)

Kniewinkel beim Erwachsenen kleiner als 175°. Er ist kompensatorisch mit einem Knickfuß kombiniert. Als korrigierende Muskelzüge (varisierende Muskeln) gelten die Mm. sartorius, semitendinosus, gracilis und semimembranosus. Beim X-Bein wird das mediale Collateralband überdehnt und der laterale Meniscus übermäßig gedrückt.

Genu varum (O-Bein)

Kniewinkel beim Erwachsenen größer als 180°. Er ist kompensatorisch mit einer Supinationsstellung in den Sprunggelenken kombiniert. Als korrigierende Muskelzügel (valgisierende Muskeln) gelten der M. biceps femoris und die über den Tractus iliotibialis geleiteten Zugkräfte des M. tensor fasciae latae und der Pars superior des M. glutaeus maximus. Beim O-Bein wird das laterale Collateralband überdehnt und der mediale Meniscus übermäßig gedrückt.

Genu recurvatum

Überstreckbares Kniegelenk

tanzende Patella

Beim Gelenkerguß hebt sich die Patella von der Facies patellaris ab, sie «schwimmt». Sie läßt sich gegen den Erguß in die Tiefe drücken, schnellt aber sofort wieder hoch.

Schubladenphänomen

Beim Abriß der beiden Kreuzbänder kann der Unterschenkel gegen den Oberschenkel schubladenartig vor und zurück verschoben werden.

«vordere Schublade» = bei Abriß des vorderen Kreuzbandes
«hintere Schublade» = bei Abriß des hinteren Kreuzbandes

OSTEOLOGIE VON TIBIA UND FIBULA

Tibia (Schienbein)

Caput tibiae

Condylus medialis
Condylus lateralis
Areae intercondylares anterior et posterior
Tuberculum intercondylare mediale
Tuberculum intercondylare laterale
Facies articularis fibularis
Tuberositas tibiae

Corpus tibiae

Margo anterior, medialis und interosseus
Facies medialis, lateralis und posterior
Linea mi. solei

Distale Tibiaepiphyse

Malleolus medialis
Facies articularis inferior
Incisura fibularis

Fibula (Wadenbein)

Caput fibulae
Collum fibulae
Corpus fibulae

Facies lateralis, medialis und posterior
Margo anterior, posterior und interosseus

Distale Fibulaepiphyse

Malleolus lateralis
Sulcus malleoli lateralis (für Sehnen der Mm. peronaei)

Verbindungen zwischen Tibia und Fibula

1. Articulatio tibiofibularis superior
(Amphiarthose, geringe Translationsbewegung in transversaler und sagittaler Richtung, minimale Rotation möglich).
2. Syndesmosis tibiofibularis
(selten als Gelenk ausgebildet)
3. Membrana interossea cruris
(Die breitflächige Syndesmose verhindert longitudinale Parallelverschiebungen der beiden Unterschenkelknochen gegeneinander. Die Membran dient Unterschenkelmuskeln als Ursprung).

Knöcherne, tastbare Orientierungsstellen am Unterschenkel

Epicondylus medialis femoris
Epicondylus lateralis femoris
Condylus medialis tibiae
Condylus lateralis tibiae
Patella
Tuberositas tibiae
Caput fibulae
Margo anterior und Facies medialis tibiae
Malleolus medialis und lateralis
Tuber calcanei

FUSS-SKELETT UND DESSEN PRONATORISCHE VERWINDUNG

Fußskelett

Z 41 Am Fußskelett unterscheiden wir Fußwurzelknochen (Ossa tarsi), Mittelfußknochen (Ossa metatarsalia) und Zehenknochen (Ossa digitorum pedis).

Fußwurzelknochen

Talus (Sprungbein)

Am Talus unterscheidet man: Trochlea, Corpus, Collum und Caput.
Am Talus setzt kein Muskel an.

Trochlea tali:	Die Trochlea tali ist Gelenkpartner zur Malleolengabel. Sie hat deshalb zwei seitliche Gelenkflächen zu den beiden Malleolen hin und eine obere, nach dorsal zu sich verschmälernde Gelenkflächen zur Facies articularis inferior tibiae.
Corpus tali:	An der Dorsalseite des Taluskörpers befindet sich im Proc. posterior tali eine Knochenrinne zur Führung der Sehne des M. flexor hallucis longus. An der Unterseite des Corpus tali ist eine dem Fersenbein zugewandte Gelenkfläche: Facies art. calcanei posterior.
Collum und Caput tali:	An Collum und Caput tali befinden sich konvexe Gelenkflächen für die zugehörigen konkaven Gelenkpartner am Fersenbein, Kahnbein und Pfannenband.

Calcaneus (Fersenbein)

Auf seiner Oberseite befinden sich die zum Talus gerichteten Gelenkflächen (Facies articulares talares posterior, media et anterior). Nach dorsocaudal schließt das Fersenbein mit dem kräftigen Ansatzhöcker der Mm. gastrocnemius und soleus, dem Tuber calcanei, ab. An der medialen Seite des Calcaneus unterfängt ein Knochenvorsprung (Sustentaculum tali) «balkonartig» das Sprungbein. Dieser Knochenvorsprung dient der Sehne des M. flexor hallucis longus als Hypomochlion. Die Sehne zieht den Calcaneus auf seiner medialen Seite cranialwärts. Sie verhindert somit ein Abgleiten und Einknicken des Talus nach mediocaudal. An der Vorderseite des Calcaneus ist die Facies articularis cuboidea dem Würfelbein (Cuboid) zugewandt. Der Sulcus tarsi trennt die calcanearen Gelenkflächen der beiden Teilgelenke des unteren Sprunggelenks gegeneinander.

Os naviculare (Kahnbein)

Das Os naviculare ist Gelenkpartner im unteren Sprunggelenk. Seine Facies articularis posterior ossis navicularis gelenkt mit dem Caput tali. An der auf seiner medialen und unteren Seite befindlichen Tuberositas ossis navicularis heftet sich der M. tibialis posterior an.

Os cuboideum (Würfelbein)

Das Würfelbein ist gegen den Calcaneus zu beweglich. In einer Knochenrinne auf seiner laterobasalen Seite verläuft die Sehne des M. peronaeus longus.

Ossa cuneiformia I–III (keilförmige Knochen) (mediale, intermedium, laterale)

Die Ossa cuneiformia sind, wie ihr Name besagt, keilförmig gestaltet. Sie lagern sich zu einem Bogen zusammen. Der «Keilrücken» des Os cuneiforme mediale ist zur Fußsohle hin gerichtet, bei den beiden anderen zum Fußrücken.

Ossa metatarsalia I–V (Mittelfußknochen)

Sie werden unterteilt in Basis (proximal), Corpus und Caput. An der Lateralseite der Basis des Os metatarsale V befindet sich die Tuberositas ossis metatarsalis V. Sie ist beim Plattfuß erhöhten Belastungen ausgesetzt und dann oft schmerzhaft verändert.

Ossa digitorum pedis (Zehenknochen)

Sie werden unterteilt in Phalanx proximalis, media und distalis.

Eine Phalanx gliedert sich in Basis, Corpus und Caput. An der Großzehe fehlt die mittlere Phalanx.

Sesambeine an Zehengrundgelenken

In die plantaren Gelenkkapselbereiche des Großzehengrundgelenks sind grundsätzlich zwei Sesambeine eingelagert. An den anderen Zehengrundgelenken sind Sesambeine selten. Sie kommen an der Kleinzehe in 13,8 % (v. Lanz-Wachsmuth) und an der zweiten Zehe in 5,4 % (v. Lanz-Wachsmuth) vor.

Pronatorische Verwindung des Fußskeletts

Durch seinen aufrechten Stand hat sich beim Menschen der in Supination stehende «Kletterfuß» umbauen müssen. Der fibulare Fußrand allein würde einen sicheren und belastbaren Stand nicht erlauben. Der tibiale Fußrand verwindet sich deshalb bodenwärts und muß, da er die Hauptlast des Körpergewichtes trägt, auch besonders kräftig werden.

Der *fibulare Strahl des Fußskeletts* (Calcaneus, Cuboid, Metatarsalia IV und V und Phalangen der Zehnen IV und V) macht daher geringere Umformungen und Lageveränderungen mit als der *tibiale Strahl* (Naviculare, Cuneiformia I, II, III, Metatarsalia I–III und die Phalangen der Zehen I–III). Die Verwindung beginnt schon im 3. Monat, erstreckt sich über die gesamte Fetalzeit und findet ihren Abschluß erst mit dem Ende des Wachstums. Während Talus und Calcaneus auch beim Erwachsenen noch nahezu senkrecht aufeinander liegen, haben sich im vorderen Bereich der Fußwurzel die Ossa cuneiformia deutlich plantarwärts zur Fußinnenseite hin gesenkt. Sie berühren aber noch nicht den Boden. Die Köpfchen der Mittelfußknochen und die in die basalen Kapseln der Zehengrundgelenke eingebauten Sesambeine sind schon fast horizontal orientiert, die Sesambeine des Großzehengrundgelenks liegen dem Boden auf. Die im Mittelfuß und an den Zehen besonders ausgeprägt stattgefundene pronatorische Verwindung des Fußskeletts führt zur Verstärkung seines Quergewölbes und zur Ausbildung eines Längsgewölbes, das beim «Kletterfuß» noch nicht vorhanden war. Das für den Menschen spezifische Längsgewölbe des Fußes ist also eine Kompromißlösung zwischen der von der Natur vorgesehenen Supinationsstellung des «Kletterfußes» und der für den aufrechten Stand eigentlich notwendigen breiten und planen knöchernen Fußplatte. Zeitlebens wird deshalb das Körpergewicht der Fußgewölbehaltung entgegenarbeiten.

Sprunggelenke

Oberes Sprunggelenk (Art. talocruralis)

Gelenkpartner: Malleolengabel
(Facies articularis inferior tibiae
Facies articularis malleoli medialis
Facies articularis malleoli lateralis)
mit
Trochlea tali
(Facies superior
Facies articularis malleolaris lateralis
Facies articularis malleolaris medialis)

Die Malleolengabel wird über die Syndesmosis tibiofibularis zusammengehalten. Eine geringe federnde Elastizität ist gegeben, besonders bei dem weiter nach distal herabreichenden Malleolus fibularis. Die Trochlea tali, die Sprungbeinrolle, ist in ihrem ventralen Anteil breiter und verschmälert sich dorsalwärts um etwa 0,5 cm. Der an beiden Gelenkpartnern etwa 2 mm dicke Gelenkknorpel reicht an der Lateralseite der Trochlea tali weiter distalwärts.

Gelenkkapsel

Ventral ist die Gelenkkapsel weit und dünn, dorsal durch die hinteren Teilzügel der beiden Collateralbänder derber. An beiden Seiten ist sie durch Collateralbänder verstärkt. Die Gelenkkapsel erstreckt sich von der Knorpelknochengrenze der Malleolengabel nach ventral bis zum Collum tali, sonst bis zur Knorpel-Knochengrenze am Talus.

Gelenkbänder

Das deltaförmige *Innenband* (Lig. mediale deltoideum) beginnt am Malleolus medialis und divergiert zu Calcaneus, Talus und Naviculare. Seine Teilzüge sind als Pars tibionavicularis, Pars tibiotalaris anterior, Pars tibiocalcanearis und Pars tibiotalaris posterior benannt.
Das *Außenband* geht vom Malleolus fibularis aus und divergiert in drei Teilzüge: Ligg. fibulotalaria anterius und posterius, dazwischen das Lig. fibulocalcaneare.

Funktionen

Die vorderen Teilzüge der beiden Collateralbänder sichern das obere Sprunggelenk bei der Plantarflexion, die mittleren spannen sich beim Verkanten des Fußes nach medial oder lateral an (Lig. fibulocalcaneare bei der Varusstellung, Pars tibiocalcanearis des Deltabandes bei der Valgusstellung), und die dorsalen Teilzüge spannen sich bei der Dorsalextension des Fußes an.

Gelenktyp

Das obere Sprunggelenk ist ein Scharniergelenk. Bei Plantarflexion sind zusätzlich Wackelbewegungen möglich, da sich die Trochlea tali nach dorsal zu um etwa 0,5 cm verschmälert. Eine sichere knöcherne Führung ist deshalb bei Plantarflexion nicht mehr gegeben. Am Ende der Dorsalextension verkeilt sich die Trochlea tali in der Malleolengabel.

Gelenkführung

Knochenführung
Bänderführung
Muskelführung

Bewegungen und Bewegungsumfang

Plantarflexion – Dorsalextension 50° – 0 – 30°

Im oberen Sprunggelenk kann der Fuß gegen den Unterschenkel, bei aufgesetztem Fuß der Unterschenkel gegen den Fuß bewegt werden. Bei der Plantarflexion des

Fußes im oberen Sprunggelenk sind wegen fehlender knöcherner Führung geringe seitliche Translations- und auch Rotationsbewegungen im Gelenk möglich. Bei der Plantarflexion dreht sich der Talus gering nach medial, bei der Dorsalextension nach lateral. Verlauf und Anspannungsweise der Collateralbänder sowie die nach lateral geneigte transversale Beuge-Streckachse im oberen Sprunggelenk bewirken, daß bei der Plantarflexion der Weg der Trochlea tali fibular größer als tibial ist. Das führt bei der Dorsalextensionsphase des Ganges zu einer 5–10° Innenrotation der Malleolengabel.

Facies articularis inferior tibiae und Facies articularis superior tali werden durch die Sprunggelenkresultierende gleichmäßig auf Druck beansprucht. Der Gelenkdruck zwischen den Facies articulares malleolares lateralis und medialis einerseits und den seitlichen Gelenkflächen der Trochlea tali andererseits wird über die Anspannung der Colateralbänder bewirkt, welche die Malleolengabel gegen die Trochlea zwingen.

Unteres Sprunggelenk

1. Vorderes Teilgelenk (Art. talocalcaneonavicularis)

Gelenkpartner: a) Caput tali
mit
Facies art. post. ossis navicularis und Lig. calcaneonaviculare plantare (Pfannenband)
b) Facies art. calcanea anterior und media an Caput und Collum tali
mit
Facies art. talaris anterior und media am Calcaneus

2. Hinteres Teilgelenk (Art. subtalaris)

Gelenkpartner: Facies art. calcanea posterior am Talus
mit
Facies art. talaris posterior am Calcaneus

Gelenkkapsel

Beide Teilgelenke des unteren Sprunggelenks haben gesonderte Gelenkkapseln und werden durch den Sinus tarsi, der sich medialwärts in den Canalis tarsi fortsetzt, gegeneinander abgesetzt. Die Gelenkkapseln heften sich an den Knorpel-Knochengrenzen an.

Gelenkbänder

Den Sinus und Canalis tarsi füllt das kräftige Lig. talocalcaneum interosseum aus, das den Talus und das Fersenbein aneinander fixiert. Das Band verhindert auch ein

Abrutschen des Talus nach medial. Innen- und Außencollateralband des oberen Sprunggelenks sichern mit Teilzügen auch das untere Sprunggelenk. Als wichtiges Gelenkband gilt auch das Lig. bifurcatum, das vor dem Sinus tarsi am Calcaneus entspringt und sich mit Teilzügen an den Dorsalseiten der Ossa naviculare und cuboideum festsetzt.

Gelenkführung

Knochenführung
Bänderführung
Muskelführung

Bewegungen und Bewegungsumfang

In den beiden Teilgelenken des unteren Sprunggelenks läßt sich der Fuß um eine gemeinsame Achse verkanten. Sie beginnt medioventral und cranial am Caput tali und endet laterodorsal caudal am Calcaneus. Um diese Achse sind Supinations- und Pronationsbewegungen des Fußes möglich.

Supination = Heben des medialen Fußrandes
= Inversion und Adduktion

Pronation = Heben des lateralen Fußrandes
= Eversion und Abduktion

Vorderes und hinteres Teilgelenk des unteren Sprunggelenks sind eine funktionelle Einheit (Zapfen-Kugelgelenk). Sie arbeiten kombiniert mit dem oberen Sprunggelenk (Plantarflexion, Dorsalextension, Rotationsbewegung) und der Art. calcaneocuboidea (Drehbewegungen, Plantarflexion, Dorsalextension) zusammen.

Die Supination ist zwangsläufig mit einer Plantarflexion und Adduktion des Fußes, die Pronation mit einer Dorsalextension und Abduktion verbunden. Das Bewegungsausmaß für die Supination und Pronation im unteren Sprunggelenk wird durch die Kreiselungsmöglichkeit des Vorfußes erhöht. Sie kommt als Ausdruck der Summation der oft sehr geringen Einzelbewegungen in den übrigen Intertarsalgelenken und den Tarsometatarsalgelenken zustande. Der Umfang der Supinations- und Pronationsmöglichkeit nimmt mit steigendem Lebensalter ab.

Ohne Kreiselung des Vorfußes:

Supination (etwa 40 Jähriger)	20°
Pronation (etwa 40 Jähriger)	10°

Also Pronation-Supination 10°–0–20°

Mit Kreiselung des Vorfußes:

Supination (etwa 40 Jähriger)	40°
Pronation (etwa 40 Jähriger)	20°

Also Pronation-Supination 20°–0–40°

Übrige Fußgelenke

Intertarsalgelenke

Mit Ausnahme der beiden Teilgelenke des unteren Sprunggelenks und der gering beweglichen Art. calcaneocuboidea und Art. cuneonavicularis sind die Intertarsalgelenke Amphiarthrosen. Kräftige Zwischenknochenbänder fixieren die Fußwurzelknochen untereinander.

Tarsometatarsalgelenke und Intermetatarsalgelenke

Es handelt sich um Amphiarthrosen. Neben der «knöchernen Verzahnung» ineinander sind sie durch kräftige, die Gelenkkapsel verstärkende Bänder gesichert.

Metatarsophalangealgelenke (Zehengrundgelenke)

Es sind funktionelle Eigelenke oder anatomische Kugelgelenke, bei denen die Bandführung aber nur Bewegungen um zwei Achsen zuläßt: Plantarflexion-Dorsalextension und Abduktion-Adduktion. Das Großzehengrundgelenk hat dabei einen Bewegungsumfang von Dorsalextension-Plantarflexion 70° – 0 – 20°. Die Bezugsebene, gegen welche die Zehen herangeführt oder von welcher sie gespreizt werden, verläuft in Längsrichtung durch den zweiten Zehenstrahl und das Os metatarsale II.

Interphalangealgelenke (Zehenmittel- und Zehenendgelenke)

Es sind Scharniergelenke. Ihr Aufbau entspricht dem der vergleichbaren Fingergelenke.

Lig. calcaneonaviculare plantare (Pfannenband) und Lig. plantare longum (langes Sohlenband)

Lig. calcaneonaviculare plantare

Das überknorpelte Pfannenband ist Gelenkpartner im unteren Sprunggelenk. Es verklammert die Unterseiten von Calcaneus (Sustentaculum tali) und Os naviculare miteinander. Auf dem Pfannenband ruht der Taluskopf. Drückt der Taluskopf das Pfannenband bodenwärts durch, wird das Fußlängsgewölbe abgeflacht.

Lig. plantare longum

Das lange Sohlenband entspringt von der Plantarseite des Calcaneus. Mit seinen tief gelegenen Faserbündeln zieht es zur Tuberositas ossis cuboidei und zur Unterseite des Cuboids. Die oberflächlichen Fasern überbrücken die Knochenrinne für die Sehne des M. peronaeus longus und enden an den Basen der Metatarsalia II bis V. Das Lig. plantare longum ist ein kräftiger passiver Verspanner des Längsgewölbes am Fuß.

UNTERSCHENKEL- UND FUSSMUSKULATUR

Die Unterschenkelmuskeln werden in 3 voneinander gesonderten Muskellogen geführt: Streckerloge, Beugerloge und Peronaeusloge. Die Begrenzung der Muskellogen wird durch Tibia, Fibula und die sie verbindende Membrana interossea und durch zwei Muskelsepten sichergestellt, die vom Margo anterior und posterior der Fibula ventralwärts bzw. laterodorsalwärts in die oberflächliche Fascie des Unterschenkels (Fascia cruris) übergehen.

Die *Extensorenloge* wird von der vorderen Schienbeinkante, dem vorderen Muskelseptum und in der Tiefe von der Membrana interossea und den einander zugewandten Seite von Tibia und Fibula begrenzt.

Die beiden Muskelsepten (Septa intermuscularia anterius et posterius cruris) und die Lateralseite der Fibula begrenzen die *Loge für die Wadenbeinmuskeln.*

Die Dorsalseiten von Tibia, Membrana interossea, Fibula und hinterem Muskelseptum begrenzen die *Flexorenloge*, die in eine oberflächliche und tiefe Kammer unterteilt ist.

Die Muskellogen werden von der Fascia cruris überspannt. Die Fascie dient den oberflächlich gelegenen Muskeln als zusätzlicher Ursprung und ist kniegelenknah aponeurotisch verstärkt; in Höhe der Sprunggelenke bekommen die langen Fuß- und Zehenmuskeln eine fast rechtwinklig geänderte Verlaufsrichtung. Verstärkungszüge in der Fascia cruris (Retinacula) sichern hier die Ortsstabilität der von Sehnenscheiden umhüllten Sehnen.

Zur Muskulatur der Extensorenloge

Der M. extensor hallucis longus wird in der Extensorenloge medial vom M. tibialis anterior und lateral vom M. extensor digitorum longus überlagert. Die Sehnenscheide des M. extensor hallucis longus ist besonders lang und verläuft exponiert am Scheitel des Fußristes (Sehnenscheidenentzündung).

Zur Muskulatur der Peronaeusloge

Die Mm. peronaei halten den lateralen Fußrand hoch. Ein Ausfall des N. peronaeus superficialis läßt deshalb beim Gehen den lateralen Fußrand schleifen. Der N. peronaeus communis, der für die Innervation der Muskeln in der Extensoren- und Peronaeusloge verantwortlich ist, schlingt sich dicht unter der Haut lateral um das Collum fibulae. Hier kann der Nerv leicht durch Druck (z. B. zu enger Unterschenkelgipsverband) oder bei Fibulaköpfchenfrakturen geschädigt werden. Der Fuß steht dann supiniert und in Plantarflexion.

Z 42

Tabelle 64: Muskeln der Extensorenloge

Muskel	Ursprung	Ansatz	Nerv und Segmentbezug	Funktion
M. tibialis anterior	Epicondylus lateralis und laterale Fläche der Tibia, Membrana interossea und Fascia cruris	Os cuneiforme I (medial und plantar) und Basis des Os metatarsale I	N. peronaeus profundus (L_4 und L_5)	*Sprunggelenke:* Dorsalextension, Supination
M. extensor hallucis longus	mediale Fläche der Fibula, Membrana interossea	Dorsalseite der Endphalanx der Großzehe	N. peronaeus profundus ($L_{(4)5}$–S_1)	*Sprunggelenke:* Dorsalextension, geringe Pronation *Großzehengelenke:* Dorsalextension
M. extensor digitorum longus	Epicondylus lateralis tibiae, Vorderfläche der Fibula, Membrana interossea	Dorsalaponeurose Zehen II–V	N. peronaeus profundus ($L_{(4)5}$–S_1)	*Sprunggelenke:* Dorsalextension, Pronation *Zehengelenke II–V:* Dorsalextension
M. peronaeus tertius (in 92% vorhanden)	Vorderkante der Fibula	oft gespalten: zur Dorsalaponeurose Zehe V und zur Basis sowie Lateralseite des Os metatarsale V	N. peronaeus profundus (L_5–S_1)	*Sprunggelenke:* Dorsalextension, Pronation

Tabelle 65: Muskeln der Peronaeusloge

Muskel	Ursprung	Ansatz	Nerv und Segmentbezug	Funktion
M. peronaeus longus	Lateralfläche der Fibula (Caput und proximale $^2/_3$ des Corpus), Septa intermuscularia, Fascia cruris	Os cuneiforme I	N. peronaeus superficialis (L_5 und $S_{1(2)}$)	*Sprunggelenke:* Pronation, Plantarflexion. Halten des Längs- und Quergewölbes
M. peronaeus brevis	Lateralfläche der Fibula (distale Hälfte), Septa intermuscularia	Tuberositas ossis metatarsalis V	N. peronaeus superficialis (L_5 und $S_{1(2)}$)	*Sprunggelenke:* Pronation, Plantarflexion

Tabelle 66: Oberflächliche Schicht

Muskel	Ursprung	Ansatz	Nerv und Segmentbezug	Funktion
M. gastrocnemius		Tuber calcanei	N. tibialis (L_5–S_2)	
Caput mediale	dorsal oberhalb des Condylus medialis femoris			*Kniegelenk:* Flexion *Sprunggelenke:* Plantarflexion, Supination
Caput laterale	dorsal oberhalb des Condylus lateralis femoris			
M. soleus	Caput und Dorsalseite des Collum fibulae, Arcus tendineus mi. solei, Dorsalseite der Tibia	Tuber calcanei	N. tibialis (L_5–S_2)	*Sprunggelenke:* Plantarflexion, Supination

Tabelle 67: Tiefe Schicht

Muskel	Ursprung	Ansatz	Nerv und Segmentbezug	Funktion
M. tibialis posterior	Membrana interossea mit angrenzenden dorsalen Rändern von Tibia und Fibula	Tuberositas ossis navicularis und Unterseite der Ossa cuneiformia I, II	N. tibialis ($L_{(4)5}$–S_2)	*Sprunggelenke:* Plantarflexion, Supination. Halten des Längs- und Quergewölbes
M. flexor hallucis longus	Dorsalseite der Fibula (untere zwei Drittel), Membrana interossea	Endphalanx der Großzehe. Am Chiasma plantare Verbindung zum M. flexor digitorum longus	N. tibialis (L_5–$S_{2(3)}$	*Sprunggelenke:* Plantarflexion, Supination. Halten des Längsgewölbes am Fuß. Der Muskel unterfängt das Sustentaculum tali, daher «Antivalgusmuskel». *Großzehengelenke:* Flexion
M. flexor digitorum longus	Dorsalseite der Tibia	Basis der Endphalangen II–V	N. tibialis (L_5–$S_{2(3)}$)	*Sprunggelenke:* Plantarflexion, Supination. Halten des Längsgewölbes *Zehengelenke:* Flexion

Zur Muskulatur der Flexorenloge

Die oberflächlichen Beugermuskeln an der Wade setzen mit ihrer gemeinsamen Sehne – der Achillessehne – medial der Supinations-Pronationsachse am Tuber calcanei an. Daher sind sie Supinationsmuskeln. Die Muskeln sind besonders kräftig und in ihrem distalen Verlauf nach dem «Bipennatus-Muster» konstruiert. Über ihre Supinationswirkung halten sie den medialen Fußrand hoch und sind so wichtige Muskeln zur Aufrechterhaltung des Längsgewölbes am Fuß. Der kleine M. plantaris mit seiner zwischen M. gastrocnemius und M. soleus verlaufenden langen Sehne, die am Tuber calcanei ansetzt, spielt funktionell keine Rolle.

Die drei tiefen Beugermuskeln der Wade sind nach einem «Überkreuzprinzip» angeordnet: der M. flexor hallucis longus, der am weitesten lateral an der Fibula entspringt, setzt am Fuß, an der Großzehenendphalanx, am weitesten medial an. Der M. flexor digitorum longus, der an der Dorsalseite der Tibia entspringt, verläuft u. a. zur Endphalanx der Kleinzehe. In seinem Verlauf überquert der M. flexor digitorum longus die Sehnen der beiden anderen tiefen Wadenmuskeln. Als «Chiasma crurale» wird seine Überkreuzung über die Sehne des M. tibialis posterior, als «Chiasma plantare» seine Überquerung der Sehne des M. flexor hallucis longus genannt. Auf Grund ihres schrägen Verlaufes haben die Muskeln einen günstigeren Wirkungsgrad zum Aufrechterhalten der Fußgewölbe.

Tabelle 68: Übersicht zur Arbeitsmöglichkeit der in den Sprunggelenken wirksamen Muskeln (mkg-Angaben nach v. LANZ-WACHSMUTH)

Dorsalextensoren		**Supinatoren**	
M. tibialis anterior	2,5 mkg	M. gastrocnemius	2,5 mkg
M. extensor digitorum longus	0,8 mkg	M. soleus	2,3 mkg
M. extensor hallucis longus	0,4 mkg	M. tibialis posterior	1,8 mkg
M. peronaeus tertius	0,5 mkg	M. tibialis anterior	1,0 mkg
gesamt	4,2 mkg	M. flexor digitorum longus	0,8 mkg
		M. flexor hallucis longus	0,8 mkg
		gesamt	9,2 mkg
Plantarflexoren			
M. gastrocnemius, M. soleus } M. triceps surae	16,4 mkg	**Pronatoren**	
M. flexor hallucis longus	0,9 mkg	M. peronaeus longus	1,7 mkg
M. flexor digitorum longus	0,4 mkg	M. peronaeus brevis	1,3 mkg
M. tibialis posterior	0,4 mkg	M. extensor digitorum longus	0,8 mkg
Mm. peronaei longus et brevis	0,7 mkg	M. peronaeus tertius (fakultativ)	0,6 mkg
gesamt	18,8 mkg	gesamt	4,4 mkg

Tabelle 69: Kurze Muskeln am Fußrücken

Muskel	Ursprung	Ansatz	Nerv und Segmentbezug	Funktion
M. extensor digitorum brevis	laterale und obere Seite des Calcaneus	Dorsalaponeurosen der Zehen II–IV (V)	N. peronaeus profundus (L_5 und S_1)	Dorsalextension in allen Gelenken der Zehen II–IV (V)
M. extensor hallucis brevis	Oberseite des Calcaneus (ventral)	Dorsalaponeurose der Großzehe	N. peronaeus profundus (L_4–S_1)	Dorsalextension der Großzehe

PLANTA PEDIS

Die Planta pedis hat einen ähnlichen Aufbau wie die Palma manus: Großzehen- und Kleinzehenballen, dazwischen oberflächlich die mit der Fußsohlenhaut verwachsene Plantaraponeurose. Unter ihr verlaufen die kurzen longitudinalen Zehnenflexoren, welche die anfangs sehnenscheidenumhüllten langen Flexorensehnen mit ihren Mm. lumbricales und dem M. quadratus plantae bedecken. In der Tiefe der Planta pedis befinden sich die Mm. interossei plantares und das Sohlenband, welches mit seiner oberflächlichen Schicht die Sehne des M. peronaeus longus überspannt. In den Bindegewebsräumen zwischen den kurzen und den langen Zehenflexoren sind ausgedehnte Venengeflechte, welche zur Druckabpolsterung dienen und beim Gehen laufend massiert werden.

Z 43

Tabelle 70: Muskeln des Großzehenballens

Muskel	Ursprung	Ansatz	Nerv und Segmentbezug	Funktion
M. abductor hallucis	medial am Tuber calcanei	mediales Sesambein und Grundphalanx der Großzehe	N. plantaris medialis (L_5 und S_1)	*Großzehengrundgelenk:* Flexion, Abduktion
M. flexor hallucis brevis				
Caput mediale	Os cuneiforme I und Lig. plantare longum	über mediales Sesambein zur Grundphalanx I	N. plantaris medialis (L_5 und S_1)	*Großzehengrundgelenk:* Flexion
Caput laterale		über laterales Sesambein zur Grundphalanx I	N. plantaris lateralis (S_1 und S_2)	
M. adductor hallucis				
Caput obliquum	Cuboid, Cuneiforme III, Lig. plantare longum, Basen der Metatarsalia II, III	laterales Sesambein und Grundphalanx I	N. plantaris lateralis (S_1 und S_2)	*Großzehengrundgelenk:* Adduktion, Flexion
Caput transversum	Metatarsophalangealgelenke III und IV			

Tabelle 71: Muskeln des Kleinzehenballens

Muskel	Ursprung	Ansatz	Nerv und Segmentbezug	Funktion
M. abductor digiti minimi	lateral am Tuber calcanei, Plantaraponeurose	Tuberositas ossis metatarsalis V, Basis Grundphalanx V	N. plantaris lateralis (S_1 und S_2)	*Kleinzehengrundgelenk:* Abduktion, Flexion
M. flexor digiti minimi	Lig. plantare longum, Basis Metatarsale V	Basis Grundphalanx V	N. plantaris lateralis (S_1 und S_2)	*Kleinzehengrundgelenk:* Flexion
M. opponens digiti minimi	Lig. plantare longum, Basis Metatarsale V	Lateralrand Os Metatarsale V	N. plantaris lateralis (S_1 und S_2)	zieht Metarsale V medialwärts

Tabelle 72: Kurze longitudinale Zehenmuskeln der Planta pedis

Muskel	Ursprung	Ansatz	Nerv und Segmentbezug	Funktion
M. flexor digitorum brevis	Tuber calcanei (medial und plantar), Plantaraponeurose	Basis Mittelphalangen II–V, (Sehnen ansatznah in zwei Zügel aufgespalten, gemeinsame Sehnenscheiden mit M. flexor digitorum longus)	N. plantaris medialis (L_5 und S_1)	*Zehengrund- und Mittelgelenke II–V:* Plantarflexion
M. quadratus plantae	mediale und plantare Seite des Calcaneus	breitlinig an lateraler Seite der Sehne des M. flexor digitorum longus	N. plantaris lateralis (S_1 und S_2)	Lateralzug auf Sehne des M. flexor digitorum longus, dessen Wirkungsweise er unterstützt.
Mm. lumbricacales 1–4	Sehnen des M. flexor digitorum longus	Dorsalaponeurosen der Zehen II–V	1 und 2: N. plantaris medialis (L_5 und S_1) 3 und 4: N. plantaris lateralis (S_1 und S_2)	*Zehengrundgelenke II–V:* Plantarflexion *Zehenmittel- und Endgelenke II–V:* Extension
Mm. interossei plantares 1–3	medialer Rand der Ossa metatarsalia III–V	mediale Seite der Grundphalanx und Dorsalaponeurosen der Zehen III–V	N. plantaris lateralis (S_1 und S_2)	*Zehengrundgelenke:* Plantarflexion, Adduktion der Zehen III–V an Zehe II *Zehenmittel- und Endgelenke:* Extension
Mm. interossei dorsales 1–4	zweiköpfig von den einander zugewendeten Seiten der Ossa metatarsalia I–V	1: medial an Grundphalanx II, Dorsalaponeurose Zehe II 2: lateral an Grundphalanx II, Dorsalaponeurose Zehe II 3 und 4: lateral an Grundphalanx III bzw. IV, Dorsalaponeurosen Zehen III bzw. IV	N. plantaris lateralis (S_1 und $S_{2(3)}$)	*Zehengrundgelenke II–IV:* Plantarflexion *Zehenmittel- und Endgelenke II–IV:* Extension 1: Adduktion der Zehe II zur Großzehe 2, 3, 4: Abduktion der Zehen II, III, IV lateralwärts

Zur Funktion der kurzen longitudinalen Fußmuskeln

Die kurzen longitudinalen Zehenmuskeln der Planta pedis haben ihre besondere Bedeutung in der aktiven Längsverklammerung des Fußgewölbes. Die Mm. interossei pedis haben als Bezugsachse eine Longitudinale durch den zweiten Zehenstrahl. Auf diese Bezugslinie hin adduzieren die 3 Mm. interossei plantares die Zehen III, IV und V. Die 4 Mm. interossei dorsales spreizen die Zehen II, III und IV von dieser Linie. Dabei kann die Zehe II durch den M. interosseus dorsalis 1 medialwärts und durch den M. interosseus dorsalis 2 lateralwärts von der Bezugslinie durch den zweiten Zehenstrahl gespreizt werden.

Aktive und passive Gewölbehaltung am Fuß

Das Fußgewölbe ähnelt einem in Längsrichtung geviertelten Ei. In der Längsrichtung des Fußes verläuft das größere *Längsgewölbe*, das medial höher steht und nach lateral zu abflacht. Die Unterseite des Taluskopfes entspricht etwa dem knöchernen Scheitelpunkt des Längsgewölbes. Die knöchernen Auflageflächen am Boden sind das Tuber calcanei sowie die Köpfchen der Mittelfußknochen, insbesondere das des Os metatarsale I mit den beiden benachbarten Sesambeinen am Großzehengrundgelenk.

Das *Quergewölbe* ist als Ausdruck der pronatorischen Verwindung des Fußskeletts besonders im Bereich der Mittelfußknochen ausgeprägt. Aber auch die Ossa cuneiformia zeigen durch ihre Keilform und in ihrer Anordnung zueinander die typischen architektonischen Merkmale einer Gewölbekonstruktion, wie man sie bei romanischen Tor- und Brückenbögen sieht. Am lateralen Fußrand liegt das Quergewölbe in seiner ganzen Breite sanft dem Boden an. Der hier über Cuboid und Metatarsale V weitergegebene Druck wird durch die Muskeln des Kleinzehenballens abgefedert.

Aktive und passive Verspannung des Längsgewölbes am Fuß

Aktiv

Lange Muskeln	Wirkweise
M. gastrocnemius M. soleus	Als Supinationsmuskeln verkanten sie den Calcaneus nach außen, seine mediale Seite wird hochgezogen.
M. flexor hallucis longus (= «Antivalgus»)	1. Er unterfängt das Sustentaculum tali und zieht den Calcaneus und den Talus auf ihrer Medialseite nach oben. Er verhindert ein Einwärtsknicken des Rückfußes. 2. Er verspannt die Großzehe in Richtung Fersenbein.

M. tibialis posterior (= «Antiplanus»)	Über seinen Ansatz an Os naviculare und den Ossa cuneiformia I und II verspannt er die Knochen untereinander und verhindert deren Auseinanderweichen.
M. flexor digitorum longus	Mitsamt dem in seine Sehne einstrahlenden M. quadratus plantae und den von seinen Sehnen entspringenden Mm. lumbricales verklammert der lange Zehenbeuger die Zehen gegen das Fersenbein.
M. tibialis anterior	Er zieht die Ossa cuneiforme I und metatarsale I cranialwärts und hält damit das Längsgewölbe von oben.
M. peronaeus brevis	Er verspannt Calcaneus gegen Cuboid und Cuboid gegen das Metatarsale V. Dadurch verhindert er ein Auseinanderklaffen der dazwischen gelegenen Gelenke.

Kurze Muskeln

M. flexor digitorum brevis M. flexor hallucis brevis M. abductor hallucis Mm. flexor et abductor digiti minimi M. quadratus plantae Mm. lumbricales	Alle kurzen Muskeln verklammern die Zehen gegen den Calcaneus.

Passiv

Lig. calcaneonaviculare plantare (= Pfannenband)
Lig. plantare longum (= Sohlenband)
Längszüge in der Aponeurosis plantaris

Aktive und passive Verspannung des Quergewölbes am Fuß

Aktiv

Lange Muskeln	**Wirkweise**
M. peronaeus longus	Der Muskel verläuft nach seinem Hypomochlion am Cuboid zwischen oberflächlichem und tiefem Blatt des Sohlenbandes nach medial zu den Ossa cuneiforme I und

metatarsale I. Er versucht diese medial gelegenen Knochen unter dem Fußgerüst fibularwärts zu ziehen. M. peronaeus longus und M. tibialis anterior heften sich an den gleichen Fußknochen an. Das Fußskelett steht deshalb in einem «sehnigen Steigbügel». Deshalb werden die beiden Muskeln auch als «Steigbügelmuskeln» bezeichnet.

M. tibialis posterior

Über seine queren Sehnenzügel zur Unterseite der Ossa cuneiformia II und III verspannt der Muskel die knöchern vorgegebene Querwölbung.

Kurze Muskeln

M. adductor hallucis

Mit seinem queren Kopf verklammert der Muskel die Ossa metatarsalia V–II gegen die Grundphalanx der Großzehe. Er ist an *der* Stelle des Vorfußes wirksam, an der die stärkste pronatorische Verwindung des Fußskeletts stattgefunden hat. Er verhindert die Spreizung der Ossa metatarsalia gegeneinander.

Passiv

Lig. cuboideonaviculare plantare
Ligg. tarsometatarsea plantaria
Ligg. metatarsea transversa
Querzüge in der Aponeurosis plantaris

Zur aktiven und passiven Verspannung der Fußgewölbe

Als Stützpunkte des Fußskeletts sind dorsal das Tuber calcanei und ventral die Köpfchen der Mittelfußknochen, insbesondere das des 1. Fußstrahles gegeben. Die Traglinie des Unterschenkels fällt auf den Talus und von dort auf den Calcaneus etwas medial vom Tuber calcanei versetzt. Daher haben Talus und Calcaneus die Tendenz, nach medial einzuknicken im Sinne einer Fortsetzung der pronatorischen Verwindung des Fußskeletts. Der Talus will dabei vom Calcaneus abrutschen. Dies wird aber durch Muskelzügel und Bänder verhindert.

So wirken einer stärkeren Medialwärtsverkantung des Calcaneus die Mm. gastrocnemius und soleus als kräftige, supinatorisch wirksame Verkanter des Calcaneus entgegen. Ferner hält der M. flexor hallucis longus (= Antivalgus Muskel) durch seinen Verlauf unter dem Sustentaculum tali den Calcaneus und mit ihm den Talus auf der Medialseite hoch. Als eine Art «aktives Pfannenband» verklammert der M. tibialis posterior Os naviculare und Ossa cuneiformia gegeneinander und drückt so indirekt den Taluskopf hoch.

Neben den Muskelzügeln sichern auch Bänder die physiologisch labile Stellung des Calcaneus und Talus. So verhindert zunächst das sehr kräftige Lig. talocalcaneum interosseum ein Abrutschen des Talus vom Calcaneus. Das kräftige überknorpelte Pfannenband zwischen Calcaneus und Os naviculare verhindert ein Absinken des Taluskopfes zwischen den beiden Knochen, und die Collateralbänder des oberen Sprunggelenks geben dem Talus einen kräftigen seitlichen Halt.

Zur Klinik des Fußes

Krankengymnastische Befunderhebung an Sprung-, Fuß- und Zehengelenken

Es werden zunächst Umfang und Konturen sowie die Stellung des Fußes (von ventral, lateral und dorsal) registriert. Nach Palpation des Fußrückens, der Fußsohle, des medialen und des lateralen Fußrandes schließen sich Prüfungen der aktiven und passiven Beweglichkeit der Sprunggelenke, des Calcaneocuboid-Gelenks und der Zehengelenke an. Translatorische Gelenktests werden an den Fußgelenken sowie für die distale Tibiofibularverbindung durchgeführt. Muskeltests an Unterschenkel- und Fußmuskeln geben Auskunft über deren Funktionsbereitschaft. Seitenvergleichende Prüfungen der verschiedenen Qualitäten der Sensibilität an Unterschenkel und Fuß runden die krankengymnastische Befunderhebung ab.

Veränderungen am Fußgewölbe

Plattfuß
(= Pes planus)

Absinken besonders des Längs- und gering des Quergewölbes. Mit zunehmender Pronation des Calcaneus resultiert noch eine Knickfußkomponente (= Pes valgoplanus)
Diffuser Fußsohlenschmerz nach Belastung, besonders im Bereich des gedehnten Pfannenbandes, des Os naviculare und der als zusätzliche Auflagefläche abgesunkenen Tuberositas ossis metatarsalis V (Gefahr eines Ermüdungsbruches). Durch die erhöhte Anspannung der Wadenmuskeln sind Wadenschmerzen und Wadenkrämpfe zu beobachten.

Spreizfuß
(= Pes transversoplanus)

Absinken der Quergewölbes besonders im Bereich der Ossa metatarsalia II–IV. Die Metatarsalköpfchen werden auseinandergedrängt, die Ligamenta metatarsea transversa werden gedehnt. Die Hauptauflagefläche im Vorfuß verlagert sich vom 1. auf das 2. und 3. Metatarsalköpfchen. Es treten schneidende Schmerzen in Höhe der Zehengrundgelenke auf.

Klumpfuß
(= Pes equinovarus, adductus, supinatus)

Fixierte Spitzfuß- und Supinationsstellung des Fußes.

Knickfuß
(= Pes valgus)

Absinken des Talus auf dem Calcaneus nach innen bei medialwärts gekantetem Calcaneus. Innencollateralband wird überdehnt. Die Mm. gastrocnemius, soleus sowie flexor hallucis longus werden als Haltemuskeln besonders gefordert.

Hohlfuß
(= Pes cavus)

Abnorm hohes Längsgewölbe bei adduziertem und proniertem Fuß (Schmerzen an Metatarsalköpfchen, Großzehenballen, Vorfuß). Der fibulare Fußrand hebt sich im Mittelfußbereich vom Boden ab.

Hackenfuß
(= Pes calcaneus)

Fuß steht fixiert in Dorsalextension (z. B. bei Lähmung des N. tibialis).

Spitzfuß
(= Pes equinus)

Fuß steht in Plantarflexion (z. B. bei Lähmung des N. peronaeus profundus). Bei zusätzlicher Supination spricht man vom Pes equinovarus, bei zusätzlicher Pronation vom Pes equinovalgus.

Prinzipien krankengymnastischer Behandlung bei angeborenen Fußdeformitäten

Plattfuß

Passive Korrektur: Manuelle Redression und Fixation durch Gips, vorgezogener medialer Fußrand und Supinationskeil.

Aktive Korrektur: Kräftigung besonders M. tibialis post., sowie kurze und lange Zehenbeuger, Schulung von Stand- und Gangsicherheit.

Klumpfuß

Passive Korrektur: Manuelle Redression der Vorfußadduktion sowie der Varusstellung des Rückfußes und Fixation durch Gips (beim Neugeborenen möglichst früh).

Aktive Korrektur: Aktivierung besonders des M. peronaeus longus und Dehnung des M. triceps surae. Setzen von Wachstumsreizen an Fußwurzelknochen.

Hackenfuß

Passive Korrektur: Manuelle Redression in Plantarflexion und Fixation durch Gips.

Aktive Korrektur: Kräftigung der Plantarflexoren, besonders der Mm. gastrocnemius und soleus (M. triceps surae).

Knick-Hackenfuß

Passive Korrektur: Manuelle Redression in Supination sowie Plantarflexion und Fixation durch Gips. Supinationskeil.

Aktive Korrektur: Kräftigung des M. triceps surae, M. tibialis posterior, M. flexor hallucis longus.

Verstauchungen in den Sprunggelenken

Das häufige Auftreten von Distorsionen (= Verstauchungen) in den Sprunggelenken hat auch Ursachen, die in der Morphologie der Sprunggelenke zu suchen sind:

1. Die Möglichkeit seitlicher Wackelbewegungen bei Plantarflexion im oberen Sprunggelenk, und damit also keine sichere knöcherne Führung bei der hohen Belastung, die auf dem Talus ruht.
2. Die Traglinie des Unterschenkels fällt medial des Tuber calcanei in Höhe des Sustentaculum tali auf das Fersenbein. Fersenbein und Sprungbein haben somit die Tendenz, nach innen einzusinken.
3. Der ungünstige lange Hebelarm «Bein» für die Übertragung des Körpergewichtes auf den Fuß.

BLUT, KREISLAUFORGANE UND LYMPHSYSTEM

BLUT

Das Blut ist eine Aufschwemmung von Blutzellen in einer kolloidalen Lösung. Die Blutmenge eines Menschen entspricht etwa 60 ml/kg Körpergewicht oder läßt sich grob nach folgender Formel bestimmen:

$$\frac{\text{Körpergewicht (kg)} \times 8}{100}$$

Beim Mann sind 54 % des Blutes Plasma, 46 % machen die Blutzellen (rote und weiße Blutkörperchen, Blutplättchen) aus, bei der Frau sind die korrespondierenden Werte 59 % und 41 %. Der für die Blutzellen angegebene Prozentwert entspricht dem Hämatokritwert. Das Blut hat wichtige Aufgaben zu erfüllen: Sauerstoff- und Kohlendioxydtransport, Transport von Nährstoffen und Zellabbauprodukten, Wärmeverteilung vom «Wärmekern» Leber, Steuerung des osmotischen Druckes der Körperflüssigkeiten, Transport von Hormonen, Vitaminen, Enzymen und Antikörpern, Antikörperbildung und Phagozytose von körperschädigenden Stoffen oder Erregern, Abpufferung einer Übersäuerung oder Überalkalisierung des Blutes, Abdichtung einer Verletzung durch Blutgerinnung.

Blut wird zeitlebens hauptsächlich im roten Knochenmark der kurzen und platten Knochen, sowie der Epiphysen von Röhrenknochen nachgebildet. Die Lebenszeit von Blutzellen beträgt zwischen etwa 1 Woche (Granulocyten) und $1^1/_2$ Jahre (manche Lymphocyten).

Blutbildung

1. Im roten Knochenmark (Erythrocyten, Granulocyten, Monocyten, Thrombocyten, B-Lymphocyten).
2. In lymphatischen Organen wie Lymphknoten und Thymus (Lymphocyten).
3. Bei chronischen Blutverlusten kann eine Blutbildung im Knochenmark der Diaphysen, in der Leber und in der Milz zusätzlich wieder einspringen.

Blutbestandteile

Blutzellen

Rote Blutkörperchen	=	Erythrocyten	$4{,}5–5{,}5 \cdot 10^6$	pro mm^3 Blut
Blutplättchen	=	Thrombocyten	150 000–300 000	pro mm^3 Blut
Weiße Blutkörperchen	=	Leukocyten		
		Säugling	12 000 ± 6000	pro mm^3 Blut
		2jähriger	11 000 ± 5000	pro mm^3 Blut
		Erwachsener	um 7000	pro mm^3 Blut

Erythrocyten

Erythrocyten sind kernlose, bikonkave Scheibchen mit einem Durchmesser von etwa 7,5 µm. Sie enthalten neben 75 % H_2O auch Hämoglobin. Das Hämoglobin ist das Transportvehikel für Sauerstoff und Kohlendioxyd. Die Lebensdauer der Erythrocyten beträgt zwischen 100 und 130 Tage.

Thrombocyten

Thrombocyten sind etwa 2 µm kleine bizarre, kernlose Gebilde, die an der Luft sofort schaumig zerfallen. Die nur etwa 4 Tage lebenden Thrombocyten spielen bei der Blutgerinnung durch Freigabe des Enzyms Thrombokinase eine wichtige Rolle. Ihr frei werdender Serotoningehalt führt zur Kontraktion der verletzten Gefäßwandmuskulatur.

Leukocyten

Die kernhaltigen Leukocyten setzen sich aus Granulocyten, Lymphocyten und Monocyten zusammen. Sie unterscheiden sich in Form, Struktur, Färbeverhalten und in ihren Aufgaben. Im Differentialblutbild (gefärbter Blutausstrich, bei dem 100 Leukocyten ausgezählt und bestimmt werden) ergibt sich beim nüchternen Erwachsenen in etwa die folgende normale Verteilung:

Tabelle 73

Zelle	%	Zellgröße
Neutrophile Granulocyten	55–65	9–12 µm
Eosinophile Granulocyten	2–3,5	11–14 µm
Basophile Granulocyten	0–1	8–11 µm
Lymphocyten	20–35	7–16 µm
Monocyten	um 7	12–20 µm

Leukocyten sind überwiegend außerhalb der Blutgefäße in verschiedenen Organen und Geweben lokalisiert. Sie können sich dank ihrer amöboiden Beweglichkeit durch die Blutgefäßwand hindurch in das benachbarte Gewebe begeben (Diapedese). Die in ihrer Lebensdauer sehr unterschiedlichen Leukocyten (Granulocyten 6–10 Tage, Lymphocyten 12–500 Tage) haben spezifische Aufgaben:

Neutrophile Granulocyten:	Phagozytieren Gewebstrümmer und Mikroorganismen, Bakterizide, wandern an Ort der Entzündung.
Eosinophile Granulocyten:	Phagozytose von Antigen-Antikörperkomplexen, unterdrücken allergische Reaktionen, wirken bei der Abwehr und Vernichtung parasitärer Eindringlinge und Mikroorganismen mit.
Basophile Granulocyten:	Enthalten gefäßerweiternde und gerinnungshemmende Stoffe (Histaminbildner wie die Mastzellen).
B-(**B**onemarrow-)Lymphocyten:	Bilden Antikörper (humorale Immunreaktion).
T-(**T**hymus-)Lymphocyten:	Wirken an der Stelle des Antigenreizes (zelluläre Immunreaktion).
Monocyten:	Phagozytose, können sich im Gewebe zu Histiocyten, Makrophagen, Kupffer-Sternzellen differenzieren.

Blutplasma

Das Blutplasma besteht aus **Serum** und einem für die Blutgerinnung wichtigen Eiweißkörper, dem **Fibrinogen.** Bei der Blutgerinnung wird der einzelne Fibrinogeneiweißkörper durch das Thrombin zu Fibrinfäden aneinandergekettet.

Blutserum

Es setzt sich hauptsächlich zusammen aus:

1. H_2O (90 %)
2. Eiweißkörpern
   Albumine
   α-, β-, γ-Globuline
3. Salze (Natrium-, Kalium- und Calciumsalze als Chloride, Carbonate und Phosphate)
4. Stoffwechselabbauprodukte (z. B. Harnstoff)
5. Nährstoffe (z. B. Glucose, feinste Fetttröpfchen, Fettsäuren, Cholesterin)
6. Hormone

Blutgruppen

Die Blutgruppenspezifität ist an der Erythrocytenoberfläche lokalisiert. Sie beruht auf unterschiedlichen Seitenketten in dem feinen Mucopolysaccharidüberzug der Erythrocyten.

Tabelle 74

Phänotyp	Genotyp	Häufigkeit in Europa
A	AA und AO	40 %
O	OO	40 %
B	BB und BO	15 %
AB	AB	5 %

Rhesusfaktor

Bei Einbringen von Erythrocyten von Rhesusaffen in Kaninchen bilden diese dagegen Antikörper. Die im Kaninchenserum vorhandenen Antikörper agglutinieren die Erythrocyten von 84 % der Menschen. Diese Agglutinationsbereitschaft nennt man Rhesus positiv (Rh+, DD). Fehlt die Agglutinationsbereitschaft, spricht man von Rhesus negativ (rh–, dd).

Zur Klinik

Blutsenkung

Die Blutkörperchen sind im Blutplasma wegen ihrer gleichen Außenladung in einem labilen Gleichgewicht suspendiert. Blutströmung und Wirbelbildungen helfen, die Mischung aufrechtzuerhalten. Macht man Blut ungerinnbar, sinken die Blutkörperchen im Blutsenkungsröhrchen langsam bodenwärts. Die Senkungsgeschwindigkeit beschleunigt sich bei Infektionen, bösartigen Tumoren, bei erhöhter Körpertemperatur und bei Veränderungen in der Blutzusammensetzung.

Grundzüge der Blutgerinnung

1. Das im Blut zirkulierende Prothrombin wird durch die aus zerfallenden Thrombocyten und aus dem Wundgewebe freiwerdende Thrombokinase bei Anwesenheit von Calciumionen und verschiedenen anderen Faktoren zu Thrombin umgewandelt.
2. Das Thrombin bewirkt ein Aneinanderketten der einzelnen Fibrinogenkörper zu Fibrinfäden und zum Fibrinfilz.
3. Der Fibrinfilz zieht sich zusammen, preßt Blutserum aus und verfestigt sich.
4. Die verletzte Stelle wird durchorganisiert, der verhärtete Fibrinfilz aufgelöst (Fibrinolyse).

KREISLAUFORGANE

Der gekammerte Hohlmuskel «Herz» ist der Motor des Blutkreislaufes. Über Arterien wird Blut vom Herz weggeführt, über Venen kommt es zu ihm zurück. Wir unterscheiden einen großen und einen kleinen Körperkreislauf. Im großen Körperkreislauf wird das sauerstoffreiche arterielle Blut von der linken Herzkammer zur Peripherie transportiert und von dort das sauerstoffärmere, kohlendioxydreichere venöse Blut zum rechten Herzvorhof zurückgeführt. Im kleinen Körperkreislauf wird das venöse Blut von der rechten Herzkammer zur Lunge gepumpt und fließt von dort als sauerstoffreiches Blut zum linken Herzvorhof zurück.

Das Herz könnte auf sich allein gestellt einen ausreichenden Blutkreislauf nicht aufrechterhalten. Unterstützung erhält es insbesondere von der Elastizität der großen Arterien und Venen, von den alternierenden Druckverhältnissen in der Thorax- und Bauchhöhle durch die Atembewegungen des Zwerchfells.

Über das vegetative Nervensystem werden die Herzaktionen und das Vasomotorenspiel (Weite der Gefäßlumina) gesteuert. Arteriovenöse Anastomosen verhindern eine überflüssige Zirkulation von Blut in Gebieten, die gerade nicht maximal gefordert werden (z. B. in Skelettmuskeln). Andererseits stellen Kollateralgefäße bei Bedarf zusätzliche Zirkulationswege für das Blut.

HERZ

Das Herz ist ein in 4 Räume unterteiltes muskulöses Hohlorgan. Alle 4 Räume haben immer gleiche Volumina, die dem effektiven Füllungsdruck angepaßt sind.

Die normale Herzgröße entspricht in etwa der Faust des Menschen. Das Herzgewicht beträgt beim Erwachsenen zwischen 250 und 300 g. Der Hohlmuskel hat ein spezifisches quergestreiftes Muskelgewebe, bei dem eine territoriale Gliederung durch Fascienstrukturen fehlt und bei dem die Muskelzellsäulen netzartig untereinander verknüpft sind. Die Herzmuskelzellsäulen sind in Bündeln gelagert. Diese verlaufen außen spiralig auf die Herzspitze zu. Nach innen zu umgreifen sie annähernd zirkulär rechte und linke Kammer.

Lage

Das Herz liegt schräg zwischen rechter und linker Pleurahöhle im Mediastinum. Seine breite Basis liegt hinter dem Sternum in Höhe der 2. Rippe, seine Spitze in Höhe des linken 5. Intercostalraumes auf einer Longitudinalen durch die Mitte der linken Clavicula. Das Herz wird vom Herzbeutel (Perikard) umschlossen, der mit dem Centrum tendineum des Zwerchfells verwachsen ist. Das Herz muß also über seine Perikardumhüllung den Bewegungen des Zwerchfells folgen. An den herznahen großen Gefäßen schlägt sich der Herzbeutel auf die Gefäßwand um, verwächst mit ihr und überzieht die Gefäße herzwärts und als Epikard den gesamten Herzmuskel. So entsteht ein abgeschlossener kapillärer Spaltraum zwischen Perikard und Epikard. In diesem Verschieberaum befindet sich eine sehr geringe Menge einer serösen Flüssigkeit.

Aufbau

Wand

Die Herzwand hat drei Schichten:

Epikard

Es ist der seröse Überzug des Herzmuskels, der sich an den herznahen großen Gefäßen zum Perikard umschlägt. Er sichert die Gleitfähigkeit des Herzens gegen den Herzbeutel.

Myokard

Es ist die Muskelschicht der Herzwand. Die Muskelzügel verlaufen oberflächlich spiralig zur Herzspitze hin, geben unterwegs Teilzügel ab, die fast zirkulär, gesondert rechte und linke Kammer umgreifen. Wieder aufsteigende Zellbündel verlaufen zu den Papillarmuskeln und bilden das innere Trabekelnetz des Herzmuskels.

Endokard

Das Endokard entspricht der Endothelauskleidung der Hohlräume des Herzmuskels und dem darunter befindlichen subendothelialen Bindegewebe. An den Herzklappen überzieht das Endothel deren Ober- und Unterseiten. Das dazwischen gelegene subendotheliale Bindegewebe ist besonders reich an kollagenen Fasern.

Einteilung und Räume

Man unterscheidet am Herz einen rechten Anteil (rechtes Herz) und einen linken Anteil (linkes Herz). Im rechten Herz strömt venöses, im linken arterielles Blut. Rechtes und linkes Herz sind gegeneinander durch eine Trennwand (Septum) abgegrenzt. Rechtes und linkes Herz sind in je 2 Binnenräume unterteilt, in je einen Vorhof (Atrium) und eine Kammer (Ventriculus). Vorhöfe und Kammern werden gegeneinander durch Segelklappen (Atrioventricularklappen) abgeschlossen, die durch Papillarmuskeln (rechts 3, links 2) gezügelt werden. Am Beginn der großen Arterienstämme aus den beiden Herzkammern, dem Truncus pulmonalis aus der rechten Kammer und der Aorta aus der linken Kammer, sind Taschenklappen vorhanden. Sie verhindern den Blutrückstrom aus den beiden großen Arterien in die Herzkammern.

Rechter Vorhof	**Linker Vorhof**
rechte Segelklappe (Tricuspidalklappe)	linke Segelklappe (Mitralklappe)
Rechte Kammer	**Linke Kammer**
rechte Taschenklappe (Pulmonalklappe)	linke Taschenklappe (Aortenklappe)
Truncus pulmonalis	**Aorta**

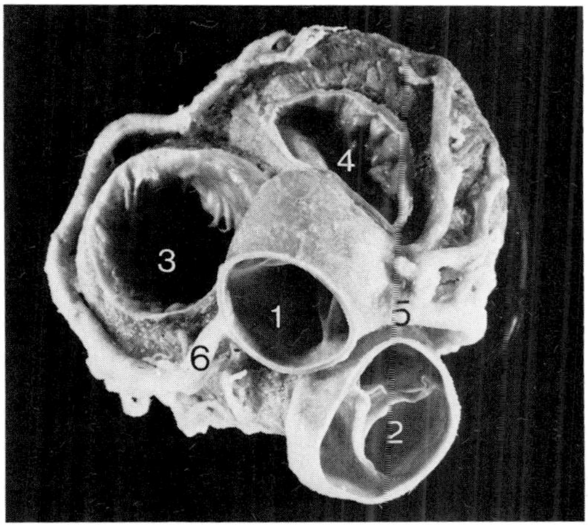

Abb. 28 Ansicht von cranial auf die Ventilebene des Herzens mit Darstellung der Herzkranzarterien.
1 = Aorta mit Aortenklappe
2 = Truncus pulmonalis mit Pulmonalklappe
3 = Tricuspidalklappe
4 = Mitralklappe (Bicuspidalklappe)
5 = A. coronaria sinistra
6 = A. coronaria dextra

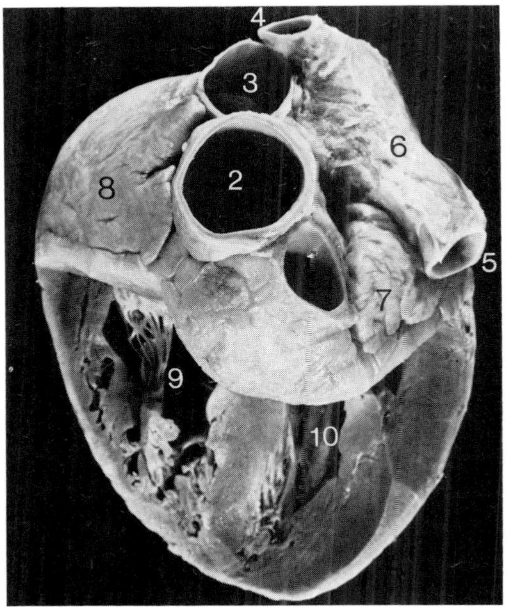

Abb. 29 Ansicht von cranial und links auf ein Herz, dessen Vorderwand sowie linke Seitenwand ausgeschnitten sind.
1 = Truncus pulmonalis
2 = Aorta
3 = V. cava superior
4 = Vv. pulmonales dextrae
5 = Vv. pulmonales sinistrae
6 = linker Vorhof
7 = linkes Herzohr
8 = rechtes Herzohr
9 = rechte Kammer mit Papillarmuskel und Sehnenfäden zur Tricuspidalklappe
10 = linke Kammer mit Papillarmuskelanschnitt. Beachte das dicke Myokard der linken Kammer.

Herzklappen

Alle Herzklappen sind Endokardduplikaturen mit einer derben kollagenfaserigen Innenschicht. Die Herzklappen liegen in einer Ebene, der Ventilebene.

Segelklappen

Tricuspidalklappe	Die auch als Valva atrioventricularis dextra bezeichnete rechte Segelklappe besteht aus 3 dreieckigen Endokardmembranen, die über Sehnenfäden von 3 Papillarmuskeln gezügelt werden.
Mitralklappe	Die auch als Valva bicuspidalis bezeichnete linke Segelklappe besteht aus 2 dreieckigen Endokardmembranen, die über Sehnenfäden von 2 Papillarmuskeln gezügelt werden. Die Klappe ähnelt in ihrem Aussehen einer Mitra.

Taschenklappen (Semilunarklappen)

Pulmonalklappe	Die auch als Valva trunci pulmonalis bezeichnete Taschenklappe besteht aus 3 in ihrer Form Schwalbennestern ähnlichen schüsselförmigen Endokardausbuchtungen, die in das Lumen des beginnenden Truncus pulmonalis ragen.
Aortenklappe	Die auch als Valva aortae bezeichnete Taschenklappe besteht aus 3 schüsselförmigen Endokardausbuchtungen, die in das Lumen am Anfang der Aorta hineinragen.

Erregungsleitungssystem

Die Erregungsleitung des Herzens erfolgt über fibrillenarme, sarkoplasmareiche Herzmuskelzellsäulen. Die Erregung geht von Automatiezentren, den Knoten, aus. Das übergeordnete Automatiezentrum – der Sinusknoten – und auch der Atrioventrikularknoten stehen über Nn. cardiaci unter dem Einfluß des vegetativen Nervensystems. Reizbildung, Reizleitung und Erregbarkeit des Myokards werden vom Parasympathicus gehemmt, vom Sympathicus beschleunigt. Die Reizbildung im Sinusknoten ist auch von der Körpertemperatur abhängig (bei Fieber erhöht, bei Unterkühlung verlangsamt).

Tabelle 75

Weg	Lage
Sinusknoten (KEITH-FLACK-Knoten) ↓	rechter Vorhof von Mündung der V. cava sup. ausgehend
über Arbeitsmyokard der Vorhofwand ↓	
Atrioventrikularnoten (ASCHOFF-TAWARA-Knoten) ↓	Boden des rechten Vorhofs
HIS-Bündel ↓	oberhalb des Kammerseptum
Kammerschenkel ↓	an den Rändern des Kammerseptum
PURKINJE-Fasern	zum Arbeitsmyokard der Kammern und Papillarmuskeln

HERZKRANZARTERIEN (CORONARARTERIEN)

Die beiden Coronararterien sind funktionelle Endarterien. Sie entspringen aus der Aorta oberhalb der Aortenklappe. Der Sauerstoffverbrauch des Herzens beträgt in Ruhe etwa $^1/_{10}$ der Gesamtsauerstoffaufnahme des Menschen.

A. coronaria sinistra: Sie versorgt größtenteils das linke Herz, einen großen Anteil des Kammerseptum sowie einen kleineren Anteil der rechten Kammer. Der häufigste Herzinfarkt wird durch eine Unterbrechung im Stromgebiet ihres R. interventricularis anterior verursacht.

A. coronaria dextra: Sie versorgt u. a. die Wand des rechten Vorhofs und den größten Teil der Wand der rechten Kammer.

HEAD-ZONE DES HERZENS

Durch die Reizung der segmententsprechenden Spinalganglienzellen werden bei Erkrankungen des Herzens «Scheinschmerzen» in die zugehörigen Dermatome projiziert. Sie betreffen bevorzugt die Dermatone Th_3–Th_6 an der linken Brustwand, können aber auch in die benachbarten Dermatome bis C_3 und Th_8 ausstrahlen. Schmerzprojektionen auf die Innenseite des linken Armes manchmal bis zum kleinen Finger herunter sind häufig, ebenso Schulterschmerzen links und Schmerzpunkte um das linke Auge.

BLUTGEFÄSSE

Aufbau

Arterien und Venen haben einen Wandaufbau, der aus 3 Schichten besteht:

Adventitia = äußere Gefäßwandhülle aus Bindegewebe (Schirrgewebe)

Media = mittlere Gefäßwandschicht

herznahe große Arterien:	elastische Bindegewebslamellen mit wenigen glatten Muskelzellen
muskulöse Arterien:	viele Schichten glatter Muskelzellen
praekapilläre Arterien:	eine Lage glatter Muskelzellen
große Venenstämme:	nur wenig elastisches Bindegewebe, einzelne glatte Muskelzellen

Intima = innere Gefäßauskleidung durch Endothelzellen

Die Venen an Armen, Hals und Beinen haben Taschenklappen, die als Ventile die Richtung des Blutrückflusses zum Herz vorgeben.

Kleiner Körperkreislauf

Im kleinen Körperkreislauf, dem Lungenkreislauf, wird das sauerstoffarme und kohlendioxydreiche venöse Blut vom rechten Ventrikel in den Truncus pulmonalis und über die rechte bzw. linke A. pulmonalis zur Lunge transportiert. Das mit Sauerstoff angereicherte, kohlendioxydarme arterielle Blut fließt von der rechten und linken Lunge über je 2 Vv. pulmonales zum linken Vorhof zurück.

Großer Körperkreislauf

Im großen Körperkreislauf wird das arterielle Blut vom linken Ventrikel über die Aorta in die Arterien von Kopf, Hals, Rumpf und Extremitäten gepumpt (s. Abb. 30). Das Blut aus den Kopf-, Hals-, Thoraxwand- und Armvenen sammelt sich in der V. cava superior und mündet in den rechten Vorhof. Beinvenen, Beckenvenen und Venen der Retroperitonaealorgane münden in die V. cava inferior. Die Venen der Bauchhöhlenorgane sammeln sich zur V. portae. Sie führt das nährstoffreiche Blut zur Leber. Die Lebervenen münden zwerchfellnah in die V. cava inferior. Wenige mm nach ihrem Zwerchfelldurchtritt endet die V. cava inferior am rechten Vorhof (s. Abb. 31).

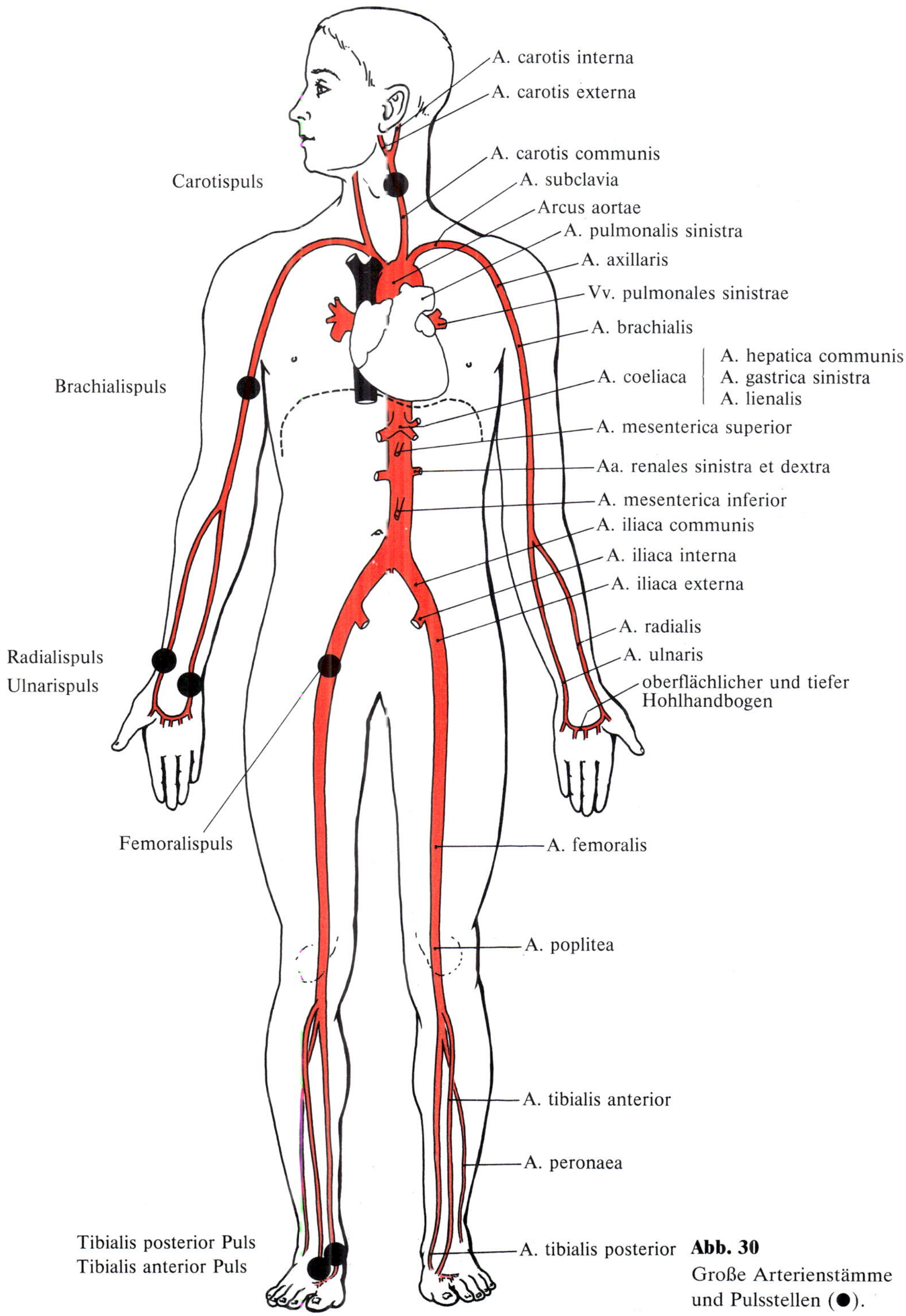

Abb. 30
Große Arterienstämme und Pulsstellen (●).

Kreislaufmotoren

1. Das Herz ist eine Druck-Saugpumpe.
2. Die Höhenverlagerungen der Ventilebene des Herzens entsprechen den Zwerchfellbewegungen. Bei der Inspiration führt dies während der Vorhofdiastole zu einem Hineinstürzen des Blutes in die Vorhöfe.
3. Die Elastizität der Aorta und der großen Arterien fängt die kurzzeitige Energieleistung des Herzens bei der Ventrikelsystole potentiell auf und gibt sie dynamisch auch während der Ventrikeldiastole wieder an die Blutsäule zurück.
4. Die atementsprechend wechselnden Druck-Sogverhältnisse in der Brust- und Bauchhöhle übertragen sich auch auf die Blutsäule in den Gefäßen der beiden Körperhöhlen.
5. Verformungen und Tonusveränderungen der Skelettmuskeln massieren das Blut besonders aus den Extremitätenvenen herzwärts. Venenklappen richten den Blutfluß herzwärts.
6. Der Blutfluß ist vom Vasomotorenspiel abhängig.

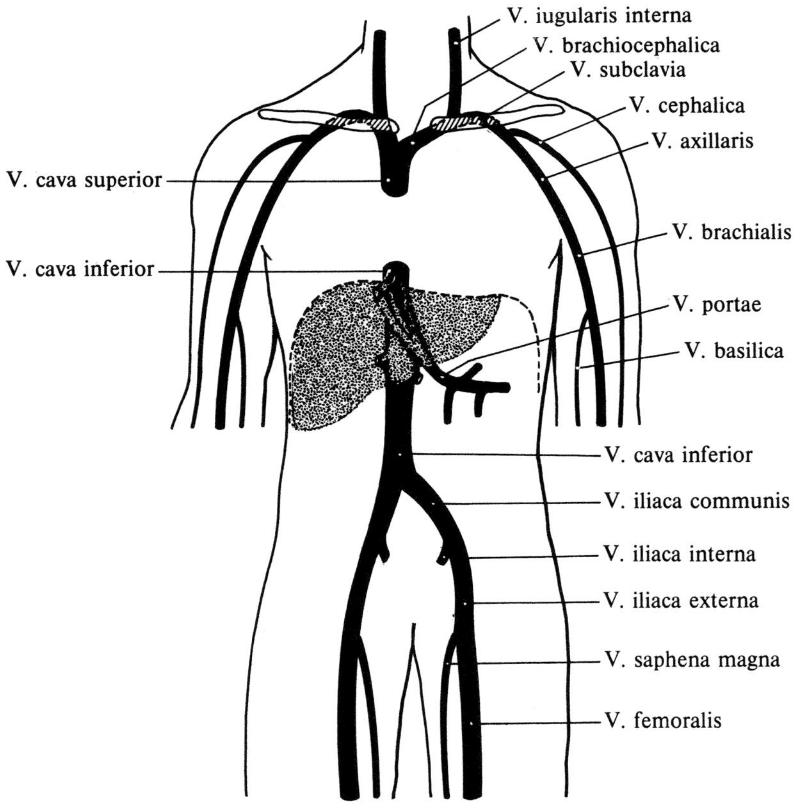

Abb. 31 Große Venenstämme.

Funktionelle Besonderheiten von Gefäßen

Anatomische Endarterie

Arterie, die ein definiertes Gebiet alleine versorgt.

Funktionelle Endarterie

Arterie, die für ein definiertes Gebiet als wesentliches Gefäß zuständig ist. Ihr Ausfall führt zu Funktionsstörungen des Versorgungsgebietes.

Arteriovenöse Anastomose

Verschließbare Shuntverbindung zwischen peripherer Arterie und Vene.

Collateralgefäße

Zusätzliche Gefäße, die die Aufgaben der Hauptgefäße für ein Versorgungsgebiet übernehmen können.

Sperrarterien

Kleine Arterien, die durch Kontraktion ihrer glatten Muskulatur ihr Lumen verschließen können.

Innervation von Gefäßen

Die glatten Muskelzellen der Gefäße werden vom adrenergen Teil des vegetativen Nervensystems motorisch innerviert. Dies ist bei den Arteriolen besonders ausgeprägt. Ein adrenerger Sympathicusreiz führt bei den Herzkranzgefäßen und bei den Hirnarterien zur Erweiterung. Viele andere Gefäße (wie Haut- und Schleimhautgefäße) verengen sich auf einen adrenergen Reiz (s. auch S. 368).

Zur Klinik

Herzschlag

Vorhöfe und Ventrikel kontrahieren sich alternierend. Bei einer Kontraktion der Vorhofwand **(Vorhofsystole)** sind die Kammern erschlafft **(Kammerdiastole)**, bei einer Erschlaffung der Vorhofwand **(Vorhofdiastole)** kontrahieren sich die Kammern **(Kammersystole)**. Bei der Kammersystole verschiebt sich die Ventilebene herzspitzenwärts.

In der Vorhofdiastole wird das Blut aus den zuführenden Venen in die Vorhöfe angesaugt. Bei der Kammerdiastole «fällt» das Blut in die Herzkammern und wird bei der Kammersystole in die Aorta bzw. in den Truncus pulmonalis ausgepreßt. Bei der Herzauskultation hört man zunächst den dumpfen 1. Herzton, der bei der Anspannung der Ventrikelmuskulatur entsteht, der hellere 2. Herzton entsteht beim Schluß der Taschenklappen.

Die pro Herzschlag aus dem linken Ventrikel ausgeworfene Blutmenge (Schlagvolumen) beträgt in der Ruhe beim Erwachsenen zwischen 70 bis 100 ml. Das in einer Minute geförderte «Minutenvolumen» erreicht beim Erwachsenen in der Ruhe etwa 5–7 l, bei schwerster körperlicher Beanspruchung um 25 l.

Puls

Beim Puls achtet man auf Frequenz (Neugeborenes etwa 130/Min., Erwachsener etwa 70/Min.), Regelmäßigkeit, Unterdrückbarkeit (Härte: hart = hoher Blutdruck, weich = niedriger Blutdruck), Größe (läßt Rückschlüsse auf Schlagvolumen zu) und auf Druckveränderungen während des einzelnen Pulsschlages.

Pulsstellen (s. Abb. 30)

A. carotis communis

Ihr Puls läßt sich am Vorderrand des M. sternocleidomastoideus in Kehlkopfhöhe palpieren.

A. brachialis

Der Puls der A. brachialis läßt sich an der Oberarminnenseite im Sulcus bicipitalis medialis gut tasten.

A. radialis

Der Puls der A. radialis läßt sich proximal der Handgelenke zwischen den Sehnen des M. brachioradialis und des M. flexor carpi radialis fühlen.

A. femoralis

Der Puls der A. femoralis läßt sich unterhalb der Leistenbandmitte gegen das Pecten ossis pubis zu tasten.

A. poplitea

Der Puls der A. poplitea läßt sich bei passiv gebeugtem Kniegelenk zwischen den beiden Gastrocnemiusköpfen in der Tiefe der Fossa poplitea fühlen.

A. tibialis posterior

Der Puls der A. tibialis posterior läßt sich besonders gut bei dorsalextendiertem Fuß in der Mitte zwischen dem Malleolus medialis und dem Tuber calcanei tasten.

A. dorsalis pedis

Der Puls der A. dorsalis pedis ist am Fußrist zwischen den Sehnen des M. extensor hallucis longus und des M. extensor digitorum longus zu palpieren.

Blutdruck

Systolischer Blutdruck = arterieller Blutdruck während der Kammersystole
Diastolischer Blutdruck = arterieller Blutdruck während der Kammerdiastole

Steuerung des Blutdruckes

1. Reflektorisch durch Kreislaufregulationszentrum im Hirnstamm
2. Pressoreceptoren für Druckregistrierung in:
    a) rechtem Vorhof
    b) linker Kammer
    c) Aortenbogen
    d) Carotissinus

Blutdruckmessung («RR» = nach RIVA-ROCCI)

Anlegen einer Blutdruckmanschette am Oberarm. Manschette auf Wert um 100 aufpumpen. Über der gestreckten Ellenbeuge etwas ulnar wird der Puls auskultiert. Aufpumpen der Manschette, bis «Klopfton» verschwindet, danach langsames Absenken des Manometerdruckes. Beim ersten Hören des «pochenden Pulstones», bei dem das Blut nur während der Systole durch die komprimierte A. brachialis gedrückt werden kann, wird der Manometerstand abgelesen. Der Wert entspricht dem systolischen Blutdruck an der Meßstelle. Beim weiteren Absenken des Manometerdruckes wird ein Druck erreicht, bei dem der «pochende Ton» verschwindet. Der Manometerstand entspricht dem diastolischen Blutdruck an der Meßstelle.

Zur Kontrolle von Puls und Blutdruck bei Umlagerungen (z. B. Stehbrett) hat der Krankengymnast Folgendes zu beachten:

1. Der Blutdruck (Messung am Arm) soll den Ausgangswert weder um 20 mm Hg unterschreiten noch um 30 mm Hg überschreiten.

2. Der Puls darf nur um 20 Schläge/Min. steigen oder fallen.

Für die Erstbelastung des Kreislaufs gibt der behandelnde Arzt die Erlaubnis. Er wird auch über die bei der krankengymnastischen Behandlung beobachteten Kreislaufverhältnisse informiert.

Schock

Kreislaufzusammenbruch. Die cardiale Förderleistung ist plötzlich unter den Strömungsbedarf abgesunken.

Hochdruck (Hypertonie)

Als Hochdruck bezeichnet man beim Erwachsenen Blutdruckwerte, die systolisch über 160 mm Hg und diastolisch über 95 mm Hg liegen.

Krampfadern (Varicen)

Krampfadern sind erweiterte und geschlängelte, oft knotig verdickte Venen, die besonders häufig die Vv. saphenae magna et parva in der Subcutis des Beines betreffen. Varicenartige Gefäßerweiterungen kommen auch an der Speiseröhre, an den tiefen Becken- und Beinvenen und an den subcutanen Venen der Bauchwand vor.

Cardiale Oedeme

Ein Rückstau im venösen Schenkel des großen Körperkreislaufes bis in das Kapillargebiet führt zur erhöhten Durchlässigkeit der Kapillarwände für Plasmaeiweiße und zur vermehrten Einlagerung von interstitieller Gewebsflüssigkeit. Cardiale Oedeme sind besonders augenfällig an den Beinen zu erkennen.

LYMPHSYSTEM

LYMPHOCYTEN UND ABWEHR

Lymphocyten sind zwischen 7–16 µm große weiße Blutkörperchen, die als B(**b**one-marrow)-Lymphocyten und als T(**T**hymus)-Lymphocyten vorkommen.

B-Lymphocyten kommen im Blut und in anderen Geweben vor. Sie können mitsamt den von ihnen abstammenden Plasmazellen viele spezifische Antikörper gegen körperfremde oder körpereigene Antigene bilden. Mit ihnen gehen sie Immunokomplexe ein, in denen die Antigene unschädlich geworden sind. Die Möglichkeit der B-Lymphocyten und der Plasmazellen, vielfache Antikörperspezialitäten zu bilden, wird als **humorales Abwehrsystem** bezeichnet.

Die T-Lymphocyten haben im Thymus die Fähigkeit erhalten, unspezifische Abwehrstoffe zu bilden, welche extrazellulär-enzymatisch Zellen andauen oder Viren angreifen können. Sie sind der wichtigste Bestandteil der **zellulären Abwehr.** Weitere Zellen des zellulären Abwehrsystems sind die phagozytierenden Zellen des reticuloendothelialen Systems (RES) (u. a. Reticulumzellen in Lymphknoten, Milz, Knochenmark), die Monocyten und schließlich rechnen hierzu auch die neutrophilen Granulocyten. Wichtigstes Organ für die Lymphocytenrezirkulation ist die Milz.

LYMPHE UND LYMPHKREISLAUF

Die etwa 2–3 l Lymphe, die pro Tag gebildet werden, stammen aus der Gewebsflüssigkeit. Die Lymphe enthält weniger Eiweiß als das Blutplasma, entspricht diesem aber ansonsten in der Zusammensetzung. Aus den Lymphknoten werden bei Bedarf Lymphocyten in den Lymphfluß eingeschleust.

Aus der interstitiellen Gewebsflüssigkeit drainieren Lymphkapillaren die Lymphe zu den Lymphgefäßen. Mehrere Taschenklappen enthaltende Lymphgefäße sammeln sich in einem zugehörigen Lymphknoten. Sein einziges abführendes Lymphgefäß sammelt sich mit gleichwertigen anderen wiederum an einem übergeordneten Lymphknoten. Dies wiederholt sich öfters, bis sich große Lymphstämme bilden. Die großen Lymphstämme folgen an Hals, Armen und Beinen den Blutgefäßen. Große regionäre Lymphknotenstationen für die Lymphstämme des Armes und der Brustwand finden sich in der Achselhöhle, für den Kopf und Hals verlaufen sie neben der A. carotis communis und für das Bein, den Beckenboden, die untere Bauchwand und manche Beckenorgane sind sie in der Leistengegend angeordnet.

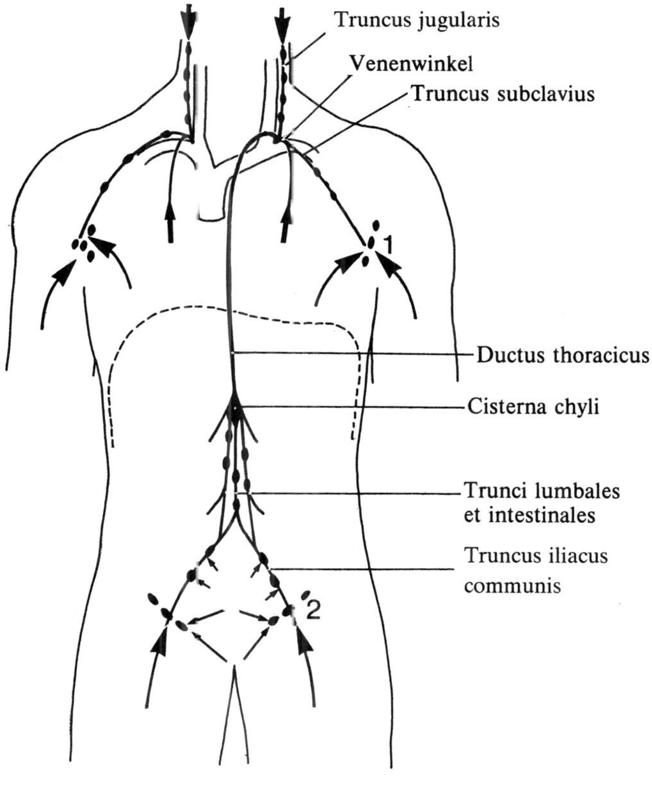

Abb. 32 Große Lymphstämme und Einzugsgebiete der axillären (1) und inguinalen (2) Lymphknoten.

Die großen Bein- und Beckenlymphstämme sammeln sich in Höhe des 1. und 2. Lendenwirbels in der Cisterna chyli, in die auch die Lymphe der Bauchhöhlenorgane abließen. In einem häkelnadelstarken Lymphstamm mit rhythmischer Eigenmotorik, dem Ductus thoracicus, wird die Lymphe von der Cisterna chyli hinter der Aorta durch das Zwerchfell geleitet und im Thoraxraum hinter dem Oesophagus zum linken Venenwinkel geführt. Der Ductus thoracicus nimmt unterwegs die Lymphe der Brusthöhlenorgane auf, mündungsnah auch den Lymphstamm von linker Kopf- und Halshälfte, linker Thoraxwand und linkem Arm. In dem Winkel zwischen linker V. jugularis interna und linker V. subclavia ergießt sich die Lymphe in das venöse Blut. In den rechten Venenwinkel mündet die Lymphe der rechten Kopf-und Halshälfte, der rechten Thoraxwand und des rechten Armes (s. Abb. 32).

LYMPHATISCHE ORGANE (LYMPHKNOTEN, MILZ, TONSILLEN)

Unter den lymphatischen Organen wie Lymphknoten, Milz, Thymus, Tonsillen und den vielen Lymphfollikeln in der Wand des Magen-Darm-Traktes soll hier nur kurz auf die Lymphknoten, Milz und Tonsillen eingegangen werden.

Lymphknoten

Lymphknoten bestehen aus reticulärem Bindegewebe mit darin eingelagerten Lymphocyten. Die Lymphknoten sind von einer Kapsel umgeben. Zwischen Kapsel und den Lymphfollikeln der Rindenzone befindet sich der Randsinus, in den die zuführenden Lymphgefäße münden. Ein abführendes Lymphgefäß sammelt die Lymphe aus den zwischen den Marksträngen gelegenen Intermediärsinus und aus dem Randsinus.

Lymphknoten sind lokale, für ihre zugehörige Region zuständige Filterstationen im Lymphsystem. Sie dienen der Abwehr von Erregern und sind die wichtigsten Bildungsstätten für die Lymphocyten.

Milz

Die beim Erwachsenen etwa 150–160 g schwere und handtellergroße Milz liegt, von Bauchfell eingehüllt, unter der linken Zwerchfellkuppel im Oberbauch. Sie grenzt mit ihrem cranialen Pol an die 8., mit ihrem caudalen Pol an die 12. linke Rippe. Ihre Längsachse folgt in etwa dem Verlauf der 10. Rippe. Die Milz verändert sich in ihrer Form atemsynchron. Eine normal große Milz ist nicht palpierbar.

Das die kleineren Milzarterien umgebende lymphatische Gewebe stellt die *weiße Milzpulpa*, das darum gelegene, weiche, blutgefüllte schwammartige Gewebe die *rote Milzpulpa*.

Die Aufgaben der Milz sind: «Filterung» von pathologisch veränderten roten Blutkörperchen oder von deren Bestandteilen aus dem Blut, Speicherung von Hämoglobineisen («Eisenspeicher»), Speicherung und Abbau von Thrombocyten, Abfangen von Gerinnungsprodukten aus dem Blut, Organ der lymphatischen Abwehr, Rezirkulation von Lymphocyten.

Bei Leukämien kann die Milz durch ihre große Volumenzunahme andere Bauchhöhlenorgane verdrängen und in ihren Funktionen beeinträchtigen.

Tonsillen

Tonsillen sind abgegrenzte lymphoretikuläre Organe, die in die Wand des Schlundes eingebaut sind. In ihnen werden die mit der Atemluft und der Speise eindringenden schädlichen Erreger über Makrophagen registriert und deren Information an antigenempfindliche T- oder B-Lymphocyten weitergegeben. In den Reaktionszentren der tonsillären Lymphfollikel teilen sich diese Lymphocyten dann u. a. auch in antikörperproduzierende Plasmazellen. Die Tonsillen haben also wichtige Aufgaben bei der Abwehr von Erregern, die über den Schlund eingedrungen sind.

Am Rachendach befindet sich die unpaare **Tonsilla pharyngea** (Rachendachmandel), neben rechter und linker Tuba auditiva, dem Zugang zum Mittelohr, die **Tonsillae tubales**, zwischen den beiden Gaumenbögen die rechte und linke **Tonsilla palatina** (Gaumenmandel) und am Zungengrund die unpaare **Tonsilla lingualis** (Zungenmandel). Die im Schlund in Form eines Ringes angeordneten Tonsillen werden auch als WALDEYER-Rachenring bezeichnet.

RESPIRATIONSTRAKT

NASE UND NASENNEBENHÖHLEN

NASE

Aufgaben

Anfeuchtung, Erwärmung, Reinigung der Atemluft. Geruchorgan.

Einteilung

1. Hyalinknorpeliger Anteil
2. Knöcherner Anteil
3. Trennung der rechten und linken Nasenhälfte durch das Nasenseptum

Wände

Z 46

Dach	Siebbeinplatte, Nasenanteil des Stirnbeins, Nasenbein
Boden	harter Gaumen
Mediale Wand	Nasenseptum (vorn hyalinknorpelig, hinten und oben knöchern)
Laterale Wand	obere, mittlere und untere Nasenmuschel
Dorsale Wand	oben Keilbeinkörper, darunter Choanen (Öffnungen zum Schlund)

Tabelle 76

Nasengang	Lage und Bedeutung
Oberer Nasengang	zwischen oberer und mittlerer Nasenmuschel Riechweg
Mittlerer Nasengang	zwischen mittlerer und unterer Nasenmuschel Zusatzweg für Atemluft
Unterer Nasengang	zwischen unterer Nasenmuschel und Boden der Nasenhöhle Hauptweg für Atemluft

Nasenmuscheln

Die Nasenmuscheln sind in der Form «Miesmuscheln» ähnliche spongiöse, dünne, oft «gewölbte» Knochenwülste, die von Nasenschleimhaut überzogen sind.

Nasenschleimhaut

Der respiratorische Anteil der Nasenhöhle hat ein mehrreihiges Flimmerepithel mit vielen eingelagerten seromukösen Drüsen, sinusoidartig erweiterten Venen, Venen mit vielen Muskelzellen in der Media und arteriovenösen Anastomosen. Beim Schnupfen kann die Nasenschleimhaut durch Drosselung des venösen Abflusses um 0,5 cm an Dicke zunehmen und dadurch die engen Nasengänge verlegen.

NASENNEBENHÖHLEN

Die paarigen, mit zunehmendem Lebensalter größer werdenden Nasennebenhöhlen sind von respiratorischem Epithel ausgekleidet. Sie vergrößern die Kontaktfläche zwischen Nasenschleimhaut und Atemluft beträchtlich und sind für die Resonanz unserer Stimme wichtig. Da sie im Alter z. T. beträchtliche Volumina in den Schädelknochen erreichen (Kieferhöhle etwa Pflaumengröße) führt dies auch zu einer Einsparung an Knochensubstanz und Gewicht. Die Kieferhöhle, die größte Nasennebenhöhle, hat an ihrem medialen Oberrand eine ausgesprochen ungünstige, schmale knopflochartige Abflußöffnung. **Z 46**

Tabelle 77

Nasennebenhöhlen	Mündung (a) und Drainage (b)
Keilbeinhöhlen (Sinus sphenoidales)	a) hinter oberem Nasengang b) an der Vorderwand der Keilbeinhöhle unten
Siebbeinzellen (Sinus ethmoidales)	a) teils in mittleren, teils hinter oberem Nasengang b) nach mediocaudal
Stirnhöhlen (Sinus frontales)	a) mittlerer Nasengang b) am Boden der Stirnhöhle nach caudal und dorsal
Kieferhöhlen (Sinus maxillares)	a) mittlerer Nasengang b) am Oberrand der medialen Kieferhöhlenwand

Larynx (Kehlkopf)

Durch die Nase und die Choanen oder über die Mundhöhle erreicht die Respirationsluft den gemeinsamen Luft-Speiseweg, den Pharynx (Schlund). Die Atemluft wird nun über den Kehlkopf zur Luftröhre geleitet. Aufgaben des Kehlkopfes sind:

Stimmbildung und Schutz vor Fremdkörperaspiration in Trachea und Bronchialbaum. Die Kehlkopfschließmuskeln ermöglichen in Zusammenarbeit mit der Bauchpresse eine Kompression der in der Lunge angestauten Atemluft. So wird der für den Hustenvorgang notwendige Luftstoß erzielt.

Aufbau

Z 47 Der Larynx ist mit Ausnahme des elastischen Kehldeckels aus hyalinen Knorpeln aufgebaut. Im Laufe des Lebens verknöchern sie. Die größeren Knorpel sind untereinander gelenkig oder syndesmotisch verbunden.

Tabelle 78

Knorpel		Verbindung
Kehldeckel		
	←	Syndesmose
Schildknorpel		
	←	Spanngelenk
Ringknorpel		
	←	Stellgelenk
Stellknorpel		

Der siegelringartige *Ringknorpel* ist die Basis des Kehlkopfskeletts. Er ist praktisch die kontinuierliche Fortsetzung der Trachea nach cranial.

Auf seinem dorsalen oberen Rand ruhen gelenkig (Stellgelenke) die beiden pyramidenförmigen kleinen *Stellknorpel.* Sie verstellen mit ihrem vorderen Fortsatz die beiden elastischen Stimmbänder, die, sagittal und paramedian orientiert, zur Innenseite des vorderen Schildknorpelrandes verlaufen. Die Stimmbänder sind die freien Oberränder einer paarigen elastischen Membranplatte (Conus elasticus), die von der Innenseite des Ringknorpels von rechts und links dachartig nach oben in das Kehlkopflumen ragt. Der Dachfirst wäre abgeschnitten, der Schnittrand entspricht den Stimmbändern. Die Stellknorpel bewegen somit nicht nur die Stimmbänder, sondern den gesamten Conus elasticus der rechten und linken Seite.

Der schiffsbugartige *Schildknorpel*, der von vorn als «Adamsapfel» palpierbar ist, steht mit seinen beiden unteren Hörnern gelenkig mit dem Ringknorpel in Verbindung. Bei Kippbewegungen des Schildknorpels nach ventral oder des Ringknorpels nach dorsal werden die Stimmbänder indirekt angespannt. Daher rührt der Name «Spanngelenke» für die beiden Schildknorpel-Ringknorpel-Gelenke.

Der *Kehldeckel* ähnelt der Zunge eines Schuhs und ist an seinem schmalen unteren Ende syndesmotisch mit der Innenseite des Schildknorpels verbunden. Beim Schlucken wird der Kehlkopf hochgezogen, wobei der Kehldeckel passiv nach dorsal über den Kehlkopfeingang gedrückt wird.

Die Kehlkopfknorpel werden durch *Muskeln* untereinander verbunden. Unter diesen sind die an den Stellknorpeln ansetzenden Muskeln besonders wichtig, da sie den Spaltraum zwischen den Stimmbändern (Stimmritze) erweitern und dadurch die Respiration zulassen («Posticus») oder verengen und dadurch die Phonation ermöglichen («Lateralis» und «Transversus»). Diese Muskeln werden vom N. laryngeus inferior, einem Endast des N. laryngeus recurrens innerviert. **Z 48**

Kehlkopfschleimhaut

Knorpel, Bänder und Muskeln des Kehlkopfes werden zum Kehlkopfinnenraum zu von einer ihnen locker anliegenden Schleimhaut überzogen. Sie kann daher bei Entzündungen leicht ödematös anschwellen. An den Stimmbändern ist das Plattenepithel unverschieblich mit der Unterlage verwachsen. Die Schleimhaut überzieht auch den Kehldeckel und spannt sich von hier seitlich zu den Stellknorpeln hin. Zwischen dieser, von kleinen elastischen Knorpeln und einer Membran stabilisierten Schleimhautfalte und der schleimhautüberzogenen Innenseite des Schildknorpels ist ein taschenartiger Raum (Recessus piriformis), der trichterförmig in die Speiseröhre mündet. In ihm fließt die flüssige Nahrung am Kehlkopfbinnenraum vorbei. Die Kehlkopfschleimhaut wird sensibel über die Nn. laryngei superior et inferior versorgt.

Stimmbildung und Stimmbeeinflussung

Für die Stimmbildung wird die Stimmritze in schneller Folge verengt und erweitert. Die aus der Lunge über die Luftröhre zwischen den Stimmbändern hindurch in den darüber befindlichen erweiterten Kehlkopfinnenraum geführte Luft wird so abwechselnd verdünnt oder verdichtet. Nicht nur die Stimmbänder, auch der Conus elasticus geraten so in Schwingung. Länge, Dicke und Spannungszustand der Stimmbänder sind für die Stimmhöhe besonders wichtig. Die Klangfarbe wird durch die Ausgestaltung der Resonanzräume (z. B. Nasennebenhöhlen) mitbestimmt. Die Sprachbildung erfolgt in der Mundhöhle (Zunge, Zähne).

Fettkörper – Kehldeckel – Mechanismus **Z 49**

Über dem Kehlkopf kreuzen sich Speise- und Respirationsweg. Soll ein Verschlucken vermieden werden, muß der Zugang zum Kehlkopf beim Schlucken verschlossen werden. Den Verschluß bewirkt der Kehldeckel. Verantwortlich für das Umlegen des Kehldeckels nach dorsal ist ein Fettkörper, der sich vor und neben dem Kehldeckel befindet. Beim Hochziehen des Kehlkopfes gegen den Zungengrund verlagert sich der Fettkörper aus Platzmangel nach dorsal, schiebt sich auf den Kehldeckel und drückt ihn dabei dorsocaudalwärts über den Kehlkopfeingang (s. Tab. 114, S. 371).

TRACHEA (LUFTRÖHRE)

Z 50 Die Luftröhre ist beim Erwachsenen ein ungefähr 12 cm langes Rohr, das bei tiefer Inspiration und Dorsalextension des Halses auf etwa 15 cm dehnbar ist. Die Trachea beginnt am unteren Ringknorpelrand und endet an ihrer Aufteilung in die beiden Stammbronchien (beim Erwachsenen etwa in Höhe des 4. Brustwirbelkörpers).

Das Lumen der Luftröhre wird durch 16–20 in ihrer Wand eingebaute hufeisenförmige hyaline Knorpelspangen offengehalten. Zwischen den Knorpelspangen befinden sich die Ligg. anularia. Eine Bindegewebsplatte mit transversal eingelagerten Muskelzügen (M. trachealis) verbindet auf der Dorsalseite der Trachea die Enden der Knorpelspangen.

Ein respiratorisches Epithel, das von seromukösen Drüsen und Becherzellen angefeuchtet wird, kleidet die Trachea aus. Durch «Flimmerhaare» (Kinozilien) an den Epithelzellen wird der fein verteilte Trachealschleim langsam rachenwärts befördert.

LUNGE

Z 51

Äußere Form

Rechte und linke Lunge befinden sich in den beiden Pleurahöhlen. Sie passen sich in Oberfläche und Form den dortigen Raumverhältnissen an: Die engen Verhältnisse an der oberen Thoraxöffnung formen die Spitzen der beiden Lungen, das Zwerchfell bewirkt die Konkavität an der Lungenbasis, die Organe des Mediastinum hinterlassen Impressionen an der medialen Seite der Lungen (z. B. Herz und Aorta an der linken Lunge) und die Flächenkrümmung der Rippen führt zur konvexen Facies costalis an der laterodorsalen, lateralen und lateroanterioren Lungenoberfläche.

An ihrer mediastinalen Seite treten durch das *Lungenhilum* Bronchien, Arterien und Nerven in die Lunge ein. Die sauerstoffreiches Blut führenden Lungenvenen und die Lymphgefäße verlassen die Lunge hier.

Die größere rechte Lunge besteht aus 3 Lungenlappen, die gegeneinander durch tiefe Furchen (Fissura obliqua und horizontalis) abgegrenzt sind.

Die kleinere linke Lunge hat 2 Lungenlappen, die voneinander durch eine Fissura obliqua getrennt sind. Das Herz drängt sich gegen die linke Lunge und nimmt ihr so einen Teil des Platzes weg (Incisura und Impressio cardiaca).

Jede Lunge ist von *Pleura visceralis (Lungenfell)*, einer serösen Hülle, überzogen. Sie folgt der Lappen- und Segmentgliederung an der Lunge hilumwärts. Die Pleura visceralis geht am Lungenhilum und am Lig. pulmonale in die *Pleura* parietalis über. Diese bildet die Wand der beiden Pleurahöhlen. Das intensiv sensibel innervierte Rippenfell ist jener Teil der Pleura parietalis, der den Rippen anliegt. Zwischen den gegeneinander verschieblichen Pleura parietalis und Pleura visceralis befindet sich ein kapillärer Spaltraum, der *Pleuraspalt*.

BRONCHIALBAUM Z 52

Der Bronchialbaum ist das luftleitende stabile Gerüst der Lunge. Es mündet in seiner Peripherie in Alveolengänge und Alveolen, die für den Gasaustausch zuständig sind. Z 53

Die großen Stamm- und Lappenbronchien ähneln in ihrem Aufbau der Trachea. Ab den Segmentbronchi bis zu den kleinsten Bronchi sind unregelmäßig verteilte hyaline Knorpelstückchen zur Wandversteifung vorhanden. Daneben finden sich glatte Muskulatur, seromuköse Drüsen und das respiratorische Epithel. Von den Bronchioli an peripherwärts fehlt der hyaline Knorpel, die glatte Muskulatur kann

Tabelle 79: Aufbau des Bronchialbaumes

Trachea ↓	Trachea ↓
rechter Stammbronchus ↓	linker Stammbronchus ↓
3 Lappenbronchi ↓	2 Lappenbronchi ↓
10 Segmentbronchi ↓	9 Segmentbronchi ↓

6–12 Teilungen nacheinander in kleiner werdende Bronchi (bis 1 mm ∅)
↓
Bronchus minimus
↓
Bronchiolus
↓
Bronchiolus terminalis
↓
Bronchiolus respiratorius
↓
Ductulus alveolaris
↓
Alveolen

Tabelle 80: Lappen- und Segmentbronchi

Bronchi lobares und Bronchi segmentales

rechts			links		
Oberlappen	B. s. apicalis	1	**Oberlappen**	B. s. apicoposterior	1+2
B. l. superior	B. s. posterior	2	B. l. superior	B. s. anterior	3
B. s. anterior	3			B. lingularis superior	4
				B. lingularis inferior	5
Mittellappen	B. s. lateralis	4			
B. l. medius	B. s. medialis	5			
Unterlappen	B. s. apicalis	6	**Unterlappen**	B. s. apicalis	6
B. l. inferior	B. s. basalis medialis	7	B. l. inferior	B. s. basalis medialis	7
	B. s. basalis anterior	8		B. s. basalis anterior	8
	B. s. basalis lateralis	9		B. s. basalis lateralis	9
	B. s. basalis posterior	10		B. s. basalis posterior	10

hier also zur vollen Wirkung kommen (s. Asthma bronchiale). Die Alveolen werden von einem dichten Netz elastischer Fasern, sowie von Ruhe- und Arbeitskapillaren umsponnen und von Alveolarzellen ausgekleidet.
Segmentbronchi haben für die einzelnen Segmente ganz unterschiedliche Verlaufsrichtungen. Ihre Kenntnis ist für die Lagerungsdrainage des Segments und des gesamten Lappens wichtig.

Lagerungsdrainage der Segmentbronchi

Z 54 **Oberlappen apicales und anteriores Segment (rechts und links)**

Lagerung sitzend in einem Winkel von 30° nach dorsal (Kissen zwischen Rücken und Lehne).

Oberlappen apicales und posteriores Segment (rechts und links)

Lagerung sitzend in einem Winkel von 30° nach vorn (Kissen zwischen Oberschenkel, vorgenommenen Armen und Thorax).

Oberlappen anteriores Segment (rechts und links)

Lagerung flach auf dem Rücken
(Kissen unter Kopf und Knie)

Oberlappen posterolateraler Bereich (rechts)

Lagerung auf der linken Seite mit noch weiterer 1/4-Drehung nach links auf ein abpolsterndes Kissen zu.

Oberlappen posterolateraler Bereich (links)

Lagerung auf der rechten Seite mit einem vom Kopf zum Becken gerichteten Gefälle von etwa 35°, weitere 1/4-Drehung nach rechts auf ein abpolsterndes Kissen zu.

Oberlappen Lingula (links)

Lagerung auf der rechten Seite in Kopftieflage mit einem Gefälle von 15°. $^1/_4$-Drehung des Körpers nach links auf ein abpolsterndes Kissen zu.

Mittellappen (rechts)

Lagerung auf der linken Seite in Kopftieflage mit einem Gefälle von 15°. $^1/_4$-Drehung des Körpers nach rechts auf ein abpolsterndes Kissen zu.

Unterlappen laterobasales Segment (rechts)

Lagerung auf der linken Seite in Kopftieflage mit einem Gefälle von 25°. Abstützendes Kissen im Rücken, kleine Kissen unter Kopf und Taille. Kissen zwischen beiden gebeugten Beinen.

Unterlappen laterobasales Segment (links)

Lagerung auf der rechten Seite in Kopftieflage mit einem Gefälle von 25°. Abstützendes Kissen im Rücken, kleine Kissen unter Kopf und Taille. Kissen zwischen beiden gebeugten Beinen.

Unterlappen anterobasales Segment (rechts und links)

Lagerung auf dem Rücken in Kopftieflage mit einem Gefälle von 25°. Kissen unter Kopf und Knien.

Unterlappen posterobasales Segment (rechts und links)

Lagerung auf dem Bauch in Kopftieflage mit einem Gefälle von 45°. Kissen unter Bauch und Hüfte.

PLEURA UND PLEURASPALT

Die Thoraxhöhle wird in 3 Räume untergliedert: In der Mitte befindet sich das Mediastinum, rechts und links die Pleurahöhlen. Die Pleurahöhlen werden von Pleura parietalis, einer serösen Haut, ausgekleidet. Entsprechend der Nachbarschaft unterscheidet man an ihr zwischen Pleura costalis (Rippenfell), Pleura diaphragmatica und Pleura mediastinalis. Das Rippenfell hat eine intensive sensible Innervation über die benachbarten Intercostalnerven. Die Pleura parietalis schlägt sich am Lungenhilum und an dem von hier caudalwärts ziehenden Lig. pulmonale auf die Lungenoberfläche. Sie wird zur Pleura visceralis, zum «Lungenfell». An den Spalten zwischen den Lungenlappen dringt die Pleura visceralis in die Tiefe lungenhilumwärts ein. Die Lungenlappen sind daher gegeneinander beweglich.

Zwischen Pleura parietalis und Pleura visceralis befindet sich ein kapillärer Spalt- **Z 55**
raum, der Pleuraspalt. Vermittels eines geringen Flüssigkeitsüberzuges sind beide «Pleurablätter» über Adhäsionskräfte verschieblich miteinander verbunden. Zwischen dem Zwerchfellrand und dem unteren Bereich der Thoraxwand, sind größere spaltförmige Aussackungen der Pleura parietalis vorhanden. Es sind Recessus pleurales, die bei der Inspiration weitgestellt werden und in welche benachbarte Lungenabschnitte dann hineingesaugt werden. Größter und wichtigster Recessus ist der Recessus costodiaphragmaticus. Er ist für die Belüftung der Lunge, insbesonderer ihrer basalen Abschnitte entscheidend.

MECHANIK DER ATMUNG

Die etwa 300 Millionen Alveolen beider Lungen, sowie die Ductuli alveolares haben bei mittlerer Atmung eine Gesamtoberfläche von etwa 55 m^2. Bei tiefer Einatmung vergrößert sie sich auf 75–80 m^2 (Erwachsener).

Bei der Einatmung wird über die Inspirationsmuskeln der Thoraxraum in der Longitudinalen, Transversalen und Sagittalen vergrößert. Beim Neugeborenen und beim Greis kann durch den fixierten Stand der Rippen der Brustraum nach cranial nur gering, besonders aber nach caudal vergrößert werden. Die Lunge muß wegen der Adhäsionskräfte zwischen den beiden Pleuralblättern den vergrößerten Raumverhältnissen folgen. Dabei werden ihre elastischen Fasern gedehnt. Läßt bei der Exspiration der erhöhte Tonus der Inspirationsmuskeln nach, so zieht sich die elastische Lunge auf ihre Ausgangsgröße zurück. Die eigenelastische Thoraxwand folgt, das Zwerchfell wird cranialwärts gezogen (Lungenretraktion) und gedrückt (Bauchpresse).

Für die physiologische Zwerchfellfunktion sind die **Appositionszonen** zwischen beiden Zwerchfellkuppeln und der rechten und linken Pleura diaphragmatica entscheidend. Die Appositionsfläche beträgt in Exspiration beim Erwachsenen rechts 2290 cm^2, links 1560 cm^2. Während der Inspiration vermindert sich die rechte Appositionszone auf 910 cm^2, die linke auf 700 cm^2.

Während der Inspiration kommt es durch die caudalwärts gerichtete Zwerchfellkontraktion zu einem Anstieg des intraabdominellen Drucks und zu einer Erweiterung der unteren Thoraxapertur. Die Oberbaucheingeweide werden verformt und in Richtung auf die ventrale Bauchwand gedrängt. Der vordere Bereich der unteren Thoraxapertur wird angehoben, und die ventrale Bauchwand gestreckt. Aus der Differenz zwischen abdominalem und pleuralem Druck resultiert der **transdiaphragmale Druck**, welcher als wichtigstes Maß der Zwerchfellkontraktion gilt. Es besteht eine große interindividuelle Streubreite des transdiaphragmalen Drucks. Sie erklärt sich aus dem individuell unterschiedlichen Beitrag der thorakalen, diaphragmalen und abdominalen Muskulatur zur Atemmechanik. In der klinischen Untersuchung kommt dies durch die unterschiedlichen Atmungstypen zum Ausdruck: Brustatmung (costale Atmung), Bauchatmung (diaphragmale Atmung) und paradoxe Atmung (mit inspiratorischer Einziehung und expiratorischer Vorwölbung des Abdomen bei gestörter Atemkoordination, etwa beim Pneumothorax).

Jede Störung der Funktionseinheit Zwerchfell – Bauchmuskulatur – Rippenbogen führt zu einer Beeinträchtigung der Atemleistung (LOEWENECK, FEIFEL 1993).

Im Pleuraspalt herrscht ein gegenüber dem atmosphärischen Außendruck um 3 bis 6 cm H_2O* erniedrigter Druck. Er wird durch die Retraktionskraft der elasti-

---

* 1 cm H_2O = 0,775 mm Hg; 1 mm Hg × 0,1333 = 1 kPascal

schen Fasern in der Lunge eingestellt. Bei einem atmosphärischen Außendruck «a», der sowohl auf der äußeren Körperfläche als auch auf dem Epithel des Bronchialbaumes ruht und bei einer Retraktionskraft der elastischen Fasern in der Lunge von «b», ergibt sich für den Druck im Pleuraspaltraum die Differenz «a–b».

Zwischen den Alveolen sind ausgedehnte Kapillarnetze vorhanden. In ihnen erfolgt der Austausch von CO_2 gegen O_2. Er erfolgt nach den physikalischen Gesetzen des Gasaustausches entsprechend dem Partialdruckgefälle, vom Ort hohen Gasdrucks zur Stelle des niederen Drucks. CO_2 dringt dabei von dem Ort hohen Drucks in den Kapillaren zur Stelle des niedrigen Drucks in der Alveole, O_2 von dem Ort hohen Drucks in der Alveole zur Stelle des niedrigen Drucks in den Kapillaren.

Das Atemzentrum in der Medulla oblongata steuert unseren Atemrhythmus und die Atemtiefe. Dazu erhält es Rückmeldung von nervalen Receptoren in den Lungenalveolen und von Chemoreceptoren, die auf Veränderungen des O_2- und CO_2-Gehaltes im Blut reagieren (Glomus aorticum, Glomus caroticum, s. S. 142).

Lungen- und Pleuragrenzen

Bei den Atembewegungen der Lunge verschieben sich die Lungen- und Pleuragrenzen:

Die Lungenspitzen und die ihr benachbarte Pleura parietalis ragen über die obere Thoraxapertur ventral etwa 3 cm hinaus. Zum Mediastinum hin müssen Lunge und Pleura den Mediastinalorganen ausweichen. Rechts verlaufen die mediastinale Lungen- und Pleuragrenze retrosternal, links finden sie sich zunächst hinter dem linken lateralen Rand des oberen Sternum, darunter weichen sie lateralwärts um den Herzbeutel aus.

Tabelle 81: Projektion der unteren Lungen- und Pleuragrenzen auf die Rippen bei mittlerer Inspiration

	Lungengrenze		Pleuragrenze	
	rechts	links	rechts	links
parasternal	Oberrand 6.	Unterrand 3.	6.	4.
medioclaviculär	Unterrand 6.	6.	7.	7.
vordere Axillarlinie	7.	7.	8.	8.
mittlere Axillarlinie	8.	8.	9.	9.
hintere Axillarlinie	9.	9.	10.	10.
Scapularlinie	10.	10.	11.	11.
paravertebral	11.	11.	12.	12.

Zur Klinik

Techniken krankengymnastischer Atemtherapie

(nach Ehrenberg, Haeusermann, Jückstock)

1. Therapeutische Körperstellungen
2. Wahrnehmen von Atembewegungen
3. Manuelle Techniken
4. Atemtechniken (Ein-, Ausatem-, kombinierte Ein-Ausatemtechnik)
5. Hustentechniken
6. Bewegungstechniken
   a) Koppelung von Körper- und Atembewegungen beim Bewegen
   b) Weiteratmen beim Halten
7. Unterstützende Maßnahmen

Ziele und Wirkungen der Atemtechniken

1. Verbessern der Lungenbelüftung und der Lungenausdehnung
2. Verbessern der Lungendurchblutung
3. Fördern einer «zirkulären Atembewegung»
   (Ausnutzen aller Möglichkeiten zur Vergrößerung und Verkleinerung des Thoraxraumes über aktives oder passives Training von Muskeln, Bändern und Gelenken).
4. Herabsetzen von Gewebswiderständen, die einer Thoraxausdehnung hinderlich sind, Verbesserung der Thoraxbeweglichkeit
5. Fördern der Sekretlösung und des Sekrettransportes im Bronchialbaum
6. Kräftigung der Atemmuskulatur
7. Erlernen einer ökonomischen Atemtechnik in Ruhe und bei Belastung
8. Herabsetzen eines erhöhten Atemwiderstandes (z. B. Lippenbremse, Hustentechniken, endinspiratorisches Luftanhalten), zur Vermeidung des Atemwegkollapses
9. Wahrnehmung der Atembewegungen und Erkennen des Zusammenwirkens von: Spannung und Atemerschwerung; Entspannung und Atemerleichterung

Begriffe und Krankheitsbilder

thorakale Atmung	= Atmung durch Formveränderungen des Thoraxraumes, vorwiegend in sagittaler und transversaler Richtung (= costale Atmung = Atmung über Veränderungen der Rippenstellungen)
abdominale Atmung	= Atmung durch Formveränderung des Thoraxraumes vorwiegend oder ausschließlich in longitudinaler Richtung (= diaphragmale Atmung = Bauchatmung = Atmung über die Zwerchfellbewegungen)
Dyspnoe	= Atemnot, Kurzatmigkeit, erschwerte Atmung
Tachypnoe	= beschleunigte Atmung

Emphysem = Formveränderungen der Alveolen, die teils überblähte Kugelform erhalten, teils miteinander konfluieren, teils zu Grunde gehen. Resultat: Herabsetzung der atmenden Lungenoberfläche und Belastungsdyspnoe.

Asthma bronchiale = Krampf der glatten Muskulatur in den Bronchioli mit Einengung von deren Lumina. Die kontrahierte Muskulatur behindert die Ausatmung der Alveolarluft. Mittels der kräftigeren Inspirationsmuskeln kann für die Einatmungsluft der Widerstand in den Bronchioli besser überwunden werden. Die Alveolen werden also überbläht. (Therapie: Sympaticuswirkstoffe lösen den Spasmus; krankengymnastische Therapie u. a. über «Lippenbremse»).

Hustenreflex

1. Reizung von Receptoren vegetativ sensibler Nerven in der Schleimhaut von Trachea und Bronchialbaum.
2. Die Impulse werden zum Rautenhirn geleitet und hier Schaltungen zu motorischen Kernen der Hirnnerven V, VII, IX, X, XI und XII sowie zu Motoneuronen aller Hals- und Brustmarksegmente hergestellt.
3. Motorische Efferenzen werden zu allen am Hustenvorgang beteiligten Muskeln geführt: Mimische Muskeln, Kaumuskeln, Zungen- und Rachenmuskeln, Muskeln der Zungenbeingurtung, Zwerchfell, Brustwand- und Bauchwandmuskeln, M. latissimus dorsi.

SCHÄDEL UND SINNESORGANE

OSTEOLOGIE DES SCHÄDELS

Der Schädel (Cranium) wird in Hirnschädel und Gesichtsschädel untergliedert. Der Hirnschädel umschließt Gehirn und Sinnesorgane. Der Gesichtsschädel stellt das Knochengerüst für den Beginn des Respirations- und Verdauungssystems.

HIRNSCHÄDEL

Am Hirnschädel unterscheiden wir das **Schädeldach (Schädelkalotte)** und die **Schädelbasis.**

Die Knochen des Schädeldaches greifen in Nähten (Suturen) ineinander. Diese sind im Säuglings- und Kleinkindalter Syndesmosen und synostosieren mit höherem Lebensalter. Beim Neugeborenen und Säugling sind die mit kollagenem Bindegewebe überbrückten weiten Nähte am Schädeldach gut palpierbar. Besonders breite Lücken zwischen den Knochen des Schädeldaches werden als Fontanellen bezeichnet. Unter ihnen sind die große, viereckige, vordere und die kleinere, dreieckige, hintere Fontanelle am bekanntesten, da sie vor der Geburt eine Aussage über die Lage des kindlichen Kopfes zulassen.

An der Schädelbasis sind die Schädelknochen beim Neugeborenen syndesmotisch oder synchondrotisch untereinander verbunden. Die Nahtstellen verknöchern mit höherem Lebensalter. An der Schädelbasis unterscheiden wir eine vordere, mittlere und hintere Schädelgrube. Zur Stabilisierung sind in sagittaler und transversaler Richtung dickere Knochenbereiche, «Festigkeitspfeiler», eingebaut: Die sagittal orientierten Stirnpfeiler und Hinterhauptpfeiler und die queren Wangenpfeiler und Felsenbeinpfeiler.

Tabelle 82: Knochen des Schädeldaches

Name	Zahl
Squama des Os frontale = Stirnbeinschuppe	1 (paarig angelegt)
Os parietale = Scheitelbein	2
Squama des Os temporale = Schläfenbeinschuppe	2
Squama des Os occipitale = Hinterhauptschuppe	1

Schädelbasis

Tabelle 83: Knochen der Schädelbasis

Name		Zahl
Os frontale	= Stirnbein	1 (paarig angelegt)
Os ethmoidale	= Siebbein mit Siebbeinplatte	1
Os sphenoidale	= Keilbein	1
Os temporale	= Schläfenbein	2
aus: a) Pars petrosa b) Pars squamosa	 = Felsenbeinteil = Schuppenteil	
Os occipitale	= Hinterhauptsbein	1

Z 56

Tabelle 84: Öffnungen in der Schädelbasis

Schädelgrube	Schädelknochen	Öffnung	Inhalt
vordere	Os ethmoidale	Siebbeinplatte	N. I (Fila olfactoria)
mittlere	Os sphenoidale	Canalis opticus	N. II (N. opticus) A. ophthalmica
		Fissura orbitalis superior	N. III (N. oculomotorius) N. IV (N. trochlearis) N. V_1 (N. ophthalmicus) N. VI (N. abducens) V. ophthalmica superior
		Foramen rotundum	N. V_2 (N. maxillaris)
		Foramen ovale	N. V_3 (N. mandibularis)
		Foramen spinosum	A. meningea media
	Os temporale (Pars petrosa)	Canalis caroticus	A. carotis interna
hintere	Os temporale (Pars petrosa)	Porus acusticus internus	N. VII (N. facialis mit N. intermedius) N. VIII (N. vestibulocochlearis) A. V. labyrinthi
	zwischen Pars petrosa ossis temporalis und Os occipitale	Foramen jugulare	N. IX (N. glossopharyngeus) N. X (N. vagus) N. XI (N. accessorius) V. jugularis interna Sinus petrosus inferior A. meningea posterior
	Os occipitale	Foramen magnum	Medulla oblongata N. XI Pars spinalis aufsteigend Aa. vertebrales Aa. spinales (anterior 1, posterior 2)
	Os occipitale	Canalis hypoglossi	N. XII (N. hypoglossus)

Schädelbrüche

Die transversalen Festigkeitspfeiler der Schädelbasis liegen an den Grenzen der Schädelgruben, die longitudinalen neben der Medianen. Die zusätzlich durch die Öffnungen in den Schädelgruben bedingten relativ schwachen Bereiche der Schädelbasis sind frakturgefährdet. Es gibt äußerlich erkennbare Zeichen für schwere Schädelbasisfrakturen, die Hinweise auf den Bruchverlauf geben:

Tabelle 85

Lokalisation der Fraktur	Mögliche äußere Symptomatik
vordere Schädelgrube	Brillenhämatom Nasenbluten Liquor-Nasenfistel
mittlere Schädelgrube	Parese des N. abducens Blut-Liquor aus äußerem Gehörgang
hintere Schädelgrube	Hämatom über dem Proc. mastoideus (Warzenfortsatz)

Gesichtsschädel

Die Knochen des Gesichtsschädel sind:

Os nasale = Nasenbein
Os lacrimale = Tränenbein
Maxilla = Oberkiefer
Os zygomaticum = Jochbein
Vomer = Pflugscharbein
Os palatinum = Gaumenbein
Mandibula = Unterkiefer

Kiefergelenk

Knochenpartner:
a) Proc. condylaris am Caput mandibulae
b) Facies articularis der Fossa mandibularis am Os temporale bis über das Tuberculum articulare
c) dazwischen faserknorpeliger Discus articularis, der das Gelenk in 2 Teilgelenke gliedert

Gelenkkapsel: schlaff (Gefahr der Verrenkung)

Bänder: für die Hemmung der Lateral- und Dorsalverschiebung der Mandibula wichtig: Lig. laterale

Funktion: Dreh-Gleit-Schiebegelenk

Tabelle 86

Bewegungen	Verschiebung der Gelenkpartner	Muskel
Öffnen des Mundes	1. Caput mandibulae mit Discus auf Tuberculum articulare 2. Abrollen des Caput mandibulae auf Discus	Mundbodenmuskulatur M. pterygoideus lat.
Schließen des Mundes	1. Caput mandibulae mit Discus in vorderem Teil der Fossa mandibularis 2. Rückrollen des Caput mandibulae auf Discus	M. temporalis M. masseter M. pterygoideus med.
Ventralverschieben des Unterkiefers	Discus ventralwärts, Caput mandibulae folgt mit	M. pterygoideus lat. M. masseter
Dorsalverschieben des Unterkiefers	Discus dorsalwärts, Caput mandibulae folgt mit	M. temporalis
Lateralverschieben des Unterkiefers	Lateralverschiebung des Caput mandibulae mit Schrägstellung der Mandibula	M. pterygoideus lat.

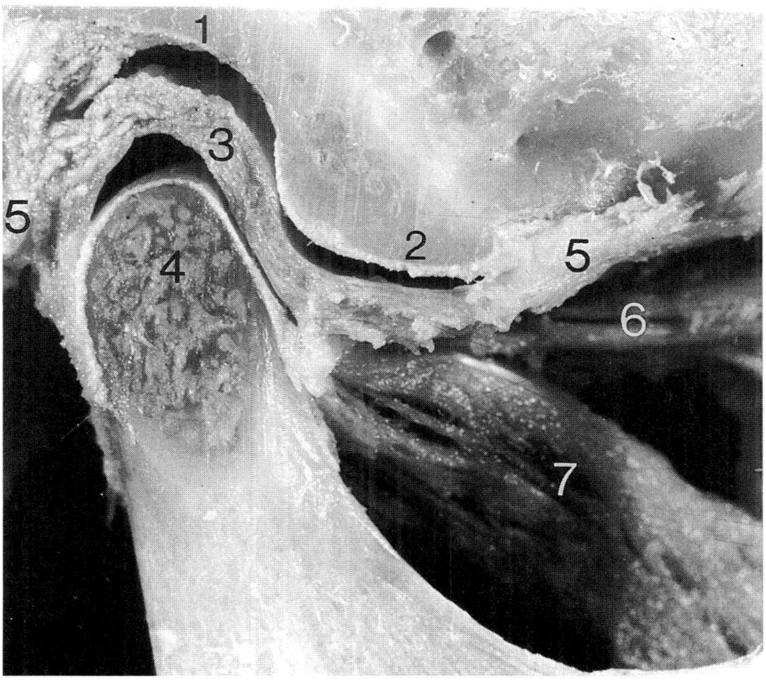

Abb. 33 Ansicht von lateral auf ein sagittal tangential eröffnetes rechtes Kiefergelenk. Vergr. etwa 1 : 2.

1 = Fossa mandibularis
2 = Tuberculum articulare
3 = Discus articularis
4 = Proc. condylaris mandibulae
5 = Capsula articularis
6 = M. pterygoideus lateralis (oberer Kopf)
7 = M. pterygoideus lateralis (unterer Kopf)

AUGE

Das Sinnesorgan Auge liegt geschützt in der Augenhöhle (Orbita). Äußere Augenmuskeln verstellen das Auge und lassen somit eine andere Blickrichtung zu, innere Augenmuskeln können die Brechkraft der Linse ändern (= Akkommodation) oder den Lichteinfall auf die Netzhaut dosieren (= Pupillenspiel).

Am Auge unterscheiden wir:

Augapfel (Bulbus oculi)
Bindegewebskapsel
äußere Augenmuskeln
Tränenapparat (Tränendrüse, ableitende Tränenwege)
Augenlider

Bulbus oculi

Die Durahülle um den N. opticus setzt sich auf dem Bulbus oculi als derbe, sehnige Lederhaut (Sklera) fort. Vorn am Auge geht die Sklera in die durchsichtige und äußerst schmerzempfindliche Hornhaut (Cornea) über. Unter der Sklera befindet sich die dünne gefäß- und pigmentreiche Aderhaut (Chorioidea).

Sie geht vorn zunächst in den Ciliarkörper und dann in die Regenbogenhaut (Iris) über. Die Iris begrenzt die Pupillenöffnung.

An die Aderhaut schließt sich eng die Netzhaut an. Sie beinhaltet die Sinneszellen für das Farbempfinden (Zapfenzellen) und für die Schwarz-Weiß- oder Hell-Dunkel-Empfindung (Stäbchenzellen), die 2. Neuronen sowie die Perikaryen und den Beginn der Neuriten der 3. Neuronen der Sehbahn.

Am Ciliarkörper ist die verformbare Linse fixiert. Der Raum zwischen Iris und Hornhaut wird als vordere Augenkammer bezeichnet, der Raum zwischen Iris, Linse und Ciliarkörper als hintere Augenkammer. Beide Räume, die untereinander in Verbindung stehen, sind mit Kammerwasser gefüllt, das nach außen drainiert wird. Zwischen Linse und Netzhaut befindet sich der Glaskörper.

Strahlengang am Auge

1. Hornhaut
2. Vordere Augenkammer
3. Iris – Pupille
4. Linse
5. Glaskörper
6. Netzhaut

Augenmuskeln

Tabelle 87: Innere Augenmuskeln

Innerer Augenmuskel	Funktion	Innervation
M. sphincter pupillae	verengt Pupille	parasympathisch über N. oculomotorius
M. dilatator pupillae	erweitert Pupille	sympathisch aus Ganglion cervicale superius
M. ciliaris	entspannt die Aufhängung der Linse, die sich auf Grund ihrer Eigenelastizität daraufhin stärker kugelig krümmt	parasympathisch, über N. oculomotorius und Ganglion ciliare

Tabelle 88: Äußere Augenmuskeln

Bewegungen des Bulbus oculi	Muskel	Hirnnerv
heben	M. rectus superior M. obliquus inferior	III III
senken	M. rectus inferior M. obliquus superior	III IV
adduzieren	M. rectus medialis M. rectus superior M. rectus inferior	III III III
abduzieren	M. rectus lateralis M. obliquus inferior M. obliquus superior	VI III IV
einwärtsrollen	M. obliquus superior M. rectus superior	IV III
auswärtsrollen	M. rectus inferior M. obliquus inferior	III III

Der M. levator palpebrae (Oberlidmuskel) wird vom N. III, der M. orbicularis oculi (um Lidspalte und Augenlider) als mimischer Muskel aus dem N. facialis (VII. Hirnnerv) innerviert. Beide Muskeln sind für Lidschlag und Weite der Lidspalte verantwortlich.

SEHBAHN UND PUPILLARREFLEX

In einer konvergierenden Erregungsleitung werden die 3 Neuronenschichten der Netzhaut untereinander verknüpft. Die Neuriten des 3. Neurons bilden den N. opticus (N. II). Rechter und linker N. opticus treffen sich an der Sehnervenkreuzung (Chiasma opticum). Die im N. opticus lateral gelegenen Fasern, die aus der lateralen Netzhauthälfte kommen, bleiben auf der gleichen Seite, die medial gelegenen kommen aus der medialen Netzhauthälfte und kreuzen zur Gegenseite. Nach der Sehnervenkreuzung wird das aus Anteilen beider Nn. optici gebildete Nervenbündel als Tractus opticus bezeichnet. Im rechten Tractus opticus befinden sich damit die Neuriten der 3. Neurone, die grob den rechten Netzhauthälften zuzuordnen sind, im linken die der linken Netzhauthälften. Die Neuriten enden im Corpus geniculatum laterale. Hier liegen die Perikaryen des 4. Neurons, deren Neuriten durch den dorsalen Schenkel der Capsula interna als GRATIOLET-Sehstrahlung zur Sehrinde im Cuneusgebiet des Occipitallappens gelangen (s. Tab. 91).

Vom Corpus geniculatum laterale bestehen Verknüpfungen zum Mesencephalon und für den Pupillarreflex zu praetectalen Kernen.

Die praetectalen Kerne haben Verbindung mit Perikaryen im parasympathischen WESTPHAL-EDINGER Kern, deren Neuriten sich dem N. oculomotorius beilagern. Sie werden im Ganglion ciliare auf ein neues Perikaryon umgeschaltet und erreichen als Nn. ciliares breves schließlich den M. sphincter pupillae (Pupillarreflex).

Die optischen Reflexzentren im Bereich der vorderen 2 Hügel stehen mit Augenmuskelkernen und, über den Tractus tectospinalis, mit motorischen Vorderhornzellen im Rückenmark in Kontakt. Über den Tractus tectocerebellaris erreichen auch Informationen die Kleinhirnrinde. Schon im Bereich der Sehnervenkreuzung werden Informationen zum Hypothalamus abgegeben.

Zur Klinik

Gesichtsfeldausfälle

Homolaterale Amaurose	Totaler Ausfall des Sehvermögens eines Auges (N. opticus Ausfall).
Heteronyme bitemporale Hemianopsie	Beidseitiger lateraler Gesichtsfeldausfall (Ausfall der im Chiasma opticum kreuzenden Nervenfasern).
Heteronyme binasale Hemianopsie	Beidseitiger nasaler Gesichtsfeldausfall (Ausfall der im Chiasma opticum kreuzenden Nervenfasern).
Homonyme Hemianopsie	Rechter oder linker Gesichtsfeldausfall (Ausfall z. B. eines Tractus opticus).

Es gibt eine größere Anzahl an weiteren kontralateralen homonymen Hemianopsien mit kleineren Gesichtsfeldausfällen. Ihre Ursachen liegen in Störungen in der Sehstrahlung oder Sehrinde.

Paresen von Nerven der Augenmuskeln

Allgemeines Erscheinungsbild

1. «Doppelbilder»
2. «visueller Schwindel»
3. Kompensatorische Kopfhaltung

Spezielles Erscheinungsbild

Ausfall des N. oculomotorius

Oberlid hängt herunter, Auge steht abduziert, die weite Pupille verengt sich nicht auf Lichteinfall.

Ausfall des N. trochlearis

Auge leicht adduziert, auswärtsgerollt, gehoben.
Kopfzwangshaltung: Neigung und Drehung zur gesunden Seite hin.

Ausfall des N. abducens

Auge nach medial gerichtet.
Kopfzwangshaltung: Drehung zur erkrankten Seite hin.

OHR UND GLEICHGEWICHTSAPPARAT

OHR

EINTEILUNG: äußeres Ohr
Mittelohr
Innenohr

Mittelohr und Innenohr befinden sich im Os petrosum des Os temporale. Das Mittelohr dient der Schallübertragung vom Trommelfell auf die Cochlea (Schneckenapparat). Das Innenohr ist für Hörempfindungen (Cochlea) und den Gleichgewichtssinn (3 Bogengänge, Utriculus, Sacculus) zuständig.

MITTELOHR (= PAUKENHÖHLE)

Das Trommelfell (Membrana tympani) ist die Grenze zwischen äußerem Gehörgang und Mittelohr. Die Außenfläche des Trommelfells wird über den N. trigeminus, die Innenfläche über die Nn. glossopharyngeus, facialis und über den Sympathicus sensibel innerviert. Der M. tensor tympani (N. V) spannt das Trommelfell. Im Mittelohr befinden sich in der Paukenhöhle die schallübertragenden und miteinander gelenkenden Gehörknöchelchen Hammer, Amboß und Steigbügel. Der Hammer übernimmt vom Trommelfell aufgefangene Schallwellen und leitet sie über den Amboß an den Steigbügel. Der M. stapedius (N. VII) zügelt den Steigbügel. Dieser überträgt die Schwingungen auf die Perilymphe des Innenohrs. Zwischen Hammergriff und Amboß verläuft die Chorda tympani, die Geschmacksinformationen von der Zunge leitet. Beim Schlucken wird die Ohrtrompete (Tuba auditiva), die Paukenhöhle und Rachen verbindet, weiter gestellt. Über sie erfolgt der Druckausgleich. Die Paukenhöhle steht mit pneumatisierten Knochenkammern im Warzenfortsatz (Proc. mastoideus) in Verbindung. In der dorsocaudalen Wand der Paukenhöhle verläuft in einem Knochenkanal der N. facialis.

INNENOHR

Das Innenohr besteht aus dem häutigen Labyrinth (Gebilde des endolymphatischen und perilymphatischen Raumes) und dem es umgebenden knöchernen Labyrinth. Es setzt sich aus dem Hörorgan und dem Gleichgewichtsorgan zusammen.

Hörorgan und Hörbahn

Für das Umsetzen der Schallwellen in Nervenimpulse des N. cochlearis (N. VIII) sind die Sinneszellen im CORTI-Organ der Schnecke verantwortlich. Sie reagieren auf die über die Perilymphe ankommenden und auf die Endolymphe übertragenen Schallwellen.

Hörbahn

Sinneszellen im CORTI-Organ
↓
1. Perikaryon im Ganglion spirale cochleae
↓
N. cochlearis
↓
2. Perikaryon in Nuclei cochleares ventralis et dorsalis in der Rautengrube
↓
③. Perikaryon im Nucleus lemniscus lateralis oder Corpus trapezoideum
↓
3. ④. Perikaryon im kontralateralen Colliculus inf. im Mesencephalon (vereinzelte Fasern bleiben auf der gleichen Seite)
→ optisch-akustische Reflexbahnen: Colliculus sup., Kleinhirn
↓
4. ⑤. Perikaryon im Corpus geniculatum mediale
↓
Hörstrahlung
↓
Rinde des Temporallappens (HESCHL-Querwindung, WERNICKE-Hörzentrum)

Gleichgewichtsorgan (Vestibularapparat) und Gleichgewichtsbahn (N. VIII)

Das Gleichgewichtsorgan ist ein Teil des mit Endolymphe gefüllten häutigen Labyrinths. Es umfaßt die 3 Bogengänge, die in 3 aufeinander senkrecht stehenden Ebenen des Raumes ausgerichtet sind, ferner die beiden miteinander in Verbindung stehenden Vorhofsäckchen, den Utriculus und den Sacculus. Die 3 Bogengänge beginnen und enden jeweils am Utriculus und sind in ihrem Anfangsteil ampullär erweitert.

Die mit Sinneshaaren versehenen Sinneszellen in den Ampullen der Bogengänge nehmen Verschiebungen der Endolymphe wahr, sie reagieren auf Drehbeschleunigung.

Die in Feldern (Maculae) zusammengelagerten Sinneszellen des Utriculus und Sacculus sind ebenfalls mit Sinneshaaren versehen. Diese ragen in eine gallertige Membran, in welche Kalkkonkremente eingelagert sind. Die Sinneshaare reagieren auf alle Druckveränderungen und Lageverschiebungen, die diese feinsten Kalksteinchen auf sie nach den Gesetzen der Schwerkraft ausüben. Die Sinneszellen in Utriculus und Sacculus reagieren damit auf Richtung und Größe einer linearen Beschleunigung und auf die Schwerkraft der Erde.

Aufgabe

Unser Gleichgewichtsorgan ist in enger Zusammenarbeit mit Proprioceptoren, mit dem optischen System und mit extrapyramidalmotorischen Zentren verantwortlich für:

1. Orientierung im Raum.
2. Korrigierende Kopfhaltung auf Drehbeschleunigung, Lage- und Schwerkraftsänderungen.
3. Impulsgebung für den Muskeltonus, der für das Aufrechterhalten des Gleichgewichts verantwortlich ist.
4. Mitbeteiligung an Augenmotorik.

Vestibulooculäre Reflexe (VOR)

Die vestibulooculären Reflexe führen bei Reizung von Receptoren in den Bogengängen wie auch in den Maculae zu einer direkten Beeinflussung von Bewegungen des Bulbus oculi.

Die VOR sorgen bei allen Kopf- und Körperbewegungen für eine stets stabile Lage der Blickachsen, sodaß stets ein aufrechtes Bild gegeben ist. Wir Menschen sehen binokulär, d. h. wir erfassen mit beiden Augen einen Gegenstand gleichzeitig und erkennen ihn trotzdem als ein einheitliches Bild, sehen also nicht mit jedem Auge ein gesondertes Bild des Gegenstandes. Daher müssen die vestibulär induzierten kompensatorischen Augenbewegungen auch stets so aufeinander abgestimmt («konjugiert») sein, daß der angeblickte Gegenstand in beiden Augen immer gleichzeitig auf die Stelle des schärfsten Sehens (Fovea centralis) projiziert wird. Wäre dies nicht der Fall, würden wir Doppelbilder des Gegenstandes sehen.

Informationen von den Receptoren in den linken und rechten Bogengängen sowie von den beidseitigen Maculae werden daher hauptsächlich über die superioren und medialen Vestibulariskerngebiete zu den Kerngebieten der äußeren Augenmuskeln geleitet. Dieser Weg entspricht einem 3-Neuronenkreis: Wobei die 1. Neuronen an den Bogengang- und Maculareceptoren beginnen, über das Ganglion vestibulare und den N. vestibularis an den Nuclei ni vestibularis enden. Hier an den Nuclei vestibulares superior (BECHTEREW) und medialis (SCHWALBE) liegen die Perikaryen der zweiten Neuronen, deren Neuriten zu den Kerngebieten der Hirnnerven III, IV und VI führen. Sie stellen die Perikaryen der dritten Neuronen, deren Neuriten als Nervi oculomotorius (III), trochlearis (IV) und abducens (VI) zu den ihnen zugehörigen Augenmuskeln führen. Über diesen direkten Schaltweg werden die Receptoren in jedem der drei Bogengänge über eine *erregende Schaltung* mit dem ipsilateralen und auch mit dem entsprechenden kontralateralen Augenmuskelagonisten verbunden. Über einen Parallelweg läuft auch die für die konjugierte Blickbewegung notwendige *hemmende Schaltung* zu den ipsilateralen und den ihnen entsprechenden kontralateralen Augenmuskelantagonisten.

Bei Kopfbewegungen werden die VOR von Impulsen an den Receptoren der Bogengänge ausgelöst (dynamische Komponente), bei ruhig gehaltenem Kopf werden die VOR vom Makulaapparat aus aufrecht erhalten (statische Komponente).

Halten der Balance

Proprioceptoren (welche Dehnungsempfindungen, Druckbeanspruchungen und Muskeltonus insbesondere von Gelenken, Bändern und Muskeln der Füße und Beine zentralwärts melden), das *Labyrinth und die Vestibulariskerne mit ihren neuronalen Verknüpfungen* und das *optische System* (beidseits der Bulbus oculi mit Netzhaut, Nervus opticus, Fasciculus und Tractus opticus und deren neuronale Verknüpfungen) treffen an zentralen Schaltstellen ihrer Systeme im Sinne einer **multisensorischen Konvergenz** zusammen. Sie beeinflussen von hier gemeinsam die Stellmotorik. Dadurch wird das Halten unserer Balance dreifach gesichert. Fällt eines der drei synchron zusammenarbeitenden Sicherungssysteme (Proprioceptoren, Vestibularapparat und optisches System) aus, so läßt sich dessen Beeinflussung der Balancehaltung nach einer unterschiedlich langen Gewöhnungs- und Lernzeit durch die beiden anderen Systeme teilweise kompensieren. So können z. B. Störungen am Vestibularapparat oder in proprioceptiven afferenten Bahnen im Rücken-

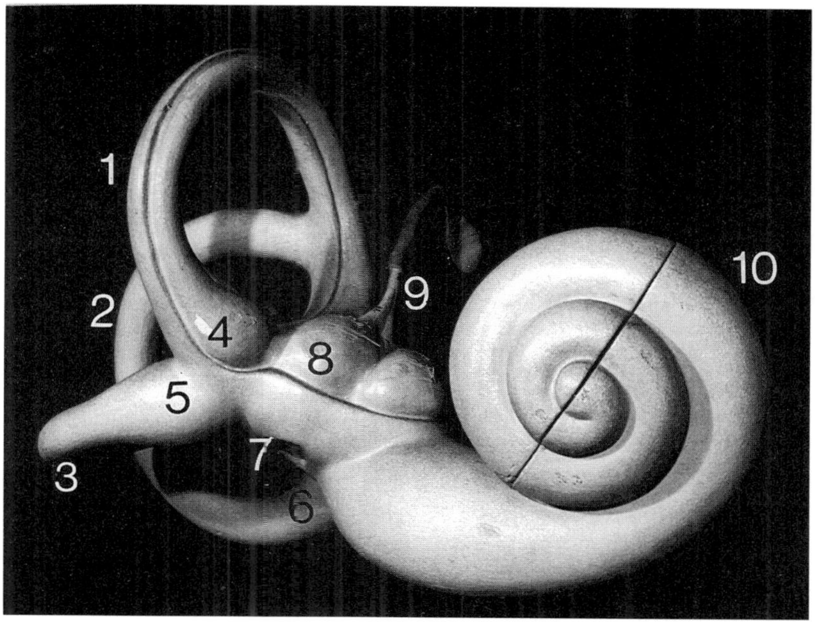

Abb. 34 a Ansicht von ventral auf ein Modell des rechten knöchernen Labyrinths.

1 = sagittaler Bogengang (Canalis semicircularis anterior)
2 = frontaler Bogengang (Canalis semicircularis posterior)
3 = horizontaler Bogengang (Canalis semicircularis lateralis)
4 = Ampulla ossea anterior
5 = Ampulla ossea lateralis
6 = Ampulla ossea posterior
7 = Fenestra vestibuli
8 = Vestibulum
9 = Aquaeductus vestibuli
10 = Cochlea (Schnecke)

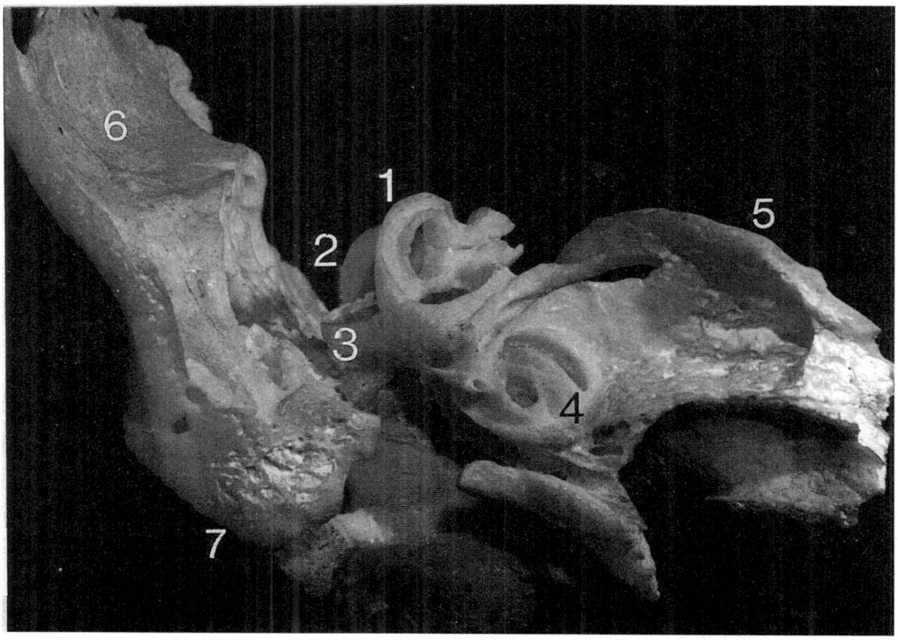

Abb. 34 b Ansicht von ventral auf das aufgefräste knöcherne Labyrinth im rechten Os temporale. Vergr. etwa 1 : 2.

1 = sagittaler (anteriorer) Bogengang
2 = frontaler (posteriorer) Bogengang
3 = horizontaler (lateraler) Bogengang
4 = Schnecke (Cochlea)
5 = Pars petrosa des Os temporale
6 = Squama des Os temporale
7 = Proc. mastoideus

mark über die erhöhte visuelle Lagekontrolle im Raum kompensiert werden. Die Störungen werden jedoch im Dunkeln oder bei geschlossenen Augen klinisch sofort feststellbar.

Gleichgewichtsbahn

Sinneszellen

↓

1. Perikaryon im Ganglion vestibulare

↓

N. vestibularis

↓

2. Perikaryon in Rautengrube

a) Nucleus vestibularis superior	(BECHTEREW)
b) Nucleus vestibularis medialis	(SCHWALBE)
c) Nucleus vestibularis lateralis	(DEITER)
d) Nucleus vestibularis inferior	(ROLLER)

↓

Verbindungen der Vestibularkerne (a–d)

a–d:	über Tractus vestibulocerebellaris zur Kleinhirnrinde (Wurm, Flocculus) und zurück
a:	über Tactus vestibulothalamicus zum Thalamus
b+c+d:	über Tractus vestibulospinalis sowie über Formatio reticularis und Tractus reticulospinalis zu motorischen Vorderhornzellen des Rückenmarks (Halte- und Stellreflexe, statokinetische Reaktionen)
c:	über Fasciculus longitudinalis medialis zu 1. Nucleus ruber 2. motorische Perikaryen der Hirnnerven V, VII, IX, X
a+b:	über Fasciculus longitudinalis medialis zu den Kernen der Augenmuskelnerven (Nystagmus)

Zur Klinik

Prüfung des N. vestibularis

Bei einer vestibulären Gleichgewichtsstörung fällt oder schwankt ein Patient nach lateral oder dorsal (= ROMBERG +), wenn er aufgefordert wird, bei geschlossenen Füßen die Augen zu schließen und ruhig stehen zu bleiben.

Nystagmus

Unwillkürliche, gleichartige, schnell aufeinander folgende rhythmische Augenbewegungen nennt man Nystagmus. Der Nystagmus wird u. a. nach der Bewegungsrichtung und nach der zeitlichen Beziehung der einzelnen Phasen zueinander bezeichnet.

Nystagmus zur kranken Seite hin	bei Reizung des N. vestibularis
Nystagmus zur gesunden Seite hin	bei Ausfall des N. vestibularis

ZENTRALES NERVENSYSTEM

GEHIRN

HIRNHÄUTE

Das Gehirn wird von den 3 Hirnhäuten umhüllt:

1. Dura mater encephali
   (harte Hirnhaut)
2. Arachnoidea
   (Spinngewebehaut)
3. Pia mater encephali
   (weiche Hirnhaut)

Arachnoidea und Pia mater encephali werden auch als Leptomeningen bezeichnet (daher auch bei ihrer Entzündung: Leptomeningitis).

Dura mater encephali

Die kollagenfaserige Dura mater ist zugleich derbe Umhüllung des Gehirns, und Periost zu den angrenzenden Schädelknochen. Sie liegt damit den Schädelknochen eng an. Zwischen Dura mater und Schädelknochen verlaufen die Aa. meningeales anterior, media und posterior. Zur Stabilisierung des Gehirns und zur Verstärkung der Schädelkalotte stehen sagittal und horizontal ausgerichtete Duraplatten in den Schädelinnenraum. Die wichtigsten sind:

Die sagittale *Falx cerebri* reicht vom Siebbein bis zum Giebel des Tentorium cerebelli sowie der Protuberantia occipitalis interna und trennt beide Großhirnhemisphären.

Das zeltdachähnliche *Tentorium cerebelli* liegt zwischen Occipitallappen und Kleinhirn und schließt die hintere Schädelgrube nach cranial. Zum Keilbeinkörper hin ist eine Lücke für den Hirnstamm vorhanden.

Arachnoidea

Die Arachnoidea ist dünn, durchsichtig und erscheint gefäßfrei. Sie ist über wenige Bindegewebsbrücken durch einen kapillären Spaltraum mit der Dura mater verbunden. Kugelige Arachnoideaausbuchtungen (Arachnoidealzotten) drängen sich durch die Dura in benachbarte Sinus. Die Arachnoidea überbrückt die Einfaltungen der Hirnrinde (Sulci) und überspannt Nischen zwischen den Hirnabschnitten.

Pia mater encephali

Die gefäßreiche Pia mater liegt der Hirnrinde an. Sie folgt den Hirnwindungen (Gyri) und dringt trichterartig mit den Hirngefäßen in die Hirnrinde ein.

Innervation der Hirnhäute

Dura und Pia mater encephali werden über die Hirnnerven V, IX und X sensibel innerviert. Ein erhöhter Liquordruck führt daher zu Kopfschmerzen und zeigt Vagusreizsymptomatik. Die Arachnoidea enthält keine Nervenendigungen.

RÄUME ZWISCHEN HIRNHÄUTEN

Epiduralraum

Raum zwischen Dura mater spinalis und Periost im Wirbelkanal. Im Schädelinnenraum sind Dura mater encephali und Periost fest miteinander verwachsen, so daß hier physiologischer Weise ein Epiduralraum fehlt. Bei der Verletzung einer Meningealarterie im Rahmen eines Schädelbruchs kann sich durch das Hämatom langsam ein pathologischer Epiduralraum entfalten.

Subduralraum

Kapillärer Spaltraum, welcher von Bindegewebszügen und Venen der Hirnoberfläche durchzogen wird.

Subarachnoidealraum

Von Arachnoidealtrabekeln und Gefäßen durchzogener Raum zwischen Arachnoidea und Pia mater, der mit Liquor cerebrospinalis gefüllt ist. Da die Arachnoidea die Sulci überspannt, die Pia mater aber der Hirnrinde eng anliegt, ist der Subarachnoidealraum im Bereich der Gyri schmaler, im Bereich der Sulci aber tiefer. An mehreren Stellen ist der Liquorraum zu Cisternen erweitert (z. B. Cisterna basalis,

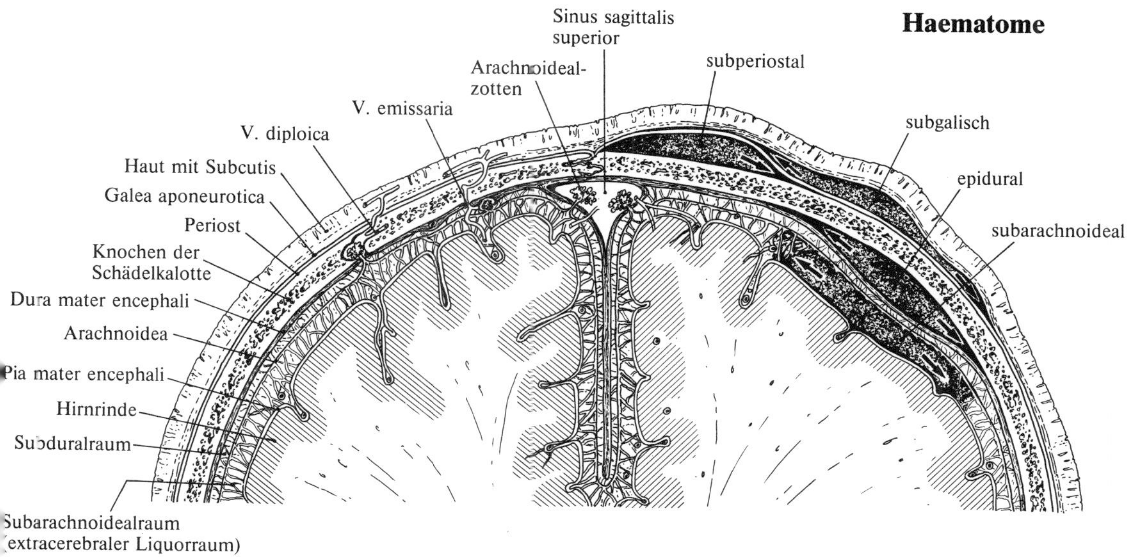

Abb. 35 Schichtenfolge am Schädel zwischen Kopfhaut und Hirnoberfläche.

Cisterna cerebellomedullaris, Cisterna ambiens). Der Subarachnoidealraum, der auch als extracerebraler Liquorraum bezeichnet wird, steht über die Aperturae laterales und mediana am 4. Ventrikel mit den intracerebralen Liquorräumen in Verbindung.

SINUS

Sinus sind stets offene venöse Blutleiter, die in die Dura mater eingebaut sind. Ihre kollagenfaserige Wand wird innen von Endothel ausgekleidet. Große Sinus befinden sich an den Grenzen zwischen den Schädelgruben und entlang der Randzonen der Falx cerebri und des Tentorium cerebelli. Die Sinus beziehen ihr Blut von der harten und weichen Hirnhaut und der ihnen benachbarten Hirnrinde. Über die V. cerebri magna mündet die Hauptmenge des venösen Hirnblutes in den Sinus rectus. Sinus haben Verbindungen über Vv. emissariae zu Diploevenen benachbarter Schädelknochen und damit auch zu äußeren Kopfvenen. Über die Vv. emissariae kann eine Druckentlastung der Sinus erfolgen (s. Abb. 35).

Tabelle 89: Auswahl wichtiger Sinus

Sinus	Verlauf	Besonderheit
S. sagittalis sup.	entlang Oberrand Falx cerebri	Vv. emissariae, Arachnoidealzotten im Sinus
S. sagittalis inf.	entlang Unterrand Falx cerebri	
S. rectus	entlang Vereinigung Falx cerebri und Tentorium cerebelli	Mündung der V. cerebri magna und des S. sagittalis inf.
Confluens sinuum	Mündung von S. sagittalis sup. und S. rectus	
S. transversus	vom Confluens sinuum entlang lateralem Rand des Tentorium cerebelli	
S. sigmoideus	s-förmige Fortsetzung des S. transversus zum Foramen iugulare	enge Nachbarschaft zum Mittelohr (bes. beim Säugling und Kleinkind dünne Trennwand, Mittelohreiterung!)
S. cavernosus	paariges netzartiges Venengeflecht um Sella turcica, geht nach dorsal in Plexus basilaris über	den Sinus durchlaufen: A. carotis interna, Nn. III, IV, V_1, VI. Anastomosen: über V. ophthalmica sup. zu Gesichtsvenen (Ausbreitungsweg für Entzündungen)
S. petrosus sup.	entlang oberer Felsenbeinkante	Abfluß des S. cavernosus
S. petrosus inf.	entlang dorsalem Unterrand Felsenbein	Abfluß des S. cavernosus
S. marginalis	entlang Foramen magnum	leitet Blut aus Plexus basilaris über S. occipitalis zum Confluens sinuum

LIQUOR UND LIQUORZIRKULATION

Liquor

Der Liquor cerebrospinalis ist eine wasserhelle und wasserklare Flüssigkeit, welche die Hirnhohlräume und den Subarachnoidealraum um Gehirn und Rückenmark füllt. Die durchschnittliche Menge von 140 ml (100–180 ml) Liquor des Erwachsenen enthält wenig Eiweiß (25–40 mg pro 100 ml), 40–90 mg Glucose pro 100 ml, Elektrolyte in spezifischer Zusammensetzung und vereinzelte Leukozyten (bis zu 8 Zellen pro mm^3 physiologisch). Der Gehalt an Eiweiß, Glucose und die Elektrolytverteilung im Liquor der Hirnhohlräume und des Subarachnoidealraumes sind unterschiedlich. Der Liquorzuckergehalt entspricht etwa der Hälfte des Serumzuckerspiegels und muß daher immer mit diesem verglichen werden.

Die tägliche Liquorproduktion des Erwachsenen macht etwa 500 ml aus. Der physiologische Liquordruck beim liegenden Erwachsenen beträgt zwischen 80 und 200 mm Wassersäule, beim Kind zwischen 50 und 100 mm*.

Aufgaben des Liquor cerebrospinalis sind: Ausgleich von Volumenschwankungen bei Durchblutungsänderungen von Gehirn und Rückenmark, Schutz vor Erschütterung des zentralen Nervensystems, Entlastung der Auflagefläche des Gehirns und der Aufhängung des Rückenmarks durch «Schwimmen» von Gehirn und Rückenmark im Liquor, geringe Ernährungsaufgabe (Glucosegehalt) und Transportmedium u. a. für Elektrolyte, bestimmte Gammaglobuline und Leukozyten.

Liquorbildung

In den Hirnventrikeln und im Subarachnoidealraum wird etwa die gleiche Menge Liquor gebildet. Als Bildungsstätten gelten:

1. die Epithelzellen der Plexus chorioidei aller 4 Hirnventrikel (Sekretion)
2. das Wandependym der 4 Hirnventrikel
3. die Pia mater
4. die extracerebralen Verlaufsstrecken der Hirngefäße.

Tabelle 90: Liquorzirkulation

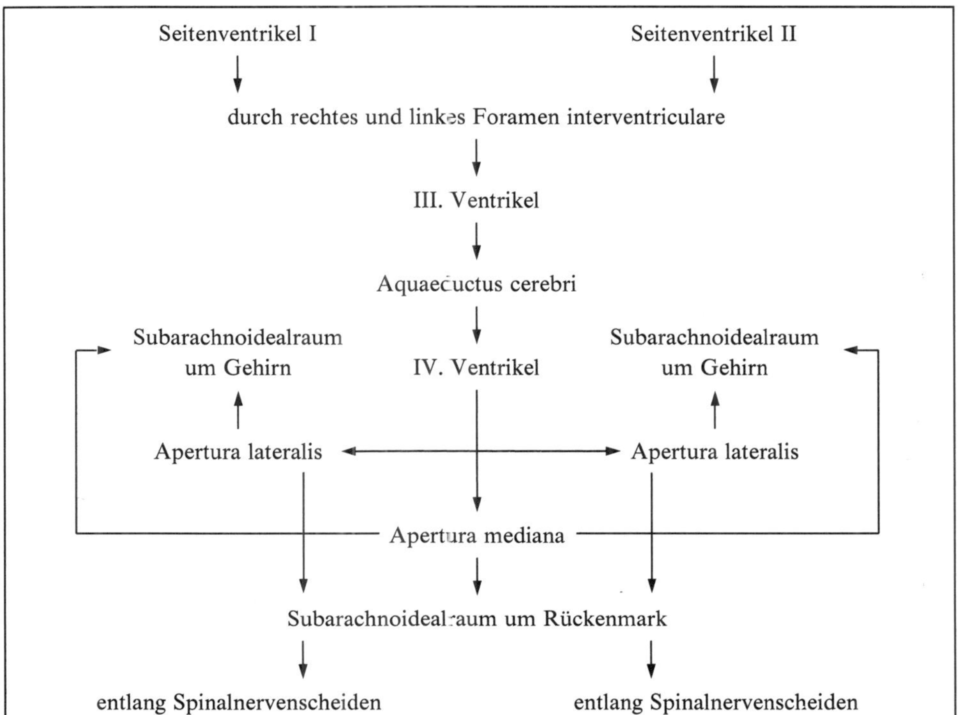

Z 57

* 100 mm H_2O = 980,67 Pascal

Liquorresorption

Als Resorptionsbereiche des Liquors gelten:

1. die Arachnoidealzotten in den Sinus durae matris
2. die Lymphbahnen entlang der Nervenscheiden von Hirn- u. Spinalnerven
3. die epiduralen Venen des Wirbelkanals
4. das Ependym der Hirnventrikel
5. die Plexus chorioidei nehmen auch bestimmte Stoffe aus dem Liquor auf.

Zur Klinik

Blut-Liquorschranke

Die Blut-Liquorschranke ist für die qualitative und quantitative Zusammensetzung des Liquors verantwortlich. Sie befindet sich in der Epithelschicht der Plexus chorioidei und in der Pia mater. Die selektiv arbeitende Blut-Liquorschranke ist z. B. bei der Hirnhautentzündung gestört.

Blut-Hirnschranke

Zwischen dem Blut in den Hirnarterien und dem Hirngewebe bilden die Endothelzellen eine «Grenzschranke», welche bestimmte im Blut zirkulierende Stoffe selektiv durchläßt und andere zurückweist: die Blut-Hirnschranke. Sie ist u. a. in der medikamentösen Therapie cerebraler Erkrankungen von Bedeutung.

HIRNGLIEDERUNG

Allgemeine Daten

Gewicht (Erwachsener) etwa 1350 g (1250–1800)
graue Substanz 38–39 % (Hirnrinde und basale Ganglien des Endhirns)
weiße Substanz 61–62 % (Marklager des Endhirns)
Hirnrindendicke (Neocortex) etwa 2,5 mm
Hirnoberfläche (Endhirn) 1876–2195 cm^2 (WAGNER)

Gliederung und Definitionen

	Endhirn	(Telecephalon)	Großhirn
Z 58	Zwischenhirn	(Diencephalon)	
	Mittelhirn	(Mesencephalon)	
	Hinterhirn	(Metencephalon)	Rautenhirn (Rhombencephalon)
	Nachhirn	(Myelencephalon = Medulla oblongata)	

Hirnstamm = basale Ganglien des Telencephalon; Diencephalon; Mesencephalon und Rhombencephalon (ohne Kleinhirn)
Hirnmantel = Rinde und Marklager des Telencephalon
Stammhirn = Diencephalon, Mesencephalon und Rhombencephalon (ohne Kleinhirn)

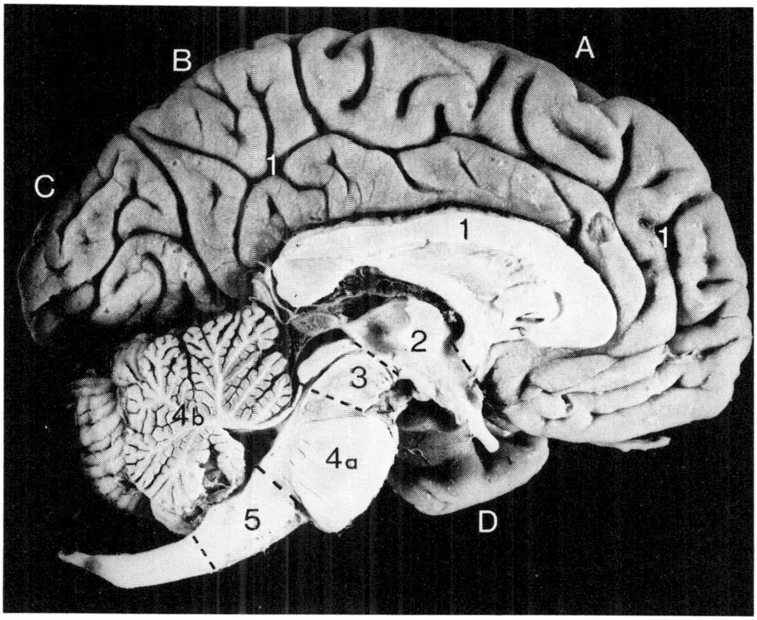

Abb. 36 Medianschnitt durch das Gehirn. Die einzelnen Hirnabschnitte sind mit gestrichelten Linien gegeneinander abgesetzt.
A = Frontallappen, B = Parietallappen, C = Occipitallappen, D = Temporallappen.
1 = Telencephalon, 2 = Diencephalon, 3 = Mesencephalon, 4 = Metencephalon: 4a Pons, 4b Cerebellum, 5 = Myelencephalon (Medulla oblongata).

Telencephalon

Das Telencephalon besteht aus:

1. Hirnmantel (Rinde und Marklager)
2. Bulbus und Tractus olfactorius
3. basalen Endhirnkernen
   - a) Nucleus caudatus (geschweifter Kern) } = Striatum (Streifenkörper)
   - b) Putamen (dunkler Schalenkern) }
   - c) Claustrum (Vormauer)
   - d) Corpus amygdaloideum (Mandelkern)

Hirnmantel

Die beiden Endhirnhemisphären werden durch einen medianen Spalt, in dem sich die Falx cerebri befindet, getrennt. Die Rinde des Hirnmantels ist gefältelt, wodurch die Oberfläche vergrößert wird. Furchen (Sulci) und Windungen (Gyri) bewirken eine territoriale Gliederung der Oberfläche. Eine transversale Spalte, in der das Tentorium cerebelli ausgespannt ist, trennt Endhirn von Kleinhirn.

Einander entsprechende Gebiete der Endhirnhemisphären werden untereinander durch eine dicke Kommissurenbahnplatte, das Corpus callosum, verbunden. Im Marklager befinden sich weiterhin u. a. kurze und lange Assoziationsbahnen, die benachbarte oder entfernte Rindengebiete einer Seite verknüpfen, sowie lange Projektionsbahnen, die entweder Verbindungen von der Körperperipherie zur Hirnrinde oder von der Hirnrinde zur Peripherie herstellen.

Die beiden Seitenventrikel sind die intracerebralen Liquorräume des Telencephalon. Sie verzweigen sich mit Vorderhorn, Unterhorn und Hinterhorn in die 4 Lappen jeder Endhirnhemisphäre.

Endhirnoberfläche

Die Hirnrindenfältelung läßt eine Lappengliederung und eine differenzierte Feldereinteilung zu.

Lappengliederung

Z 59 Frontal-, Parietal-, Temporal- und Occipitallappen. Die Insel ist das basalganglien-
nahe Rindengebiet des Telencephalon, das von dem rascher gewachsenen Frontal-,
Z 60 Temporal- und Parietallappen überlagert wurde.

Die Lappen sind gegeneinander durch markante Sulci getrennt: z. B. Sulcus centralis (Frontal- gegen Parietallappen) und Sulcus lateralis (Frontal- und Parietal- gegen Temporallappen).

Feldereinteilung

Brodmann hat die strenge Gyruseinteilung der Großhirnrinde nach neurocytoarchitektonischen Gesichtspunkten in Felder (Areae) gegliedert und beziffert. In der Tab. 91 werden hier nur einige der über 200 bekannten Felder angegeben. Im Gyrus praecentralis sowie im Gyrus postcentralis ist jeweils die kontralaterale Körperhälfte für die Motorik bzw. Sensibilität in Kleinformat, als «Homunculus» repräsentiert. Dabei haben die Körperregionen entsprechend ihrer Wertigkeit unterschiedlich große Rindengebiete (z. B. Kopf und Hand übermäßig groß).

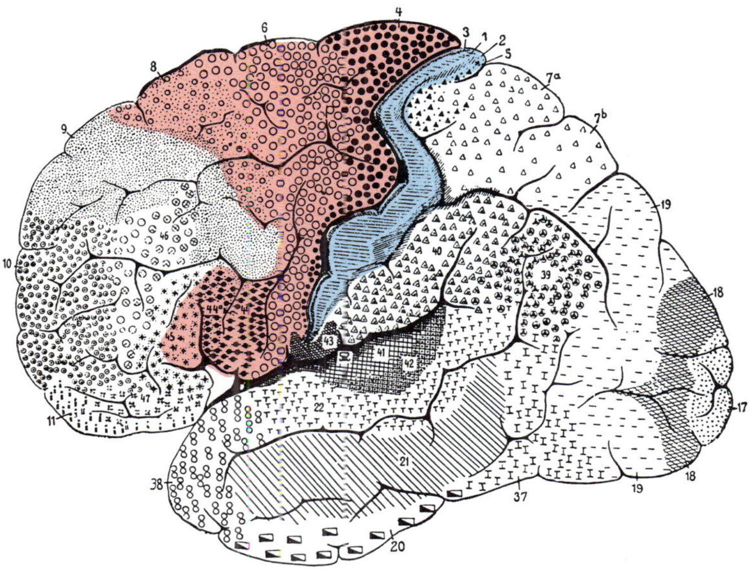

a)

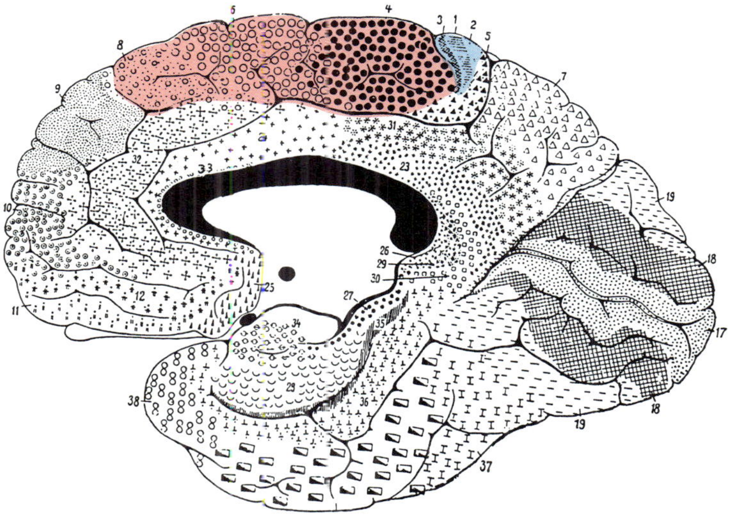

b)

Abb. 37 Gliederung der Hirnrinde in Lokalisationsfelder nach funktionellen Gesichtspunkten (nach BRODMANN 1909).

a) Lateralansicht auf linke Telencephalonhälfte. b) Medianansicht auf rechte Telencephalonhälfte.

Blau: 1–3 = Areal für Schmerz- und Temperaturempfindung (3), Berührungsempfindung (1) sowie kinästhetische Empfindung (2) einschließlich perzeptiver und digitaler Tastauffassung

Rot: motorischer Cortex, 44–45 = motorisches Sprachzentrum, Einzelbewegungen (4), Rumpf- und Kopfwendungen (6).

9 = Antrieb, Anstrengungs- und Kraftgefühle
10 = Motorische Handlungsfolgen
17 = Sehen von Helligkeit, Farben und Bewegungen
19 = Erkennen von Zahlen, Gegenständen, Farben, Lesen
22 = Satzverständnis, Wortverständnis, Melodieverständnis
37 = Namenverständnis
39 = sensorisch konstruktives Handeln
40 = Arm Einzelhandlung und Handlungsfolgen

Tabelle 91

Area	Aufgabe	Lokalisation
3, 2, 1	Oberflächen- und Tiefensensibilität	Gyrus postcentralis am Parietallappen
4	isolierte Innervation einzelner Muskeln oder Muskelgruppen der kontralateralen Seite	Gyrus praecentralis am Frontallappen
6	weniger präzise Spezialbewegungen einzelner Muskeln, komplexe Einstellbewegungen	vor Gyrus praecentralis am Frontallappen
17	Wahrnehmungsfeld für Sehen	um Sulcus calcarinus am Occipitallappen
18, 19	optische Erinnerungsfelder, Verständnis für Gesehenes	Occipitallappen vor Area 17 und dorsaler Teil Parietallappen

Hemisphärendominanz

Das Zentrale Nervensystem ist *bilateralsymmetrisch* angelegt. Kommissurenbahnen verbinden beide Seiten untereinander. Hemisphärendominanz oder auch «*Lateralisation*» ist eine morphologisch nur teilweise erkennbare funktionelle Asymmetrie unserer beiden Hirnhemisphären. In der *meist dominanten linken Hirnhemisphäre* sind u. a. Zentren für Sprachvermögen, Sprachverständnis, arithmetische Fähigkeiten, Fähigkeit zur Analyse von Details und von zeitlichen Abläufen sowie die Verarbeitung von emotional wichtigen Informationen lokalisiert. In der *nicht dominanten Hirnhemisphäre* finden u. a. ganzheitliches, bildhaftes Denken, räumliche und zeitliche Integration statt. «Vereinfacht könnte man die Leistung der linken Hirnhemisphäre als die Auseinandersetzung des Ich mit der Umwelt, und die der rechten Hirnhemisphäre als die des Ich mit dem Selbst bezeichnen» (PETSCHE 1985).

Größere Läsionen in den Areae 5 und 7 führen zur Apraxie, d. h. der Unfähigkeit, geordnete Handlungen durchzuführen. Als Astereognosie bezeichnet man die Unfähigkeit, einen Gegenstand ohne ihn sehen zu können nur durch Befühlen zu erkennen.

Hirnrindengebiete für Sprache und Formen von Aphasie

Die sprachdominante Hirnrinde ist bei den meisten Menschen in der linken Hirnhemisphäre lokalisiert. Daher sind bei ihnen die dafür zugehörigen motorischen Rindengebiete (Areae 44, 45) auch links meist größer als rechts.

Denkvorgänge sind komplexe Vorgänge. Sie erfassen immer eine Fülle von Hirnbereichen. So sind bei den cerebralen Schaltvorgängen für das Sprechen nicht nur motorische, sondern auch sensorische Hirnrindengebiete betroffen.

Um einen mit einem oder mehreren unserer 5 Sinne erfassten Gegenstand mit seinem Wortbegriff aussprechen zu können, sind eine Fülle von Assoziationsschaltungen im Gehirn notwendig: Diese Assoziationsschaltungen ermöglichen uns dann, den Gegenstand als solchen zu erkennen, ihn mit früher schon gesehenen zu vergleichen und zu verstehen, den erlernten Namen für den Gegenstand abzurufen, diesen Namen dann auch auszusprechen oder nur aufzuschreiben, aus dem gehörten Namen ein Bild von ihm zeichnen oder vorstellen zu können, aus dem Geruch der Tomate den Wortbegriff zu nennen u. v. a.

Das Bild des motorischen Sprachausfalls bei corticaler Läsion hängt von Ort, Größe und Tiefenausdehnung der Hirnrindenschädigung und weiteren z. T. noch unbekannten Faktoren ab. Früher galt die klassische Einteilung der corticalen Sprachstörungen in:

motorische Aphasie	(betroffen Areae 44, 45 = BROCA Zentrum) Unvermögen Erkanntes und Verstandenes auszusprechen.
sensorische Aphasie	(betroffen Areae 41, 42 = WERNICKE Zentrum) Unvermögen Gesprochenes und Gehörtes zu verstehen.

Weitere corticale Sprachstörungen sind:

amnestische Aphasie	(betroffen unterer Parietallappenbereich) Wortfindung gestört bei erhaltener Begriffsvorstellung. Kommt bei progressiver Paralyse, Cerebralsklerose, seniler Demenz vor, ist aber auch angedeutet bei Ermüdung und besonderer Aufgeregtheit zu beobachten.
globale Aphasie	verlorengegangen sind: Sprach- und Schriftverständnis, spontanes Sprechen, Nachsprechen, lautes Lesen, Spontanschreiben, Diktatschreiben.

Basale Endhirnkerne (s. Abb. 38f)

Sie sind Bestandteile des extrapyramidalmotorischen Systems (EPS), eines Systems, das aus untereinander über Regelkreise verknüpften Kerngebieten und Bahnen besteht und unsere unbewußte, zeitliche und räumliche Koordination der Muskeltätigkeit bewirkt.

1. Nucleus caudatus und Putamen

Sie werden als Striatum zusammengefaßt, da sie einheitlicher Herkunft sind und nur durch die Capsula interna auseinandergedrängt wurden. Beide Kerne stehen zwischen Faserbündeln der inneren Kapsel hindurch untereinander in Verbindung.

Z 61 Der Nucleus caudatus begrenzt die Seitenventrikel nach lateral. Das Putamen befindet sich zwischen den Capsulae interna und externa. Die kleinzelligen Perikaryen
Z 62 zeichnen sich im EPS durch eine Hemmfunktion, die großzelligen durch bahnende Eigenschaften aus.

2. Claustrum

Das Claustrum befindet sich zwischen dem Marklager der Inselrinde (Capsula extrema) und der Capsula externa. Es hat enge Beziehung zum limbischen System.

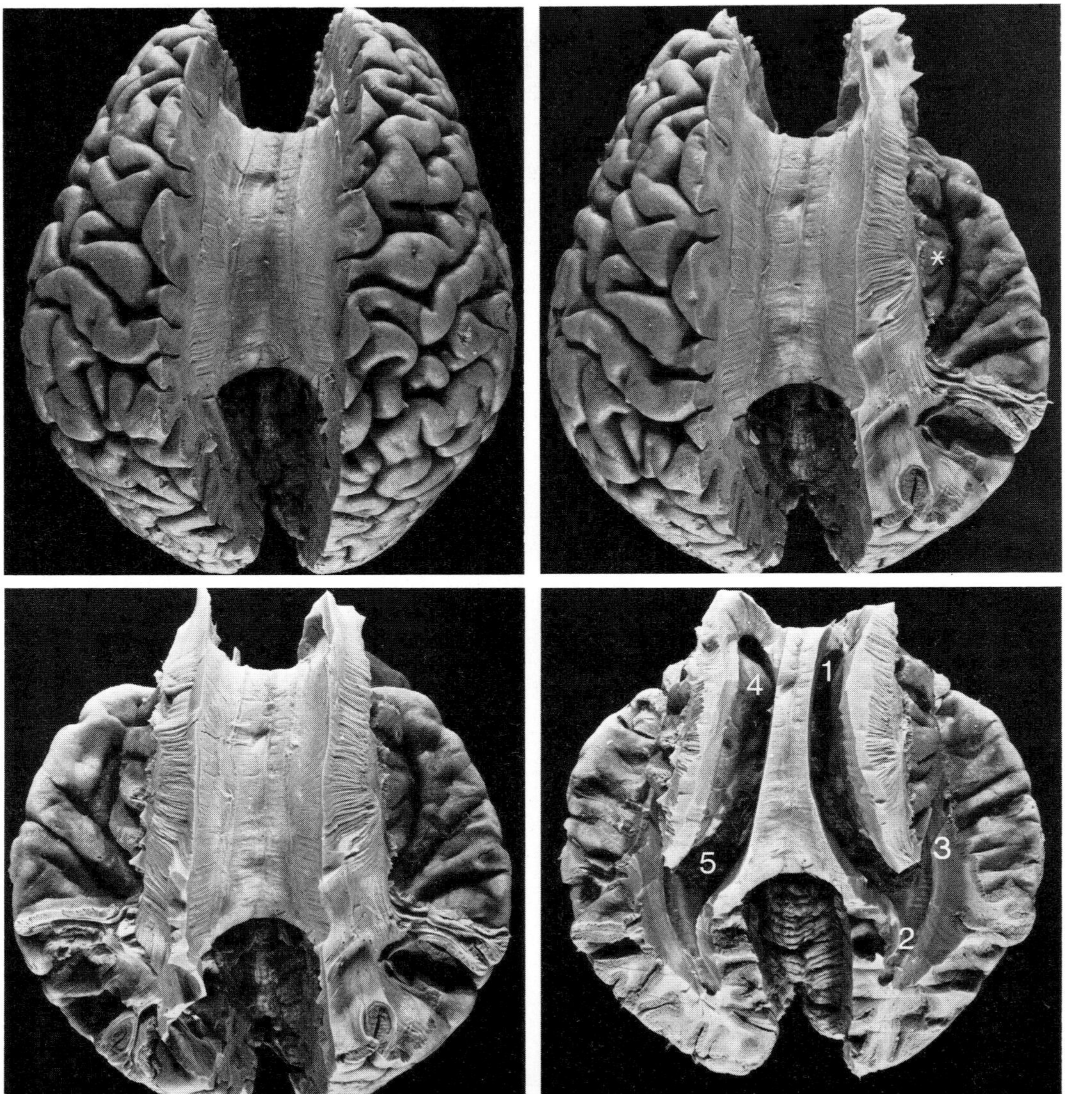

Abb. 38 a–d

Fortsetzung auf der nächsten Seite

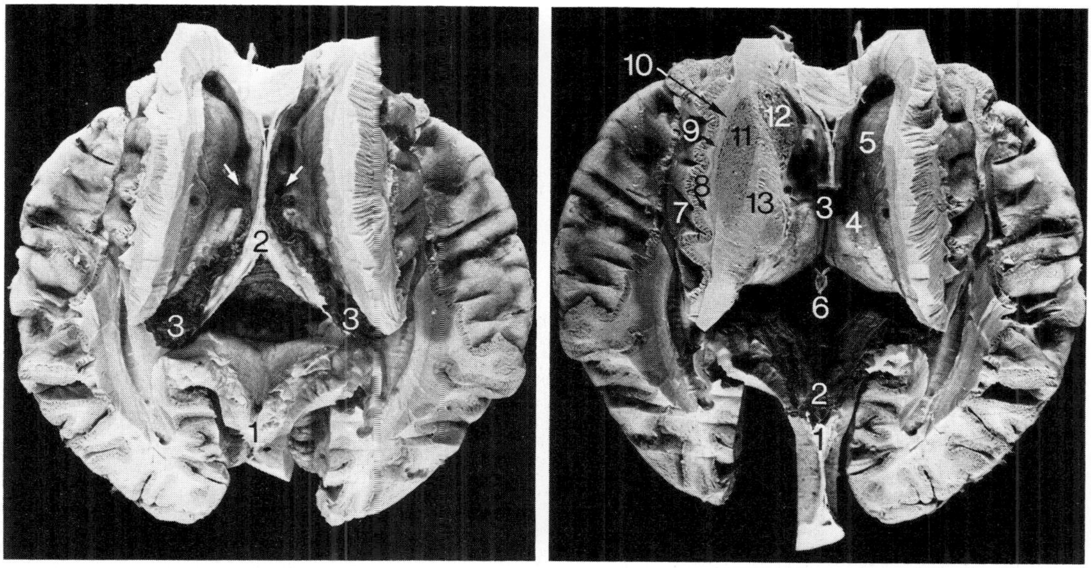

Abb. 38a–f sind eine Präparationsfolge auf dem Weg zur Darstellung des III. Ventrikels.
a Ansicht von cranial auf das Telencephalon. Darstellung der Balkenfaserung durch Entfernen des Gyrus cinguli und der der Falx cerebri benachbarten Rindenbereiche.
b Die Telencephalonabschnitte (Opercula), welche die Insel (*) überlagern, wurden weggebrochen, dabei stellt sich die Stabkranzfaserung von lateral dar.
c An den Durchflechtungszonen zwischen Balkenstrahlung und Stabkranzfaserung lassen sich die beiden etwa im 90° Winkel zueinander verlaufenden Fasermassen nicht gleichzeitig weiterverfolgen, sie brechen ab.
d Der Balken wird paramedian eingeschnitten und die Seitenventrikel dargestellt. Seitenventrikel: 1 = Vorderhorn, 2 = Hinterhorn, 3 = Unterhorn. Im Seitenventrikel sieht man nach lateral zu dem Nucleus caudatus (4), am Boden den Plexus chorioideus (5).
e Ansicht von cranial auf die eröffneten Seitenventrikel. Der schmale Längsbügel des Balkens, der in Abb. 38d noch vorhanden ist, wurde im Bereich der beiden Vorderhörner durchtrennt und dorsalwärts geklappt (1). Man blickt auf die Crura fornicis (2). Am Boden der Seitenventrikel erkennt man den Plexus chorioideus (3). Die Pfeile zeigen in rechtes und linkes Foramen interventriculare.
f Ansicht von cranial auf den eröffneten III. Ventrikel. Die Fornixbahnen wurden in Höhe der Foramina interventricularia durchtrennt und dorsalwärts geklappt (1). Der Plexus chorioideus der Seitenventrikel und der das Dach des III. Ventrikels bildende Plexus chorioideus des III. Ventrikels wurden nach dorsal gewendet (2). 3 = III. Ventrikel, 4 = Thalamus, 5 = Nucleus caudatus, 6 = Zirbeldrüse. An der linken Hälfte des Präparates wurde zusätzlich ein Horizontalschnitt durch die Insel gelegt, der unmittelbar in Höhe des Oberrandes des Thalamus verläuft. Man erkennt so: 7 = Inselrinde, 8 = Capsula extrema, 9 = Claustrum, 10 = Capsula externa, 11 = Putamen, 12 = Nucleus caudatus, 13 = Capsula interna.

3. Corpus amygdaloideum

Der Mandelkern befindet sich an der medialen Seite des Unterhornendes. Er steht mit der Rinde des Gyrus hippocampalis, der Area olfactoria und mit dem Claustrum in Verbindung. Er hat enge Beziehung zum limbischen System.

Diencephalon

Z 63 Das Zwischenhirn umgrenzt den III. Ventrikel. Größtes Kerngebiet ist der **Thalamus** (Integrationszentrum für Tast-, Temperatur-, Schmerzempfindung; Tiefensensibilität, Seh- und Riechempfindungen). Der **Hypothalamus** gilt als Zentralstelle des vegetativen Nervensystems und als Befehlszentrale endokriner Organe. Der **Globus pallidus** ist eines der wichtigen Zentren der extrapyramidalen Motorik.

Tabelle 92: Diencephalon

Einteilung	Untergliederung	Aufgaben
Thalamus	Nuclei anteriores Nucleus medialis Nuclei laterales Nucleus posterior Nucleus reticularis	*spezifische Relaiskerne:* projizieren periphere Reize auf spezifische Hirnrinde *SC-Kerne mit vorwiegend subcorticalen Verbindungen:* erhalten über lange Latenzzeit Afferenzen von Formatio reticularis *Assoziationskerne:* reziproke Verbindungen mit Assoziationsarealen der Großhirnrinde und anderen Thalamuskernen
Epithalamus	Pl. chorioideus III. Ventrikel Stria medullaris thalami Zirbeldrüse	Plexus chorioideus: Liquorbildung Zirbeldrüse: beim Menschen nicht bekannte Aufgaben
Metathalamus	Corpus geniculatum mediale Corpus geniculatum laterale	im Dienst akustischer Bahnen 4. Perikaryon der Sehbahn, subcorticales Sehzentrum
Globus pallidus und Nucleus subthalamicus		Pallidum: wichtiges Kerngebiet des EPS. Nucl. subthalamicus steht mit EPS-Kerngebieten in Verbindung
Hypothalamus	Kerngruppen im lateralen Hypothalamusbereich Corpora mamillaria Neurohypophyse mit: Nuclei supraopticus und paraventricularis	übergeordnetes Zentrum vegetativer Vorgänge (u. a. Regulation von Wasserhaushalt, Körpertemperatur, Zentrum für limbisches System) Neurosekretion in Neurohypophyse (Oxytocin, Vasopressin), Regulation der Hormone des Hypophysenvorderlappens über «Releasing»- und «Inhibiting»-Faktoren

Z 64 Mesencephalon (Mittelhirn)

Das knapp 2 cm lange Mittelhirn wird von dorsocranial ausgehend in 3 Abschnitte gegliedert: **Tectum** (Dach, Vierhügelplatte), **Tegmentum** (Haube) und **Crura cerebri** (Hirnschenkel). An der Grenzzone zwischen Tectum und Tegmentum verläuft der Aquaeductus cerebri, der den III. mit dem IV. Ventrikel verbindet.

Tabelle 93

Einteilung	Einzelbereiche	Aufgaben
Tectum (Vierhügelplatte)	obere 2 Hügel untere 2 Hügel	**«Übergeordnetes Reflexzentrum»:** Die Kerne des Tectum erhalten Informationen aus der Sehbahn, der Hörbahn und über den Tractus spinotectalis von der Peripherie. Die Tractus tectobulbaris und tectospinalis geben Impulse an motorische Hirnnervenkerne bzw. an γ- und α-Motoneuronen des Rückenmarks.
Tegmentum (Haube)	**Kerngebiete**	
	a) motorischer Kern (N.III)	äußere Augenmuskeln
	b) parasympathischer Kern	M. sphincter pupillae, M. ciliaris
	Nucleus ni. trochlearis	M. obliquus oculi superior
	Formatio reticularis	Zentren vegetativ affektiven Verhaltens
	Nucleus ruber	EPS-Kern
	Substantia nigra	EPS-Kerngebiet (dopaminhaltig)
	Bahnen	
	Fasciculus longitudinalis medialis	Reflexweg für Augen- und Kopfbewegungen unter Kontrolle der Vestibulariskerne
	Lemniscus medialis (mediale Schleifenbahn)	Axone der Nuclei gracilis und cuneatus (Leitungsbahn der Mechanoreceptoren von Arm, Bein = feine Berührungs-, Tastempfindung)
	Lemniscus lateralis (laterale Schleifenbahn)	Teil der Hörbahn
	Tractus spinothalamicus	Schmerz-, Temperaturbahn
	Tractus rubroreticulospinalis	EPS-Bahn zu motorischen Vorderhornzellen, auch vasomotorische Fasern
	Tractus cerebellorubralis	Beeinflussung der gleichseitigen Motorik
2 Crura cerebri (Hirnschenkel)	Tractus frontopontinus	Assoziationsbahn
	Tractus corticonuclearis	Bahn vom motorischen Cortex zu den motorischen Hirnnervenkernen
	Tractus corticospinalis	Bahn vom motorischen Cortex zu den α-Motoneuronen im Rückenmark
	Tractus occipitopontinus	Assoziationsbahn

Das Mesencephalon gilt als übergeordnetes Reflexzentrum, ist Durchgangsstraße für Afferenzen aus der Körperperipherie und Efferenzen dorthin und enthält wichtige Kerngebiete (Nucleus ruber, Substantia nigra) für die Extrapyramidalmotorik, die Kerngebiete für den III. und IV. Hirnnerv und, in seiner Formatio reticularis, Zentren für das vegetativ-affektive Verhalten.

Metencephalon (Hinterhirn)

Das Metencephalon liegt unter dem Tentorium cerebelli und füllt die hintere Schädelgrube aus. Es besteht aus der **Brücke (Pons)** mit dem **ventralen Teil der Rautengrube** und dem **Kleinhirn (Cerebellum).**

Das Kleinhirn integriert Einzelinformationen aus der Peripherie zu einem Gesamtmuster, kontrolliert die Motorik und synchronisiert die Bewegungen. Es registriert über Afferenzen in den Kleinhirnseitenstrangbahnen Gelenk-, Muskel- und Sehnenempfindungen sowie Muskeltonus und Gelenkstellung. Schließlich erhält das Kleinhirn Informationen aus Kerngebieten des N. vestibularis und ist mitverantwortlich für das Erhalten des Gleichgewichtes.

Im ventralen Teil des Bodens der Rautengrube befinden sich u. a. Kerngebiete der Hirnnerven V, VI, VII und VIII, Nuclei pontis und das Netzwerk der Neuronen der Formatio reticularis, das sich caudal- und cranialwärts fortsetzt. In der Brücke verlaufen ferner die Pyramidenbahn, die Großhirnbrückenbahn, EPS-Bahnen, visceromotorische Fasern und die afferente Erregungen leitenden medialen und lateralen Schleifenbahnen.

KLEINHIRN

Anatomische Gliederung

Das Kleinhirn ist in die beiden seitlichen *Hemisphären* und den unpaaren *Kleinhirnwurm* gegliedert und auf beiden Seiten über drei Kleinhirnstiele mit dem Hirnstamm verbunden. Eine Fissura prima grenzt den Lobus anterior gegen den Lobus posterior ab, die Fissura posterolateralis das Corpus cerebelli gegen die Pars nodulofloccularis. Das Kleinhirn hat eine oberflächliche Rinde und ein kräftiges Marklager, welches in transversalen Lamellen angeordnet ist.

In den Lamellen verlaufen alle Afferenzen zur Kleinhirnrinde und die einzigen efferenten Neuriten, welche von den in der Kleinhirnrinde gelegenen Perikaryen der PURKINJE-Zellen ausgehen und in den zentralen **Kleinhirnkernen (Nuclei fastigii, globosus, emboliformis, dentatus)** im Marklager enden. Die Kleinhirnkerne erhalten auch wichtige Afferenzen: Der Nucleus fastigii direkte Afferenzen vom Vestibularapparat und Collateralen des Tractus vestibulocerebellaris; die Nuclei globosus und emboliformis wohl Collateralen von spinocerebellaren und rubrocerebellaren Fasern; der Nucleus dentatus Collateralen von ponto- und olivocerebellaren Fasern.

Kleinhirnstiele

Über die beiderseits drei Kleinhirnstiele ist das Kleinhirn mit dem Mesencephalon, der Pons und dem Myelencephalon sowie dem Rückenmark verbunden:

Pedunculus cerebellaris superior

afferente Bahnen 1) Tractus spinocerebellaris anterior (GOWERS)
2) Tractus tectocerebellaris

efferente Bahnen 1) Tractus cerebellorubralis (von Nucl. emboliformis und globosus zum Nucl. ruber)
2) Tractus dentatothalamicus
3) Fasciculus uncinatus ascendens

Pedunculus cerebellaris medius

afferente Bahnen alle pontocerebellaren Bahnen

Pedunculus cerebellaris inferior

afferente Bahnen 1) Tractus spinocerebellaris posterior (FLECHSIG)
2) Tractus vestibulocerebellaris
3) Tractus reticulocerebellaris
4) Tractus olivocerebellaris

efferente Bahnen 1) Fastigiobulbäre Fasern
2) Lange Axone von PURKINJE-Zellen zu dorsalen Bereichen des Nucleus vestibularis lateralis

Funktionelle Kleinhirngliederung

Das Kleinhirn wird – entsprechend der Projektionsgebiete seiner Moosfaserafferenzen an die Kleinhirnrinde – in **Vestibulocerebellum** (= Archaeocerebellum), **Spinocerebellum** (= Palaeocerebellum) und **Pontocerebellum** (= Neocerebellum) untergliedert. Die Einteilung entspricht annähernd der entwicklungsgeschichtlichen Untergliederung (Namen in Klammern).

Vestibulocerebellum: Es umfaßt die Pars nodulofloccularis und fast den gesamten Kleinhirnwurm sowie u. a. die Nuclei fastigii und vestibularis lateralis. Direkte Afferenzen aus dem Ganglion vestibulare erreichen die Kleinhirnrinde. Efferenzen von ihr erreichen über Axone von PURKINJE-Zellen den Nucleus vestibularis lateralis (DEITER), hierhin gelangen auch Efferenzen aus dem Nucleus fastigii. Am DEITER-Kern beginnt der Tractus vestibulospinalis, über welchen u. a. die α-Motoneuronen der Strecker zum Erhalt des Körpergleichgewichts Impulse erhalten.

Spinocerebellum: Es umfaßt Kleinhirnwurmanteile und die Partes intermediae der Lobi anterior und posterior. Kerne sind die Nuclei emboliformis und globosus. Es erhält über die Tractus spinocerebellares posterior (FLECHSIG) und anterior (GOWERS) Oberflächen- und Tiefensensibilitätsafferenzen von der unteren Körperhälfte, insbesondere den Beinen und Füßen. Die Efferenzen aus seinen motorischen Kernen, den Nuclei emboliformis und globosus, führen zu den Nuclei ventrolateralis thalami, ruber, reticularis tegmenti pontis und olivares accessorii. Diese beeinflussen die Aktionen der spinalen Motoneuronen. Über den Nucleus ventrolateralis thalami und dessen zur Area 4 führende Neuriten werden auch die hier gelegenen Perikaryen der Pyramidenbahn beeinflußt.

Pontocerebellum: Es besteht aus dem Lobus posterior cerebelli und erhält seine Afferenzen vor allem aus basalen Bereichen der Brücke. Die Efferenzen aus dem Nucleus dentatus werden in die Nuclei ventrolaterales thalami, in die Pars parvocellularis des Nucleus ruber, in die Nuclei olivares accessorii und principalis, in die Nuclei reticulares tegmenti pontis und in die intralaminaren Kerne projiziert.

Störungen der Kleinhirnfunktionen

Vestibulocerebellum: Gang- und Standataxie, Kopf- und Rumpfataxie auch im Sitzen, der Patient fällt hin, vestibulookulärer Reflex gestört, ruckartige Blickfolgebewegungen, Nystagmus, zentral bedingte Störung der Aussprache.

Spinocerebellum: Gang- und Standunsicherheit, Patient schwankt nach vorn und hinten, fällt aber nicht hin, 3 Hz-Körpertremor, ruckartige Blickfolgebewegungen.

Pontocerebellum: Hyporeflexie, Hypotonie, Hypermetrie, Dysdiadochokinese, ipsilaterale armbetonte Extremitätenataxie, Intentionstremor (2–3/s) der zum Ziel hin zunimmt, Blickdysmetrie und zentral (paravermales linkes Hemisphärensegment) bedingte Störung der Aussprache.

Myelencephalon (verlängertes Mark = Medulla oblongata)

Das beim Erwachsenen etwa 3 cm lange Myelencephalon reicht von der caudalen Brückenkante bis zur Pyramidenkreuzung.

Es enthält die dorsale Hälfte der Rautengrube mit Kerngebieten der Hirnnerven V, VII, VIII, IX, X, XII sowie die parasympathischen Speichelkerne. Das Neuronengeflecht «Formatio reticularis» zieht sich vom Myelencephalon bis in das Diencephalon hinein. Hier im verlängerten Mark beinhaltet es u. a. das Atemzentrum, das Vasomotorenzentrum und die Zentrale für die Regulierung des Schlagrhythmus und der Kontraktionskraft des Herzens. Im Myelencephalon sind Schaltstellen vieler Schutzreflexe (wie u. a. Schluckreflex, Hustenreflex, Brechreflex), ebenso von Stellreflexen, die den Kopf im Raum ausrichten und die Orientierung ermöglichen. Durch das verlängerte Mark verlaufen die langen sensiblen und motorischen Projektionsbahnen, von denen die meisten hier zur Gegenseite kreuzen. An der Lateralseite der Medulla oblongata befindet sich die Olive (Nuclei olivares). Sie schaltet Verbindungen zwischen corticalen und subcorticalen motorischen Neuronen und über das Rückenmark ankommender afferenter Fasern zum Kleinhirn. Auf der Dorsalseite, unmittelbar an das Ende der Rautengrube anschließend, befinden sich lateral des Sulcus medianus die länglichen Erhabenheiten der Nuclei gracilis und cuneatus, Kerngebiete der Tiefensensibilität und der feinen Berührungsempfindung.

Rautenhirn und Rautengrube

Brücke, Kleinhirn sowie das verlängerte Mark bilden das Rautenhirn. Es umschließt den 4. Ventrikel.

Den Boden des 4. Ventrikels bildet die Rautengrube. Sie wird nach lateral zu von den paarigen unteren und mittleren Kleinhirnstielen, nach cranial zu vom vorderen Marksegel und von den beiden oberen Kleinhirnstielen begrenzt.

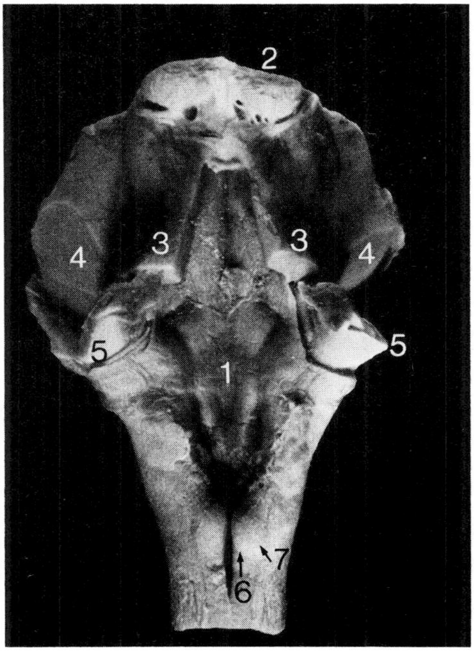

Abb. 39 Ansicht von dorsal auf die Rautengrube. Die Kleinhirnstiele wurden durchtrennt.
1 = Rautengrube
2 = Mesencephalon
3 = Pendunculus cerebellaris superior
4 = Pendunculus cerebellaris medius
5 = Pendunculus cerebellaris inferior
6 = Tuberculum nuclei gracilis
7 = Tuberculum nuclei cuneati

Die caudale Grenze bilden rechts und links die Plexus chorioidei des 4. Ventrikels mit ihren Taenien. Im Boden der Rautengrube findet sich eine charakteristische Anordnung der Kerngebiete und Fasersysteme nach ihrer Qualität (Tab. 94).

Tabelle 94

Anordnung der Kerngebiete in der Rautengrube von lateral nach medial	
1. Kerngebiete «spezielle Somatosensibilität»	Gleichgewicht, Hören N. VIII
2. Kerngebiete «allgemeine Somatosensibilität»	Hautsensibilität für N. V; Kerngebiet für Druck-, Tastsinn und Tiefensensibilität
3. Kerngebiete «allgemeine Viscerosensibilität»	Schleimhautsensibilität N. V, VII, IX, X
4. Kerngebiete «spezielle Viscerosensibilität»	Geschmackssinn N. VII, IX, X
5. Kerngebiete für die Visceromotorik	
a) für glatte Muskulatur und Sekretion	N. VII, IX, X: Speichelkerne und Nucleus dorsalis ni. X
b) für quergestreifte Muskulatur	u. a. Kaumuskeln, Gesichts-, Rachen-, Kehlkopfmuskeln N. V, VII, IX, X
6. Kerngebiete für die Somatomotorik	für lateralen äußeren Augenmuskel und Zungenmuskeln N. VI, XII

Formatio reticularis

Z 65 Die Formatio reticularis ist ein meist lockeres Interneuronennetz, das vom Thalamus bis in das Rückenmark reicht. An einigen Stellen ist das Neuronennetz zu Kernen verdichtet, so u. a. zu den Nuclei olivares in der Medulla oblongata, zum Nucleus vestibularis lateralis im Metencephalon und im Mesencephalon zum Nucleus ruber. Im Rautenhirn breitet sich das umfangreiche, stark verzweigte und polysynaptische Neuronennetz der Formatio reticularis zwischen den Hirnnervenkerngebieten auf seiner Dorsalseite und der Pyramidenbahn sowie der medialen Schleifenbahn auf seiner Ventralseite aus.

Die Interneuronen verknüpfen vielfach Afferenzen und Somatoefferenzen untereinander und greifen in vegetative Neuronensysteme ein. So erhält die Formatio reticularis Afferenzen von allen Sinnesbahnen. Über den Tractus reticulospinalis kann sie die Motoneuronen des Rückenmarks direkt fördernd oder hemmend beeinflussen. Von den Nuclei olivares verlaufen vielfache Verbindungen zu EPS-Kerngebieten, so daß über diesen Weg eine indirekte Beeinflussung der Motoneuronen des Rückenmarks erfolgt. Über den rechten und linken unteren Kleinhirnstiel erhält die Kleinhirnrinde Informationen von den Olivenkernen. Die Formatio reticularis ist über den Fasciculus longitudinalis dorsalis mit vegetativen Zentren im Diencephalon sowie mit Kerngebieten des Parasympathicus im Mes-, Met- und Myelencephalon verknüpft. Verbindungen werden auch zu vegetativen Zentren im Rückenmark hergestellt.

Die Formatio reticularis ist somit ein ausgedehntes Assoziationsgebiet. Sie ist u. a. das Regulationszentrum für Atmung und Kreislauf. Lebensnotwendige Reflexe verlaufen über sie, z. B. Atmungs-, Kreislauf-, Saug-, Brechreflex. Die Formatio reticularis übt eine «Weckwirkung» auf die Großhirnrinde aus und ist damit für den Zustand unseres Bewußtseins verantwortlich.

MOTORIK

Wir unterscheiden zwischen **Somatomotorik** (Steuerung und Bewegung der Skelettmuskulatur) und **Visceromotorik** (Steuerung und Bewegung der glatten Muskulatur in den Eingeweiden und Gefäßen sowie in der Herzmuskulatur). Die Somatomotorik wird über das cerebrospinale (animale) Nervensystem, die Visceromotorik über das vegetative (autonome) sowie beim Magendarmtrakt primär über das enterische Nervensystem gesteuert. Die Bewegungen bei der Somatomotorik können willkürlich, reflektorisch oder instinktiv ausgelöst werden.

Eine funktionelle Gliederung der Somatomotorik in *Feinmotorik* (z. B. Sprach-, Greifmotorik, Motorik der äußeren Augenmuskeln) und *Halte- und Stützmotorik* (z. B. Kopf- und Rumpfhaltemotorik) ist gebräuchlich.

Bei der Somatomotorik unterscheidet man «3 Formen», die integral zusammenwirken:

1. Die bewußte, willkürliche Motorik (= pyramidales System = PS).
2. Die unbewußte, zeitlich und räumlich koordinierende Muskeltätigkeit (= extrapyramidales System = EPS).
3. Koordination der extrapyramidalen und der pyramidalen Motorik durch die «Kleinhirnmotorik»:
   z. B. Steuerung von Halte- und Stellreflexen, Regulierung des Muskeltonus, Steuerung von rasch aufeinander folgenden Gegenbewegungen und zeitliche Koordination eines Bewegungsablaufes.

Pyramidale Motorik und Pyramidenbahn (s. auch S. 346ff)

Die zentralen Perikaryen der Pyramidalmotorik – die großen und kleinen Pyramidenzellen – befinden sich in den motorischen Rindenfeldern 4, 6, 8, 5 und 7. Ihre

Neuriten verlaufen durch die Mitte der Capsula interna, ziehen durch die Hirnschenkel und erreichen die Brücke. Zu den motorischen Kerngebieten der Hirnnerven zweigen vom «Pyramidenfaserbündel» Neuriten ab, die kerngebietnah zur kontralateralen Seite kreuzen. Die meisten Neuriten ziehen jedoch im Tractus corticospinalis zur Medulla oblongata weiter. Hier, in Höhe der Pyramide, kreuzen etwa 90 % der Neuriten der 1. Neuronen zur Gegenseite und steigen als Tractus corticospinalis lateralis im Seitenstrang des Rückenmarks abwärts. Sie erreichen meist über Zwischenneuronen, wenige auch direkt, die ihnen zugehörigen segmentalen α-Motoneuronen im Vorderhorn des Rückenmarks. Der 10 %-Anteil des Tractus corticospinalis, der in Höhe der Pyramide nicht zur Gegenseite kreuzte, steigt als Tractus corticospinalis anterior im Rückenmark abwärts. Seine für jedes Segment zugehörigen Fasern kreuzen erst in Höhe des betreffenden Segments zur Gegenseite. Auch bei ihnen ist die gleiche Verknüpfung zu den α-Motoneuronen gegeben. Über den Neuriten des α-Motoneuron in einem peripheren Nerv wird der motorische Impuls zum Muskel geführt. Kleine Schaltneuronen im Vorderhorn des Rückenmarks (RENSHAW-Zellen) sind über Axoncollateralen mit den α-Motoneuronen verknüpft und wirken «bremsend» auf diese ein (= inhibitorische Rückkoppelung), hemmen aber auch die α-Motoneuronen für den Antagonisten.

Bei jeder Willkürbewegung werden über Axoncollateralen auch die EPS-Kerngebiete mitaktiviert. Dadurch werden die an der Willkürbewegung beteiligten Muskeln unbewußt in ihrer Tätigkeit beeinflußt und so die Bewegung sinnvoll abgestimmt.

Extrapyramidale Motorik und EPS-Bahnen (s. auch S. 348)

Das extrapyramidale System (EPS) beinhaltet alle motorischen Zentren, deren Efferenzen weder über den Tractus corticobulbaris zu den Motoneuronen des Mes-, Met- und Myelencephalon, noch über den Tractus corticospinalis zu denen im Rückenmark geleitet werden. Zu den Zentren des EPS zählen: motorische Hirnrindenfelder, Striatum, Pallidum, Nuclei ventrales anterolateralis et intermedius des Thalamus, Nucleus subthalamicus, Nucleus ruber, Substantia nigra, Gebiete in der Formatio reticularis, Nucleus vestibularis lateralis, Nuclei olivares und Kleinhirngebiete. Die Zentren des EPS erhalten ständig Meldungen von den Sinnesorganen und aus dem vegetativen Nervensystem. Auch bei allen Willkürbewegungen werden die extrapyramidalen Kerngebiete über Axoncollateralen mitaktiviert.

Die Erregungsleitung im EPS wird auf dem Weg zum Rückenmark wiederholt unterbrochen, so daß die Zentren des EPS, die sich jeweils aus aktivierenden und hemmenden Anteilen zusammensetzen, über «Rückmeldekreise» in Verbindung stehen können. Grob skizziert könnte man sagen, daß die motorische Hirnrinde und das Striatum einen solchen «Rückmeldekreis» bilden, das Striatum mit dem Pallidum, das Pallidum mit dem Nucleus ruber, der Substantia nigra und der Formatio reticularis. Von der Formatio reticularis steigen dann polysynaptische Bahnen ins Rückenmark ab, von denen die meisten zur kontralateralen Seite kreuzen. Wichtige **EPS-Bahnen** sind:

Tabelle 95

EPS-Bahn		Lage im Rückenmark
Tractus reticulospinalis ventrolateralis Tractus tectospinalis		im Vorderstrang des Rückenmarks
Tractus tegmentospinalis Tractus rubrospinalis	(differenzierte Motorik von Kopf und Arm)	im Seitenstrang des Rückenmarks
Tractus olivospinalis Tractus vestibulospinalis	(Gleichgewicht, Muskeltonus)	
Tractus reticulospinalis lateralis		

Die EPS-Bahnen enden überwiegend an spinalen Schaltneuronen, die die Erregung dann zunächst an γ-Motoneuronen, geringgradig an α-Motoneuronen im Vorderhorn weiterleiten. Die efferenten Impulse aus der Formatio reticularis erreichen bevorzugt die Motoneuronen der Strecker. Sie neutralisieren auf diese Weise die Erregungen, die von Hautreceptoren ausgehen und über den Reflexbogen zu einseitig hauptsächlich auf die Beuger wirken. Die stufenweisen «Rückmeldekreise» im EPS und die Regelungen im Reflexbogen sind für den Bewegungsfluß und die Zielsicherheit einer Bewegung entscheidend wichtig.

«Kleinhirnmotorik» (s. auch S. 312, 342ff)

Die Kleinhirnrinde erhält viele Informationen von den Mechanoreceptoren der Tiefensensibilität insbesondere aus den Beinen und Füßen und von Gleichgewichtsreceptoren aus dem Vestibularapparat. Über das Reflexzentrum im Tectum werden dem Kleinhirn auch akustische und optische Signale vermittelt. Kleinhirn und Formatio reticularis stehen über den Tractus reticulocerebellaris in Verbindung.

Die von den PURKINJE-Zellen in der Kleinhirnrinde ausgehenden Efferenzen erreichen die multipolaren Nervenzellen der Kleinhirnkerne (Nucl. dentatus, Nucl. emboliformis, Nucl. fastigii, Nucl. globosus). Deren Neuriten verlaufen teils durch den oberen Kleinhirnstiel, kreuzen zur Gegenseite und erreichen die Formatio reticularis, den Nucleus ruber und den Thalamus, teils ziehen sie durch den unteren Kleinhirnstiel zur Olive. Damit erreichen die efferenten Kleinhirnbahnen quasi im Nebenschluß EPS-Zentren im Hirnstamm.

Die «Kleinhirnmotorik» koordiniert die extrapyramidale und pyramidale Motorik. Sie ist entscheidend mitverantwortlich für die Tonusregelung der Skelettmuskeln und die zeitliche Koordination eines gezielten Bewegungsablaufes. Die «Kleinhirnmotorik» ist für das Halten des Gleichgewichts verantwortlich, sie steuert Halte- und Stellreflexe, so auch die Kopf- und Augenstellungen bei Lageveränderungen des Körpers.

Zur Klinik

Pyramidale Motorik

Ein Ausfall des zentralen Neurons der Pyramidenbahn führt zunächst zur schlaffen Parese (Reflexbogen ist intakt), später zur spastischen Parese. Liegt die Unterbrechung im Rückenmark und werden hierbei die EPS-Bahnen mitbetroffen (Querschnittlähmung), so entwickelt sich bei intaktem Reflexbogen eine spastische Parese. Die spastische Tonussteigerung kann Extensoren wie auch Flexoren betreffen und richtet sich nach der am häufigsten eingenommenen Körperstellung.

Extrapyramidale Motorik

Hypokinetisches Syndrom (PARKINSON Syndrom)

Störung in der Substantia nigra oder im Rückregelkreis zum Striatum (dopaminerges System): Akinese, Rigor und Tremor (u. a. starre Mimik, Zittern, fehlende Mitbewegung der Arme beim Gehen).

Hyperkinesen (Chorea, Athetose)

Übermäßige Bewegungsunruhe und Bewegungstätigkeit.

«Kleinhirnmotorik»

Adiadochokinese

Bei cerebellärer Störung kann der Patient rasch aufeinanderfolgende antagonistische Bewegungen nicht mehr durchführen (z. B. rasche Folge von Umwendbewegungen des Unterarmes).

Fehlende Bewegungskoordination

Bei cerebellärer Störung fehlende Koordination im Bewegungsablauf und gestörte Zielrichtung (z. B. Finger-Nase-Versuch; Hacken-Knie-Versuch).

Störung im Muskeltonus

Cerebelläre Erkrankungen können zum Absinken des Skelettmuskeltonus führen (Widerstand bei passiven Bewegungen im Gelenk herabgesetzt).

BAHNTYPEN UND CAPSULA INTERNA

Bahntypen

Zwischen der Rinde des Telencephalon und seinen subcorticalen Kerngebieten befindet sich das weiße Marklager. Darin verlaufen Dendriten und Neuriten. Das Marklager durchziehen 3 generelle Bahnsysteme:

Tabelle 96

Bahntypen	Aufgabe	Beispiel
1. Assoziationsbahnen	verbinden benachbarte oder entferntere Rinden- oder Kerngebiete der gleichen Seiten untereinander.	Tractus fronto-occipitopontinus
2. Komissurenbahnen	*homotope* verbinden symmetrisch bilateral angelegte Rinden- oder Kerngebiete untereinander. *heterotope* verbinden unterschiedlich bilateral gelegene Gebiete beider Hirnhälften untereinander.	Balken
3. Projektionsbahnen	verbinden als *efferente* Bahnen Hirnrinden- oder Kerngebiete mit der Peripherie, als *afferente* Bahnen Receptoren mit zugehörigen Hirnkern- und Hirnrindengebieten.	Pyramidenbahn Tractus spino-thalamicus

Capsula interna (innere Kapsel)

Die Capsula interna ist eine Nervenfasermasse von Assoziations- und Projektionsbahnen. Sie wird medial von Nucleus caudatus und Thalamus, lateral von Pallidum und Putamen begrenzt. Oberhalb der Seitenventrikel werden die zu oder von den zugehörigen Hirnrindengebieten führenden oder ankommenden Nervenfasern der Capsula interna von den Nervenfasern der Kommissurenbahnplatte «Balken» durchwoben. Die Nervenfasern der Capsula interna haben sich zwischen die ehemals einheitlichen Nucleus caudatus und Putamen hindurchgedrängt und diese so voneinander abgegliedert. Wie der Name Striatum (Streifenkörper) besagt, stehen beide Kerne aber noch mit «grauen Streifen» zwischen den Faserbahnmassen der Capsula interna untereinander in Verbindung.

Die efferenten Fasern der bewußten Willkürmotorik werden in ihrem Verlauf aus den motorischen Hirnrindenarealen zu den Hirnschenkeln auf zunehmend engerem Raum gebündelt, sie konvergieren dorthin. Die in den Schleifenbahnen des Tegmentum eng zusammengefaßt ankommenden Afferenzen divergieren cranialwärts.

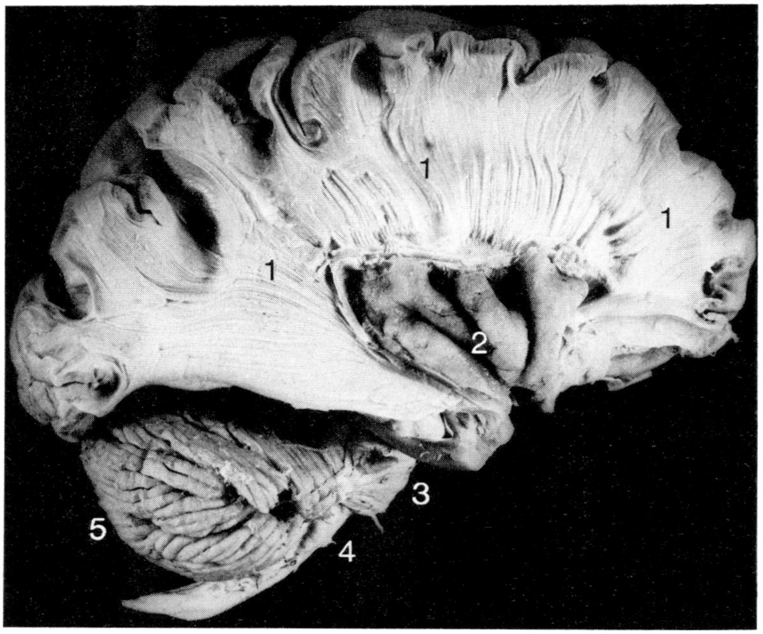

Abb. 40 Ansicht von lateral auf die rechte Seite des Gehirns.
Vom Telencephalon wurden die Anteile weggebrochen, welche die Insel (2) überlagern. Dabei stellt sich die Stabkranzfaserung (1) dar.
3 = Pons 4 = Medulla oblongata 5 = Cerebellum

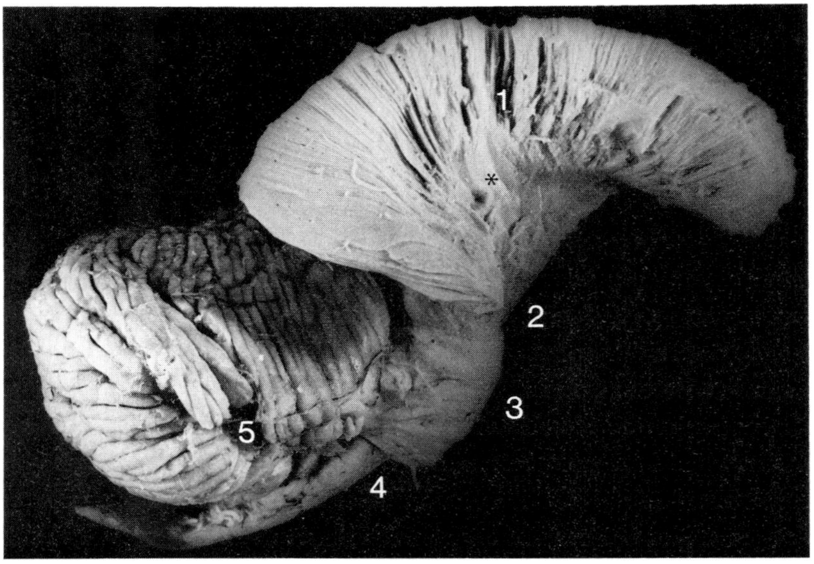

Abb. 41 Ansicht von lateral auf das «fächerartig geraffte» Faserbüschel der Capsula interna (1) der rechten Seite und deren Kniebereich (*).
2 = Crura cerebri 3 = Pons 4 = Myelencephalon 5 = Cerebellum

Dabei werden sie in Thalamuskernen auf ein neues Neuron übertragen und streben von hier auf die zugehörigen Hirnrindenareale auseinander. Die Verknüpfungen der Thalamuskerne mit Rindengebieten in den 4 Lappen des Telencephalon werden als «Thalamusstiele» oder auch als «Stabkranzfaserung» bezeichnet.

Im Bereich der Capsula interna sind efferente und afferente Nervenfasermassen eng nebeneinandergedrängt. Dabei haben Putamen und Pallidum von lateral und Nucleus caudatus und Thalamus von medial auf die Form der Capsula interna Einfluß genommen: Sie ist in ihrem mittleren Bereich nach medial zu «eingedrückt». Der Scheitelpunkt des «Knicks» wird «Knie» der Capsula interna genannt. Er liegt an der Grenze zwischen dem Kopfbereich des Nucleus caudatus und dem Thalamus. Die ventral davon gelegenen Anteile der Capsula interna werden als «vorderer Schenkel», die dorsalen als «hinterer Schenkel» der inneren Kapsel bezeichnet.

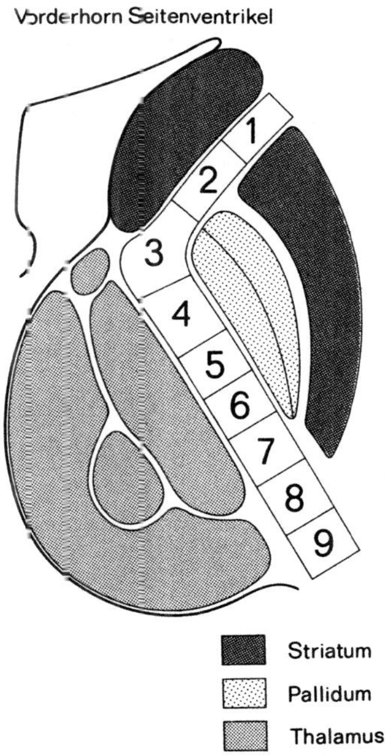

Abb. 42 Schematische Darstellung der rechten Capsula interna und ihrer Umgebung in einer Aufsicht.
1 = frontaler Thalamusstiel
2 = Tractus frontopontinus (lange Assoziationsbahn)
3 = Tractus corticonuclearis (Pyramidenbahn zu den motorischen Hirnnervenkernen)
4 = Tractus corticospinalis (Pyramidenbahn)
5 = parietaler Thalamusstiel (Körperfühlbahnen)
6 = temporaler Thalamusstiel
7 = Radiatio optica (GRATIOLET-Sehstrahlung)
8 = Tractus temporooccipitopontinus (lange Assoziationsbahn)
9 = occipitaler Thalamusstiel

Tabelle 97: Anordnung von Assoziations- und Projektionsbahnen in der Capsula interna

Lage	Bahn	Aufgabe
vorderer Schenkel	frontaler Thalamusstiel	u. a. im Dienst des limbischen Systems
	Tractus frontopontinus	lange Assoziationsbahn
Kniebereich	Tractus corticonuclearis	Information für motorische Kerne der Hirnnerven
hinterer Schenkel	thalamocorticale Fasern zur praemotorischen Hirnrinde	Informationen vom Nucl. ventralis ant. thalami
	Tractus corticospinalis für Hals, Arm, Rumpf und Bein	Bahn für Willkürmotorik
	parietaler Thalamusstiel	Körperfühlbahnen
	temporaler Thalamusstiel	u. a. Hörstrahlung
	Sehstrahlung	Teil der Sehbahn
	Tractus temporooccipitopontinus	lange Assoziationsbahn
	occipitaler Thalamusstiel	verbindet Pulvinar thalami mit Occipital-, Parietal- und Temporallappen

HIRNARTERIEN

Hirnarterien sind funktionelle Endarterien. Ihre Versorgungsgebiete können über Anastomosen nicht ausreichend ernährt werden. Die Verlegung einer Hirnarterie führt deshalb zu neurologischen Ausfällen.

Z 66 Die Hirnarterien des Großhirns bekommen ihr Blut zu je einem Drittel aus den beiden Aa. carotes internae und der unpaaren A. basilaris. Die A. basilaris entsteht aus der Vereinigung beider Aa. vertrebrales. Die Arterien des Großhirns stehen an ihrem Ursprung durch Anastomosen in Verbindung, die in Zahl und Kaliber sehr variantenreich sind. Um die Sella turcica hat sich auf diese Weise ein Arterienkreisel gebildet (Circulus arteriosus WILLISI), der aber bei Verlegung einer der 3 Hauptzuflüsse nicht in der Lage ist, die arterielle Gesamtversorgung des Gehirns sicherzustellen.

Tabelle 98: Arterielle Versorgung des Gehirns

Hirnarterie	Verlauf	Versorgungsgebiet
A. cerebri anterior	im Interhemisphärenspalt oberhalb des Corpus callosum bis Occipitallappen	vordere Abschnitte von: Hypothalamus, Striatum, Pallidum, Capsula interna Frontallappenrinde, Corpus callosum, Hirnrinde neben Falx cerebri
A. cerebri media	in Kaliber und Verlauf Fortsetzung der A. carotis interna, Verästelung im Sulcus lateralis in etwa 10 Zweige	mittlere Bereiche von: Thalamus, Striatum, Pallidum, Capsula interna, Claustrum, Insel, Plexus chorioideus des Unterhorns Hirnrinde an basalen Frontallappenbereichen, laterale Bereiche von Temporal- und Parietallappen
A. cerebri posterior	bogenförmig um Mesencephalon, dann an freiem Oberrand des Tentorium cerebelli	dorsale Bereiche von: Thalamus, basale Ganglien, Capsula interna Tectum, Tegmentum, Corpus geniculatum laterale, Plexus chorioideus der Ventrikel I–III Hirnrinde an Occipitallappen, basale Flächen der Rinde des Temporallappens
A. basilaris	unpaar, entlang der Pons	1. über Aa. cerebellares superior et inferior anterior: Kleinhirn 2. über A. labyrinthi Hör- und Gleichgewichtsorgane 3. über Rami ad pontem: 8–18 feinste Seitenästchen u. a. zu Kerngebieten der Rautengrube 4. über A. cerebri posterior s. o.
A. vertebralis	durch Foramen magnum zur Vereinigung mit der gegenseitigen A. vertebralis als A. basilaris am Ende der Brücke	1. über A. cerebellaris inferior posterior: Kleinhirn 2. über unpaare A. spinalis anterior: Rückenmark

Zur Klinik

Umschriebene kleinere arterielle Versorgungsstörung oder Blutung im Bereich

des vorderen Schenkels der Capsula interna (hinterer Teil)
Störung der Blickmotorik

des Knies der Capsula interna
Störung von Mimik-, Zungen-, Schluckmotorik

des hinteren Schenkels der Capsula interna (knienaher Teil)
partieller oder totaler Ausfall der kontralateralen Motorik

des hinteren Schenkels der Capsula interna (vorderer bis mittlerer Teil)
totaler Ausfall der kontralateralen Motorik und Sensibilität

des hinteren Schenkels der Capsula interna (mittlerer Teil)
kontralateraler Gehörausfall

des hinteren Schenkels der Capsula interna (hinterer Teil)
kontralateraler Gesichtsfeldausfall (homonyme Hemianopsie)

Totalverschluß der A. cerebri media
kontralaterale Halbseitenlähmung (Motorik und Sensibilität), völliges Unvermögen zu sprechen (Möglichkeit der Sprachformulierung sowie des Sprachverständnisses gestört)

LIMBISCHES SYSTEM

Das limbische System (limbus = Saum) ist ein durch vielgliedrige Regelkreise verknüpftes System von Rinden- und Kerngebieten des Gehirns, das folgende Aufgaben umfaßt:

1. Steuerung des emotionalen Verhaltens (z. B. Abneigung, Angst, Freude, Lust, Wut, Zuneigung).
2. Beeinflussung der hormonellen Steuerung und des Sexualverhaltens.
3. Beeinflussung des vegetativen Nervensystems und darüber auch der Funktionen innerer Organe.
4. Beeinflussung des Lernvorgangs und der Speicherfähigkeit unseres Gedächtnisses.

Gebiete des limbischen Systems (saumartig um Balken)

a) Äußerer Bogen

Gyrus cinguli (ehemals Gyrus limbicus)
Gyrus parahippocampalis

b) Innerer Bogen

Indusium griseum
Striae longitudinales
Gyrus paraterminalis
Septum pellucidum
Corpus amygdaloideum
Hippocampus
Gyrus dentatus
Gyrus fasciolaris
Fornix
Corpus mamillare
Tractus mamillothalamicus
Nucleus anterior thalami
Nuclei habenulae
Neuronennetze in der Formatio reticularis
Nucleus interpeduncularis

HIRNNERVEN Z 67

Nn. olfactorii (N. I)

Die Riechsinneszellen (1. Neuron) liegen in der Schleimhaut der oberen Nasenmuschel. Die Neuriten ziehen durch die Siebbeinplatte zum Bulbus olfactorius (2. Neuron, primäres Riechzentrum). Im Tractus olfactorius verlaufen die Neuriten des 2. Neurons zu den sekundären Riechzentren in der Rinde des Telencephalon.

N. opticus (N. II)

Sehnerv und Sehbahn sind beim Auge behandelt (s. S. 286).

N. oculomotorius (N. III)

Der N. oculomotorius versorgt den Oberlidheber (M. levator palpebrae) und die geraden Augenmuskeln mit Ausnahme des M. rectus lateralis (N. VI). Sein parasympathischer Anteil innerviert die beiden «glatten» Muskeln: M. sphincter pupillae und M. ciliaris (s. S. 287ff).

Funktionsprüfung: Augenlid gegen Widerstand heben lassen

Ausfall: Oberlid hängt (Ptosis)
weite Pupille (Mydriasis)
Auge steht abduziert

N. trochlearis (N. IV)

Der N. trochlearis versorgt den Einwärtsroller des Auges, den M. obliquus oculi superior. In dem langen subarachnoidealen Verlauf von seinem Ursprung caudal der Vierhügelplatte zur Orbita hat der Nerv engen Kontakt zu den weichen Hirnhäuten. Daher treten bei einer Meningitis beim N. IV häufig Reizerscheinungen auf (s. S. 287ff).

N. trigeminus (N. V)

Der N. trigeminus ist ein gemischter, hauptsächlich sensible, aber auch motorische Nervenfasern führender Hirnnerv.

Sensibler Anteil (= Portio major)

1. Perikaryon im Ganglion trigeminale
2. Perikaryon im Nucleus sensorius principalis ni V und in den Nuclei tractus ni V im Mes-, Met-, Myelencephalon bis in das Halsmark herab

Motorischer Anteil (= Portio minor)

1. Perikaryon im motorischen Hirnrindenfeld
2. Perikaryon im Nucleus motorius ni V im Boden der Rautengrube

Der N. trigeminus ist in 3 Hauptäste gegliedert:

N. ophthalmicus (V_1), N. maxillaris (V_2) und N. mandibularis (V_3). N. opthalmicus und N. maxillaris sind rein sensible Nerven, der N. mandibularis ist gemischt motorisch und sensibel. In der Tabelle 99 werden für den N. trigeminus die Versorgungsgebiete, seine Druckpunkte und typische Ausfallserscheinungen angegeben.

Tabelle 99

Trigeminusast	Druckpunkt (NAP)	Versorgungsgebiet	Ausfall peripher des Ganglion trigeminale
N. ophthalmicus (nur sensibel)	Foramen supraorbitale (Eintrittstelle seiner Hautnerven am Os frontale in die Orbita. Bei Entzündungen im Bereich des N. V_1 druckschmerzhaft)	Haut von Nasenrücken, Stirn, Oberlid Conjunctiva Orbitaorgane (wie u. a. auch Cornea) Schleimhaut von vorderen Nasennebenhöhlen und Nasenbereich	anaesthetische Hautzone Conjunctivalreflex fehlt Corneareflex fehlt
N. maxillaris (nur sensibel)	Foramen infraorbitale (Eintrittstelle seiner Hautnerven in die Maxilla. Bei Entzündung im Bereich des N. V_2 druckschmerzhaft)	Haut mittlere Gesichtsregion (unterhalb des Auges bis Mundspalte) Oberkieferzähne Schleimhaut von hinteren Nasennebenhöhlen und hinterem Nasenbereich, Rachen und Gaumen	anaesthetische Hautzone Oberkieferzähne schmerzunempfindlich aneasthetische Schleimhautzone
N. mandibularis (sensibel und motorisch)	Foramen mentale (Eintrittstelle seiner Nervenfasern von der Kinnhaut. Bei einer Entzündung im Bereich des N. V_3 druckschmerzhaft)	Haut: untere und seitliche Gesichtsregion (Unterlippe, Kinn, ventraler Ohrbereich, Teil der Schläfengegend) Unterkieferzähne Schleimhaut von Zunge, Wange, Unterkieferzahnfleisch Kaumuskeln, Mundbodenmuskeln M. tensor tympani (Trommelfellspanner)	anaesthetische Hautzone Unterkieferzähne schmerzunempfindlich anaesthetische Schleimhautzone veränderte Bewegungen des Unterkiefers Hörleistung vermindert

N. abducens (N. VI)

Der motorische VI. Hirnnerv versorgt den M. rectus lateralis in der Orbita. Sein Kerngebiet (Nucleus ni abducentis) liegt im Boden der Rautengrube. Der Nerv hat einen langen epiduralen Verlauf in enger Anlehnung an den Keilbeinkörper (Verletzungsgefahr bei Schädelbasisbruch) und zieht durch den Venenplexus des Sinus cavernosus (s. S. 298).

N. facialis (N. VII)

Der N. facialis ist ein gemischter Nerv. Seine Faseranalyse ist in Tabelle 100 mit Kerngebieten und Versorgungsbereichen zusammengestellt.

Tabelle 100

Faserqualität	Kerngebiet	Versorgungsbereich
motorisch	Nucleus ni VII (in Rautengrube)	mimische Gesichtsmuskeln, M. stylohyoideus und dorsaler Bauch des M. digastricus, M. levator veli palatini, M. stapedius
sensibel	Nuclei tractus trigemini (in Rautengrube)	Schleimhautgebiet in Mittelohr und Tuba auditiva
sekretorisch	Nucleus salivatorius pontis	Mundspeicheldrüsen (ohne Ohrspeicheldrüse), Tränendrüse
sensorisch (Geschmackssinn)	Nucleus tractus solitarii (Myelencephalon)	vordere Zweidrittel der Zunge: Geschmacksknospen für süß, sauer, salzig

Tabelle 101: Motorische Leitungsbahn des N. facialis und klinisches Bild bei Läsionen

1. Motorisches Perikaryon im Gyrus praecentralis	
↓ Neurit 1. Neuron, Capsula interna	← Zentrale Facialisparese: Stirnrunzeln und Lidschluß vorhanden, Mundwinkel hängt (Grund: der Nucleus ni facialis erhält für die zu den mimischen Muskeln der Stirn führenden motorischen Nerven Informationen von beiden Hirnhemispären (also ipsi- und kontralateral), während die übrigen Facialisäste nur mit der kontralateralen Hirnrindenregion verknüpft sind).
2. Motorisches Perikaryon im Nucleus ni facialis in Brücke	
↓ Neurit 2. Neuron = N. facialis	← Periphere Facialisparese: schlaffe Lähmung der gesamten mimischen Muskulatur der betroffenen Seite, Hyperakusis u. a.

Der N. facialis tritt am Kleinhirnbrückenwinkel aus dem Hirnstamm aus bzw. ein. Nach kurzem Verlauf durch den Porus acusticus internus dringt er in den Canalis ni facialis ein. Hier trennt sich der N. intermedius mit den sekretorischen Fasern für Speicheldrüsen und den Geschmacksfasern von den Geschmacksknospen an den vorderen Zweidrittel der Zunge vom Stamm des N. facialis. Der motorische Anteil des N. facialis verläuft durch den Canalis ni facialis, verläßt die Schädelbasis am Foramen stylomastoideum (hinter dem Warzenfortsatz) und verzweigt sich plexusartig vor allem zu den mimischen Muskeln (hier besonders wichtig: M. orbicularis oculi, M. orbicularis oris, M. zygomaticus major, M. buccinator).

N. vestibulocochlearis (N. VIII)

Der N. vestibulocochlearis ist beim Hör- und Gleichgewichtsapparat behandelt (s. S. 290 ff).

N. glossopharyngeus (N. IX)

Der N. glossopharyngeus ist ein gemischter Nerv (motorische und sensible Nervenfasern, Geschmacksfasern, sekretorische Fasern). Die sensiblen Nervenfasern leiten Empfindungen, die von Receptoren in der Schleimhaut des Rachens, der Paukenhöhle und der Tuba auditiva aufgenommen wurden. Die motorischen Fasern sind insbesondere für die drei Schlundschnürer zuständig. Die Geschmacksfasern leiten die Informationen von den Papillen des hinteren Zungendrittels (Bitterstoffe). Die sekretorischen Fasern führen Impulse zur Ohrspeicheldrüse.

N. vagus (N. X)

Der N. vagus führt *skelettmotorische* Fasern zu den Kehlkopfmuskeln sowie zu Schlundmuskeln und *visceromotorische* Fasern zur Muskulatur der Eingeweide. Seine *sensiblen* Fasern leiten Empfindungen, die über Receptoren in der Schleimhaut und in den Organen von Hals, Brust- und Bauchhöhle aufgenommen wurden. Sein R. meningeus leitet Empfindungen von den Meningen aus der hinteren Schädelgrube (daher Vagussymptomatik bei Meningealreiz!). *Sekretorische* Fasern erreichen alle Drüsen des Magendarmtraktes und des Respirationstraktes (s. S. 366 Parasympathicus).

N. accessorius (N. XI)

Der N. accessorius ist ein motorischer Nerv, der die Mm. trapezius und sternocleidomastoideus innerviert. Er hat einen cerebralen Anteil (Nucleus ambiguus im Myelencephalon) und einen spinalen Anteil (motorische Vorderhornsäule zwischen C_1 und C_5), die sich nach zunächst getrenntem Verlauf am Foramen jugulare treffen und ab hier peripherwärts gemeinsam den N. XI bilden.

Beim Ausfall des N. accessorius hängt die Schulter, dadurch schmerzhafte Dehnung des Armplexus. Das Zurückführen der Schulter ist beeinträchtigt.

N. hypoglossus (N. XII)

Der motorische Hirnnerv versorgt die Zungenskelett- und Zungenbinnenmuskulatur. Sein Nucleus originis ni XII befindet sich im Myelencephalon.

RÜCKENMARK (MEDULLA SPINALIS)

Das Rückenmark liegt von den Rückenmarkhäuten umgeben, geschützt im Wirbelkanal. Es ist beim Erwachsenen etwa 1 cm dick und rund 45 cm lang. Im Bereich der Anschlußstellen von Arm- und Beinnerven ist das Rückenmark spindelförmig zu «Intumeszenzen» etwas verdickt. Cranial grenzt es an das untere Ende der Medulla oblongata. Es reicht beim Erwachsenen bis in Höhe des 2. Lendenwirbels, beim Neugeborenen bis zum 3. Lumbalwirbel herab. Zwischen zwei benachbarten Wirbeln, durch das Foramen intervertebrale, findet der Segmentnerv Anschluß an sein zugehöriges Rückenmarksegment. Das Rückenmark wird in folgende Abschnitte unterteilt:

Halsmark	mit beidseits	8 Halssegmentnerven (Cervicalnerven)
Brustmark	mit beidseits	12 Brustsegmentnerven (Thorakalnerven)
Lendenmark	mit beidseits	5 Lendensegmentnerven (Lumbalnerven)
Sacralmark	mit jeweils	5 Kreuzsegmentnerven (Sacralnerven)
Steißmark	mit jeweils	1–2 Steißsegmentnerven (Coccygealnerven)

Da sowohl während des praenatalen wie auch des postnatalen Wachstums die Wirbelsäule rascher in die Länge wächst als das Rückenmark, bestehen besonders im unteren Bereich des Rückenmarks Höhendifferenzen zwischen der Lage des Rückenmarksegmentes und dem Austritt des Segmentnervs durch sein Foramen intervertebrale. Diese Höhenunterschiede werden durch die längeren Segmentnervenwurzeln überbrückt. Die Gesamtheit der unteren langen Segmentnervenwurzeln wird als «Cauda equina» bezeichnet.

Rückenmarkhäute

Das Rückenmark wird in Parallelität zum Gehirn von Pia mater spinalis, Arachnoidea und Dura mater spinalis umhüllt. Zwischen dem Periost des Wirbelkanals und der Dura mater spinalis ist jedoch ein mit lockerem Bindegewebe ausgefüllter und von Venengeflechten durchzogener Epiduralraum vorhanden.

Im Subarachnoidealraum um Rückenmark und Cauda equina befindet sich Liquor cerebrospinalis. Dieser läßt sich beim Erwachsenen caudal des 2. Lumbalwirbels, also im Bereich der Cauda equina, ohne Gefährdung des Rückenmarks für diagnostische Zwecke punktieren.

Die Durahülle des Rückenmarks folgt den segmentalen Rückenmarkwurzeln ins Foramen intervertebrale hinein.

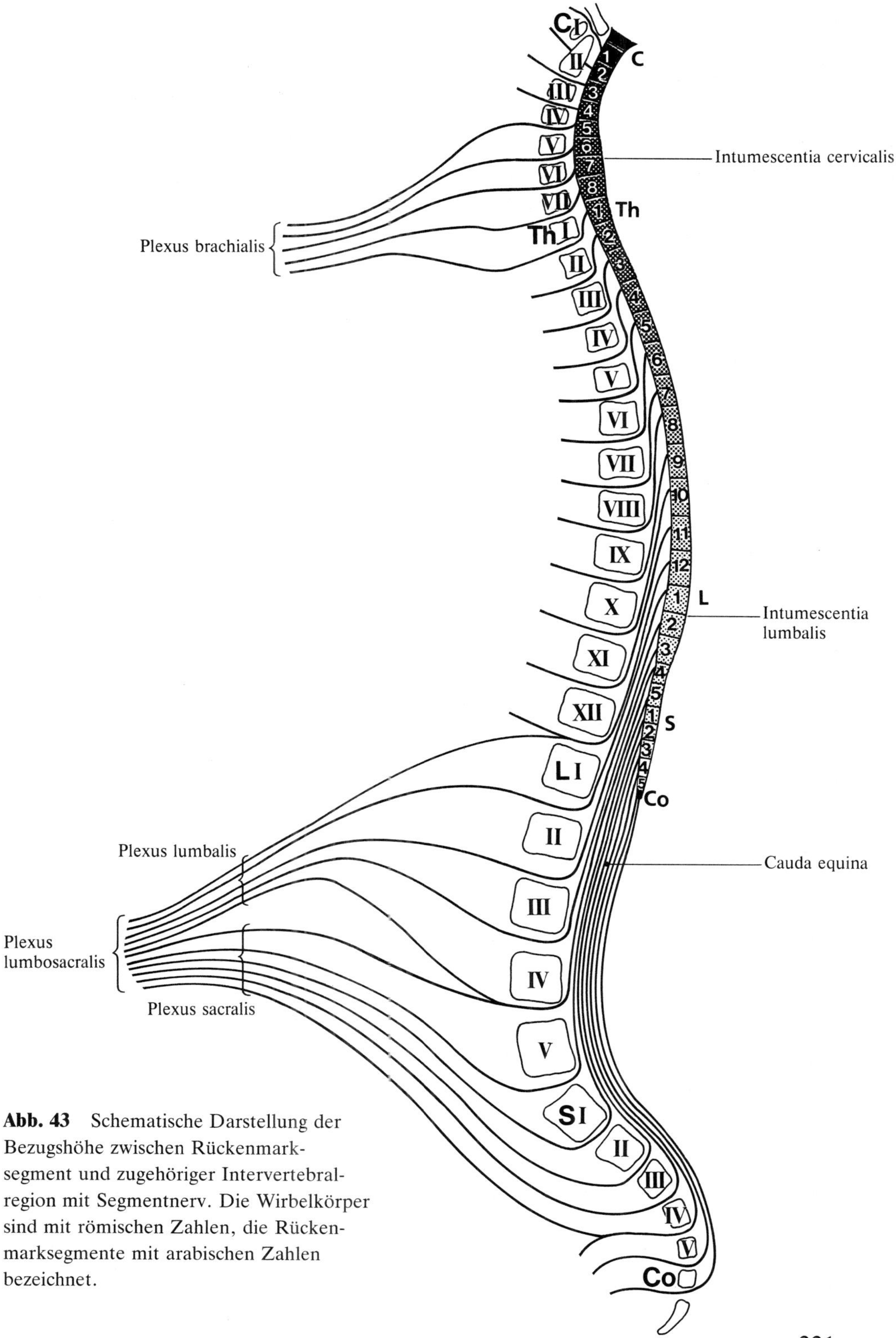

Abb. 43 Schematische Darstellung der Bezugshöhe zwischen Rückenmarksegment und zugehöriger Intervertebralregion mit Segmentnerv. Die Wirbelkörper sind mit römischen Zahlen, die Rückenmarksegmente mit arabischen Zahlen bezeichnet.

Fixierung des Rückenmarks

Das Rückenmark hat im Subarachnoidealraum und im Durasack durch die Länge seiner Segmentnervenwurzeln eine gewisse Beweglichkeit. Es kann sich damit Beuge- und Streckbewegungen der Wirbelsäule anpassen.

Folgende Strukturen und Einrichtungen zur Fixierung des Rückenmarks sind vorhanden:

1. Ligamenta denticulata (verbinden lateral am Rückenmark Pia und Dura mater spinalis)
2. Weitere Bindegewebstrabekel zwischen Pia-Arachnoidea-Dura mater spinalis
3. Segmentnervenwurzeln der Spinalnerven
4. Aussackungen der Durahülle des Rückenmarks in die segmentalen Foramina intervertebralia hinein.

FEINAUFBAU DES RÜCKENMARKS

Z 68

Das Rückenmark wird beidseits durchzogen von grauen Zellsäulen: Vordersäule, Seitensäule und Hintersäule. Die Säulen beider Seiten bilden im Horizontalschnitt «Hörner» oder die typische graue «Schmetterlingsform». Umgeben ist die graue Substanz von Leitungsbahnen, weißer Substanz. An der Ventralseite des Rückenmarks befindet sich eine mediane Längsfurche (Fissura anterior), auf der Dorsalseite eine geringe longitudinale mediane Einsenkung (Sulcus posterior).

Graue Substanz

In der grauen Substanz des Rückenmarks finden sich neben *«Wurzelzellen»*, die mit ihren Fortsätzen das Rückenmark verlassen, auch sogenannte *«Strangzellen»*, deren Neuriten aus der grauen Substanz in die weiße überwechseln und hier zu Kerngebieten im Gehirn oder anderen Kerngebieten im Rückenmark verlaufen. Schließlich sind in der grauen Substanz eine Vielzahl von kleinen *«Schaltzellen»* vorhanden. Ihre Fortsätze verknüpfen benachbarte Zellgruppen miteinander.

In den Vordersäulen befinden sich die motorischen Perikaryen. Darunter werden 3 Typen unterschieden:

1. Große α_1-Motoneuronen für die schnellen Bewegungen der Skelettmuskeln.
2. Kleinere α_2-Motoneuronen für die langsamen Bewegungen der Haltemuskeln.
3. Kleine γ-Motoneuronen zur Beeinflussung des Muskeltonus.

Neben den α- und γ-Motoneuronen sind in den Vordersäulen viele kleine Interneuronen vorhanden, die RENSHAW-Zellen, welche die Aktivität der α-Motoneuronen kontrollieren und abschwächen.

In den Hintersäulen befinden sich eine Vielzahl sensibler Perikaryen. Hier werden bestimmte Afferenzen, die über die hinteren Wurzeln dem Rückenmark zugeleitet werden, auf ihr 2. Perikaryon umgeschaltet.

Die Seitensäulen enthalten Perikaryen des Sympathicus (C_8–L_3) und des Parasympathicus (S_2–S_4).

Weiße Substanz

Die weiße Substanz des Rückenmarks wird durch die Fissura mediana (anterior), durch den Beginn der vorderen und den Anschluß der hinteren Wurzeln an die Rückenmarksegmente und durch den Sulcus medianus (posterior) in beidseits je 3 Bereiche gegliedert:

Vorderstrang	=	Bezirk zwischen Fissura mediana und Abzweigungen der vorderen Wurzeln
Seitenstrang	=	Bezirk zwischen den Anschlüssen von vorderen und hinteren Wurzeln an die Rückenmarksegmente
Hinterstrang	=	Bezirk zwischen den Anschlüssen der hinteren Wurzeln an die Rückenmarksegmente und dem Sulcus medianus

Beide Vorderstränge stehen über die Commissura alba miteinander in Verbindung. In der weißen Substanz findet sich eine somatotopische Ordnung: Alle aus einem Segmentnerv kommenden oder zu ihm hinziehenden Nervenfasern verlaufen eng beieinander in einer Schicht. Im Hinterstrang liegen diejenigen Nervenfasern, die einen langen Weg zurückzulegen haben (z. B. von einem Sacralsegment) medial, die kurzen (z. B. von einem Cervicalsegment) lateral. In Seiten- und Vorderstrang sind lange Bahnen weiter außen, kurze Bahnen weiter nach innen zu angeordnet.

In der Tabelle 102 sind die Topographie der Bahnen des Rückenmarks und deren Aufgaben angegeben:

Tabelle 102: Anordnung von Bahnen im Rückenmark

Strang	Bahn	Aufgabe
Vorderstrang	Tractus olivospinalis	EPS-Bahn in Beziehung zu EPS-Kernen und zum Kleinhirn
	Tractus vestibulospinalis	EPS-Bahn mit bahnendem Effekt auf Motoneuronen zu Extensoren, Tonusregulation für Gleichgewichtserhaltung
	Tractus tectospinalis	EPS-Bahn für reflektorische Kopfbewegungen auf Sinnesreize
	Tractus corticospinalis anterior	10% Anteil der Willkürmotorikbahn (Pyramidenbahn), der erst segmental kreuzt
Seitenstrang	Tractus spinothalamicus anterior	Leitung von Druck- und grober Berührungsempfindung
	Tractus spinothalamicus lateralis	Leitung von Schmerz- und Temperaturempfindung
	Tractus spinocerebellaris anterior Tractus spinocerebellaris posterior	Leitung von Gefühl für Lage, Bewegungen und Stellung des Körpers, sowie der Arme und Beine; Gefühl für Gewicht und Vibration; Druck und tiefe Schmerzempfindung an Gelenken, Muskeln, Sehnen
	Tractus spinoreticularis	verschiedenartige Afferenzen zur Formatio reticularis, die für den Wachheitszustand wichtig sind
	Tractus corticospinalis lateralis	Bahn der Willkürmotorik (90%)
	Tractus rubrospinalis	EPS-Bahn für Kopf- und Halsmuskeln
	Tractus reticulospinalis	EPS-Bahn aus oft mehrfach unterbrochenen Neuronenketten mit EPS-Informationen für Vorderhornzellen, Vasomotorik, Impulse vom Atemzentrum zur Atemmuskulatur
Hinterstrang	Fasciculus cuneatus (lateral) = BURDACH-Bündel	feine Berührungs- und Tastempfindung mit Empfindung für Lokalisation des Reizes (Diskrimination) im Bereich der oberen Körperhälfte (insbesondere Arme). Tiefensensibilität (Druck, Vibration, Gelenkstellung, u. a.)
	Fasciculus gracilis (medial) = GOLL-Bündel	feine Berührungs- und Tastempfindung mit Empfindung für Lokalisation des Reizes (Diskrimination) im Bereich der unteren Körperhälfte (insbesondere Beine). Tiefensensibilität (Druck, Vibration, Gelenkstellung, tiefer Schmerz in Muskel, Gelenk, u. a.)

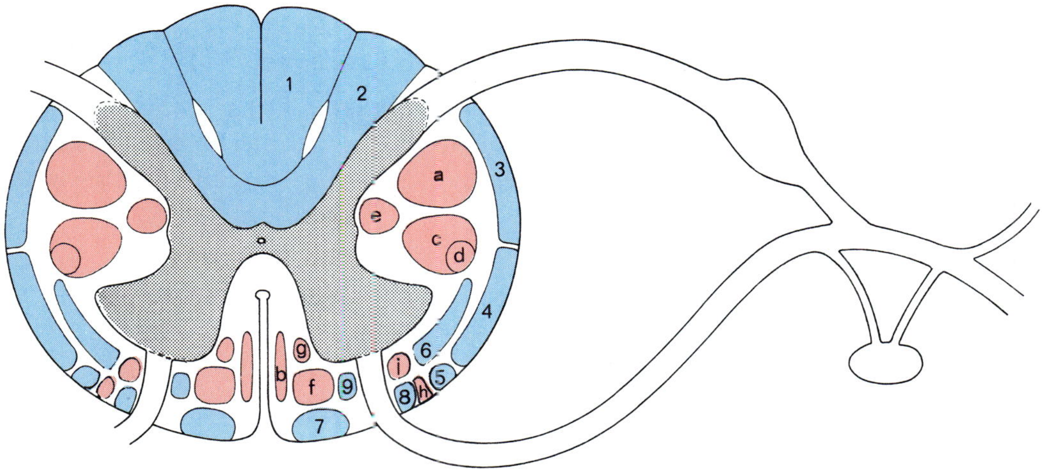

Abb. 44 Schematische Übersicht über die Bahnen im Rückenmark. Schnitt durch das mittlere Halsmark.

Afferenzen = blau:
1 = Fasciculus gracilis (GOLL)
2 = Fasciculus cuneatus (BURDACH)
3 = Tractus spinocerebellaris posterior (FLECHSIG)
4 = Tractus spinocerebellaris anterior (GOWERS)
5 = Tractus spinoolivaris
6 = Tractus spinothalamicus lateralis
7 = Tractus spinothalamicus anterior
8 = Tractus spinovestibularis
9 = Tractus spinotectalis

Efferenzen = rot:
a = Tractus corticospinalis lateralis (lat. Teil Pyramidenbahn)
b = Tractus corticospinalis anterior (ant. Teil Pyramidenbahn)
c = Tractus tegmentospinalis } differenzierte Motorik
d = Tractus rubrospinalis } von Kopf und Hals
e = Tractus reticulospinalis lateralis
f = Tractus reticulospinalis ventrolateralis
g = Tractus tectospinalis
h = Tractus olivospinalis } Gleichgewicht und
i = Tractus vestibulospinalis } Muskeltonus

ARTERIEN DES RÜCKENMARKS

Vordere Zweidrittel des Rückenmarks

In Fissura mediana longitudinal ziehende unpaare A. spinalis anterior (aus Aa. vertebrales). **Z 69**

Hinteres Drittel des Rückenmarks

Zwei longitudinal verlaufende Aa. spinales posterolaterales.

Die Rückenmarkarterien bekommen vielfach Zuflüsse über in Zahl und Kaliber variable Aa. radiculares (häufig Äste der Aorta). In variabler Höhe zwischen den Wirbelkörpern Th_6 bis L_2 kommt regelmäßig eine besonders kräftige A. radicularis magna vor.

SEGMENTNERV (= SPINALNERV) UND PLEXUSBILDUNGEN

Z 70 Die aus einem Rückenmarksegment austretenden Nervenfasern bilden die Radix anterior (vordere Wurzel), die dem Rückenmarksegment von der Peripherie Impulse zuführenden Nervenfasern bilden die Radix posterior (hintere Wurzel). Radix anterior und Radix posterior vereinigen sich im Foramen intervertrebrale zum Spinalnerv. Der Spinalnerv teilt sich außerhalb des Foramen intervertebrale in zwei sowohl Afferenzen wie Efferenzen führende Hauptäste: in den Ramus anterior und in einen Ramus posterior. Ein feiner R. duralis zweigt zur sensiblen Versorgung der Dura mater spinalis ab. Der Segmentnerv ist für die nervale Versorgung der dem Rückenmarksegment zugehörigen Muskulatur (Myotom) sowie dessen Hautbezirk (Dermatom) zuständig. Die motorischen Perikaryen der Spinalnerven befinden sich im Vorderhorn, die sensiblen bilden das Spinalganglion in der Radix posterior. Die 2. Perikaryen der sympathischen Efferenzen befinden sich im Grenzstrang und schließen sich dem Segmentnerv über den Ramus communicans griseus an.

Die Rami ventrales der Spinalnerven sind im Hals- und Lenden-Kreuzbeinbereich untereinander vielfach verbunden. Sie bauen **Nervenplexus** auf, aus denen sich u. a. die Arm- bzw. Beinnerven formieren.

Tabelle 103

Nervenplexus	Rückenmarksegmente	Versorgungsgebiet
Plexus cervicalis	C_1–C_4	Halsmuskeln, Halshaut
Plexus brachialis	C_5–Th_1	Arm
Plexus lumbalis	(Th_{12}) L_1–$L_{3/2}$	Bein, untere Bereiche der Bauchmuskeln und der Bauchwandhaut
Plexus sacralis	$L_{3/2}$–$S_{3/2}$	Bein
Plexus pudendus	S_2–S_4	Haut der Genitalregion, Muskeln des Dammes, dem Beckenboden aufliegende Eingeweide
Plexus coccygeus	S_4–Co_2	Haut der Analgegend

REFLEXBOGEN

Der Weg, den ein an einem Rezeptor ausgelöster Impuls über eine Nervenleitung nimmt, bis er an seinem Effektor wirksam wird, heißt Reflexbogen. Zu einem Reflexbogen gehören mindestens: **Z 71**

1. ein Receptor
2. ein sensibles Neuron
3. eine Synapse
4. ein motorisches Neuron
5. ein Effektor (Muskel)

Befindet sich der Rezeptor (dehnungsempfindliche Muskelspindel oder spannungsempfindlicher «Fühler» in Sehne) innerhalb des Erfolgsorgans, so nennt man diesen Reflex einen *Eigenreflex*. Eigenreflexe (proprioceptive Reflexe) werden hauptsächlich monosynaptisch übertragen.

Befindet sich der Receptor in der Haut (als Schmerz-, Temperatur- oder Tastreceptor), so wird sein Impuls (exteroceptiver Impuls) von dem sensiblen Neuron polysynaptisch über mehrere kleine Interneuronen, über Axoncollateralen auf eine größere Zahl von motorischen Neuronen in verschiedene Rückenmarksegmenten übertragen. Der Effekt erfolgt von der Reizstelle entfernt an einem anderen Organ. Diesen Reflex nennt man *Fremdreflex*.

Tabelle 104

Reflextyp	Synapsen	Effekt
Eigenreflex (proprioceptiv)	meist monosynaptisch	Erregung der α-Motoneuronen des gedehnten Muskels, Hemmung der γ-Motoneuronen, Hemmung der Antagonisten
Fremdreflex (exteroceptiv)	polysynaptisch	α- und γ-Motoneuronen werden gleichsinnig verändert; meist: Kontraktion der Beuger bei Hemmung der Extensoren
visceraler Reflex	polysynaptisch	a) *viscerovisceral* Receptor und Effektor im gleichen Eingeweideorgan b) *viscerosomatisch* Receptor im Eingeweideorgan, Effektor z. B. in Muskulatur der Bauchwand

Reflexe

Bei den in der Praxis überprüften Reflexen beobachtet man im Seitenvergleich die Reaktion (verzögert, übersteigert, Ausfall).

Tabelle 105

Eigenreflex	Rückenmarksegment	Auslösung (A) und Effekt (E)
Bicepssehnenreflex	C_5–C_6	A: Schlag auf Bicepssehne E: Flexion im Ellenbogengelenk
Tricepssehnenreflex	C_7–C_8	A: Schlag auf Tricepssehne E: Streckung im Ellenbogengelenk
«Radiusperiostreflex»	C_6	A: Schlag auf M. brachioradialis gegen Radius E: Flexion im Ellenbogengelenk
Fingerbeugerreflex (Knips-Reflex) (TRÖMNER-Reflex)	C_7–Th_1	A: Fingerendglieder werden rasch auf der Streckseite «angeknipst» bzw. Beugeseite angeschlagen E: Flexion in den Fingermittel- und Fingerendgelenken
Patellarsehnenreflex	L_3–L_4	A: Schlag auf Lig. patellae E: Extension im Kniegelenk
Achillessehnenreflex	S_1–S_2	A: Schlag auf Achillessehne E: Flexion in Sprunggelenken

Tabelle 106

Fremdreflex	Rückenmarksegment	Auslösung (A) und Effekt (E)
Bauchdeckenreflex	Th_7–Th_{12}	A: In verschiedenen Höhen an Bauchwand horizontal von lateral nach medial mit spitzem Gegenstand streichen E: Zuckung der Bauchwandmuskulatur
Fußsohlenreflex (BABINSKI)	L_5–S_2	A: Bestreichen des lateralen Randes der Fußsohle E: Plantarflexion der Zehen (BABINSKI +: Spreizung der Zehen und Dorsalextension der Großzehe)

HEAD-ZONEN (nach H. H. HEAD 1861–1940)

Entsprechend dem ehemaligen bilateralen symmetrischen Körperbau (metamerer Bau) hat jedes Rückenmarksegment ein ihm nerval zugeordnetes Gebiet an Skelettmuskulatur und Haut. Für die Innervation der Organe von Hals, Brust-, Bauch- und Beckenhöhle ist das vegetative Nervensystem zuständig. Hauptsächlich der Sympathicus, weniger auch die Nn. vagi, führen auf verschiedenen Wegen sensible Afferenzen von den Organen der Körperhöhlen. Dabei läßt jedoch nur der Sympathicus anatomische Andeutungen einer metameren Gliederung erkennen. Das bei Erkrankungen innerer Organe auftretende klinische Bild der segmentgebundenen reflektorischen Spannungserhöhung der Bauchdeckenmuskulatur, oder das der schmerzhaften Hautzone und andere Schmerzphänomene, haben zu der Vorstellung geführt, daß sich bei der Entwicklung der Gefäßversorgung der Organe der Körperhöhlen auch bei ihnen eine Art segmentale Innervation eingestellt hat. Die Hautareale (HEAD-Zonen), in die Eingeweideschmerzen projiziert werden, umfassen häufig mehrere Segmente, oft auch voneinander isoliert gelegene Hautgebiete. Dies beruht auf den unterschiedlichen Wegen, über die afferente Impulse in den Ästen des Vagus und besonders des Sympathicus verlaufen müssen und auf uns noch nicht bekannten Schaltungen im Rückenmark. Die HEAD-Zonen für die inneren Organe werden bei der Beschreibung dieser Organe angegeben.

Entsprechend dem Weg, auf dem Organschmerzen in zugehörige Hautareale reflektiert werden, können umgekehrt auch Hautreize in HEAD-Zonen an den entsprechenden inneren Organen eine Wirkung zeigen. So ist es beispielsweise allgemein bekannt, daß sich bei Erregung von Temperaturreceptoren in der Bauchhaut (Wärmflasche) ein Krampf der glatten Muskulatur des Magen-Darm-Traktes löst.

Während sich die Schmerzempfindungen meldenden Nervenfasern streng an ihr zugehöriges Dermatom halten, überlappen sich die benachbarten segmentalen Hautfelder für Tast- und Temperaturempfindungen untereinander.

Neben den HEAD-Hautzonen gibt es auch die von MACKENZIE (1860–1935) erstmals genauer beschriebenen Schmerzübertragungen innerer Organe auf segmental zugehörige Skelettmuskelgruppen.

Schmerz

Schmerzempfindungen werden im Regelfall von mechanischen, mechanothermischen und thermischen Nociceptoren aufgenommen. Der *Oberflächenschmerz* wird an der Haut empfunden, der *Tiefenschmerz* an Rumpfwand, Armen und Beinen kommt vom Bindegewebe (z. B. Bänder, Kapseln, Sehnen), Gelenken, Knochen und Muskeln. Oberflächen- und Tiefenschmerz als segmentgebundene Schmerzen (Schmerzen, welche aus den dem Segmentnerv zugehörigen Dermatom, Myotom und Sklerotom stammen) werden als **somatische Schmerzen** bezeichnet. Somatische Schmerzen sind gut lokalisierbar, in ihren Grenzen bestimmbar, hell, scharf, auch brennend und bleiben in ihrer Intensität relativ konstant. **Viscerale Schmerzen** kommen von den Organen der Körperhöhlen. Deren afferente Zuflüsse zum Rückenmark können keiner strengen segmentalen Gliederung zugeordnet werden. Daher lassen sich viscerale Schmerzen auch nur schlecht lokalisieren (z. B. es tut im Bauch weh, eher in der Mitte), sind meist breitflächig, eher dumpf und können an- und abschwellen (z. B. Kolik, welche «kommt und geht»). Die variable, auch mehrere Segmente umfassende Verknüpfung visceroafferenter Nervenfasern mit Zellen des Rückenmarks, in welche auch somatosensible Afferenzen u. a. aus zugehörigen Dermatomen gelangen, führen zu dem Phänomen der HEAD-Hautzonen, weil unsere Hirnrinde nicht mehr differenzieren kann, woher die Schmerzafferenz stammt.

RÜCKENMARKBAHNEN MIT CEREBRALEN UND PERIPHEREN VERKNÜPFUNGEN

Afferenzen

Druck- und grobe Berührungsempfindung (a)
Schmerz- und Temperaturempfindung (b)

Mechanoreceptoren (a)
Schmerz- und Kälte-Wärme-Receptoren (b)

Dendrit 1. Neuron

Spinalganglion
1. Perikaryon

Neurit 1. Neuron

Strangzellen des Hinterhorns
2. Perikaryon

Neurit 2. Neuron
kreuzt über Commissura alba
zur kontralateralen Seite

Tractus spinothalamicus anterior (a)
lateralis (b)

laterales Kerngebiet des Thalamus
3. Perikaryon

Neurit 3. Neuron

parietaler Thalamusstiel

Großhirnrinde
Areae 3,1,2

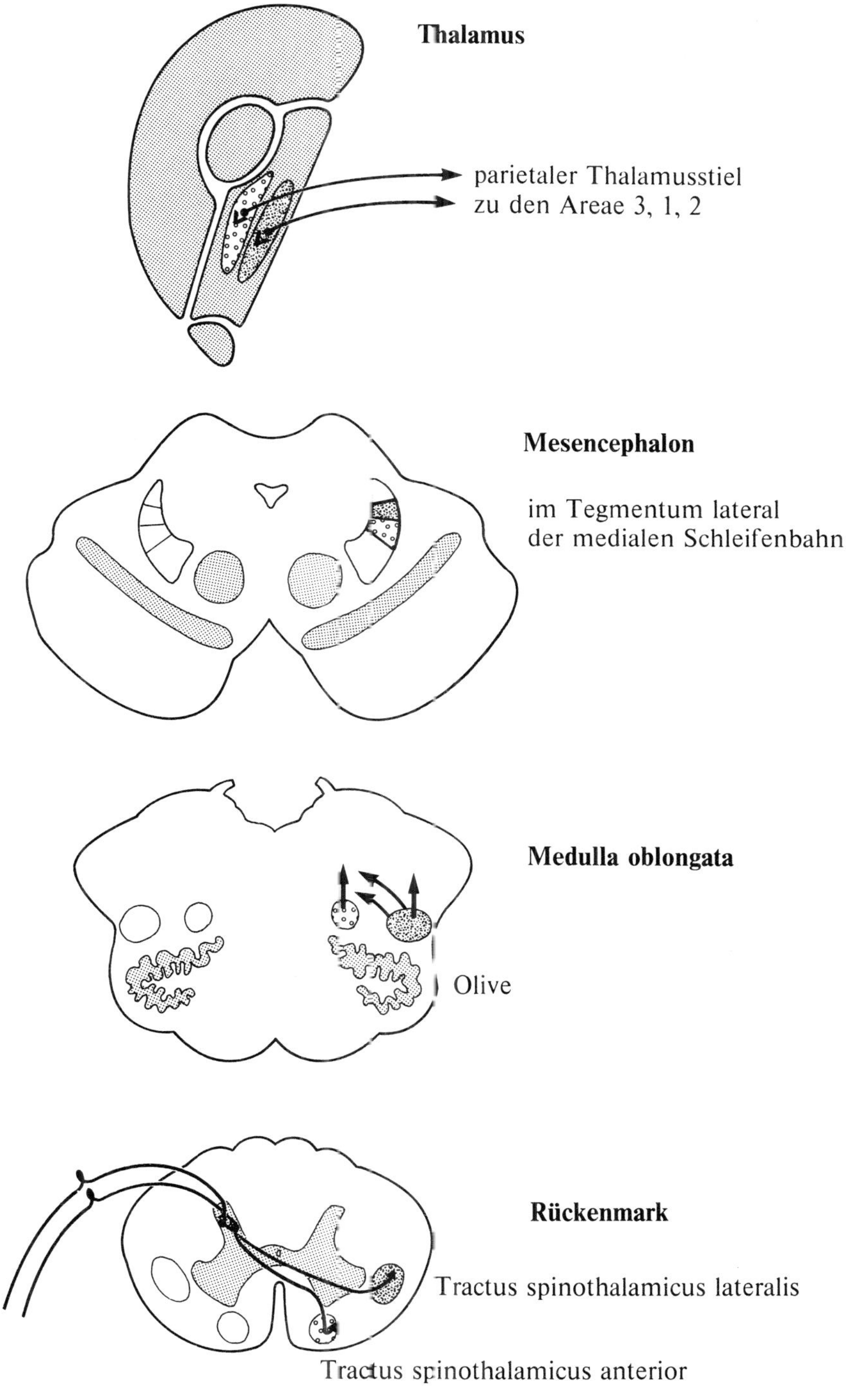

Abb. 45 Bahnverlauf für Oberflächenschmerz und Temperaturempfindungen sowie für Druck- und grobes Berührungsgefühl.

Gefühl für Stellung und Bewegungen,
Gefühl für Gewicht, Vibration, Druck,
Gefühl für tiefe Schmerzempfindungen in Gelenken, Muskeln, Sehnen

Receptoren in Haut, Bändern, Gelenkkapseln, Muskeln, Sehnen

von Armen und oberer Rumpfhälfte

Dendrit 1. Neuron

Spinalganglion
1. Perikaryon

Neurit 1. Neuron

Strangzellen (Nucleus thoracicus)
2. Perikaryon

Neurit 2. Neuron

Tractus spinocerebellaris posterior (FLECHSIG)

bleibt auf gleicher Seite

Medulla oblongata

unterer Kleinhirnstiel

Kleinhirn

von Beinen und unterer Rumpfhälfte

Dendrit 1. Neuron

Spinalganglion
1. Perikaryon

Neurit 1. Neuron

Strangzellen des Hinterhorns
2. Perikaryon

Neurit 2. Neuron
kreuzt in Commissura alba
zur kontralateralen Seite

Tractus spinocerebellaris anterior (GOWERS)

Medulla oblongata

Pons

oberer Kleinhirnstiel

Kleinhirn

hier kreuzen die Neuriten des 2. Neuron nochmals und erreichen so ihre Ausgangsseite.
Ein geringer Teil der Neuriten des 2. Neuron kreuzt weder im Rückenmark noch im Kleinhirn.

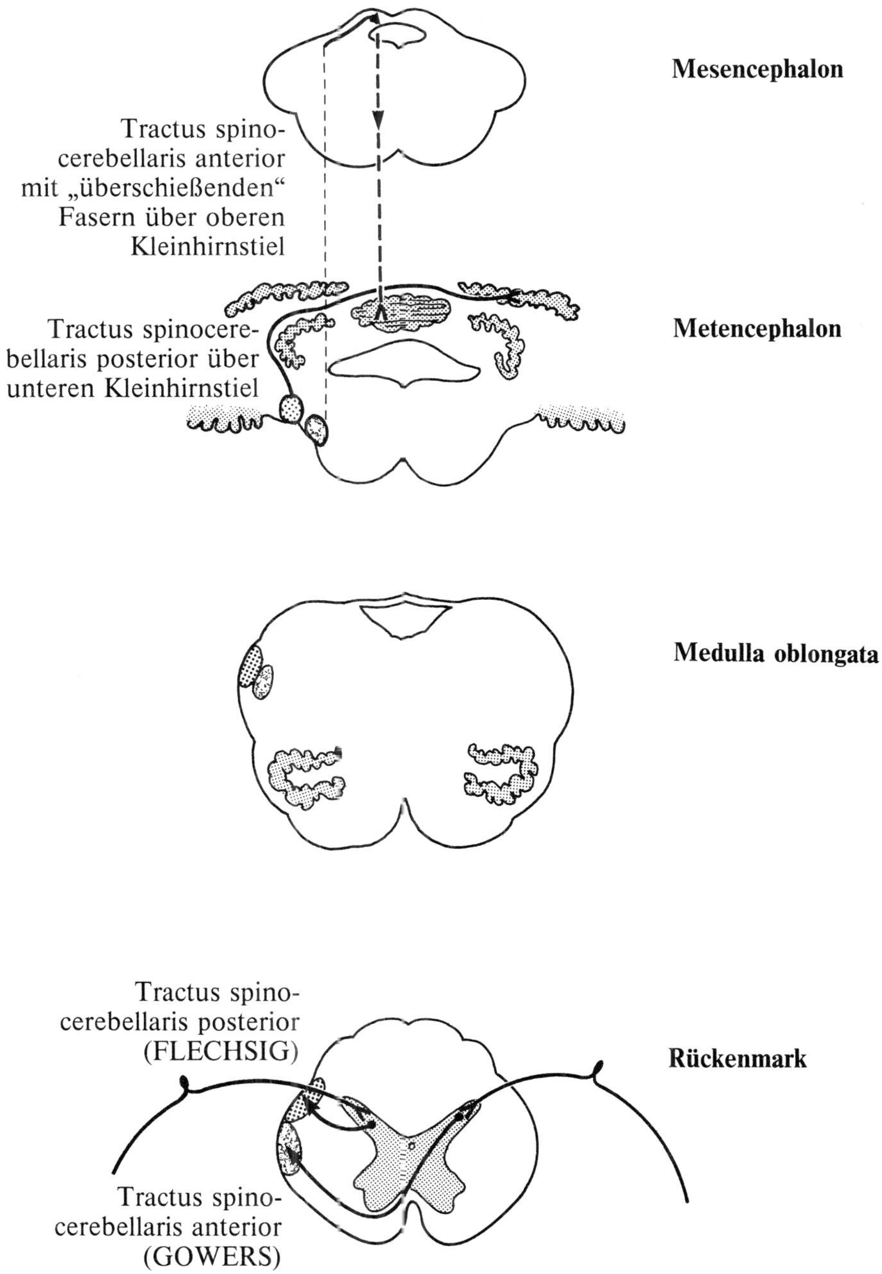

Abb. 46 Bahnverlauf für Stellungs- und Bewegungsempfindungen, Gewichtsgefühl, Vibrations- und Druckempfinden in Gelenken, Muskeln und Sehnen.

Feine Berührungs- und Tastempfindung, Lokalisationsempfinden des Reizes; Tiefensensibilität

aus unterer Körperhälfte (GOLL a)
aus oberer Körperhälfte (BURDACH b)

Mechanoreceptoren in Haut,
Muskelspindeln, Sehnen- und Gelenkreceptoren

Dendrit 1. Neuron

Spinalganglion
1. Perikaryon

Neurit 1. Neuron

gleiche Seite im Hinterstrang des Rückenmarks

medial:	Fasciculus gracilis	(GOLL)	(a)
lateral:	Fasciculus cuneatus	(BURDACH)	(b)

in Medulla oblongata
2. Perikaryon für

(a) Nucleus gracilis
(b) Nucleus cuneatus

Neurit 2. Neuron

Kreuzung als mediale Schleifenbahn im Met- und Mesencephalon zur kontralateralen Seite

laterales Thalamuskerngebiet
3. Perikaryon

Neurit 3. Neuron

parietaler Thalamusstiel

Großhirnrinde
Areae 3,1,2

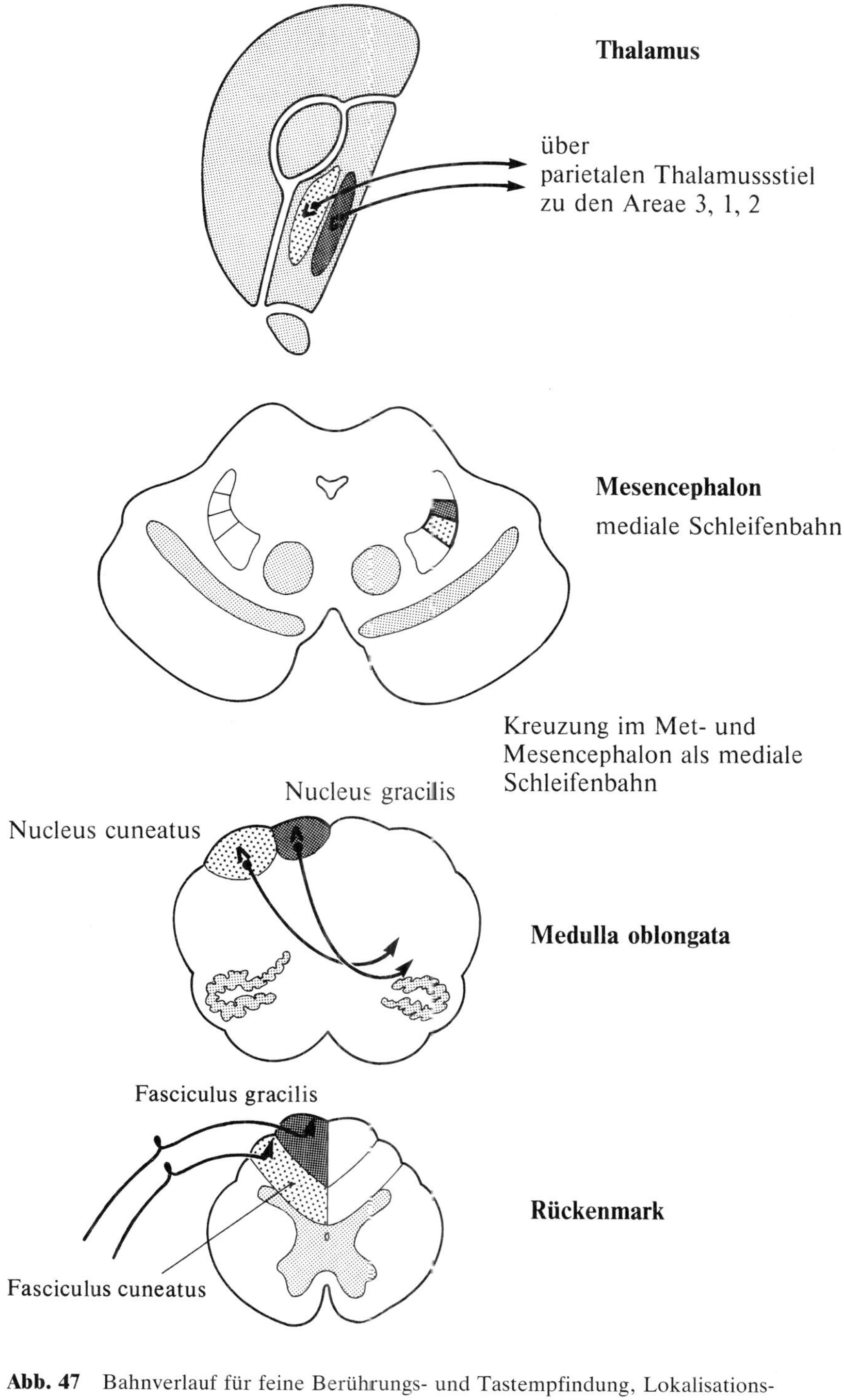

Abb. 47 Bahnverlauf für feine Berührungs- und Tastempfindung, Lokalisationsgefühl für den Reiz, Tiefensensibilität.

Efferenzen

Bewußte Motorik

Zellen der motorischen Großhirnrinde
Areae 4,6
1. Perikaryon

Neurit 1. Neuron

Capsula interna («Kniebereich»)

Hirnschenkel

Pons

Medulla oblongata

an «Decussatio pyramidum» 90% (a) der Neuriten kreuzen zur kontralateralen Seite,
10% (b) bleiben auf gleicher Seite

(a) Tractus corticospinalis lateralis
(b) Tractus corticospinalis anterior

(a) α-Motoneuron in Vorderhorn
2. Perikaryon

(b) nach segmentaler Kreuzung zur Gegenseite meist über Interneurone zu α-Motoneuron im Vorderhorn

Neurit 2. Neuron

motorische Endplatte

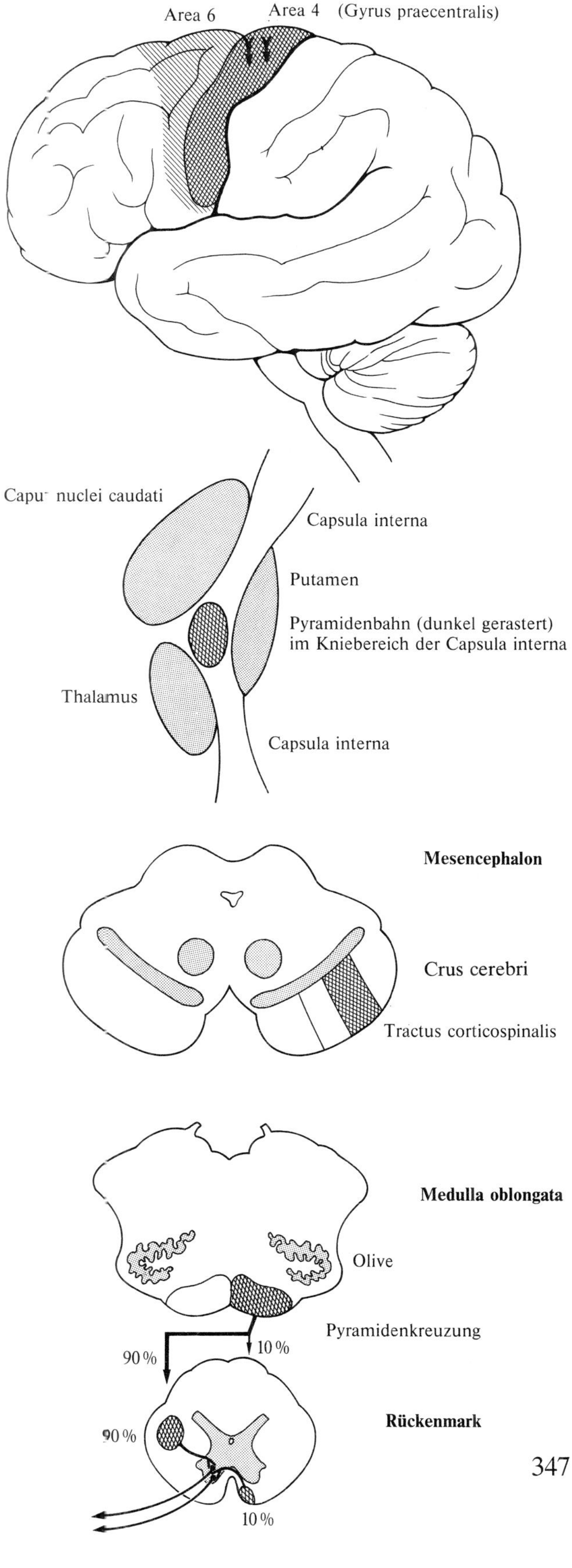

Abb. 48 Schematische Darstellung der pyramidalen Fasern des Tractus corticospinalis.

EPS-Motorik mit bahnendem Effekt auf Motoneuronen zu Extensoren

Tonusregulation für das Erhalten des Gleichgewichtes

Kleinhirn EPS-Kerne

Nucleus vestibularis lateralis
1. Perikaryon

Neurit 1. Neuron

Medulla oblongata

Vorderstrang gleiche Seite

Interneuronen Vorderhorn
mit Effekt auf Motoneuronen im Vorderhorn

bevorzugt γ-Motoneuron

motorische Endplatte Extensor

EPS-Motorik, auch Vasomotorik, Motorik der Atemmuskulatur u. a.

Striatum

Pallidum

Kerngebiete der Formatio reticularis
1. Perikaryon

Neurit 1. Neuron

im Seitenstrang des Rückenmarks
(teilweise im Vorderstrang)

in Zona intermedia oder Vorderhorn zu Interneuronen
2. Perikaryon oder mehrere

motorische Vorderhornzelle

peripherer Nerv

motorische Endplatte

Zur Klinik

Zur Klinik motorischer Paresen

Cerebrale Paresen

Corticale Monoparese

Umschriebene kleinere Läsionen im motorischen Cortex führen zu Paresen kontralateraler Muskelgruppen (z. B. an Hand- und Fingerextensoren). Bei ausgedehnteren Schädigungen fallen je nach Lage der Läsion kontralateral Gesichts-, Arm- oder Beinmuskulatur aus, wobei die Paresen an den Extremitäten distal betont sind.

Kontralaterale Hemiparese

Läsionen der pyramidalen Efferenzen in der Capsula interna (Kniebereich) führen zur kontralateralen Hemiparese. Die Kerne der caudalen Hirnnerven erhalten zusätzlich auch individuell und im Umfang unterschiedlich viele ipsilaterale Informationen. Daher stellen sich bei einer kontralateralen Hemiparese anfangs Schluck- und Zungenmotorikstörungen ein, welche sich früher oder später wieder geben.

Einseitige Hirnstammläsion

Diese – auch als alternierende Lähmung bezeichnete – cerebrale Erkrankung führt zur ipsilateralen Lähmung der motorischen Anteile von Hirnnerven (z. B. Augenmuskelnerven III, IV, VI, der Mimik N. VII, der motorischen Nervenfasern in den Hirnnerven IX und X für das Schlucken, des N. XII für die Zungenmotorik) und zur kontralateralen Hemiparese.

Bilaterale Hirnstammläsion

Diese im Mittelhirn gelegene Läsion führt zur Tetraparese und betrifft gleichzeitig die Augen-, Kau- und mimische Muskulatur sowie die Schlund- und Zungenmuskeln.

Spinale Paresen

Läsionen der im Vorderhorn gelegenen motorischen Perikaryen führen zu Atrophie und Schwäche der von ihnen innervierten Muskeln. Der Tonus der von diesem Segment versorgten Muskeln ist herabgesetzt. Der Reflexbogen im Segment ist unterbrochen, so daß Eigenreflexe in diesem Segment nicht möglich sind.

Läsionen der im Hinterhorn gelegenen Perikaryen des 2. afferenten Neuron (Schmerz- und Temperaturafferenz) führen zu Schmerz- und Temperaturmißempfindungen im betroffenen Segment. Die Neuriten der im Spinalganglion gelegenen afferenten Nervenfasern für den Eigenreflex im Segment verlaufen durch das Hinterhorn. Ihre Läsion bewirkt somit einen Ausfall oder eine Abschwächung dieses Reflexes.

Läsion in Höhe von C_1–C_4

Die hohe Halsmarkläsion führt zur Tetraparese und wegen Mitbetreffen der oberen Cervicalsegmente zum Ausfall auch der oberen Halssegmentnerven sowie der Nn. phrenici (insbesondere C_4) und damit der Zwerchfellmotorik (Inspiration).

Zentrale Halsmarkläsion

Bei der zentralen Halsmarkläsion fallen die motorischen Perikaryen in den erkrankten Segmenten aus und werden häufig die medialen Fasern des Tractus corticospinalis lateralis für die Arme mitbetroffen. Das klinische Bild zeigt somit zentrale (Pyramidenbahn) und nukleäre (motorische Vorderhornzellen) Pareseerscheinungen an beiden Armen.

Untere Halsmarkläsion

Bei der auf Höhe der Rückenmarksegmente C_7–C_8 aufgetretenen Querschnittlähmung besteht eine schlaffe nukleäre Lähmung der segmententsprechenden Arm- und Handmuskeln bei gleichzeitiger Lähmung der zentralen Neuronen (Tractus corticospinalis lateralis) der Rumpf- und Beinmuskeln.

Mittlere Brustmarkläsion

Bei diesem spinalen thorakalen Querschnitt-Syndrom tritt eine zentrale Parese (unterbrochene Rückenmarkbahnen) in den Segmenten caudal des Läsionsbereichs im Rückenmark auf, auf Höhe der Läsionen in der grauen und weißen Substanz des Rückenmarks ist eine schlaffe Parese zu erwarten.

Conus medullaris Läsion

Ist nur der Conus medullaris betroffen, so beschränken sich die Ausfälle auf Lähmungen der Harnblasen- und Mastdarmmotorik sowie auf Sensibilitätsstörungen im Bereich von Anus und äußeren Genitalorganen.

Cauda equina und Conus medullaris Läsion

Es treten schlaffe Paresen der Beinmuskeln auf, ein Ausfall der Oberflächen- und Tiefensensibilität an den Beinen und in der Anogenitalregion sowie eine Lähmung der Harnblasen- und Mastdarmwandmuskulatur.

Tabelle 107: Ausfallerscheinungen für ausgewählte Rückenmarksegmente

Wirbel	Rückenmarksegment	Ausfall (u. a.)
3. Halswirbel	C_4	N. phrenicus ($C_{3,4,5}$) für Zwerchfellmotorik Lähmung ab Hals caudalwärts
6. auf 7. Halswirbel	C_8–Th_2	Sympathisches Centrum ciliospinale. Bei Ausfall: u. a. enge Pupille! Lähmung ab Hals und Arme caudalwärts
10. Brustwirbel	Th_{12}	Komplette Lähmung beider Beine
1. Lendenwirbel	S_3	Kontrolle über Harn- und Stuhlentleerung verloren
Spina bifida an Lenden- oder Steißbeinwirbel	Ab S_3 abwärts Verwerfungen im Rückenmark	Anaesthetische Zone an Gesäß und Oberschenkeln wie bei einem Reithosenbesatz. Störungen bei Harn- und Stuhlentleerung häufig.

Halbe Querschnittlähmung (BROWN-SÉQUARD-Phänomen)

Ausfall in Höhe der Läsion auf der betroffenen Seite:

Reflexbogen; völlige Anaesthesie im zugehörigen Segment

Ausfall auf der betroffenen Seite (unterhalb der Läsion):

Motorik
Tiefensensibilität, Diskrimination
Gefühl für Stellung der Extremität

Ausfall auf der gesunden Seite (unterhalb der Läsion):

Druck- und grobe Berührungsempfindung
Schmerz- und Temperaturempfindung

Schmale hyperästhetische Hautzone oberhalb der Läsion auf der betroffenen Seite und unterhalb der Läsion auf der Gegenseite.

PERIPHERES NERVENSYSTEM

AUFBAU EINES PERIPHEREN NERVEN

Die in Zahl, Kaliber und Qualität ihrer Nervenfasern sehr unterschiedlichen peripheren Nerven verbinden die Körperperipherie mit dem Zentralnervensystem. Periphere Nerven enthalten meist gemischte afferente und efferente Nervenfasern, sie können aber auch rein afferent (sensibel oder sensorisch) oder rein efferent (motorisch oder sekretorisch) sein. Auch die Dicke des Markscheidenmantels um die verschiedenen Nervenfasern ist unterschiedlich: So ist bei den die Erregungen langsam leitenden vegetativen Nervenfasern im peripheren Nerv die Markscheide entweder sehr dünn (praeganglionäre vegetative Nervenfaser) oder sie fehlt (postganglionäre vegetative Nervenfaser). Bei den übrigen, die Erregungen rasch leitenden Nervenfasern sind Markscheiden vorhanden, besonders dicke bei den efferenten zu den Skelettmuskeln. Periphere Nerven haben eine gewisse Dehnreservelänge, da ihre Nervenfasern einen schraubenförmigen Verlauf haben.

Ein lockeres Bindegewebe mit längsgerichteten kollagenen Fasern (Epineurium) umhüllt den Nerv und erlaubt ihm einen Bewegungsspielraum zu den benachbarten Muskeln und Gefäßen. Das straffe Perineurium umschließt Nervenfaserbündel, das dünne Endoneurium die einzelne Nervenfaser.

N. occipitalis major

Der im wesentlichen sensible N. occipitalis major ist ein Art des Ramus dorsalis von C_2. Der fast stricknadeldicke Hautnerv zieht etwa $1\,^1/_2$–3 cm paramedian neben der Protuberantia occipitalis externa cranialwärts und versorgt die Haut der Hinterhauptsregion. Über den N. occipitalis major wird auch der M. semispinalis capitis innerviert.

Occipitalneuralgien (Hinterkopfschmerzen) kommen bei Fehlstellungen der oberen HWS vor, auch HWS-Zwangshaltungen nach ventral können über die Dehnung des M. semispinalis capitis zum hinteren Kopfschmerz führen.

N. phrenicus

Der N. phrenicus ist ein gemischt motorisch-sensibler peripherer Nerv. Seine motorischen Perikaryen befinden sich im Vorderhorn der Segmente C_3–C_5, seine sensiblen Perikaryen in den Spinalganglien der gleichen Segmente. Der Nerv innerviert motorisch des Zwerchfell, seine sensiblen Ästchen kommen von Leberkapsel, benachbartem Bauchfell, Zwerchfell, Herzbeutel und Pleura mediastinalis.

Der N. phrenicus, ein Ast des Plexus cervicalis, verläuft im Halsbereich längs auf dem M. scalenus anterior, zieht durch die obere Thoraxöffnung ins Mediastinum und drängt sich hier zwischen der Lateralseite des Herzbeutels und der Pleura mediastinalis zum Zwerchfell.

Plexus brachialis mit Ästen

Der Plexus brachialis umfaßt die Rami ventrales der Segmentnerven C_5 bis Th_1 (feine Ästchen aus C_4 und Th_2 lagern sich ihm bei). Das für die motorische und sensible Versorgung des Armes zuständige Nervengeflecht gliedert sich in der Achselgegend um die A. axillaris zu 3 Hauptsträngen: Fasciculus lateralis, Fasciculus medialis und Fasciculus posterior. Aus diesen Strängen zweigen die Armnerven ab. Bevor sich das Armnervengeflecht zu den 3 Faszikeln formiert gibt es supraclaviculäre Äste ab (N. dorsalis scapulae C_{4-5}, N. suprascapularis C_{4-6}, N. thoracicus longus C_{5-8} und N. subclavius $C_{5,6}$). Unterhalb der Clavicula treten aus den Faszikeln Äste nach ventral (Nn. pectorales medialis C_8–Th_1 und lateralis C_{5-7}) und nach dorsal zur Schultermuskulatur (N. subscapularis C_{5-7} und N. thoracordosalis C_{6-8}). **Z 72**

Die Tab. 108 gibt eine Übersicht über die den Faszikeln zuzuordnenden Armnerven.

Tabelle 108: Äste des Plexus brachialis

Fasciculus und Segmente	Armnerv und Segmente	Versorgungsgebiet	Gefährdung und klinische Problematik
Fasciculus posterior (C_5–Th_1)	N. axillaris (C_5–C_6)	M. deltoideus M. teres minor Haut über Schulter	relativ häufige Verletzung bei Schulterluxation oder Oberarmhalsbrüchen
	N. radialis (C_5–Th_1)	alle Extensoren an Arm und Hand, M. supinator, M. brachioradialis Hautäste N. cut. brachii post. N. cut. antebrachii post. R. superfic. ni radialis	bei Oberarmbrüchen besonders gefährdet (auch bei Osteosynthesen!); gefährdet auch bei supracondylären Humerusfrakturen, Frakturen des Capitulum radii. «Fallhand» Rasche Regeneration nach Radialisschäden zeigen die Nervenäste zum M. triceps, besonders langsam regeneriert sich die motorische Innervation der «kleinen» Extensoren für Daumen, Zeige- und Kleinfinger.

Fortsetzung nächste Seite

Fortsetzung der Tabelle 108

Fasciculus und Segmente	Armnerv und Segmente	Versorgungsgebiet	Gefährdung und klinische Problematik
Fasciculus lateralis (C_5–C_7)	N. musculo-cutaneus (C_5–C_7)	M. biceps M. brachialis M. coracobrachialis Hautast: N. cut. antebrachii lat.	Schädigung Rarität
	lateraler «Zinken» des N. medianus (C_6–C_7)	Mm. pronatores M. flex. carpi radialis Mm. flex. digit. superfic. et prof. II, III Mm. flex. poll. long. et brev. (Caput superficiale)	Schädigung bei supracondylärer Extensionsfraktur des Humerus, ebenso im Carpaltunnel möglich. bei Läsion: «Schwurhand» bei Aufforderung zum Faustschluß. Fehlende Flexion und Opposition des Daumens
Fasciculus medialis (C_8–Th_1)	medialer «Zinken» des N. medianus (C_8–Th_1)	M. abductor pollicis brev. M. opponens pollicis M. palmaris longus Mm. lumbricales I, II Hautäste zur Hohlhand und zur Beugeseite der Finger I–IV	
	N. ulnaris (C_7–Th_1)	M. flex. carpi ulnaris m. flex. digit. prof. IV, V Mm. interossei Mm. lumbricales III, IV M. adductor pollicis M. flex. poll. brev. (Caput profundum) alle Muskeln des Kleinfingerballens Hautäste zur ulnaren Seite von Hohlhand und Handrücken und zu den Fingern V, IV	gefährdet im Sulcus ni ulnaris, z. B. bei Frakturen des Epiconcylus med. humeri bei Läsion: Abduktion der Hand nach ulnar verringert und fester Faustschluß unmöglich: «Krallenhand».
	N. cutaneus antebr. med. (C_8–Th_1)	Haut: mediale Seite Unterarm	
	N. cutaneus brachii med. (Th_1–Th_2)	Haut: Innenseite Oberarm	

Verlauf der Nerven am Arm

N. axillaris

Der N. axillaris (C_{5-6}) ist ein Zweig des Fasciculus posterior, wendet sich in der Achsel nach dorsal, zieht durch die laterale Achsellücke (gebildet von Mm. teres minor, teres major, Caput longum des M. triceps und Humerusschaft) und innerviert die Mm. deltoideus und teres minor. Sensible Nervenfasern durchbrechen die Pars acromialis des M. deltoideus und versorgen hier die Haut. Der N. axillaris ist bei allen Luxationen im Schultergelenk gefährdet. Sein Hautast (N. cutaneus brachii lateralis superior) biegt um den Hinterrand der Pars spinalis des M. deltoideus zur Haut der Oberarmrückseite.

N. radialis

Der N. radialis (C_5–Th_1) ist Hauptzweig des Fasciculus posterior, windet sich mitsamt der A. profunda brachii im Sulcus nervi radialis zwischen medialem und lateralem Tricepskopf nach lateral und liegt dabei auf längerer Strecke dem Humerusschaft eng an. Daher ist der Nerv bei Humerusschaftbrüchen und bei Osteosynthesen in diesem Abschnitt gefährdet. Er innerviert die Tricepsköpfe. Nachdem er das Septum intermusculare laterale durchbohrt hat (mögliche Reizstelle), kommt er in der Ellenbeuge zwischen den M. brachioradialis, welchen er innerviert, und den M. brachialis zu liegen. Auf Höhe des Caput radii spaltet sich der N. radialis in seine beiden Endäste: *Rr. superficialis und profundus.*

Der *R. superficialis* ist sensibel, tritt am distalen Drittelpunkt unter dem M. brachioradialis hervor und versorgt die Haut radial am Handrücken sowie an der Streckseite des Daumens und bis zu den Mittelgelenken auch an Zeige- und Mittelfingerrückseite.

Der *R. profundus* windet sich um das Collum radii dorsalwärts und durchbohrt dabei den M. supinator, den er auch innerviert. Hier ist der Nerv bei Radiusköpfchen- und Radiushalsfrakturen sowie bei Luxationen gefährdet. Er teilt sich in dem Zwickel zwischen den Ursprüngen der Mm. extensor carpi radialis brevis und extensor digitorum communis in seine Rr. musculares zu allen Extensoren am Unterarm auf.

Die Erscheinungsbilder bei *Lähmungen des N. radialis* sind abhängig vom Ort der Schädigung. Bei Schädigung des Nervenstammes in Höhe des Oberarms resultiert eine schlaffe Parese der Unterarmstrecker, das Bild der *Fallhand*. Bei Läsion seines R. profundus im Bereich des Radiusköpfchens können die Finger nicht mehr gestreckt und der Daumen nicht mehr abduziert werden. Fällt der M. supinator aus, dann kann bei Extension im Ellenbogengelenk nicht mehr supiniert werden, wohl jedoch mit Hilfe des M. biceps brachii bei Flexion.

Eine *Dehnung* des Nerven erfolgt bei Lateralflexion von Kopf und Hals zur Gegenseite, Abduktion und Innenrotation im Schultergelenk, Extension im Ellenbogengelenk, Pronation in den Umwendgelenken sowie Palmarflexion der Hand. Bei Ausnutzen seiner maximalen Dehnfähigkeit wird der Nerv um 2,5–3,5 cm länger (v. LANZ, WACHSMUTH).

Eine *Entspannung* des Nerven erfolgt bei Lateralflexion von Kopf und Hals zur gleichen Seite, Adduktion und Außenrotation im Schultergelenk, Flexion im Ellbogengelenk, Supination in den Umwendgelenken sowie Dorsalextension der Hand.

N. musculocutaneus

Der N. musculocutaneus (C_{5-7}) ist ein Ast des Fasciculus lateralis. Kurz nach seinem Ursprung durchbohrt er den M. coracobrachialis und legt sich in die Rinne zwischen ihm und dem M. biceps brachii. Er innerviert beide Muskeln und zieht zwischen Caput longum des M. biceps und M. brachialis, welchen er ebenfalls innerviert, distalwärts. Oberhalb der Ellenbeuge, an der Radialseite des M. biceps brachii wird er mit seinem sensiblen Hautzweig oberflächlich, durchbohrt die Fascia antebrachii und innerviert die Haut an der radialen Unterarmbeugeseite, wobei einzelne Nervenfasern bis in die Radialseite der Palma manus reichen.

Seine *Lähmung* führt zum Ausfall der wichtigsten Beuger im Ellenbogengelenk und kann bei Belastung durch die Beugewirkung der langen Unterarmflexoren sowie des M. brachioradialis nicht kompensiert werden.

Eine *Dehnung* des Nerven erfolgt bei Lateralflexion von Kopf und Hals zur Gegenseite und gleichzeitiger Abduktion mit Außenrotation des Arms.

Eine *Entspannung* des Nerven erfolgt bei Lateralflexion von Kopf und Hals zur gleichen Seite und Adduktion und Innenrotation im Schultergelenk.

N. medianus

Der N. medianus (C_6–Th_1) bildet sich mit einem lateralen Zinken (C_{6-7}) aus dem lateralen und mit einem medialen Zinken (C_8–Th_1) aus dem medialen Faszikel des Plexus brachialis. Die gabelartige Vereinigung beider Zinken kann achselnah oder auf Höhe der Oberarmmitte gelegen sein. Der Nerv verläuft mitsamt der A. V. brachialis in der medialen Oberarmfurche. In der Ellenbeuge dringt der Nerv zwischen dem von ihm innervierten oberflächlichen und tiefen Kopf des M. pronator teres in die Unterarmbeugerloge ein. Zwischen den Muskelbäuchen der Mm. flexores digitorum superficialis und profundus, zu denen er Rr. musculares abgibt, zieht er handwärts und erscheint ulnar der Sehne des Mm. flexor carpi radialis oberflächlich. Der N. medianus verläuft unter dem Retinaculum flexorum mitsamt den Sehnen der langen Fingerflexoren in den Carpaltunnel. Hier verzweigt er sich einerseits zu den oberflächlichen Muskeln des Daumenballens und zur darüber gelegenen Haut und andererseits zur Haut an den Palmarseiten von Zeige- und Mittelfinger sowie der Radialseite des Ringfingers, wobei zur Haut an der Rückseite von Zeige-, Mittel- und Ringfinger feine Ästchen abgehen. Der N. medianus innerviert die radialen Flexoren am Unterarm, die Mm. flexores digitorum superficialis und profundus (radialer Teil), die Mm. lumbricales I–III und alle Pronatoren.

Traumatische *Läsionen* des N. medianus kommen oberhalb des Ellenbogengelenks bei der suprakondylären Extensionsfraktur des Humerus vor. Typische Schädigungen von Medianusästen (zur

Daumenballenmuskulatur) und Schmerzen werden bei seiner Einklemmung im Carpaltunnel beobachtet.

Eine *Dehnung* des N. medianus erfolgt bei Lateralflexion von Kopf und Hals zur kontralateralen Seite, Abduktion und Innenrotation im Schultergelenk, Extension im Ellbogengelenk, Pronation in den Umwendgelenken und Dorsalextension in den Handgelenken. Bei Ausnutzen dieser maximalen Dehnfähigkeit wird der Nerv um etwa 5–6 cm länger (v. LANZ, WACHSMUTH).

Eine *Entspannung* des N. medianus erfolgt bei Lateralflexion von Kopf und Hals zur Seite des Nerven, Adduktion und Außenrotation im Schultergelenk, Flexion im Ellenbogengelenk, Supination in den Umwendgelenken und Flexion in den Handgelenken.

Reizpunkte: 1. Auf Höhe des Epicondylus medialis humeri neben dem M. biceps brachii und 2. auf Höhe des proximalen Handgelenks ulnar der Sehne des M. flexor carpi radialis.

N. ulnaris

Der N. ulnaris (C_6–Th_1) ist ein Ast des Fasciculus medialis und verläuft mitsamt der A. V. brachialis in der medialen Oberarmfurche. Distal am Oberarm durchbricht der Nerv das Septum intermusculare mediale nach dorsal und verläuft im Sulcus ni ulnaris hinter dem Epicondylus medialis humeri. Zwischen dem humeralen und ulnaren Kopf des M. flexor carpi ulnaris bricht der N. ulnaris zur Unterarmbeugeseite hindurch und verläuft unter dem ulnaren palmaren Unterarmrandmuskel (M. flexor carpi ulnaris) handwärts. Unterwegs gibt er Rr. musculares zu den langen ulnaren Flexorenmuskeln ab. Am distalen Unterarm zweigt sein *R. dorsalis* zur Haut des Handrückens und der Dorsalseite der ulnaren 3 Finger ab. Der Hauptstamm des N. ulnaris überquert das Retinaculum flexorum verläuft radial des Os pisiforme und teilt sich in einen *R. profundus* und einen *R. superficialis.*

Der vorwiegend *motorische R. profundus* versorgt die Muskulatur des Kleinfingerballens sowie die tiefen Muskeln des Daumenballens (M. adductor pollicis und tiefer Kopf des M. flexor pollicis brevis). Er innerviert auch alle Mm. interossei und die Mm. lumbricales III und IV.

Der vorwiegend sensible *R. superficialis* ist für die Haut an der Palmarseite der ulnaren beiden Finger zuständig.

Traumatische *Läsionen* des N. ulnaris sind vor allem in seinem exponierten Verlauf im Sulcus ni ulnaris im Rahmen von Frakturen des Epicondylus medialis humeri zu beobachten.

Bei einer *Lähmung* des N. ulnaris tritt bei der Aufforderung zum Faustschluß das Bild der «Krallenhand» auf: Durch Ausfall der Mm. interossei sowie der Mm. lumbricales III und IV können die Finger in den Fingergrundgelenken nicht mehr kräftig gebeugt werden. Durch den Ausfall der kräftigen Extensionswirkung der Mm. interossei in den Fingermittel- und -endgelenken entfällt die für die Ausgangsituation bedeutsame Vordehnung der langen Fingerflexorensehnen, welche mit der radialen intakten Portion somit nicht mehr optimal wirksam sein können.

Eine *Dehnung* des N. ulnaris erfolgt bei einer Lateralflexion von Kopf und Hals zur kontralateralen Seite, Abduktion im Schultergelenk, Flexion im Ellenbogengelenk sowie Dorsalextension der Hand. Der Nerv läßt sich so maximal um 3–4 cm dehnen (v. LANZ, WACHSMUTH).

Eine *Entspannung* des N. ulnaris ist gegeben bei Lateralflexion von Kopf und Hals zur Seite des Nerven, Adduktion im Schultergelenk, Extension im Ellenbogengelenk und Palmarflexion der Hand.

«Segmentale Innervation» der Bauchwandmuskeln

Bauchwandmuskeln werden mehrfach, «segmental» von Intercostalnerven und Lumbalnerven innerviert. Sie lassen sich daher auch abschnittsweise «wellenförmig» kontrahieren («Oberbauchkugel», «Unterbauchkugel»).

Tabelle 109

Bauchwandmuskeln	Segmentale Innervation
M. rectus abdominis	Th_7 –Th_{12}
M. obliquus externus abdominis	Th_5 –Th_{12}
M. obliquus internus abdominis	$Th_{(8)\,10}$–L_2
M. transversus abdominis	$Th_{(5)\,7}$–L_2

Plexus lumbosacralis mit Ästen

Z 73 Der Plexus lumbosacralis ((Th_{12})L_1–$S_{3\,1/2}$) umfaßt die Plexus lumbalis und sacralis (s. S. 331). Aus dem Plexus lumbosacralis bauen sich die gemischten peripheren Nerven (sensibel, motorisch, sympathisch) für das Bein, die Hüftregion und den unteren Bereich der Bauchwand auf.

In der Tabelle 110 sind die Äste des Plexus lumbosacralis mit ihren Segmentbezügen, Versorgungsgebieten und verletzungsgefährdeten Abschnitten aufgeführt.

Tabelle 110: Äste des Plexus lumbosacralis

Nerv und Segmentbezug	Versorgungsgebiet	Gefährdung und klinische Problematik
N. iliohypogastricus (Th_{12}–L_1)	Bauchwandmuskeln, Haut: Leistenbeuge und laterale Hüftgegend	
N. ilioinguinalis (L_1)	Bauchwandmuskeln Haut: Leistengegend	bei Operationen am Leistenkanal gefährdet
N. genitofemoralis (L_1–L_2)	Haut: Genitalregion und Innenseite Oberschenkel	
N. cut. femoris lat. (L_2–L_3)	Haut: über M. tensor fascia latae	
N. femoralis (L_1–L_4)	M. iliopsoas M. quadriceps femoris M. sartorius M. pectineus Haut: an Vorderseite des Oberschenkels; über N. saphenus auch Innenseite Unterschenkel und Fuß bei Großzehe	N. saphenus, z. B. bei Krampfaderoperationen (Babcock) gefährdet; auch druckgefährdet an Unterschenkel und Fuß

Fortsetzung der Tabelle 110

Nerv und Segmentbezug	Versorgungsgebiet	Gefährdung und klinische Problematik
N. obturatorius (L_1–L_4)	Mm. adductores M. gracilis M. pectineus Haut: Innenseite Oberschenkel	bei Beckenbrüchen gefährdet
N. glutaeus superior (L_4–S_1)	Mm. glutaei medius et minimus M. tensor fasciae latae	bei Lähmung auf der Standbeinseite sinkt Becken auf der Spielbeinseite ab (TRENDELENBURG)
N. glutaeus inferior (L_5–S_2)	M. glutaeus maximus	bei Lähmung besonders Streckschwäche im Hüftgelenk
N. cut. fem. posterior (S_1–S_3)	Haut: dorsale Oberschenkelseite	
N. ischiadicus (L_4–S_3)	alle dorsalen Muskeln des Oberschenkels, alle Unterschenkel- und Fußmuskeln Haut: Unterschenkel und Fuß	Reizung des Nerven bei Kälte (Sitzen auf kalter Bank) und bei LWS-Schäden häufig: besonderer Dehnschmerz (LASÈGUE)
N. tibialis (L_4–$S_{2(3)}$)	M. semitendinosus M. semimembranosus Caput long. des M. biceps Mm. gastrocnemius und soleus lange und kurze Flexoren der Zehen, alle Muskeln der Fußsohle Haut: der Wadengegend, Fußsohle, Zehen	gefährdet wie N. ischiadicus; peripher sehr selten im Knöchelbereich Lähmung: «Hackenfuß»
N. peronaeus communis (L_4–S_2)	Caput breve des M. biceps Haut: Wadenbeingegend, Vorderseite Unterschenkel. ab Kniekehle Teilung des N. peronaeus communis in: a) *N. peronaeus superficialis* b) *N. peronaeus profundus*	auf Druck gefährdet unterhalb des Wadenbeinköpfchens Lähmung: Spitzfußstellung und Supination
	a) *N. peronaeus superficialis* Mm. peronaei long. et brevis Haut: Fußrücken	Lähmung: lat. Fußrand hängt Hautäste druckgefährdet bei zu engen Schuhen
	b) *N. peronaeus profundus* M. tibialis anterior M. ext. digit. longus M. ext. hallucis longus kurze Zehenstrecker Haut: Dorsalseite Fuß nur 1. Zwischenzehenraum	Lähmung: Spitzfußstellung

Verlauf von Nerven am Bein

N. femoralis

Der N. femoralis (L_{1-4}) ist ein Zweig des Plexus lumbalis und verläuft zwischen den Mm. psoas major und iliacus, welche er auch über kurze Äste innerviert, subfascial unter dem Leistenband durch die Lacuna musculorum zum Oberschenkel. Hier versorgt er über Rr. musculares die Mm. pectineus, sartorius und quadriceps. Sein langer Hautnerv, der *N. saphenus*, läuft anfangs im Adduktorenkanal, durchbricht oberhalb des Kniegelenks die Membrana vastoadductoria und erscheint hier zwischen den Mm. gracilis und sartorius in der Subcutis. Zur Haut über dem Lig. patellae gibt er einen *R. infrapatellaris* ab. In seinem weiteren Verlauf lagert er sich eng an die V. saphena magna, so daß er bei Entfernung dieser zur Krampfaderbildung neigenden Hautvene gefährdet ist. Der sensible Nerv versorgt die Haut an der Medialseite des Unterschenkels und Fußes und erreicht mit Endästchen die Medialseite der Großzehe.

Bei *Lähmung* des N. femoralis kann das Knie nicht mehr aktiv gestreckt werden.
Eine *Dehnung* des N. femoralis erreicht man bei gleichzeitiger Lateralflexion des Rumpfes zur kontralateralen Seite und Extension der Lendenwirbelsäule sowie des Hüftgelenks. Durch Innenrotation im Hüftgelenk und Flexion im Kniegelenk wird zusätzlich der N. saphenus angespannt.
Eine *Entspannung* des N. femoralis wird erreicht, wenn man den Rumpf zur ipsilateralen Seite beugt und in der Lendenwirbelsäule sowie im Hüftgelenk beugt. Bei Außenrotation im Hüftgelenk und Streckung im Kniegelenk wird der N. saphenus entlastet.

N. obturatorius

Der N. obturatorius (L_{1-4}) ist ein Ast des Plexus lumbalis und für die Innervation der Muskeln der Adduktorengruppe sowie für ein Hautfeld oberhalb des Condylus medialis femoris an der Oberschenkelinnenseite zuständig. Er tritt in den Canalis obturatorius ein, innerviert den M. obturatorius externus und teilt sich danach in seine *Rr. superficialis* und *profundus* auf. Der oberflächliche versorgt die äußeren, der tiefe die weiter innen gelegenen Adduktoren.
Der Nerv ist bei Beckenbrüchen gefährdet. Bei einer *Lähmung* kann das betroffene Bein nicht mehr über das gesunde geschlagen werden.

N. glutaeus superior

Der N. glutaeus superior (L_4–S_1) ist ein motorischer Zweig des Plexus lumbosacralis und versorgt die Mm. glutaei medius und minimus sowie den M. tensor fasciae latae. Er verläuft in Begleitung der gleichnamigen Gefäße durch das Foramen suprapiriforme, biegt an der Incisura ischiadica nach dorsolateral und verläuft zwischen den Mm. glutaei medius und minimus in Richtung auf den M. tensor fasciae latae zu. Dabei gibt er seine Rr. musculares ab.

Bei einer *Lähmung* des Nerven ist die Abduktion im Hüftgelenk stark beeinträchtigt. Die kleinen Glutaealmuskeln halten das Becken beim Stand im Gleichgewicht („Äquilibrationsmuskeln"). Ist der N. glutaeus superior auf der Standbeinseite gelähmt, so ist die Darmbeinschaufel auf dieser Seite durch die kleinen Glutaealmuskeln nicht mehr mit dem Trochanter major verklammert. Das Becken kippt daher auf dieser Seite cranialwärts. Das führt auf der kontralateralen gesunden Spielbeinseite zum Absinken des Beckens. Ist die Schädigung beidseits vorhanden, so hebt sich bei jedem Schritt das Becken in der Frontalebene auf der Standbeinseite und senkt sich zur Spielbeinseite hin ab. Diese übermäßigen Schaukelbewegungen des Beckens bei fehlender Stabilisierung durch die kleinen Glutaealmuskeln werden als TRENDELENBURG-Phänomen bezeichnet.

N. glutaeus inferior

Der N. glutaeus inferior (L_5–S_2) ist ein hauptsächlich motorischer Ast des Plexus sacralis und innerviert die Mm. glutaeus maximus, obturatorius internus, gemelli und quadratus femoris. Der Nerv verläuft mit den gleichnamigen Gefäßen durch das Foramen infrapiriforme und fächert sich breit mit vielen Ästen an der Innenseite des M. glutaeus maximus auf. Durch den Muskel treten feine Hautnervenästchen.

Bei einer *Lähmung* des N. glutaeus inferior ergibt sich eine Streck- und Außenrotationsschwächung im Hüftgelenk. Durch seine fehlende und wesentliche Streckwirkung im Hüftgelenk ist das Treppensteigen unmöglich.

N. ischiadicus

Der N. ischiadicus (L_4–S_3) ist der kräftigste Ast des Plexus lumbosacralis und ein gemischter motorisch-sensibler Nerv. Der breite Nerv verläuft mitsamt dem N. cutaneus femoris posterior caudal am M. piriformis vorbei durch das Foramen infrapiriforme und kommt dorsal auf die Mm. gemelli, die Sehne des M. obturatorius internus und auf den M. quadratus femoris zu liegen. Dabei wird er durch den M. glutaeus maximus bedeckt.

Am Unterrand des großen Gesäßmuskels kommt er zwischen den M. semitendinosus und den langen Bicepskopf zu liegen. Dabei ist der N. ischiadicus am Unterrand des M. glutaeus maximus bei mageren Menschen nur durch wenig Fettgewebe abgepolstert und reagiert auf Druck und Kälte (Sitzen auf kalter Bank) mit Beschwerden.

Auf der Oberschenkelrückseite innerviert der N. ischiadicus die ischiocruralen Muskeln (Caput longum des M. biceps, Mm. semitendinosus, semimembranosus) und gabelt sich individuell in unterschiedlicher Höhe, meist kurz oberhalb der Kniekehle, in die *Nn. tibialis* und *peronaeus communis* (= N. fibularis communis) auf. Der **N. tibialis** (L_4–$S_{2,(3)}$) zieht zwischen den beiden Köpfen des M. gastrocnemius in Verlaufsrichtung des N. ischiadicus durch die Kniekehle, untertunneliert den Sehnenbogen des M. soleus und strebt zwischen dem M. soleus und den tiefen Flexoren des Unterschenkels peripherwärts in Richtung auf den medialen Knöchel zu. Er innerviert unterwegs alle in der Flexorenloge gelegenen langen Fußbeuger

(Mm. gastrocnemius, soleus, flexor hallucis longus, tibialis posterior, flexor digitorum longus). Sein Hautast, der *N. suralis*, versorgt mitsamt dem N. cutaneus surae lateralis aus dem N. peronaeus communis sensibel die Haut an der Wade. Etwa in der Mitte zwischen Tuber calcanei und Malleolus medialis biegt der N. tibialis um den Innenknöchel, untertunneliert den M. abductor hallucis und gabelt sich in die *Nn. plantares medialis* und *lateralis*. Sie sind für die Innervation der kurzen plantaren Fußmuskeln sowie für die Hautsensibilität der vorderen Zweidrittel der Planta pedis und der Plantarseite der Zehen zuständig. Über den Endast des N. suralis, den *N. cutaneus dorsalis lateralis*, wird die Haut am lateralen Fußrückenrand versorgt.
Der **N. peronaeus (fibularis) communis** (L_4–S_2) verläuft aus der Kniekehle mit der Sehne des langen Bicepskopfes außen um das Wadenbeinköpfchen herum und liegt dabei exponiert (Drucklähmungen bei zu engem Beingipsverband) subcutan und subfascial. Hier teilt er sich in den *R. superficialis* für die Muskeln der Peronaeusloge und den *R. profundus*, welcher das ventrale Muskelseptum der Peronaeusloge durchbohrt und dadurch die Muskulatur der Extensorenloge des Unterschenkels erreicht. Vom Stamm des N. peronaeus communis zweigt der *N. cutaneus surae lateralis* zur Haut der lateralen Wadenregion ab.
Der **R. superficialis ni peronaei** innerviert ursprungsnah die Mm. peronaei longus und brevis und taucht neben den Muskeln im distalen Unterschenkeldrittel subcutan auf und versorgt als *Nn. cutanei dorsalis medialis* und *intermedius* die Haut des Fußrückens.
Der **R. profundus ni peronaei** innerviert die Fuß- und Zehenstrecker in der Extensorenloge des Unterschenkels (Mm. tibialis anterior, extensor hallucis longus, extensor digitorum longus, fakultativ auch einen M. peronaeus tertius) und die kurzen Zehenextensoren am Fußrücken.

Zur Klinik

Eine *Lähmung des N. ischiadicus* führt zum Unvermögen im Kniegelenk zu beugen und in den Fuß- und Zehengelenken zu beugen und zu strecken.
Eine *Lähmung des N. tibialis* führt zum Unvermögen Fuß und Zehen plantarwärts zu beugen sowie die Zehen zu spreizen. Der Zehenstand ist nicht möglich. Der Fuß steht in Pronationsstellung. Es zeigt sich das Bild des Hackenfußes (Pes calcaneus).
Eine *Lähmung des N. peronaeus communis* führt zum Unvermögen den Fuß und die Zehen zu strecken sowie Pronationsbewegungen des Fußes durchzuführen. Der laterale Fußrand hängt tiefer, beim Gehen wird das Bein höher angehoben. Unterschenkel und Fuß stehen in Spitzfußstellung (Pes equinovarus).
Für eine *Dehnung des* entzündlich erkrankten *N. ischiadicus* ist die Extension in den Zehen und Sprunggelenken schon schmerzhaft. Die weitere maximale Dehnung kann über eine Extension im Kniegelenk bei gleichzeitiger Flexion (Anteversion) im Hüftgelenk erfolgen (Lasègue-Zeichen). Für diesen Dehnungszustand ist der N. ischiadicus um etwa 5 cm zu kurz. Der Nerv kann um etwa 5–6 cm (v. Lanz-Wachsmuth) gedehnt werden.
Eine *Entspannung des N. ischiadicus* wird erreicht, wenn man im Hüftgelenk streckt (retrovertiert), im Kniegelenk beugt und außenrotiert und in den Sprunggelenken eine Intermediärstellung einnimmt.

Verlauf des N. pudendus am Beckenboden

Der N. pudendus (S_2–S_4) ist caudalster Zweig des Plexus sacralis und führt sensible, motorische, sympathische und parasympathische Nervenfasern. Er verläuft aus dem Plexus sacralis kommend von dorsal durch das Foramen ischiadicum minus und zieht im Canalis pudendalis, von einem Teilzug der Fascia obturatoria bedeckt, symphysenwärts. Der Nerv versorgt mit seinem **spinalen Anteil** Haut und Muskulatur der Dammregion und der Geschlechtsorgane. Er gibt *Nn. rectales inferiores* zum M. sphincter ani externus und zur Haut um die Analöffnung ab, *Nn. perineales* zu den Mm. bulbocavernosus und ischiocavernosus, transversi perinei superficialis und profundus sowie zur Haut der Dammregion, Nn. scrotales (bzw. labiales) posteriores zur dorsalen Scrotalhaut (bzw. Haut dorsal am Labium majus). Sein Endast *(N. dorsalis penis* bzw. *N. dorsalis clitoridis)* versorgt auch den M. sphincter urethrae, innerviert beim Mann das Corpus cavernosum penis sowie die Glans penis, bei der Frau die Clitoris. Sein **sacralautonomer Anteil** mit den sympathischen und parasympathischen Nervenfasern erreicht Eingeweide des Beckens und deren Gefäße.

VEGETATIVES NERVENSYSTEM

Aufbau

Das vegetative oder «autonome» Nervensystem umfaßt u. a. alle die Neuronen, die Afferenzen von den inneren Organen führen oder Efferenzen zur glatten Muskulatur, zum Herz und zu den Drüsen leiten. Dieses Neuronennetz regelt das innere Körpermilieu und stellt dies auf die äußeren Körpereinflüsse ein. Deshalb sind die vegevativen Regelkreise auch nicht autonom, sondern sind mit unserem animalischen oder somatischen Nervensystem (Nervensystem des bewußt möglichen Handelns, der bewußt oder unbewußt vermerkten Sinneseindrücke) vielfach verknüpft. Übergeordnete Zentren unseres vegetativen Nervensystems sind Kerngebiete im Hypothalamus. Auf Umweltreize antworten wir mit vegetativen Reaktionen. Reizsetzungen an inneren Organen werden über vegetative Afferenzen mit dem animalen Nervensystem verschaltet und führen zu Reaktionen an Skelettmuskeln (z. B. Abwehrspannung der Bauchmuskeln bei Appendicitis) oder zu hyperästhetischen Hautzonen (s. auch HEAD-Zonen S. 338).

Auch am vegetativen Nervensystem kann man verallgemeinernd einen zentralen und einen peripheren Anteil unterscheiden. Nach morphologischen und funktionellen Gesichtspunkten gliedert man das «Vegetativum» in **Sympathicus** und **Parasympathicus** und schafft schon mit der Wortgebung ein nicht genau zutreffendes Bild, so, als ob beide Nervenanteile Antagonisten zueinander seien.

Z 74 Dabei zeigt schon der **prinzipielle Aufbau** beider Nerven Parallelen:

So haben Sympathicus und Parasympathicus zwischen Bereichen des Zentralnervensystems und dem Effektor meist eine 2-Neuronenfolge. Das mit seinem Perikaryon im zentralen Nervensystem gelegene markscheidenarme 1. Neuron nennt man auch «präganglionäres», das peripher gelegene meist markscheidenlose 2. Neuron «postganglionäres Neuron». Die Transmittersubstanz in der Synapse zwischen dem 1. und 2. Neuron ist sowohl beim Sympathicus als auch beim Parasympathicus Acetylcholin. Sympathicus und Parasympathicus bilden in den Körperhöhlen auf dem Weg zu den Organen gemeinsame Nervengeflechte, die sich peripherwärts zunehmend um die Arterien lagern. Nicht selten ergänzen sich Sympathicus und Parasympathicus in ihrer Wirkung (z. B. in der Wirkung auf die Zusammensetzung des Magensaftes).

Die peripheren afferenten Neuronen des vegetativen Nervensystems nehmen über Receptoren Informationen von den inneren Organen auf. Ihre zugehörigen Perikaryen befinden sich in den Spinalganglien, beim Parasympathicus auch im Ganglion nodosum und im Ganglion jugulare. Die afferenten peripheren vegetativen Neuronen haben im Rückenmark Anschluß zu zentralen vegetativen Neuronen:

a) Interneuronen;
b) Perikaryen des 2. Neuron der Schmerz- und Temperaturerregungsleitung von der Haut;
c) im Hirnstamm und zu übergeordneten diencephalen und corticalen Bereichen.

Sympathicus und Parasympathicus haben viele morphologische Unterschiede und vielfältige, oft antagonistische Aufgaben: Sie liegt beim Sympathicus das 2. Perikaryon meist nahe dem Zentralnervensystem, so daß der postganglionäre Neurit einen langen Weg zum Effektor hat. Beim Parasympathicus liegt das 2. Perikaryon effektornah, meist in einem organnahen Ganglion oder in der Wand des zu innervierenden Organs selbst. Damit ist der postganglionäre parasympathische Neurit (Neurit des 2. Neuron) kurz, während der präganglionäre parasympathische Neurit (Neurit des 1. Neuron) lang ist. Der Sympathicus hat eine stärker divergierende Neuronenfolge als der Parasympathicus und wirkt damit «breitflächiger».

Die Transmittersubstanz zwischen dem Neurit des efferenten 2. Neuron des Sympathicus und den α- und β-Receptoren am Effektor ist das Noradrenalin. Bei den parasympathischen Nervenfasern ist Acetylcholin als Transmittersubstanz am Effektor wirksam. Der Sympathicus wird deshalb auch als adrenerges, der Parasympathicus als cholinerges System bezeichnet.

Einzelne postganglionäre sympathische Nervenfasern sind cholinerg, so etwa die sympathischen Nervenfasern, welche die Schweißdrüsen innervieren. Auch sind manche cholinergen Zellen des Parasympathicus in der Lage Noradrenalin aus exogenen Vorläufersubstanzen zu bilden. Es kommen Intermediärzelltypen mit der Fähigkeit, beide Transmittersubstanzen ausschütten zu können, vor.

Alle Neuriten, an deren Synapsenendigungen Acetylcholin freigesetzt wird, nennt man daher auch *cholinerg*, Neuriten, an deren Synapsenendigungen Noradrenalin ausgeschüttet wird, *adrenerg*.

In der Tabelle 111 sind für den efferenten Anteil von Sympathicus und Parasympathicus die **Lage der zentralen und peripheren Perikaryen** und die zugehörigen **Versorgungsgebiete** aufgeführt.

Tabelle 111: Lage der zentralen und peripheren Perikaryen und Versorgungsgebiete von Sympathicus und Parasympathicus

	Sympathicus	Parasympathicus
1. Perikaryon	im Seitenhorn des Rückenmarks C_8–L_3	I. *cerebraler Anteil* a) WESTPHAL-EDINGER-Kern b) Nucl. salivatorius sup. c) Nucl. salivatorius inf. d) Nucl. dorsalis ni. vagi II. *sacraler Anteil* Nucleus intermediomedialis im Sacralmark
2. Perikaryon	a) in einem der 3 großen sympathischen Halsganglien für: M. dilatator pupillae; Speicheldrüsen; Herz; Kopf- und Halsgefäße; Bronchialbaum b) in einem der 3 sympathischen Halsganglien oder im thoracalen, lumbalen oder sacrococcygealen Grenzstrangabschnitt für höhenentsprechende Segmentnerven zu: Schweißdrüsen, Muskulatur der Gefäßwand u. a. c) in einem der praevertebralen oder paravertebralen Ganglien für: Bronchialbaum, Magen-Darm-Trakt, Harnblase, Geschlechtsorgane d) selten «versprengte» periphere sympathische Perikaryen	*peripherer Anteil zu I a-d* a) Ganglion ciliare für: M. sphincter pupillae, M. ciliaris und M. tarsalis sup. b) α) Ganglion pterygopalatinum für: Sekretion der Tränendrüse u. a. β) Ganglion submandibulare für: Sekretion von Speicheldrüsen (ohne Gl. parotis) c) Ganglion oticum für: Sekretion der Gl. parotis d) Ganglien α) in vegetativen Nervenplexus der Körperhöhlen β) in der Wand des versorgten Organs (intramurale Ganglien) für: Organe von Brusthöhle und Oberbauch *peripherer Anteil zu II* Ganglien im Plexus pelvicus, in der Nähe oder in der Wand der zu versorgenden Becken- und Retroperitonaealorgane (intramurale Ganglien) für: glatte Muskulatur (Stuhl-, Harnentleerung, Genitalreflexe)

α- und β-Receptoren (Membranreceptoren)

Es gibt verschiedene, unterschiedlich wirkende Typen von adrenergen Receptoren in der Muskelfasermembran: $\alpha_{1,2}$-, β_1- und β_2-Receptoren. Adrenalin aktiviert die verschiedenen Membranreceptoren alle in gleicher Weise. Noradrenalin reagiert vorrangig mit den α-Receptoren.

Im Gefäßsystem sind α- und β_2-Receptoren in einem unterschiedlichen Verhältnis zueinander verteilt. Noradrenalin bewirkt über seine Reaktion an den α-Receptoren eine Kontraktion der Gefäße. Die Adrenalinwirkung an den α- und β_2-Receptoren in der Gefäßwand ist abhängig von der Adrenalinkonzentration. Bei niedriger Konzentration bewirkt Adrenalin über die niedrigere Aktivierungsschwelle der β_2- Receptoren eine Gefäßerweiterung, bei höherer Konzentration über die Aktivierung der α-Receptoren eine Gefäßverengung.

Adrenalin und Noradrenalin werden auch vom Nebennierenmark auf einen Sympathicusreiz hin ins Blut abgegeben.

Von den peripheren efferenten Neuronen des Sympathicus wird als Transmittersubstanz meist Noradrenalin freigesetzt. Es hat an der glatten Muskulatur der Eingeweide und an den Kreislauforganen organspezifisch eine verschiedenartige Wirkung.

In der Tabelle 112 sind einige ausgewählte innere Organe mit ihrem Membranreceptortyp angegeben, und wie sie auf einen Noradrenalin- und Adrenalinreiz reagieren.

Durch die Entwicklung bestimmter Medikamente, die selektiv α- oder β-Receptoren zu blocken vermögen, sind speziell für den vasculär bedingten Bluthochdruck, das Asthma bronchiale und die Mangeldurchblutung des Herzmuskels therapeutische Möglichkeiten gegeben.

Tabelle 112: Reaktionen verschiedener Organe auf adrenerge Reize
(nach GOODMAN und GILMAN)

Organ	«Receptor»	Reaktion
Auge		
M. dilatator pupillae	α	Mydriasis (Kontraktion, weite Pupille)
M. ciliaris	β	Dilatation
Lunge		
Bronchialmuskulatur	β	Dilatation
Bronchialdrüsen	?	Hemmung der Sekretion
Herz		
Sinusknoten	α + β	Steigerung der Frequenz
Vorhofmuskulator	β	Steigerung der Kontraktilität
AV-Knoten und Erregungsleitungssystem	β	Leitungsgeschwindigkeit erhöht
Kammermuskulatur	β	Kraft und Kontraktionsgeschwindigkeit erhöht
Blutgefäße		
grundsätzlich	α + β	
Coronararterien	$\beta \gg \alpha$	fast nur Dilatation
Skelettmuskelarterien	$\beta > \alpha$	überwiegend Dilatation
Gefäße des Bauchraumes	α (β)	überwiegend Konstriktion
Haut- und Schleimhautgefäße	$\alpha \gg (\beta)$	Konstriktion
Hirngefäße	$\alpha \gg (\beta)$	Konstriktion
Magen-Darm-Trakt		
Magenwand	β	Dilatation
Darmwand	α_3 β	Dilatation
Spincteren	α	Konstriktion

Tabelle 113: Wirkungen des Sympathicus und Parasympathicus an ausgewählten Organen

Organ	Sympathicus	Parasympathicus
Herzmuskel:		
Schlagfrequenz	erhöht	verlangsamt
Coronararterien	erweitert	verengt
periphere Arterien	verengt	erweitert
Atmung	beschleunigt	verlangsamt
Bronchialmuskulatur	erschlafft	kontrahiert
Speicheldrüsen, Drüsen des Magen-Darm-Traktes und des Respirationstraktes	Sekretion gehemmt	Sekretion gesteigert
Muskulatur der Wand des Magen-Darm-Traktes	Darmpassage verlangsamt (Kontraktur der Sphinkteren)	Peristaltik erhöht

VERDAUUNGSSYSTEM

MUNDHÖHLE, SCHLUND, SPEISERÖHRE

ZÄHNE:

20 Milchzähne

28–32 bleibende Zähne (möglich: 4 Weisheitszähne)

Zähne haben eine Zahnkrone (sichtbarer Teil des Zahnes), einen Zahnhals und eine Zahnwurzel. Der Zahnschmelz ist der diamantharte, sich nicht regenerierende Überzug der Zahnkrone. Das Dentin (Elfenbein) macht die Hauptmasse des Zahnes aus und kann sich neu bilden. In der Zahnhöhle (Pulpahöhle) befinden sich Gefäße und Nerven des Zahnes. **Z 75**

Die sensible Innervation der Oberkieferzähne erfolgt über viele Einzelnerven aus Ästen des N. maxillaris (V_2), die Innervation der Unterkieferzähne über einen gemeinsamen im Unterkiefer verlaufenden Zweig des N. mandibularis (V_3).

Zahnformel

I_1	=	1. Schneidezahn	(1. Incisivus)
I_2	=	2. Schneidezahn	(2. Incisivus)
C	=	Eckzahn	(Caninus)
P_1	=	1. Backenzahn	(Praemolar I)
P_2	=	2. Backenzahn	(Praemolar II)
M_1	=	1. Mahlzahn	(Molar I)
M_2	=	2. Mahlzahn	(Molar II)
M_3	=	3. Mahlzahn	(Molar III)

(Weisheitszahn = Serotinus)

ZUNGE

Die Zunge ist ein Muskelorgan, das von einer Schleimhaut überzogen ist. Wir unterscheiden Zungenspitze, Zungenrücken und Zungengrund. Zungenbinnenmuskeln können die Zunge in sich verformen, Zungenskelettmuskeln bewegen die Zunge. Die Zungenmuskeln werden vom N. hypoglossus motorisch innerviert.

In die Zungenschleimhaut sind Geschmackspapillen und Fadenpapillen eingelagert. Die Fadenpapillen sind für das so feine Tastempfinden der Zunge wichtig. Die Sensibilität aus den vorderen $^2/_3$ der Zunge wird über den N. lingualis, einen Ast des N. mandibularis (V_3) abgeleitet. Für die sensible Innervation des dorsalen Zungendrittels ist der N. glossopharyngeus zuständig. Die Geschmackspapillen sind für das Registrieren von «süß», «sauer», «salzig» und «bitter» verantwortlich.

Zunge und Zähne sind, neben ihrer Funktion beim Kauen, für das Sprechen (Artikulation von Worten) notwendig. Die Tonbildung erfolgt im Kehlkopf.

Die Farbe der Zunge (Durchblutungsverhältnisse) und der Zustand des Schleimhautbelages auf der Zunge lassen vielfache Rückschlüsse auf Erkrankungen zu.

MUNDSPEICHELDRÜSEN

In die Mundhöhle münden Speicheldrüsen, deren Sekret den gekauten Bissen durchfeuchtet und Kohlenhydrate andaut.

Speicheldrüsen der Mundhöhle

Glandula parotis	(Ohrspeicheldrüse)
Glandula sublingualis	(Unterzungenspeicheldrüse)
Glandula submandibularis	(Unterkieferspeicheldrüse)

Z 76 PHARYNX (= RACHEN = SCHLUND)

Der Schlund ist ein mit Schleimhaut ausgekleideter Muskelschlauch, in dem sich Speise- und Luftweg kreuzen. Nach cranial und vorne zu hat der Schlund über die Choanen Verbindung zur Nasenhöhle, in der Mitte und nach vorn zu geht er zwischen den Gaumenbögen in die Mundhöhle über und caudalwärts mündet er in den Kehlkopf und in die dahintergelegene Speiseröhre.

Horizontalebenen durch die Spitze des Zäpfchens (Uvula) und durch den Oberrand des Kehldeckels unterteilen den Pharynx (Schlund) in 3 Etagen:

Epipharynx	(ohne Spiegel nicht einsehbar; Lage der Rachentonsille am «Dach» des Epipharynx)
Mesopharynx	(einsehbar; zwischen Gaumenbögen Lage der Gaumenmandeln)
Hypopharynx	(ohne Spiegel nicht einsehbar; Lage des Recessus piriformis)

Innervation

Die Muskeln des Schlundes werden vom N. glossopharyngeus motorisch innerviert. Die sensible Innervation des Schlundes erfolgt über den N. trigeminus V_2 (Epipharynx), den N. glossopharyngeus (N. IX) (Mesopharynx) und den N. vagus (N. X) (Hypopharynx).

Tabelle 114: Schluckakt

Ablauf	Hirnnerv
1. Der zerkaute Bissen wird von der Zunge gegen den Gaumen und dann dorsalwärts gedrückt.	XII
2. Verschluß des Zugangsweges zum Epipharynx (über Gaumensegel und oberen Schlundschnürer).	V, IX, X
3. Die Gaumenbögen «schneiden» den Bissen ab und verhindern dessen Rückkehr zur Mundhöhle.	IX
4. Das Zungenbein wird cranialwärts gezogen. Der Kehlkopf folgt passiv mit (Mundbodenmuskeln u. a.).	V_3, VII
5. Schlundhebermuskeln ziehen den Pharynxschlauch über den Bissen.	IX
6. Der Kehlkopf wird an das Zungenbein herangezogen (M. thyreohyoideus). Dabei weicht der Kehlkopffettkörper nach dorsal aus und drückt den Kehldeckel dorsocaudalwärts über den Zugang zum Kehlkopfinnenraum.	X
7. Mittlere und untere Schlundschnürer halten den Bissen fest, der Schlundhebertonus läßt nach. Der Bissen senkt sich mit dem wieder länger werdenden Schlundschlauch und erreicht den Recessus piriformis.	IX, X
8. Die Speiseröhrenperistaltik übernimmt den Bissen. Die Schlundschnürermuskulatur erschlafft.	X

Die Darstellung der komplizierten Folge der einzelnen Stufen im Schluckakt und die dabei beteiligten verschiedenen Hirnnerven zeigen auf, daß der Schluckakt ein empfindlicher «Indikator» (Verschlucken) für eine Läsion an einem dieser Hirnnerven ist.

SPEISERÖHRE (OESOPHAGUS)

Die Speiseröhre verbindet den Hypopharynx mit der Cardia des Magens. Sie verläuft zwischen Luftröhre und Wirbelsäule durch die obere Thoraxöffnung ins Mediastinum, liegt hier dorsal des Herzbeutels und drängt sich zwischen den medialen Pfeilern des Zwerchfells hindurch in die Bauchhöhle. Der mit unverhorntem Plattenepithel ausgekleidete, beim Erwachsenen etwa 25 cm lange und auf etwa 3 cm Durchmesser dehnbare, elastische Muskelschlauch (glatte Muskulatur) hat einen typischen Wandaufbau, der im Prinzip für das gesamte Magen-Darm-Rohr zutrifft.

Wandaufbau

äußeres «Schirrgewebe»
äußere Längsmuskulatur
← vegetativer Plexus myentericus
innere Ringmuskulatur
Submucosa mit Drüsen ← vegetativer Plexus submucosus
und Venenplexus
Muscularis mucosae
Lamina propria
Epithel ↗ Speiseröhre = mehrschichtiges Plattenepithel
↘ Magen-Darm = einschichtiges prismatisches Epithel

Die vegetativ innervierte glatte Muskulatur in der Wand der Speiseröhre übernimmt den Bissen vom Recessus piriformis und transportiert ihn durch ihre «wellenförmige» Kontraktionsweise (= Peristaltik) magenwärts. Dabei kann der Bissen an 3 typischen Engstellen (in Höhe des Ringknorpels, in Höhe der Aufteilung der Luftröhre und in Höhe des Zwerchfelldurchtritts) «hängenbleiben».

MAGEN-DARM-TRAKT

Tabelle 115: Übersicht

	Magen	
	↓	*große Drüsen:*
Dünndarm (Länge: 3–4 m)	Duodenum (Zwölffingerdarm) ←	Hepar (Leber), Pankreas (Bauchspeicheldrüse)
	↓	
	Jejunum (Leerdarm)	
	↓	
	Ileum (Krummdarm)	
	↓	
Dickdarm: (Länge: 1,1–1,5 m)	Caecum mit Appendix	(Blinddarm mit Wurmfortsatz)
	↓	
	Colon ascendens	(aufsteigender Dickdarm)
	↓	
	Colon transversum	(querer Dickdarm)
	↓	
	Colon descendens	(absteigender Dickdarm)
	↓	
	Colon sigmoideum	(sigmaförmige Dickdarmschleife)
	↓	
	Rectum	(Mastdarm)

PERITONAEUM UND PERITONAEALVERHÄLTNISSE

Das Peritonaeum (Bauchfell) ist eine seröse Haut (ähnlich der Pleura). Es kleidet die Bauchhöhlenwand von innen aus (Peritonaeum parietale) und umschließt die beweglichen Organe der Bauchhöhle sowie deren «Gefäß-Nervenstiele» (Peritonaeum viscerale). Der geringe Flüssigkeitsüberzug des Peritonaeum gewährleistet die leichte Verschieblichkeit der Organe der Peritonaealhöhle gegeneinander. Ist die Flüssigkeit vermehrt, so spricht man von «Ascites».

Das Peritonaeum parietale ist äußerst schmerzempfindlich, das Peritonaeum viscerale nahezu schmerzunempfindlich.

An den Gefäß-Nervenstraßen zu den Organen der Peritonaealhöhle folgt das Peritonaeum parietale mit und wird dabei zum Peritonaeum viscerale. Die Peritonaealzügel zwischen Peritonaeum parietale und dem Bauchfellüberzug des Organs werden Mesenterien (= Gekröse) oder auch abgekürzt «Mesos» genannt. Das vom Magen nach dorsal führende Meso ist stark in die Länge gewachsen und hat sich als «großes Netz» (Omentum majus) über den Dünndarm vorgebuchtet. Das ventrale Mesenterium des Magens bezeichnet man als kleines Netz (Omentum minus).

Das disproportionierte enorme Längenwachstum des Magen-Darmrohres hat den Darm gezwungen, sich der Kürze der Bauchhöhle anpassen zu müssen. Er hat sich so umgelagert, daß bestimmte Abschnitte dorsalwärts gedrängt wurden und hier mit der Bauchwand unverschieblich verklebt sind.

Organe, die in der Peritonealhöhle noch frei beweglich sind, liegen **«intraperitonaeal»** (Magen, Leber, Jejunum, Ileum, Caecum mit Appendix, Colon transversum, Colon sigmoideum, Milz).

Organe, die ehemals intraperitonaeal waren, im Zuge der Umlagerung des Darmrohres aber mit der dorsalen Bauchwand verwachsen sind, haben sich sekundär **«retroperitonaeal»** verlagert (Duodenum und Pankreas, Colon ascendens, Colon descendens). Von Anfang an außerhalb der Peritonaealhöhle gelegen (= extraperitonaeal = primär **retroperitonaeal**) ist das Rectum.

Einteilung der Peritonaealhöhle

Oberbauch	=	Peritonaealhöhle und Bauchhöhlenorgane oberhalb des «Quercolons» und seines Mesenterium
Unterbauch	=	Peritonaealhöhle und Bauchhöhlenorgane unterhalb des «Quercolons» und seines Mesenterium
Beckenhöhle	=	Peritonaealhöhle des kleinen Beckens. Fließender Übergang in Höhe der Beckeneingangsebene vom Unterbauch in die Beckenhöhle.

MAGEN

Der beim Erwachsenen etwa 1500 cm^3 fassende intraperitonaeale und gut bewegliche Magen befindet sich im Oberbauch links und in der Mitte. Er grenzt cranial an das Zwerchfell, mit seiner Rückseite an die Bauchspeicheldrüse, nach links an die Milz, nach rechts an die Leber und nach caudal an das «Quercolon». Nach vorne zu wird der Magen vom linken Rippenbogen sowie vom linken Leberlappen überlagert.

Z 77 Am Magen unterscheiden wir: Cardia (Mageneingang), Fundus, Corpus, Antrum und Pylorus (Magenausgang). Die rechte Magenkurvatur wird als kleine Kurvatur, die linke als große Kurvatur bezeichnet.

Die glatte Muskulatur der Magenwand kann am Mageneingang und am Magenausgang durch ihren dort spiraligen bis zirkulären Verlauf den Speisebrei abschnüren. Die portionsweise Entleerung des Magens erfolgt über die vom Vegetativum kontrollierte Magenwandmotorik. Ist der Magen stark gefüllt, behindert er die inspiratorische Zwerchfellbewegung nach caudal.

Magenschleimhaut und Magensekretion

Magenschleimhaut

Die Magenschleimhaut formt schlauchartige Drüsen. Darin befinden sich verschieden differenzierte Epithelzellen:

1. Belegzellen (im Fundus-Corpus)	(für die Bildung von Vorstufen der Magensäure)
2. Hauptzellen	(für die Bildung von Pepsinogen und verschiedenen Schleimstoffen)
3. Nebenzellen	(für die Bildung von Schleim- und Schutzstoffen)
4. Gastrinzellen	(für die Bildung des Hormons Gastrin, das die Magensekretion stimuliert)

Das Sekret von Beleg-, Haupt- und Nebenzellen ist der saure Magensaft, von dem bei normalem Essen täglich etwa 2 l produziert werden. Im Magensaft befinden sich u. a.:

1. Magensalzsäure	(für Einweißfällung und Aktivierung des Pepsinogens zu Pepsin; bakterizide Wirkung)
2. Pepsin	(Enzym zur Eiweißspaltung in Peptide)
3. Kathepsin	(Enzym zur Eiweißandauung)
4. Schleimstoffe	(Gleit- und Schutzstoffe)

Steuerung der Magensekretion

Die Magensekretion wird über 3 Wege gesteuert:

Cephale Phase: Auf Sinnesreize (Geruch, Sehen und Schmecken) und schon auf Vorstellungen von einem besonders feinen Essen werden sekretorische Kerngebiete der Nn. vagi aktiv. Die parasympathisch sekretorischen Fasern in den Nn. vagi lösen durch Acetylcholinfreisetzung die Magensekretion aus.

Gastrische Phase: Auf den Dehnungsreiz des gefüllten Magens und den chemischen Reiz an der Magenschleimhaut schütten Gastrinzellen ihr Inkret, das Hormon Gastrin, aus. Es bewirkt einen zusätzlichen Reiz auf die exkretorisch tätigen Drüsenzellen in der Magenschleimhaut.

Intestinale Phase: In der Schleimhaut des Duodenum und des oberen Jejunum sind Gastrinzellen. Sie schütten auf den chemischen Reiz an der Schleimhaut und den Dehnungsreiz im oberen Dünndarm zusätzlich Gastrin aus und erzielen so eine weitere Steigerung der Magensekretion.

HEAD-Zone des Magens

Magenschmerzen projizieren sich auf die linke Dermatome Th_5–Th_9. Direkt unterhalb des Proc. xiphoideus etwas links der Medianen befindet sich dabei eine Hautzone besonderer Schmerzhaftigkeit. «Ausstrahlende Schmerzen» in die Haut über der linken Schulter sind bei Magenbeschwerden häufig. **Z 78** **Z 79**

DUODENUM (ZWÖLFFINGERDARM)

Der beim Erwachsenen etwa 25 cm lange, hauptsächlich retroperitonaeale Zwölffingerdarm nimmt den aus dem Magen schubweise ankommenden sauren, angedauten Speisebrei auf. Mit dem alkalischen Sekret seiner Wanddrüsen und den ins Duodenum einmündenden Sekreten von Leber und Bauchspeicheldrüse wird der saure Speisebrei neutralisiert.

LEBER (HEPAR)

Die beim Erwachsenen etwa 1500 g schwere intraperitonaeale Leber liegt verborgen im rechten subphrenischen Raum und reicht aber noch in den linken subphrenischen Raum hinüber. Sie paßt sich in Form und Lage ihrer Umgebung an. Die Leberoberseite grenzt an das Zwerchfell und ist mit ihm teilweise verwachsen (Area nuda).

Z 80 Der Leberunterrand unterschreitet in Höhe der rechten Medioclavicular-Linie den Rippenbogen nach medial. Nur bei tiefer Inspiration drängt sich der Leberunterrand auch geringfügig unter dem restlichen Rippenbogen hervor.

Die Hauptmasse der Leberzellen besteht aus Epithelzellen (Derivate des Duodenalepithels), die übrigen Zellen im Leberparenchym stammen aus der Zwerchfellanlage (daher noch Verwachsung mit dem Zwerchfell).

Die Leber ist die größte Drüse des Verdauungssystems. Sie ist das zentrale Stoffwechsellabor und hat wichtige Aufgaben als Blutspeicher und für die Zusammensetzung des Blutes.

Leberbefestigung

1. Über Verwachsungen mit dem Zwerchfell (Area nuda)
2. Über Adhäsionskräfte am Zwerchfell
3. Über «Peritonaealzügel» der Leber:
   a) Lig. falciforme hepatis, Lig. teres hepatis
   b) Lig. coronarium hepatis
   c) Lig. hepatoduodenale und Lig. hepatogastricum
4. Über Vv. hepaticae an V. cava inferior.

Lebergliederung

Die Leber wird entsprechend des Aufteilungsmodus von V. portae und A. hepatica propria und des intrahepatischen Sammlungsmusters der ableitenden Gallenwege in einen rechten und linken Leberlappen (Lobi hepatis dexter und sinister) gegliedert. Die Grenze zwischen beiden Lappen bildet eine gedachte Linie, welche subdiaphragmal an der V. cava inferior beginnt und dann vorn an der Leberoberfläche zum Gallenblasenscheitelpunkt führt und von hier über das Leberhilum und entlang des Lig. venosum wieder zur V. cava inferior gelangt (Cava-Gallenblasenlinie). Der abgegrenzte Lobus caudatus (dorsal, umgreift die V. cava inferior) gehört zu beiden Versorgungsgebieten, der Lobus quadratus (zwischen Lig. falciforme hepatis und Gallenblase) ist Bestandteil des linken Leberlappens.

Lebergefäße und Leberläppchen

Über die V. portae erhält die Leber das mit Nährstoffen beladene venöse – aber relativ sauerstoffreiche – Darmblut zugeführt. Die A. hepatica propria leitet arterielles Blut zur Leber. Beide Gefäße treten am Leberhilum in das Leberparenchym ein. Sie verzweigen sich und erreichen über feinste Äste die kleinsten funktionellen Einheiten der Leber, die gerade noch mit freiem Auge erkennbaren Leberläppchen.

Pfortaderästchen und Leberarterienästchen münden hier in die Lebersinusoide, die im Leberläppchen radiär auf eine zentral gelegene Vene zu ausgerichtet sind. An die Sinusoide grenzen die ebenfalls radiär angeordneten Epithelzellstränge des Leberläppchens. Die Epithelzellen synthetisieren aus den in den Lebersinusoiden angebotenen Nahrungsstoffen die für Aufbau und Funktion des Körpers notwendigen Stoffe und setzen Energie frei. Nicht mehr verwertbare Abbauprodukte werden zwischen benachbarte Epithelzellen in Gallenkapillaren ausgeschieden und über die ableitenden Gallenwege durch die Leberpforte zum Duodenum geführt. Das Blut aus den Zentralvenen der Leberläppchen sammelt sich in Lebervenen. Diese (3 große und mehrere kleinere) münden auf der Dorsalseite der Leber in die V. cava inferior.

Heutzutage steht aus funktionellen Gesichtspunkten weniger das Lebervenenläppchen im Vordergrund der Feingliederung der Leber, als diejenigen kleinsten Grundeinheiten, welche von den terminalen Pfortaderästchen versorgt werden (Leberacini).

Funktionen der Leber

1. Zentrales Stoffwechsellabor
   a) Glykogenbildung
   b) Bildung körpereigener Eiweiße (Albumine, Globuline, Fibrinogen)
   c) Bildung von Harnstoff beim Eiweißstoffwechsel
   d) Energiefreisetzung (Wärmekern)
   e) Neutralisierung von Giftstoffen
2. Bildung der Galle, die für die Emulgierung von Fetten im Darm notwendig ist. Sie enthält die dafür notwendigen Gallensäuren. Daneben enthält die Galle u. a. auch Bilirubin. Dies ist ein Umbauprodukt des Blutfarbstoffes Hämoglobin, das die Leberzellen beim Abbau überalterter Erythrocyten bilden. Kann das Bilirubin über die Gallenwege nicht aus der Leben abfließen, staut es sich auf und tritt in die Lebersinusoide über (Gelbsucht bei Gallenstau).
3. Großer Blutspeicher, aus dem bei Bedarf dem Kreislauf Blut zugeführt werden kann.
4. Speicher von Glykogen, Eisen und Vitamin K.
5. Abbau überalterter Erythrocyten.

Ableitende Gallenwege

Das Sekret der Leber, die Galle, wird aus den Gallenkapillaren über intrahepatische Lebergänge zum Ductus hepaticus dexter und Ductus hepaticus sinister geleitet. Am Leberhilum vereinigen sich beide oft noch innerhalb der Leber zum Lebergallengang, dem Ductus hepaticus communis. Dieser geht in den fast 1 cm starken Ductus choledochus (großer Gallengang) über, der die Galle durch eine muskulär verschließbare Ampulle in das Duodenum drainiert. Im Nebenschluß befindet sich am Beginn des Ductus choledochus der zur Gallenblase führende Ductus cysticus. Bei Verschluß der Ampulla choledochi staut sich die von der Leber abfließende Lebergalle auf und drängt sich in die Gallenblase. Hier wird sie zur Blasengalle eingedickt und bei Bedarf durch Kontraktion der Gallenblasenmuskulatur ins Duodenum entleert (Steuerung über: Cholecystokinin und Parasympathicus).

HEAD-Zone von Leber und ableitenden Gallenwegen

Z 81 **Z 82** Gürtelförmige Zone an der Rumpfwand entsprechend den rechten Dermatomen Th_6–Th_{10}. Besonderer Schmerzpunkt rechts paramedian zwischen Proc. xiphoideus und Nabel. Ausstrahlende Schmerzen über der rechten Schulter sind häufig (rechter N. phrenicus, $C_{3,\mathbf{4},5}$).

PANKREAS (BAUCHSPEICHELDRÜSE)

Die beim Erwachsenen etwa 65–70 g schwere Bauchspeicheldrüse produziert täglich zwischen 300 und 1500 ml dünnflüssiges enzymreiches Sekret (Lipase, Amylase u. a.), das in den Zwölffingerdarm abfließt. Daneben ist sie mit ihrem endokrinen Anteil (LANGERHANS-Inseln) für die Bildung von Insulin (B-Zellen) und Glukagon (A_2-Zellen) wichtig.

Insulin = Polypeptidhormon, das die Glykogenbildung in Leber und Muskeln erhöht und dadurch den Blutzuckerspiegel senkt.

Glukagon = Polypeptidhormon, das durch seine Glykogenolysewirkung in der Leber den Blutzuckerspiegel erhöht.

Z 83 Das Pankreas wird in Caput, Corpus und Cauda unterteilt. Der Kopfbereich wird vom Duodenum umrahmt. Der Körper der Drüse quert dorsal des Magens den ersten Lendenwirbel, und die Cauda grenzt an die Milzpforte.

HEAD-Zone

Z 81 **Z 82** Gürtelförmige Hautzone in den linken Dermatomen (Th_7–Th_9). Über den linken N. phrenicus ($C_{3,\mathbf{4},5}$) nicht selten ausstrahlende Schmerzen in die Gegend über der linken Schulter.

DÜNNDARM

Duodenum, Jejunum und Ileum sind etwa 3–4 m lang und haben einen Durchmesser um 3–4 cm. Der Dünndarm ist für die Resorption der enzymatisch aufbereiteten Nahrungstoffe verantwortlich. Bei einem starren, innen glatten Rohr der angegebenen Dimensionen beträgt die Oberfläche etwa 0,5 m^2. Da wir beim Gesamtdarm aber auf eine resorbierende Oberfläche von fast 300 m^2 kommen, muß die Fältelungsweise der Darmschleimhaut entscheidend für die Oberflächenvergrößerung sein. Die Dünndarmschleimhaut besitzt dazu Mikrovilli, Zotten und im oberen Abschnitt Falten.

Mikrovilli = fingerförmige, verschieden lange, feinste Ausstülpungen resorbierender Epithelzellen ins Darmlumen.

Zotte = blatt- oder fingerartige Ausstülpungen des Epithels und seiner Lamina propria ins Darmlumen.

Falte = quer zum Längsverlauf des Darmrohres in dessen Lumen vorspringende Ausbuchtungen von Mucosa, Muscularis mucosae und Submucosa.

Die zu Aminosäuren abgebauten Polypeptide und die einfachen Zucker (Glukose, Galaktose und Fruktose) werden über die Zotten resorbiert und über deren Kapillarnetz dem Pfortadersystem und damit der Leber zugeführt. Die von Lipasen gespaltenen Fette werden größtenteils über das Lymphsystem abtransportiert. Über den Ductus thoracicus fließen sie am Venenwinkel in die V. brachiocephalica sinistra.

Bewegungen des Dünndarmes

Die Dünndarmmuskulatur wird über das enterische Nervensystem des Plexus myentericus gesteuert und über das vegetative Nervensystem kontrolliert. Die äußere Längsmuskulatur der Darmwand kann das Darmrohr verkürzen, die innere Ringmuskulatur sein Lumen verengen und abschnüren.

Beide Muskelschichten der Darmwand bewirken gemeinsam die Dünndarmperistaltik. Sie wird verursacht durch individuell in unterschiedlichem Zeitabstand folgende Kontraktionen der Wandmuskulatur, die sich wellenartig langsam dickdarmwärts vorarbeiten. Die Peristaltik drückt so den Dünndarminhalt vor sich her und damit in Richtung Dickdarm.

Kontrahiert sich nur die äußere Längsmuskulatur einzelner Dünndarmabschnitte, so verkürzen sich diese Darmstücke und ihr Inhalt wird großenteils in benachbarte nicht verkürzte Dünndarmbereiche verlagert. Durch diese Pendelbewegungen wird die Darmpassage verlangsamt, und der besser durchmischte Darminhalt der resorbierenden Oberfläche längerzeitig ausgesetzt.

Bei abschnittsweiser Kontraktion der inneren Ringmuskulatur und Weitstellung benachbarter Dünndarmabschnitte («Segmentbewegungen») wird der Darminhalt schubweise in die benachbarten weitgestellten Darmabschnitte verlagert und mit dem dortigen Inhalt vermischt.

COLON (DICKDARM)

Beim Lebenden ist der Dickdarm etwa 1,25 m lang. Seine äußere Längsmuskulatur ist zu 3 streifenartigen longitudinalen Bündeln (Taenien) gerafft. Die innere Ring-
Z 84 muskulatur kommt daher besser zur Geltung und bewirkt durch ihre Einschnürungen die typischen halbmondförmigen Faltenbildungen im Dickdarm. Die dazwischen gelegenen Ausbuchtungen nennt man Haustren. Die Dickdarmschleimhaut ist zottenfrei, aber reich an Becherzellen, die Schleim produzieren.

Der Dickdarm bildet einen girlandenartigen Rahmen um das Mesenterium des Dünndarms mit den Dünndarmschlingen. Rechts befindet sich das intraperitonaeale Caecum und das retroperitonaeale Colon ascendens, den oberen Rahmen formt das intraperitonaeale Colon transversum, den Abschluß nach links stellen das retroperitonaeal fixierte Colon descendens und das in der Bauchhöhle an seinem Meso frei beweglichen Sigma. Die etwa 9 cm lange, blind endende Appendix (Wurmfortsatz) ist ein Anhangsgebilde des Caecum.

Der Dickdarm enthält die Hauptmasse der Colibakterien des Darmes. Diese schränken als Antagonisten zu Fäulnisbakterien die Fäulnisbildung im Dickdarm ein und haben Bedeutung als Vitaminproduzenten (Folsäure, Thiamin, Vitamin C). Wichtigste Aufgabe des Dickdarms ist die Wasserrückresorption. Eine stark beschleunigte Dickdarmpassage oder die Resektion eines großen Dickdarmabschnittes führt deshalb zu dünnflüssigem Stuhl und damit zu erhöhten Wasserverlusten.

Bewegungen des Colon

Bis zur linken Colonflexur (Übergang von Quercolon in Colon descendens, sogenannter «Cannon-Böhm-Punkt») erfolgt die Kontrolle der Dickdarmmotorik über die cephalen Parasympathicusanteile in den Nn. vagi. Ab hier analwärts ist der sacrale Anteil des Parasympathicus dafür verantwortlich. Die motorische Aktivität des Dickdarms ist gering. Im oberen Dickdarmabschnitt kommen leichte Peristaltikbewegungen vor («Haustrenfließen»). Ab dem Cannon-Böhm-Punkt erfolgt alle 2 bis 3 Stunden eine etwa 3 Sekunden dauernde Colonmassenbewegung. Bei ihr wird durch Kontraktionswellen in der glatten Muskulatur der walzenförmige Coloninhalt um seine ganze Länge weitertransportiert. Nach 3 oder 4 Colonmassenbewegungen hat der Dickdarminhalt das Sigma und danach die Ampulle des Mastdarmes erreicht. Ihr Dehnreiz löst den Stuhldrang aus.

Appendices epiploicae

Am Colon (besonders am Sigma) kommen an Zahl und Größe individuell unterschiedliche, mit Fett und subserösem Bindegewebe ausgefüllte kleinzipfelige Peritonaealaussackungen vor. In diese Appendices epiploicae drängt sich nicht selten auch Schleimhaut. Die so entstehenden Divertikel des Dickdarms, die mit dem Darmlumen in Verbindung stehen, können sich entzünden (Diverticulitis).

RECTUM (MASTDARM)

Das im Mittel etwa 13–15 cm lange Rectum liegt zunächst ein kurzes Stück retroperitonaeal, dann extraperitonaeal. Das Rectum hat keinen geraden Verlauf sondern Krümmungen: In der Sagittalebene anfangs eine nach dorsal konvexe Biegung (entspricht der Sacralkyphose), dann in Beckenbodenhöhe durch die Zugwirkung der Pars pubica des M. levator ani eine konvexe Krümmung nach ventral. In der Mitte des kleinen Beckens biegt das Rectum leicht nach links aus.

Am Rectum unterscheidet man die **Ampulla recti**, die **Zona haemorrhoidalis** und den **Analkanal.** Die stark dehnbare, etwa 250 ml fassende Ampulle ist normalerweise leer. Ist sie durch eine Colonmassenbewegung gefüllt worden, empfinden wir den Stuhldrang. Die Zona haemorrhoidalis zeigt longitudinale Schleimhautfalten, die von arteriovenösen Gefäßknäueln unterfüttert sind. Sie sind für die Feinabdichtung des Darmverschlusses wichtig. Die Zona haemorrhoidalis wird vom M. sphincter ani internus umgeben. Der Analkanal ist der von Plattenepithel ausgekleidete 1,5–2 cm lange Endabschnitt des Darmrohres. Er wird umgeben von einem quergestreiften Ringmuskel, dem M. sphincter ani externus.

Verschluß des Analkanals

1. M. sphincter ani internus wird in Verschlußstellung gehalten (sympathisch innervierter, glatter Muskel, Perikaryen: Seitenhorn Th_{11}–L_3).
2. M. sphincter ani externus (willkürlich innervierter Muskel über N. pudendus S_2–S_4).
3. M. puborectalis (Pars pubica des M. levator ani) drückt Rectumrückwand gegen Vorderwand und zieht Rectum ventralwärts (direkte Äste aus S_3 und S_4).
4. Die Gefäßknäuel des Plexus haemorrhoidalis bewirken die Feinabdichtung des Rectum. Bei Kontraktion des M. sphincter ani externus wird der Blutabfluß aus der Zona haemorrhoidalis stärker abgeschnürt, der Gefäßplexus wird praller.

Entleerung des Rectum

1. Die Ampulla recti ist durch eine Colonmassenbewegung gefüllt worden. Dehnungsreceptoren nehmen den Reiz auf und geben ihn über afferente Äste des Beckennervengeflechts an:
   a) Zona intermedia S_2–S_5 für Parasympathicus
   b) Sympathische Reflexzentren im Seitenhorn der Rückenmarksegmente Th_{11}–L_3.
2. Erschlaffung des M. sphincter ani internus (Th_{11}–L_3).
3. Erschlaffung des M. levator ani und des M. sphincter ani externus (S_2–S_4).
4. Kontraktion der äußeren longitudinalen Rectummuskulatur über efferente parasympathische Nervenfasern der Nn. pelvici (S_2–S_5).
5. Streckung des Rectum durch Längsverkürzung von Sigma und Colon descendens.
6. Muskeln der Bauchpresse (Th_5–L_1) drücken Stuhl durch erschlafften Analkanal.

Rectuminkontinenz

a) **Mit Kontrolle**

1. bei zu schlaffem M. puborectalis (Pars pubica des M. levator ani), der zur Beckenbodeninsuffizienz geführt hat.
2. nach zu weitgehender Entfernung der Gefäßknäuel in der Zona haemorrhoidalis nach Haemorrhoidenoperationen.

b) **Ohne Kontrolle**

Nach Querschnittlähmung oberhalb der Rückenmarksegmente S_3 und S_4 fehlt die willkürliche Verschlußmöglichkeit des Analkanals. Die Rectumentleerung erfolgt spontan über den vegetativen Reflexbogen. Der Dehnungsreiz der Ampulla recti kann nicht mehr wahrgenommen werden.

Bei einer Querschnittläsion in Höhe der Rückenmarksegmente Th_{11}–L_3 ist der M. sphincter ani internus schlaff, der Patient dauerinkontinent.

UROGENITALSYSTEM

NIERE UND ABLEITENDE HARNWEGE

ÜBERSICHT

Niere

1. *harnbereitend*

Nephron
(pro Niere etwa 1 Mill.)

2. *harnabfließend*

Sammelrohre
Nierenkelche
Nierenbecken

Niere (Ren)

Harnleiter

Harnleiter
(Ureter)

Harnblase
(Vesica urinaria)

Harnröhre (Urethra)

NIERE

Lage

Z 85 Die in ihrer Form einem Bohnenkern ähnlichen Nieren liegen retroperitonaeal und paravertrebral auf dem M. psoas und M. quadratus lumborum. Die gering tieferstehende rechte Niere grenzt mit ihrem oberen Pol an die Leberunterseite, die linke an die Milz. Das Nierenhilum ist Gefäßpforte und Austrittstelle des Nierenbeckentrichters, der in den Harnleiter übergeht. Horizontale Linien durch den oberen und unteren Nierenpol schneiden die Wirbelsäule in Höhe der Wirbelkörper Th_{12} und L_3. Nach dorsal zu grenzen die Nieren an die Rippen 11 und 12. Die Nieren verschieben sich um etwa 3 cm synchron zu den Zwerchfellbewegungen.

Meßwerte

Länge	10–12 cm
Breite	5– 6 cm
Dicke	3,5– 4 cm
Gewicht	120–290 g (abhängig vom Körpergewicht und Eiweißgehalt in Nahrung)

Kapsel

Die Nierenumhüllungen sind mechanischer und thermischer Schutz für die Niere. Über die Fascia renalis ist die Niere an die umgebenden Fascien- und Peritonaealstrukturen fixiert. Man unterscheidet:

Organkapsel	(= Capsula fibrosa)
Fettkapsel	(= Capsula adiposa)
Nierenfascie	(= Fascia renalis)

Da die sackartige Fascienumhüllung der Niere nach caudal zu offen ist, kann die Niere bei entsprechender Veranlagung und Belastung caudalwärts gleiten (Senkniere).

Einteilung der Niere

Z 86

Harnbereitende Zone	= Nierenrinde
Harnabfließende Zone	= Nierenmark

Nierenrinde

In dieser etwa 1 cm breiten und stark vaskularisierten dunklen Außenzone der Niere sind die etwa 1 Million Nierenkörperchen verstreut, die als Anfangsteil des Nephron (kleinste funktionelle Arbeitseinheit s. Tab. 116) den Primärharn bilden. In der

Rinde befinden sich in Nachbarschaft zu den Glomeruli auch die gewundenen Anfangs- und Endstücke des Nephron. Die gestreckt verlaufenden Anteile des Nephron reichen in das Nierenmark.

Nierenmark

Der gerade Teil der Nephrone und die den Harn verschiedener Nephrone aufnehmenden «Sammelrohre» liegen eng und parallel zueinander gebündelt und formen die 6–15 hellen «Nierenpyramiden». Die breite Basis der Pyramide hat keine scharfe Grenze zur Nierenrinde. An der Pyramidenspitze münden die Sammelrohre in die Nierenkelche. Zwischen benachbarten Nierenpyramiden befindet sich eine säulenartige Zone von Nierenrinde (Columnae renales).

Tabelle 116: Nephron und Harnweg bis Nierenbecken

			Aufgaben
Nephron	Nierenkörperchen	Glomerulus (arterielles Kapillarknäuel des Nierenkörperchens) ↓	Bildung von etwa 150–170 l/tgl. Primärharn als Ultrafiltrat aus dem Blut (alle Moleküle bis zu einem Molekulargewicht von 60 000 können filtriert werden)
		Glomeruluskapsel (Kapselanteil des Nierenkörperchens. Blindes Ende des Rohrsystems im Nephron, in das sich der Glomerulus unter Mitnahme der Rohrwand eingesenkt hat) ↓	
		proximaler Tubulus ↓	Rückresorption: a) 99 % des Wassers b) sämtliche Glucose c) Aminosäuren d) Elektrolyte
		Überleitungsstück ↓	
		distaler Tubulus ↓	Rückresorption von: Elektrolyten Sekretion u. a. von: Kaliumionen und Kreatinin
		Verbindungsstück ↓	
		Sammelrohre ↓	
		Nierenkelch ↓	Transport des Sekundärharns (1,5 l/tgl)
		Nierenbecken	

Aufgaben der Niere

Die Harnbereitung und Harnzusammensetzung werden über die Hormone Adiuretin, Aldosteron und Parathormon gesteuert. Aufgaben der Nieren sind:

1. Konstanthalten des Elektrolytgleichgewichtes im Blut
2. Konstanthalten des Wasserhaushaltes im Körper
3. Ausscheidung von Stoffwechselprodukten (z. B. Harnstoff und Harnsäure aus dem Eiweißstoffwechsel)
4. Konstanthalten des osmotischen Druckes
5. Ausscheidung von Fremdstoffen (wie z. B. Röntgenkontrastmittel beim Urogramm)

HARNLEITER UND HARNBLASE

HARNLEITER

Über peristaltikartige, wellenförmige Kontraktionen (1–5/Min.) der glatten Muskulatur des Harnleiters wird der Harn vom Nierenbecken zur Harnblase transportiert. Die häkelnadelstarken Harnleiter sind beim Erwachsenen 25–30 cm lang, bei einem Lumen von 4–8 mm. Sie sind auf etwa 1,5 cm dehnbar. Auf der Blasenrückseite, nahe des Blasengrundes, dringen die Harnleiter schräg durch die Harnblasenwand. Bei gedehnter Harnblase werden deshalb die mündungsnahen Abschnitte der Harnleiter wie über ein Rückstauventil verschlossen.

HARNBLASE

Die muskulös-membranöse Harnblase hat ein Fassungsvolumen von normalerweise
Z 87 250–500 ml (Harndrang). Maximalwerte 1200–1500 ml. Sie liegt außerhalb der Peritonaealhöhle. Eine suprapubische Harnblasenpunktion geht also ohne Eröffnen der
Z 88 Peritonaealhöhle einher. Die leere Harnblase befindet sich dorsal der Symphyse oberhalb des Beckenbodens. Eine maximal prall gefüllte Harnblase kann Nabelhöhe erreichen. Harnleitermündungen und Harnröhrenbeginn liegen am Blasengrund nah beieinander. Verbindet man die Öffnungen in Gedanken durch Linien, so entsteht ein auf seiner Spitze stehendes Dreieck, dessen Spitze in die Öffnung zur Harnröhre weist.

Verschluß und Entleerung der Harnblase

Die Harnblase wird vom vegetativen Nervensystem innerviert. Die glatte Muskulatur in der Harnblasenwand kontrahiert sich auf einen Parasympathicusreiz, der Harnblasenausgang und der proximale Harnröhrenabschnitt öffnen sich dabei.

Unter dem Einfluß des Sympathicus erschlafft die Harnblasenmuskulatur, Harnblasenausgang und proximaler Harnröhrenabschnitt werden verschlossen.

Neben motorischen vegetativen Efferenzen verlaufen in den vegetativen Nerven, die zur Blase führen, auch Afferenzen. Die Tab. 117 gibt Auskunft über die segmentale Lage der Perikaryen vegetativer und somatischer Nerven, die Impulse von oder zu der Harnblase führen.

Tabelle 117

Faserqualität	Lage der Perikaryen
Viscerosensible Afferenzen (Volumengefühl, Schmerz)	Spinalganglien der Segmente $L_{1,2}$ und S_2–S_4
Visceromotorische Efferenzen zur Harnblase a) unbewußte Entleerung b) unbewußter Verschluß	 a) parasympathisch: S_2–S_4 b) sympathisch: Seitenhorn Th_{11}–L_2
Somatomotorische Efferenzen (bewußter Verschluß der «oberen Harnröhre»)	Vorderhorn S_2–S_4

Tabelle 118: Der muskuläre Mechanismus für Verschluß und Öffnung des Blasenausgangs zur Harnröhre

Schließ- und Öffnungsmechanismen	Muskel	Innervation
unwillkürlicher Verschluß des Blasenhalses und des Harnröhrenbeginns	M. sphincter vesicae internus	sympathische Fasern aus Th_{11}–L_2 in Nn. splanchnici lumbales
willkürlicher Verschluß der oberen Harnröhre in Höhe des Beckenbodens	M. sphincter vesicae externus und M. sphincter urethrae	über N. pudendus (S_2–S_4) und direkte Plexusäste aus S_3–S_4
Öffnung des Blasenhalses	M. detrusor vesicae	parasympathische Fasern aus S_2–S_4
Öffnung der inneren Harnröhrenmündung	Muskelschlingen um Uretermündung und M. retractor uvulae	
Erweiterung der geöffneten inneren Harnröhrenmündung	M. pubovesicalis M. rectovesicalis	

Zur Klinik

Reflexblase = Harnblasenzustand nach Querschnittlähmung oberhalb Th_{12}, die Tage oder Wochen zurückliegt: automatische Entleerung der Harnblase über den vegetativen Reflexbogen ohne Großhirnkontrolle.

Atonische Blase = Bei Zerstörung der Rückenmarksegmente S_2–S_4, deren Radices oder der Durchtrennung aller Nerven der Harnblase, wird die Harnblasenmuskulatur schlaff. Die Blase hat dann ein großes Füllungsvermögen. Es zeigt sich das klinische Bild der «Überlaufblase».

HARNRÖHRE (Urethra)

Z 88 **Bei der Frau** 3–4 cm lang
gerader Verlauf
7–8 mm Durchmesser

Z 87 **Beim Mann**

Einteilung:

1. Pars prostatica (durch Prostata)
2. Pars membranacea (durch Beckenboden)
3. Pars spongiosa (im Penis)

Verlauf: Die beim Neugeborenen 5–6 cm, beim Erwachsenen um 18 cm lange Harnröhre hat Weiten (11–12 mm Durchmesser) und Engen (7–9 mm Durchmesser). Engstellen sind das äußere und innere Harnröhrenende sowie die Durchtrittstelle der Harnröhre durch den Beckenboden.

Zur Klinik

Der kurze und gestreckte Verlauf der weiblichen Harnröhre bietet beim Katheterisieren keine Probleme, dafür ist eine aufsteigende bakterielle Blasenentzündung leicht möglich. Der lange und gekrümmte Verlauf der männlichen Harnröhre bietet durch die Harnröhrenengen und -weiten beim Katheterisieren (bes. bei der Prostatahypertrophie) Probleme. Die Keimascension ist erschwert.

WEIBLICHE GESCHLECHTSORGANE

Übersicht mit Meßwertangaben

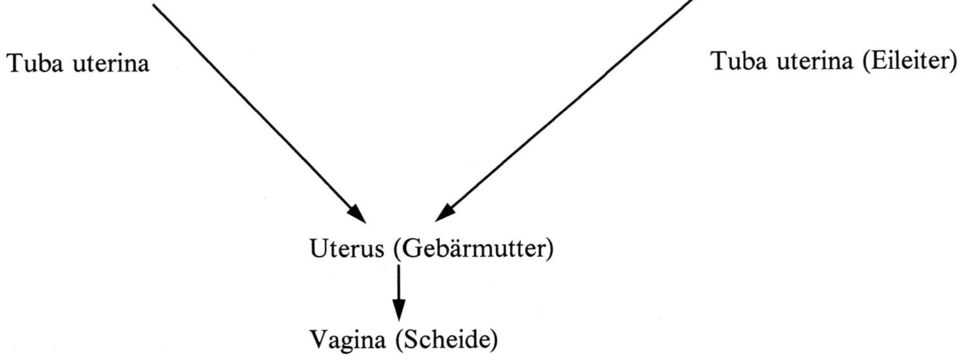

Z 88

Eierstock (Ovar)

Lage:	intraperitonaeal, im Gabelungsbereich der A. iliaca communis
Gewicht:	etwa 6 g
Form:	ähnlich einem Bohnenkern
Aufgaben:	1. Enthält die Eizellen in verschiedenen Reifestadien (Primär-, Sekundär- und Tertiärfollikel); Größe des maximal ausgereiften und flüssigkeitsgefüllten Tertiärfollikels (= GRAAF-Follikel) etwa Kirschgröße, Durchmesser der darin enthaltenen reifen Eizelle: 0,11–0,13 mm. 2. Bildet zyklusentsprechend die Hormone «Östrogene» und «Gestagene».

Eileiter (Tuba uterina)

Lage:	intraperitonaeal
Form:	etwa 10–11 cm langer, 4–10 mm starker, glatter Muskelschlauch mit Schleimhautauskleidung. Freie Öffnung in die Peritonaealhöhle, distale Öffnung in das Uteruslumen. Fimbrientrichter an dem abdominalen Ende.
Einteilung:	Infundibulum, Ampulla, Isthmus, Pars uterina.
Aufgaben:	1. Fimbrientrichter legt sich über sprungreife Tertiärfollikel. 2. Transport der Eizelle durch Tube (Dauer 4–5 Tage). 3. Befruchtung der Eizelle in Ampulla tubae (nur 12–24 Std. möglich).

Gebärmutter (Uterus)

Lage:	extraperitonaeal zwischen Harnblase und Mastdarm. Nach ventral gewendet (Anteversio) und in sich nach ventral geknickt (Anteflexio).
Form:	ähnelt einer kleinen Birne, die auf ihrem Stiel steht (Länge etwa 7cm).
Einteilung:	Fundus, Corpus, Isthmus, Cervix.
Aufgaben:	Das muskulöse (= Myometrium) Hohlorgan mit Schleimhautauskleidung (= Endometrium) dient als «Nistorgan» und «Bruthöhle» für die befruchtete Eizelle.
Uterusstand	nicht gravid: dorsal Symphyse 6. Monat: Nabelhöhe 9. Monat: Rippenbogenhöhe
Befestigung:	1. über Bindegewebs- und glatte Muskelzügel zur seitlichen Beckenwand (Parametrien). 2. über Bindegewebs- u. glatte Muskelzügel zu Blase und Mastdarm.

Scheide (Vagina)

7–10 cm langer, leicht s-förmig gekrümmter Muskel-Bindegewebsschlauch. Seine Vorder- und Hinterwand liegen durch den Zug der Pars pubica des M. levator ani und durch den Blasendruck einander an. Die Cervix uteri ragt als «Portio» etwa 1 cm in das Scheidenrohr. Der Raum dorsal der «Portio» ist höher als der ventral von ihr gelegene.

OVARIALZYKLUS UND MENSTRUATIONSZYKLUS UND IHRE HORMONALE STEUERUNG

Ovarialzyklus

Der 28-tägige regelmäßige Ovarialzyklus ist gekennzeichnet durch:

1. Heranreifen eines Primärfollikels zu einem Tertiärfollikel.
2. Follikelsprung mit Ausstoßung des Eizelle (Ovulation).
3. Aufbau eines Corpus luteum (Gelbkörper) aus den Resten des geplatzten GRAAF-Follikels.
4. Rückbildung des Gelbkörpers zum Corpus albicans.

Menstruationszyklus

Parallel zum Ovarialzyklus wird die Schleimhaut des Uterus («Functionalis») für die mögliche Aufnahme einer befruchteten Eizelle vorbereitet. Während des Heranreifens eines Primärfollikels zu einem neuen Tertiärfollikel wird die während der Desquamationsphase zunächst abgebaute alte Functionalis neu aufgebaut (Proliferationsphase etwa 11 Tage). Vom Zeitpunkt der Ovulation wird die aufgebaute hohe, sezernierende Functionalis für etwa 11 Tage erhalten (Sekretionsphase). Daran schließt sich für etwa 2 Tage eine Mangeldurchblutung der Uterusschleimhaut an, worauf die Abstoßung der Functionalis erfolgt (Desquamationsphase 4 Tage).

Hormonale Steuerung

Die zyklische Veränderungen im Ovar und an der Uterusschleimhaut werden von einem übergeordneten, rhythmisch arbeitenden Zentrum im Hypothalamus (oberhalb des Nucleus supraopticus) gesteuert. Das übergeordnete Zentrum registriert die Konzentrationen von Oestrogenen und Gestagenen, den weiblichen Sexualhormonen, im Blut. Es gibt dem Hypophysenvorderlappen über Releasing-Hormone Signale, in welcher zeitlichen Folge und in welcher Menge er Gonadotropine in die Blutbahn abgeben muß. Das Gonadotropin FSH (Follikelstimulierendes Hormon) ist für Wachstum und Reifung des Primärfollikels zum Tertiärfollikel verantwortlich. Es induziert die Ausreifung der Follikelepithelzellen und bereitet dadurch die Oestrogenbildung vor. Das Gonadotropin LH (Luteinisierungshormon) fördert die Eizellreifung und induziert den Follikelsprung und die Bildung des Corpus luteum (Gelbkörper). Das Hormon des Gelbkörpers ist das Progesteron (Gestagen).

Wirkung von Östradiol (Hormon der Follikelepithelzellen)

1. Wachstum der Geschlechtsorgane wird gefördert
2. Schluß der Epiphysenfugen in der Pubertät
3. Aufbau der Uterusschleimhaut in der Proliferationsphase

Wirkung von Progesteron (Hormon des Gelbkörpers)

1. Verhindert die Ausreifung eines neuen Tertiärfollikels
2. Fördert das Wachstum der Brustdrüse
3. Bewirkt mit Östrogenen zusammen die Umwandlung der Functionalis aus dem Proliferationsstadium in das Sekretionsstadium
4. Erhöht Atmung, Herzfrequenz und Körpertemperatur
5. In der Schwangerschaft etwa 10fach höhere tägl. Progesteronproduktion in der Placenta als während eines normalen Zyklustages durch den Gelbkörper. Erhöhte Wassereinlagerung im Bindegewebe.

MÄNNLICHE GESCHLECHTSORGANE

ÜBERSICHT

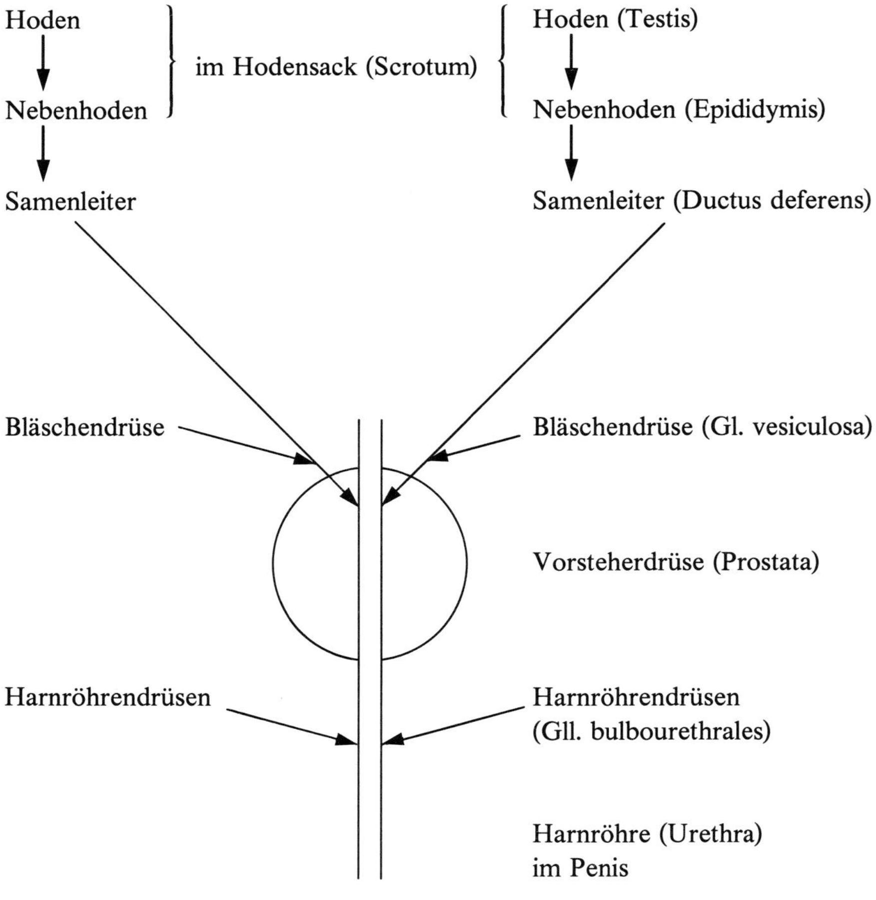

Z 87

Die beiden Hoden und Nebenhoden sind in den Hodensack (Scrotum) eingelagert, da für die Bildung der Samenzellen eine niedrigere Temperatur als die Körpertemperatur notwendig ist. In den Hoden werden die Samenzellen gebildet, im Nebenhoden reifen sie aus und werden sie gespeichert. In den LEYDIG-Zwischenzellen des Hodens wird das männliche Geschlechtshormon Testosteron gebildet und in die Blutbahn abgegeben.

Der beim Erwachsenen etwa 50–60 cm lange, stricknadelstarke, mit kräftiger glatter Muskulatur versehene Samenleiter führt zu der am Blasengrund gelegenen, die Harnröhre umgebenden Vorsteherdrüse. Hier münden beide Samenleiter zusammen mit den beiden Ausführungsgängen der Bläschendrüsen über einen etwa 2 cm langen gemeinsamen Gang in die Harnröhre. Die Vorsteherdrüse, die in ihrer

Form einer auf ihrer Spitze stehenden Eßkastanie ähnelt, gibt ihr Sekret über mehrere feine Ausführungsgänge in den unmittelbar durch sie verlaufenden Abschnitt der Harnröhre ab.

Zur Klinik

Prostatahypertrophie

Bei einer Vergrößerung der Vorsteherdrüse wird das Lumen des durch die Drüse verlaufenden Harnröhrenabschnittes eingeengt. Der Urin kann nicht mehr im Strahl entleert werden. In der Harnblase verbleibt ein «Restharn», den die auch hypertrophierte und hyperplastische Harnblasenmuskulatur nicht mehr austreiben kann.

Die Vorsteherdrüse wird von einem ausgedehnten Venengeflecht umgeben. Nach Prostataresektionen ist deshalb die Gefahr von Beckenvenenthrombosen gegeben.

ENDOKRINE ORGANE

HYPOPHYSE

Lage: Die beim Erwachsenen etwa haselnußkerngroße (0,35–0,9 g schwere) Hypophyse liegt in dem «Türkensattel» des Keilbeins. Ihr Vorderlappen wird von Arachnoidea und Pia mater umgeben. Die Hypophyse grenzt nach lateral zu an den Sinus cavernosus und nach ventrocranial an das Chiasma opticum. Nach caudal zu ist die Drüse durch eine dünne Knochenlamelle von den Keilbeinhöhlen getrennt.

Aufbau: Hypophysenstiel
Vorderlappen
Hinterlappen

Aufgaben: Die Hypophyse ist das übergeordnete Zentrum der endokrinen Organe und steuert über Regelkreise den gesamten Hormonhaushalt. Sie steht mit anderen Zentren des Hypothalamus über Releasing-Hormone bzw. Releasing-Inhibiting-Hormone in Verbindung.

Vorderlappen (= Adenohypophyse)

1. Somatotropes Hormon (= STH = Wachstumshormon)
Stimuliert das Längenwachstum der Knochen beim Jugendlichen; steigert Eiweißsynthese in den Zellen, hemmt Glucoseaufnahme der Zellen.

2. Glandotrope Hormone

a) Adrenocorticotropes Hormon (ACTH)
Regelt die Ausschüttung von Nebennierenrindenhormonen (Glucocorticoiden).

b) Thyreotropes Hormon (TSH)
Regelt die Thyroxin- und Trijodthyroninproduktion der Schilddrüse.

c) Lactotropes Hormon (LTH)
Regelt die Milchproduktion der Brustdrüse.

3. Gonadotrope (auf Keimdrüsen wirkende) Hormone

a) Follikel stimulierendes Hormon (FSH)

Beim Mann: Entwicklung der Hodenkanälchen u. Reifung der Samenzellen.

Bei der Frau: Reifung des Primärfollikels zum sprungreifen Tertiärfollikel, Östrogenproduktion.

b) Luteinisierungshormon (LH) = interstitial cell-stimulating hormone (ICSH)

Bei der Frau: Aufbau des Gelbkörpers aus Resten des gesprungenen Tertiärfollikels (Produktion von Progesteron) und Beeinflussung des Follikels zur Bildung des Hormons Östradiol.

Beim Mann: Wirkt auf LEYDIG-Zwischenzellen im Hoden (Testosteron bildende Zellen)

Hinterlappen (= Neurohypophyse)

1. Oxytocin

Hormon, das auf glatte Muskulatur wirkt:

a) Uterusmuskulatur (Wehenmittel)

b) Muskulatur der Milchdrüsengänge

2. Adiuretin (= Vasopressin = ADH).

Wirkt besonders am distalen Bereich des Nephron (Wasserrückresorption). Gefäßverengende Wirkung an kleinen Arterien und dadurch Blutdrucksteigerung.

Zur Klinik

Hypophysenvorderlappen

Unterfunktion

a) proportionierter Zwergwuchs (unter 1,20 m)
b) Fettsucht (Fettstoffwechselstörung)
c) unterentwickelte Genitalien

Überfunktion

a) in der Jugend Riesenwuchs
b) nach Schluß der Epiphysenfugen: Akromegalie (= Vergrößerung und Vergröberung an Händen und Füßen, Schädel [bes. Kinn, Nasen] u. a.)
c) Morbus CUSHING (ACTH Überproduktion):
Stammfettsucht, Osteoporose, erhöhter Blutdruck, Impotenz u. a.

Hyphophysenhinterlappen

Unterfunktion

Diabetes insipidus (vermehrte Harnausscheidung über 5 l/tgl., trockene Haut)

Überfunktion

Antidiabetes insipidus (Harnausscheidung stark vermindert; Oedeme)

SCHILDDRÜSE (GL. THYREOIDEA)

Lage und Gestalt

Die weiche und verschiebliche, beim Erwachsenen etwa 25–30 g schwere Schilddrüse befindet sich vor dem Kehlkopf und dem oberen Bereich der Luftröhre. Rechter und linker Schilddrüsenlappen stehen in Höhe der 2.–4. Knorpelspange der Trachea untereinander in Verbindung. Die bei der Frau meist etwas größere und zyklusentsprechend im Volumen schwankende Schilddrüse grenzt nach lateral zu an die beiden Mm. sternocleidomastoidei.

Aufgaben

Die endokrine Drüse steht unter der Kontrolle des Hypophysenvorderlappens (TSH).

Die Schilddrüsenzellen bilden und speichern Thyreoglobuline. Dies sind die an Eiweißkörper gekoppelten Schilddrüsenhormone Trijodthyronin, Thyroxin und Thyreocalcitonin. Die in die Blutbahn abgegebenen Hormone Trijodthyronin und Thyroxin erhöhen die Sauerstoffaufnahme ins Gewebe, steigern den Grundumsatz, fördern das Wachstum und sind für die normale geistige und körperliche Entwicklung notwendig. Thyreocalcitonin ist direkter Antagonist des Parathormons der Nebenschilddrüsen. Es senkt einen erhöhten Calcium- und Phosphatspiegel im Serum.

Zur Klinik

Schilddrüsenunterfunktion (Hypothyreose, Myxödem)

Erniedrigter Grundumsatz, trockene und teigige Haut, kein Appetit, Gewichtszunahme, Frösteln, niedriger Blutdruck, geistige und körperliche Trägheit.

Schilddrüsenüberfunktion (Hyperthyreose, Morbus Basedow)

Erhöhter Grundumsatz, feuchte und warme Haut, großer Appetit, Magerkeit, anfallsweises Schwitzen, erhöhter Blutdruck, Herzklopfen, Nervosität und Muskelzittern, geistig und körperlich rasches Reagieren, Durchfälle. Typisch und auffallend auch die Augensymptome: Vortreten des Augapfels (Exophthalmus), weite Pupillen (Mydriasis), glänzende Augen.

NEBENSCHILDDRÜSEN (GL. PARATHYREOIDEAE)

Lage und Gestalt

An Zahl unterschiedlich, meist 4 linsengroße Drüsen an der Dorsalseite der Schilddrüse.

Aufgaben

Das Hormon der Nebenschilddrüsen, das Parathormon, greift regelnd in den Calciumstoffwechsel ein (mitsamt Thyreocalcitonin und Vit. D). Parathormon ist für die physiologische Einstellung des Calcium- und Phosphatspiegels im Serum notwendig. Es verzögert die Calciumausscheidung und erhöht die Phosphatausscheidung aus der Niere, steigert die Calciumresorption im Dünndarm und mobilisiert, sofern notwendig, Calcium aus den Knochen. Es kann dazu die Osteoklasten zu erhöhtem Abbau von Knochensubstanz anregen.

Zur Klinik

Unterfunktion der Nebenschilddrüsen

Absinken des Serumcalciumspiegels, Erhöhung der neuromuskulären Erregbarkeit, Bereitschaft zu tetanischen Krämpfen.

Überfunktion der Nebenschilddrüsen

Anstieg des Serumcalciumspiegels, Absinken des Serumphosphatspiegels, erhöhter Abbau von Knochensubstanz (Knochenerweichung), Bildung von Nierencalciumsteinen.

NEBENNIEREN (GL. SUPRARENALES)

Lage und Gestalt

Die Nebennieren sind beim Erwachsenen etwa 12 g schwere endokrine Drüsen, die auf dem oberen Pol der Nieren «reiten». Die rechte und linke Nebenniere sind ausgesprochen stark vaskularisiert.

80–90 % der Nebenniere machen ihre Rindenzone, der Rest das Nebennierenmark aus. Die Nebennierenrinde hat 3 Zonen: Zona glomerulosa, Zona fasciculata, Zona reticulosa.

Aufgaben

Tabelle 119: Nebennierenrinde

Zone	Hormone	Wirkung
Zona glomerulosa	Mineralocorticoide: Aldosteron (u. a.)	Erhöht in Niere: Kaliumausscheidung und Natriumrückresorption
Zona fasciculata	Glucocorticoide: Cortisol Corticosteron	1. erhöht Blutzuckerspiegel (durch Glykogenabbau in Leber und Neubildung von Zucker (Gluconeogenese)) 2. hemmt Entzündungen 3. hemmt Immunreaktionen und Infektabwehr (Lymphozytenzahl und eosinophile Leukozyten nehmen ab) 4. Erythrozyten, Thrombozyten, neutrophile Granulozyten werden vermehrt 5. erhöht Abgabe von Gerinnungsfaktoren ins Plasma
Zona reticulosa	Androgene	wie Testosteron (männliches Sexualhormon): Vermännlichung (tiefe Stimme, Bartwuchs) u. a.

Nebennierenmark

Das Nebennierenmark hat sich aus Sympathicusmaterial entwickelt. Es enthält körnchenförmig gespeichert Adrenalin (etwa 75–80 %), Noradrenalin (etwa 20–25 %) und Dopamin (etwa 2 %). Adrenalin und Noradrenalin sind als Wirkstoffe (Katecholamine) des Sympathicus (s. S. 366 ff) bekannt.

Tabelle 120: Funktionen der vom Nebennierenmark abgegebenen Katecholamine an:

Organ	Organrezeptor	Effekt
Arterien	α β	Verengung der Haut- und Eingeweidegefäße Dilatation der Muskel- und Herzkrankgefäße
Bronchien	β	Dilatation der glatten Muskulatur, Verbesserung der Luftzirkulation in der Lunge
Fettgewebe	β	Lipolyse mit Anstieg der freien Fettsäuren im Blut
Herz	β	Erhöhung der Schlagfrequenz und Kontraktionskraft führt zur Erhöhung des Herzzeitvolumens
Leber	β	Glykogenolyse bewirkt Anstieg des Blutzuckers
Skelettmuskeln	β	Glykogenolyse bewirkt Anstieg des Lactatspiegels im Blut
Spincteren des Gastrointestinaltrakts	α	Kontraktion der Schließmuskeln
M. sphincter vesicae internus	α	Kontraktion des inneren Schließmuskels der Harnblase
Venen	α	Verengung führt zu rascherem Blutrückfluß zum Herz

Zur Klinik

Unterfunktion der Nebennierenrinde

Morbus ADDISON (Schwäche, leichte Ermüdbarkeit, Appetitlosigkeit und Abmagerung, übermäßige Pigmentierung an lichtausgesetzten Hautbereichen, Abnahme der Sekundärbehaarung, Übelkeit).

Überfunktion der Nebennierenrinde

a) Zuviel an Glucocorticoiden (auch bei hohen Cortisondauergaben);
Morbus CUSHING («Vollmondgesicht», Fettsucht, Muskelschwund, Bluthochdruck, Osteoporose, Impotenz, zu seltene oder fehlende Regelblutung).

b) Zuviel an Mineralocorticoiden:
Bluthochdruck; tetanische Anfälle; vermehrte, auch nächtliche Harnabsonderung.

c) Zuviel an Androgenen:
Vermännlichung, vermehrter Aufbau von Eiweißsubstanz, u. a.

Unterfunktion des Nebennierenmarks

Leicht erniedrigter Blutdruck, sonst symptomlos.

Überfunktion (anfallsweise) des Nebennierenmarks

Blutdruckanstieg, Temperaturerhöhung, Puls und Atmung beschleunigt, Schweißausbruch, gerötetes Gesicht (Flush).

INSELAPPARAT DER BAUCHSPEICHELDRÜSE

Die hormonaktiven Zellgruppen in der Bauchspeicheldrüse – die LANGERHANS-Inseln – finden sich bevorzugt in Cauda und Corpus des Pankreas. Die endokrinen Zellhaufen sind im exkretorischen Anteil der Drüse verteilt und setzen sich hauptsächlich aus A- und B-Zellen zusammen (s. S. 378).

A_1-Zellen = Gastrin bildende Zellen
A_2-Zellen = Glukagon bildende Zellen
B-Zellen = Insulin bildende Zellen (80 % der Inselzellen)

Aufgaben

Glukagon

Glukagon wird in den A_2-Zellen der Pankreasinseln gebildet und hauptsächlich in der Leber abgebaut.

Wirkung: Abbau von Glykogen in der Leber wird angeregt und Glucose in das Blut freigegeben. Beim Hungern beeinflußt Glukagon die Synthese von Zuckern aus Aminosäuren (Gluconeogenese).

Insulin

Insulin wird in den B-Zellen der Pankreasinseln gebildet.

Wirkung: Erhöht Aufnahmebereitschaft vor allem von Leber- und Muskelzellen für Glucose. Hilft beim Aufbau des Leber- und Muskelglykogens (Speicherform der Glucose).
Regt den Aufbau körpereigener Eiweiße an und senkt dadurch den Aminosäurespiegel im Serum.
Ablagerung von Fetten in den Fettspeichern wird begünstigt, der Abbau vorhandener Fettspeicher wird verzögert.

Zur Klinik

Insulinmangel: Diabetes mellitus (erhöhte Nüchtern-Blutzuckerwerte im Kapillarblut und stark erhöhte Blutzuckerwerte nach Essen bes. Zucker)
Glucoseverwertung in Leber- und Muskelzellen vermindert, Abbau von Glykogen und Neubildung von Glucose aus Aminosäuren gesteigert (Glukagoneffekt).
Glucose im Urin bei Schwellenwert um 200 mg% für Blutzucker.

Zuviel Insulin: Hypoglykämie = zu niedriger Blutzuckerspiegel (Hunger, Schweißausbruch, Zittern, Schock).
Zuviel und zu rascher Einbau der im Blut vorhandenen Glucose in die Zellen.

ÜBERSICHT ZU DEN ZEICHENVORLAGEN

LITERATUR

BENNINGHOFF A. und GOERTTLER K.: Lehrbuch der Anatomie des Menschen. Bd. I–III. 14. Aufl., neu bearbeitet und herausgegeben von K. FLEISCHHAUER, J. STAUBESAND und W. ZENKER. Urban und Schwarzenberg, München–Wien–Baltimore 1985.

BERGMANN G., GRAICHEN F., ROHLMANN A.: Hip joint loading during walking and running, measured in two patients. J. Biomechanics **26**, 969–990 (1993).

BERGMANN G., ROHLMANN A., GRAICHEN F.: In vivo Messung der Hüftgelenkbelastung – 1. Teil Krankengymnastik. Z. Orthopäd. **127**, 672–679 (1989).

BERNBECK B. und DAHMEN G.: Kinderorthopädie. 2. Aufl., G. Thieme, Stuttgart 1976.

BÖHM B., RUMBERGER E., TILLMANN B. und WURSTER K.: Funktionelle Anatomie d. Bewegungsapparates, Physiologie, Allgemeine Krankheitslehre. G. Thieme, Stuttgart–New York 1981.

BRODMANN K.: Vergleichende Lokalisationslehre der Großhirnrinde in ihren Prinzipien dargestellt auf Grund des Zellenbaues. Barth, Leipzig 1909.

BUTLER D.: Mobilisation of the nervous system. Churchill, Livingstone 1991.

CLARA M.: Das Nervensystem des Menschen. J. Barth, Leipzig 1942.

COCHRAN G. van B.: Orthopädische Biomechanik. Bücherei des Orthopäden Band 51, Enke, Stuttgart 1988.

DAHHAN P., DELEPHINE G. and LARDE D.: The femoropatellar joint. Anat. Clin. **3**, 23–39 (1981).

EDER M. und TILSCHER H.: Die Rehabilitation von Wirbelgestörten. Springer, Berlin–Heidelberg–New York–Tokyo 1983.

EHRENBERG H., HAEUSERMANN U. und JÜCKSTOCK K.: Grundlagen der Krankengymnastik I. Bd. I. G. Thieme, Stuttgart–New York 1982.

FALLER A.: Der Körper des Menschen. 9. Aufl., G. Thieme, Stuttgart–New York 1980.

FRANKEL V. H., NORDIN M.: Basic Biomechanics of the Skeletal System. Lea & Febiger, Philadelphia 1980.

FRISCH H.: Programmierte Untersuchung des Bewegungsapparates. 4. Aufl., Springer, Berlin–Heidelberg–New York–Tokyo 1990.

Godt P., Malin J. F. und Wittenborg A.: Das Schulter-Arm Syndrom. G. Thieme, Stuttgart 1981.

Greenwald A. S.: Biomechanics of the hip. 47–55, Chapter 3 in: M. E. Steinberg: The hip and its disorders. W. B. Saunders, Philadelphia 1991.

Gustavsen R.: Trainingstherapie. G. Thieme, Stuttgart 1984.

Hansen K. und Schliack H.: Segmentale Innervation. G. Thieme, Stuttgart 1962.

Hettinger Th.: Isometrisches Muskeltraining. G. Thieme, Stuttgart 1983.

Hohmann D., Kügelgen B., Liebig K. und Schirmer M.: Neuroorthopädie. Springer, Berlin–Heidelberg–New York–Tokyo 1983.

Janzen R. W. C. und Liebenstund I.: Taschenlehrbuch der Krankengymnastik. Bd. IX, Neurologie. 3. Aufl., G. Thieme, Stuttgart–New York 1994.

Krämer J.: Bandscheibenbedingte Erkrankungen. 2. Aufl., G. Thieme, Stuttgart 1986

Krahmann H. und Steiner H.: Krankengymnastik in Geburtshilfe und Frauenheilkunde. R. Pflaum, München 1983.

Krejci V. und Koch P.: Muskelverletzungen und Tendopathien der Sportler. G. Thieme, Stuttgart 1982.

Lanz U.: Form und Mechanik der Kopfgelenke. Anatom. Seminar v. Lanz, 103–115, München 1963.

Lanz v. T. und Wachsmuth W.: a) Bein und Statik. 2. Aufl., von J. Lang und W. Wachsmuth. Springer, Berlin–Heidelberg–New York 1972.

b) Arm. 2. Aufl., Springer, Berlin–Heidelberg–New York 1959.

c) Kopf. 1. Bd. Teil B von J. Lang. Springer, Berlin–Göttingen–Heidelberg 1979.

d) Rücken. 2. Bd. Teil 7 von J. Rickenbacher, A. Landolt und K. Theiler. Springer, Berlin–Heidelberg–New York 1982.

e) Becken. 2. Bd. Teil 8A von W. Lierse. Springer, Berlin–Göttingen–Heidelberg–New York–Tokyo 1984.

Leonhardt H.: Histologie, Zytologie und Mikroanatomie des Menschen. 6. Aufl., G. Thieme, Stuttgart 1980.

Lewit K.: Manuelle Medizin. Urban und Schwarzenberg, München 1983.

Loeweneck H.: Diagnostische Anatomie. Springer, Berlin–Heidelberg–New York 1981.

Loeweneck H.: Über die sensible Innervation der Articulationes intervertebrales. Med. Diss. München 1966.

Loeweneck H., Feifel G.: 2. Band 6. Teil, Bauch in: v. Lanz T., W. Wachsmuth: Praktische Anatomie. Springer, Berlin–Heidelberg–New York 1993.

Maquet P. G. J.: Biomechanics of the knee. Springer, Berlin–Heidelberg–New York 1976.

MENSCHIK A.: Mechanik des Kniegelenkes. 1. Teil, Z. Orthop. **112**, 388–400 (1975).

MITTELBACH H. R.: Die verletzte Hand. 3. Aufl., Springer, Berlin–Heidelberg–New York–Tokyo 1977.

MIYANAGA Y., FUKUBAYASHI T., KUROSAWA H.: Contact study of the hip. Arch. Orthop. Trauma Surg. **103**, 13–17 (1984).

MOW VAN C., HAYES W. C.: Basic Orthopaedic Biomechanics. Raven Press, New York 1991.

MÜLLER W.: Das Knie, Funktion und ligamentäre Wiederherstellungschirurgie. Springer, Berlin–Heidelberg–New York 1982.

NEUMANN H. D.: Manuelle Medizin. Springer, Berlin–Heidelberg–New York–Tokyo 1983.

POECK K.: Neurologie. 8. Aufl., Springer, Berlin–Heidelberg–New York–Tokyo 1992.

PUTZ R.: Topographie und funktionelle Anatomie des Schultergürtels und des Schultergelenks. In: HABERMEYER R., KRÜGER P., SCHWEIBERER L.: Schulterchirurgie. Urban & Schwarzenberg, München 1990.

SCHEIER H.: Prognose und Behandlung der Skoliose. G. Thieme, Stuttgart 1967.

SCHIEBLER T. H. und SCHMIDT W.: Lehrbuch der gesamten Anatomie des Menschen. 4. Aufl., Springer, Berlin–Heidelberg–New York 1987.

SOBOTTA J. und BECHER H.: Atlas der Anatomie des Menschen. 20. Aufl. bearbeitet von R. PUTZ und R. PABST. Urban und Schwarzenberg, München–Berlin–Wien 1993.

STÖHR M., BRANDT Th., EINHÄUPL K. M.: Neurologische Syndrome in der Intensivmedizin. Kohlhammer, Stuttgart–Berlin–Köln 1990.

SUCHENWIRTH R.: Taschenbuch der klinischen Neurologie. G. Fischer, Stuttgart 1975.

TILLMANN B., TÖNDURY G.: Anatomie des Menschen. begr. von RAUBER A., KOPSCH F.: Bd. I., 20. Aufl., Thieme, Stuttgart 1987.

VOSS H. und HERRLINGER R.: Taschenbuch der Anatomie. Bd. I 17. Aufl., Bd. II 16. Aufl, Bd. III 16. Aufl., Bd. IV 5. Aufl., G. Fischer, Stuttgart 1983.

WOLFF H. D.: Neurophysiologische Aspekte der manuellen Medizin. Springer, Berlin–Heidelberg–New York–Tokyo 1983.

SACHREGISTER

fett = Haupttextstelle
kursiv = Abbildungshinweis

Fachbuchreihe Krankengymnastik
Physikalische Therapie – Prävention – Rehabilitation

Wolfgang Arendt
Sportschäden, Sportverletzungen der Muskeln, Sehnen und Bänder
Ein Handbuch für das therapeutische Team
222 S. mit 16 Abb., kartoniert,
ISBN 3-7905-0581-1

Ortrud Bronner
Der Ellbogen und seine funktionelle Behandlung nach Verletzungen
128 S. mit 150 Abb., kartoniert,
ISBN 3-7905-0553-6

Ortrud Bronner
Die Schulter und ihre funktionelle Behandlung nach Verletzungen und bei rheumatischen Erkrankungen
2., überarb. u. ergänzte Aufl., 188 S. mit 130 Abb., kartoniert
ISBN 3-7905-0626-5

Ortrud Bronner
Die untere Extremität und ihre funktionelle Behandlung nach Verletzungen und Erkrankungen
264 S. mit 156 Abb., kartoniert,
ISBN 3-7905-0645-1

Ute Donhauser-Gruber/Hartwig Mathies/Alfred Gruber u.a.
Rheumatologie. Lehrbuch für Krankengymnastik und Ergotherapie
Entzündliche Gelenk- und Wirbelsäulenerkrankungen
2. überarb. u. ergänzte Aufl., ca. 330 S. mit ca. 240 Abb., kartoniert
ISBN 3-7905-0695-8 (Herbst '94)

Rodolfo Castillo Morales
Die Orofaziale Regulationstherapie
unter Mitarbeit von J. Brondo u. Barbara Haberstock
192 S. mit 205 Abb., kartoniert
ISBN 3-7905-0575-7

Heidrun Droste/Wolfgang Miehle/Ulf Droste
Krankengymnastik im Wasser bei rheumatischen Erkrankungen
308 S., 347 Übungen mit Abb., kartoniert
ISBN 3-7905-0410-6

Hilla Ehrenberg/A. von Ungern-Sternberg
Krankengymnastik bei peripheren Gefäßerkrankungen
Arterien-, Venen- und Lymphsystem
312 S. mit 175 Abb., kartoniert
ISBN 3-7905-0489-0

Thomas Einsingbach
Muskuläres Aufbautraining
in der Krankengymnastik und Rehabilitation
158 S. mit 132 Abb., kartoniert
ISBN 3-7905-0574-9

Thomas Einsingbach
PNF in Orthopädie und Traumatologie
auf der Grundlage der Trainingslehre
108 S. mit 90 Abb., kartoniert
ISBN 3-7905-0532-3

Margret Feldkamp
Ganganalyse bei Kindern mit zerebraler Bewegungsstörung
205 S. mit 46 Abb. u. 39 Tab., kartoniert
ISBN 3-7905-0292-8

Margret Feldkamp
Krankengymnastische Behandlung der Infantilen Zerebralparese
4., neubearb. Aufl., 275 S. mit 249 Abb., kartoniert
ISBN 3-7905-0547-1

O. Gillert/W. Rulffs/K. Boegelein
Elektrotherapie
Neuausgabe. 3., völlig neu bearb. Aufl.
Ca. 300 S. mit ca. 200 Abb., kartoniert
ISBN 3-7905-0692-3 (Sommer '94)

Otto Gillert/Walther Rulffs
Hydrotherapie und Balneotherapie in Theorie und Praxis
11., völlig neu bearb. Aufl.. Neuausgabe
265 S. mit 75 Abb., kartoniert
ISBN 3-7905-0586-2

Beatrice Göhler
PNF und Alltag
Rein in den Rahmen – Ran an den Schmerz
151 S. mit 194 Abb., kartoniert
ISBN 3-7905-0635-4

Fachbuchreihe Krankengymnastik
Physikalische Therapie – Prävention – Rehabilitation

E. Gollner/K. Kreuzriegler/F. Kreuzriegler
Rehabilitatives Ausdauertraining in Orthopädie und Traumatologie
auf der Grundlage der Trainingslehre
112 S. mit 51 Abb., kartoniert
ISBN 3-7905-0576-5

Rosi Haarer/Ursula Schauffele
Begreifen kommt von Greifen
Lehr- und Lernmodell für das Krankengymnastik-Praktikum
90 S. mit 18 Abb., kartoniert
ISBN 3-7905-0417-3

H. Haase/H. Ehrenberg/M. Schweizer
Lösungstherapie in der Krankengymnastik
153 S. mit 112 Abb., kartoniert
ISBN 3-7905-0455-6

Ina und Ronald Kosellek
Tanz als ganzheitliches Therapieangebot
Praxiserfahrungen und Grundlagen
199 S. mit 78 Abb., kartoniert
ISBN 3-7905-0666-4

Hella Krahmann/Gunther Haag
Die Progressive Relaxation in der Krankengymnastik
Ein muskuläres Entspannungsverfahren nach E. Jacobson
134 S. mit 15 Abb., kartoniert
ISBN 3-7905-0511-0

Hella Krahmann/Franz-Josef Kaltenbach
Harninkontinenz und Senkungsbeschwerden der Frau
2. überarb. und akutalisierte Aufl.,
ca. 120 S. mit ca. 40 Abb., kartoniert
ISBN 3-7905-0662-1 (4/94)

Hella Krahmann/Heiko Steiner
Krankengymnastik in Geburtshilfe und Frauenheilkunde
2., überarb. und aktualisierte Aufl.
275 S. mit 114 Abb., kartoniert
ISBN 3-7905-0617-6

Hans Loeweneck
unter Mitarbeit von Ingeborg Liebenstund
Funktionelle Anatomie für Krankengymnasten
Ein Lehr-, Lern- und Arbeitsbuch
2. überarb. und erweiterte Aufl., 426 S. mit 88 Abb. und 120 Tab., gebunden, dazu Beiheft mit 80 S. Zeichenvorlagen
ISBN 3-7905-0682-6

Asta von Mülmann
Krankengymnastik bei Verletzungsfolgen am Bewegungsapparat
6., bearb. und erweiterte Aufl., zusammen in einem Band mit
R. Rieble/N. Seemann-Mostert(R.Volkert
Die Rehabilitation prothetisch versorgter Arm- und Beinamputierter
2., bearb. u. erweiterte Aufl., 296 S. mit 152 Abb., kartoniert
ISBN 3-7905-0479-3

Anne Pape
Heben und heben lassen – Heben und Tragen bewegungsbehinderter Menschen
2., neubearb. Aufl., 93 S. mit 149 Bildern, kartoniert
ISBN 3-7905-0548-X

Emmi Pikler
Laßt mir Zeit
Die selbständige Bewegungsentwicklung des Kindes bis zum freien Gehen
246 S. mit 255 Bildern, kartoniert
ISBN 3-7905-0482-3

Bernd Pohlmann-Eden/Jutta Hinrichs
Krankengymnastik bei neurologischen Erkrankungen
Ca. 300 S. mit ca. 75 Abb., kartoniert
ISBN 3-7905-0680-X (Herbst '94)

Mario Prosiegel
Neuropsychologische Störungen und ihre Rehabilitation
Hirnläsionen – Syndrome – Diagnostik – Therapie
208 S. mit 60 Abb., kartoniert
ISBN 3-7905-0584-6